臨床現場で生まれた
医学気功

中医師 王 暁峰 著

たにぐち書店

= 推薦のことば =

日本気功科学研究所所長　仲里 誠毅

　王暁峰先生との交流が始まったのは、平成7年に実施された「日本内養功研究会第8回総会」での出会いからである。内養功は本文中でも紹介されているが、中国で最初に基礎が確立された医療気功である。中医師である王先生はさすがに目の付けどころが鋭く、内養功との出会いによってご自身の臨床現場で他のすぐれた伝統気功法とともに早速活用していただくことになった。中医学というのは、基本的に病気を治すだけではなく、食事と睡眠の状況・排泄の状況・体質・精神傾向など患者という人間の全体像を広くかつ深く把握し、人間そのものの歪みを癒すことを目指した医学と言われる。

　それゆえ中医学では、西洋医学のように分野ごとに細分化せず、1人の中医師がほとんどの病気を診断し治療することになる。もちろん西洋医学と中医学には得手不得手があり、西洋医学の優位な分野は細菌やウイルスによる感染症、脳や心臓での血管の破裂や梗塞、事故による大出血や大火傷、毒虫による咬傷などの救急医療である。一方の中医学の得意とする分野は、生活の偏りから生ずる生活習慣病である。中医学では、何よりもバランスを重視するからである。

　王先生の守備範囲はしたがって多岐に亘っている。臨床事績を挙げると、アトピー性皮膚炎・湿疹・花粉症・アレルギー性鼻炎・リウマチ・全身性エリテマトーデス・高血圧・高脂血症・糖尿病・肝臓疾患・腎臓疾患・生理不順・生理痛・冷え性・不妊症・子宮筋腫・更年期障害・骨粗しょう症・自律神経失調症・めまい・耳鳴り・不眠症・各種悪性腫瘍の補助治療となっている。中医師ならではの臨床経験の豊富さである。

　これまで東洋医学の入門書は数多く出版されているが、臨床現場の中医師による、中医学の基本と気功法の臨床応用まで具体的に解説した書物はないと思う。私自身ある総合病院で20年近く、患者さんと元患者さん、それに健康を志向する一般の人々を対象として、内養功を中心として気功法を指導してきた。気功法が今や健康法として広く市民権を獲得しているのは、事実であるし誠に喜ばしいことであるが、こと医療の臨床現場ではごく一部の医師が気功をリハビリ的な位置づけで活用しているに過ぎない。

　王暁峰先生が医療気功の普及の一翼を担っていただくことに、大変心強く感じているとともに、本書を手にされる読者の皆さんが気功法を実践活用されご自身の健身治病に是非成果を挙げていただきたいと思います。

━ 前書き ━

　私は中国医学専門の中医師です。
　1992年に勉強のために来日し、1996年より中医学臨床（漢方治療）に従事しています。中医学療法に訪れる皆さんは、アトピー性皮膚炎や慢性関節リウマチ、再発癌などの慢性疾患または治癒困難な病の方がほとんどです。このような慢性病の治癒或いは病気と上手く付き合っていくためには、快食、快眠、適当な運動という健康要素が、一つでも欠けてはいけないのです。そこで望みを掛けてみたのが気功でした。
　気功にある調心、調息、調身、調食、調眠という五つのアプローチは患者さんの自己治癒にぴったりです。また気功に特有な哲学性、実用性、有効性などの特徴は、持続可能な心身健康促進、つまり生活療法に好適用です。
　長年間の実践を振り返って見ると、大変良い結果でした。気功が私の中医臨床の強力な援軍となってくれたことを、非常にありがたく思っております。この貴重な経験がより多くの人々の参考になればとの願いが、この一冊の本をまとめた強い動機となりました。
　この本には以下の特徴があります。
1、理念上では、中国医学の"陰陽平衡"という哲学理念と、如何に脳を上手に使うかという二つのことを大切にしております。
2、功法に於いては、古典功法を重視しながら日本人とその治療現場に合わせるように工夫しております。
3、気功の基本原理の解説に於いては、現代西洋医学の常識を用いて誰にでも分かりやすいように試みました。
4、《一般静功法》や《王氏行気整体法》、気功によるメタボリック・シンドロームの治療など、独自のものをとり入れております。

　この本に載せた功法は基本的には安全性が高いものですが、個別の動作には気をつける必要があり、必ず注意事項を遵守するようにお願い致します。
　　　この本が気功愛好者の皆さんを始め、慢性病の自己治癒を志向している皆さん、漢方や鍼灸、マッサージ、気功整体などの東洋医学に従事している皆さんに、少しでもお役に立てるなら幸いです。
　この一冊は、長年に亘って中医学療法と気功実践との両方を受けて、私と二人三脚に研究活動を行ってきた「医学気功教室」メンバーの皆様の"共同経験"の結晶です。"非常感謝"という一言です。また編集及び出版においては、仲里先生を始めメンバーの千石喜久江様、同僚の高生玄也先生に心より深い感謝の意を申し上げます。

◇ 目次 ◇

推薦のことば ……………………………………………………………………… 3
前書き …………………………………………………………………………… 5

序　論　～なぜ気功なのか？

１．生きるかぎり自我調整が必要である ………………………………… 22
（１）自我調整は健康維持の大前提である …… 22
（２）心身緊張は万病のもと …… 25
（３）緊張の溢れた現代社会では、自我調整の重要性がますます高まる …… 26
（４）自我調整を人生の歩みに合わせて貫く …… 27
（５）気功は自我調整の優良健康法である …… 27

２．慢性疾患は自分の力を引き出さないかぎり治癒できない ………… 29
（１）慢性疾患は心身両面と関連する …… 29
（２）気は心身両面と関連する言葉 …… 30
（３）気功は気の充実を図るホリスチック・ヘルスである …… 30
（４）慢性病の治癒には脳が大きな力になる …… 31

３．養生及び治病には哲学が要る ………………………………………… 32
（１）紫蘇（しそ）に梅を―のような食のバランスを取る …… 32
（２）動と静のバランスを取る …… 32
（３）こころとからだのバランスを取る …… 33
（４）治療と養生のバランスを取る …… 33
（５）"有"と"無"のバランスを取る …… 34

基礎編　～気功とは何ですか？

第１章　医学気功概述 ……………………………………………………… 37

１．医学気功の概念 ………………………………………………………… 37
（１）気功 …… 37　　（２）医学気功 …… 38

２．医学気功の基本内容 …………………………………………………… 39

　　　　（1）基本理論 …… 39　　（2）気功の実際 …… 39
　　　　（3）気功の応用 …… 39
　3．医学気功と相関する学科 ……………………………………………… 41
　　　　（1）心理療法 …… 41　　（2）運動療法 …… 41
　　　　（3）宗教学 …… 42
　4．医学気功の近期展望 …………………………………………………… 42
　　　　（1）功法を科学的に評価すること …… 42
　　　　（2）治療を正しく施すこと …… 42
　　　　（3）研究を深めていく …… 43
　　　　（4）まだまだ課題が山積 …… 44
　5．医学気功を身に付けるコツ …………………………………………… 45
　　　　（1）自己を知り、病気を知ることに努めること …… 45
　　　　（2）実践のなかで悟っていく …… 46
　　　　（3）医学気功を生活に染み渡らせることこそ健康長寿の力に …… 47

第2章　気功の歴史 …………………………………………………… 49
　1．気功簡史 ………………………………………………………………… 49
　　　　（1）気功の起源 …… 49　　（2）紀元前の気功 …… 49
　　　　（3）漢代～清代の気功 …… 50　　（4）近代の気功 …… 50
　2、主な気功流派 …………………………………………………………… 51

第3章　中医学気功理論 …………………………………………… 53
　第1節　中医学概述 ……………………………………………………… 53
　第2節　精、気、神理論と気功 ………………………………………… 54
　　　～精～　1．精の概念 ……………………………………………… 55
　　　　　　　　（1）先天の精（生殖の精）…… 55
　　　　　　　　（2）後天の精（水穀の精）…… 56
　　　　　　　2．精と気功 ……………………………………………… 56
　　　　　　　　（1）生殖の精を蓄えるため、性生活を控えます …… 57
　　　　　　　　（2）水穀の精をうまく供給するために
　　　　　　　　　　　食事の量を控えること　　…… 57
　　　～気～　1．気の概念 ……………………………………………… 57
　　　　　　　　（1）中国古代哲学の"気" …… 58

— 7 —

　　　　　（２）中国医学の"気" …… 58
　　　　　（３）気功学の"気" …… 60
　　　　　（４）日本語にある"気"の意味 …… 60
　　　２．気と気功 …………………………………………………………… 60
　　　　　（１）中医学における気の充実の意味 …… 60
　　　　　（２）現代西洋医学のサイドから見た
　　　　　　　　"気の充実"の意味　　　　　 …… 61

　～神～　１．神（シン）の概念 ………………………………………………… 62
　　　　　（１）元神 …… 62
　　　　　（２）識神 …… 62
　　　　　（３）元神と識神の関係 …… 62

　　　２．神と気功 …………………………………………………………… 63

　～気化～ ……………………………………………………………………… 65

第３節　陰陽五行理論と気功 …………………………………………………… 66
　　　１．陰陽五行学説 ……………………………………………………… 66
　　　２．陰陽五行学説と気功 ……………………………………………… 66

第４節　臓腑理論と気功 ………………………………………………………… 67
　　　１．臓腑の概念 ………………………………………………………… 67
　　　２．臓腑理論と気功 …………………………………………………… 67

第５節　経絡理論と気功 ………………………………………………………… 69
　　　１．経絡の概念 ………………………………………………………… 69
　　　２．経絡の機能 ………………………………………………………… 69
　　　３．経絡理論と気功 …………………………………………………… 69
　　　　　（１）経絡と動功 …… 69　　（２）経絡と静功 …… 69
　　　　　（３）穴位と保健功 …… 70　（４）常用穴位 …… 70
　　　　　● 経 絡 表 ……………………………………………………… 71
　　　　　● 原穴、五臓穴など重要穴の位置図 ………………………… 72

第４章　気功の現代科学研究 ……………………………………………… 87

第１節　気功の現代科学研究概述 ……………………………………………… 87
　　　１．現代科学研究の意義 ……………………………………………… 87
　　　２．現代科学研究の現状 ……………………………………………… 88
　　　　　（１）臨床方面の研究 …… 88　（２）実験方面の研究 …… 89

第2節　気功の効果 …… 89
1．気功の生理学的効果 …… 90
（1）呼吸系 …… 90　　（2）循環系 …… 90
（3）自律神経系及び消化系 …… 90　　（4）脳電生理効果 …… 90
（5）運動系 …… 90
2．気功の心理効果 …… 91
3．気功の生物化学及び免疫学効果 …… 91
（1）新陳代謝 …… 91　　（2）免疫効果 …… 91
（3）気功の神経―内分泌効果 …… 91
4．気功の物理学効果（外気によるもの） …… 91

第3節　気功と精神生物学―気功を深く理解するために …… 92
1．精神生物学の意味 …… 92
2．精神生物学と東洋医学 …… 92
3．精神生物学と気功 …… 94
（1）気功と自律神経 …… 94　　（2）気功と神経―内分泌 …… 98
（3）気功と免疫 …… 99
4．気功と"現代ストレス病" …… 99
5．気功は人間の脳を賢くし、健康長寿の力になる …… 100

実践編　～気功のやり方

第1章　基本操作 …… 105
第1節　調心 …… 105
1．調心の意味 …… 105
2．調心方法 …… 106
（1）医学心理学的なアプローチ―涵養道徳 …… 106
（2）脳生理学的なアプローチ―入静 …… 115
3．調心の意義 …… 117
（1）意念操作の大切さ …… 117
（2）自己を知ることの大切さ …… 118

第2節　調息 …… 118
1．調息の意味 …… 118

2．呼吸形式の操作 ………………………………………………… 118
　　　　　（1）常用呼吸形式 …… 118　（2）特殊呼吸形式 …… 120
　　　3．呼吸気流の操作 ………………………………………………… 120
　　　4．調息の要領 ……………………………………………………… 121
　　　5．調息の意義 ……………………………………………………… 121
　　　　　（1）調整陰陽、安定心神 …… 121
　　　　　（2）調和気血—気血を巡らせる …… 122
　　　　　（3）培育真気—抵抗力を高める …… 122

　第3節　調身 …………………………………………………………………… 123
　　　1．調身の意味 ……………………………………………………… 123
　　　2．外在の操作 ……………………………………………………… 123
　　　　　（1）姿勢操作さ …… 123　　（2）動作操作 …… 124
　　　3．内在操作 ………………………………………………………… 124
　　　　　（1）頭頸部 …… 124　　（2）上肢 …… 125
　　　　　（3）胸背 …… 125　　　（4）腰臀部 …… 125
　　　　　（5）下肢 …… 126
　　　4．調身要求と要領 ………………………………………………… 126
　　　5．調身の意義 ……………………………………………………… 127
　　　　　（1）錬精化気 …… 127　　（2）疎通経絡 …… 127

　第4節　調心、調息、調身の三位一体 …………………………………… 127
　　　　　（1）合併法 …… 128　　（2）引申法 …… 128
　　　　　（3）行気法 …… 128

第2章　功法概述 …………………………………………………………………… 131

　第1節　功法分類 …………………………………………………………… 131
　　　1．気功理論による分類 …………………………………………… 131
　　　2．動静形式による分類 …………………………………………… 131
　　　　　（1）動功法 …… 131　　（2）静功法 …… 132
　　　3．三調操作の特徴による分類 …………………………………… 132

　第2節　練功の基本要領及び注意事項 …………………………………… 133
　　　1．練功基本要領 …………………………………………………… 133
　　　2．注意事項 ………………………………………………………… 135
　　　　　（1）練功前 …… 135　　（2）練功中 …… 135

　　　　（3）練功後 …… 135
第3節　静功による練功反応（静功中の気感） …………………………… 136
　　1．練功反応の意味と意義 ……………………………………………… 136
　　2．練功反応の特徴 ……………………………………………………… 137
　　3．正常感覚 ……………………………………………………………… 137
　　　　（1）一般感覚 …… 137　　（2）特殊感覚 …… 140
　　　　（3）局部感覚と全体感覚 …… 141
　　4．異常反応 ……………………………………………………………… 142
　　　　（1）頭痛、頭部の充満感 …… 142
　　　　（2）背痛 …… 142
　　　　（3）雑念紛紛 …… 142
　　　　（4）すぐ眠くなる …… 143
　　　　（5）特殊感覚の誘導性増強 …… 143
　　　　（6）その他―眩暈、激痛、息苦しい、落着かないなど …… 143
　　5．練功反応について現代医学的理解 ………………………………… 144
　　　　（1）練功反応が現れる原因 …… 144
　　　　（2）一般感覚を多く体験する必要があります …… 144
　　　　（3）"道法自然"―求めすぎず …… 144

第3章　静功法 …………………………………………………………… 147
第1節　放松功 ……………………………………………………………… 147
　　1．放松功の要領 ………………………………………………………… 148
　　　　（1）伸びやかな姿勢を取ります …… 148
　　　　（2）気感を体得します …… 148
　　　　（3）意念と呼吸を上手く合わせます …… 149
　　2．功法 …………………………………………………………………… 149
　　　　（1）意念放松法 …… 149　　（2）振動放松法 …… 151
　　　　（3）按摩放松法 …… 151
　　3．放松功の功理と応用 ………………………………………………… 152
第2節　一般静功法 ………………………………………………………… 152
　　1．入静の境界と意義 …………………………………………………… 153
　　2．入静の方法―三調操法 ……………………………………………… 153
　　3．一般静功法の練習要領及び注意事項 ……………………………… 160

　　　　４．一般静功法の功理と応用 ································ 163
　　　　　　（１）調整陰陽 …… 163　　（２）養育心神 …… 163
　　　　　　（３）疎通経絡 …… 163　　（４）教室練功の功法として …… 163

第３節　内養功 ·· 164
　　　　１．内養功の特徴と意義 ······································ 164
　　　　２．功法 ·· 165
　　　　３．功理と応用 ·· 168

第４節　站桩功 ·· 169
　　　　１．站桩功の意味と分類 ······································ 169
　　　　２．功法 ·· 171
　　　　　　（１）自然式站桩 …… 171　　（２）三円式站桩 …… 172
　　　　　　（３）伏虎式站桩 …… 175　　（４）少林剣指站桩 …… 175
　　　　　　（５）休憩式站桩 …… 176
　　　　３．站桩功の気感と注意事項 ·································· 177
　　　　４．站桩功の功理と応用 ······································ 177

第５節　小周天功 ·· 179
　　　　１．小周天功の概念 ·· 179
　　　　　　（１）小周天の意味 …… 179　　（２）小周天功と意味と特徴 …… 179
　　　　２．小周天功の実際 ·· 180
　　　　３．小周天功の現代西洋医学的な"解説"と応用 ················ 184
　　　　　　（１）小周天功についての現代西洋医学的な理解 …… 184
　　　　　　（２）小周天功の応用 …… 185
　　　　４．小周天功の注意事項 ······································ 185

第４章　動功法 ·· 187
第１節　保健功 ·· 187
　　　　１．功法及び効用 ·· 187
　　　　　　（１）静　座 …… 187　　（２）鼻　功 …… 188
　　　　　　（３）目　功 …… 189　　（４）擦　面 …… 189
　　　　　　（５）耳　功 …… 189　　（６）口　功 …… 190
　　　　　　（７）項　功 …… 191　　（８）肩　功 …… 192
　　　　　　（９）夹　脊 …… 193　　（10）織布式 …… 193
　　　　　　（11）和帯脈 …… 193　　（12）擦丹田 …… 194

　　　　　　（13）揉　　膝 …… 194　　（14）按穴（ツボ）…… 194
　　　２．保健功の特徴と応用 ……………………………………………… 196
第２節　八段錦 …………………………………………………………………… 196
　　　１．八段錦功法概述 ……………………………………………………… 196
　　　２．功法 …………………………………………………………………… 197
　　　　　（１）手型、歩型 …… 197　　（２）動作の解説 …… 199
　　　　　　　予備勢 ……………………………………………… 199
　　　　　　　第一式　両手托天理三焦 ………………………… 200
　　　　　　　第二式　左右開弓似射雕 ………………………… 202
　　　　　　　第三式　調理脾胃須単挙 ………………………… 204
　　　　　　　第四式　五労七傷往後瞧 ………………………… 205
　　　　　　　第五式　揺头摆尾去心火 ………………………… 207
　　　　　　　第六式　両手攀足固腎腰 ………………………… 209
　　　　　　　第七式　攢拳努目増力气 ………………………… 211
　　　　　　　第八式　背後七顛百病消 ………………………… 213
　　　　　　　収　勢 ……………………………………………… 213
　　　３．八段錦の応用 ………………………………………………………… 214
第３節　六字訣 …………………………………………………………………… 214
　　　１．六字訣功法概述 ……………………………………………………… 214
　　　　　（１）功法特徴 …… 214　　（２）練法要領 …… 215
　　　２．動作図解 ……………………………………………………………… 216
　　　　　　　予備勢 ……………………………………………… 216
　　　　　　　起　勢 ……………………………………………… 217
　　　　　　　第一式　嘘字訣─疎肝理気 ……………………… 219
　　　　　　　第二式　呵字訣─交通心腎 ……………………… 224
　　　　　　　第三式　呼字訣─補脾気 ………………………… 227
　　　　　　　第四式　嘶字訣─降肺気 ………………………… 228
　　　　　　　第五式　吹字訣─強壮腎気 ……………………… 231
　　　　　　　第六式　嘻字訣─疎通三焦 ……………………… 233
　　　　　　　収　勢 ……………………………………………… 236
　　　３．功理と応用 …………………………………………………………… 237
第４節　易筋経 …………………………………………………………………… 239
　　　１．易筋経概述 …………………………………………………………… 239

2．功法 ……………………………………………………… 240
(1) 基本手型 …… 240　　(2) 基本步型 …… 241

予備勢 …………………………………………… 242
第一式　韋馱献杵第一勢 ………………………… 243
第二式　韋馱献杵第二勢 ………………………… 244
第三式　韋馱献杵第三勢 ………………………… 245
第四式　摘星換斗勢 ……………………………… 246
第五式　倒拽九尾勢 ……………………………… 249
第六式　出爪亮翅勢 ……………………………… 251
第七式　九鬼抜馬刀 ……………………………… 253
第八式　三盤落地勢 ……………………………… 256
第九式　青竜探爪勢 ……………………………… 258
第十式　臥虎扑食勢 ……………………………… 262
第十一式　打躬勢 ………………………………… 265
第十二式　吊尾勢 ………………………………… 267
収勢 ………………………………………………… 269

第5節　五禽戯 ………………………………………………… 271
1．五禽戯概述 ……………………………………………… 271
2．手型、步型、平衡 ……………………………………… 272
(1) 基本手型 …… 272　　(2) 基本步型 …… 273

(3) 平衡 …… 274

3．功法 ……………………………………………………… 275

予備勢 …………………………………………… 275
第一戯　虎戯 ……………………………………… 276
第一式　虎挙 ……………………………………… 276
第二式　虎扑 ……………………………………… 278
第二戯　鹿戯 ……………………………………… 282
第三式　鹿抵 ……………………………………… 282
第四式　鹿奔 ……………………………………… 285
第三戯　熊戯 ……………………………………… 288
第五式　熊運 ……………………………………… 288
第六式　熊晃 ……………………………………… 290
第四戯　猿戯 ……………………………………… 293

　　　　　第七式　猿提 …………………………… 293
　　　　　第八式　猿摘 …………………………… 296
　　　　第五劇　鳥戯 ……………………………… 299
　　　　　第九式　鳥伸 …………………………… 300
　　　　　第十式　鳥飛 …………………………… 302
　　　　　収勢　引気帰元 ………………………… 306

第6節　五行掌 …………………………………………… 308
　　1．五行掌の意味と練習要領 ……………………… 308
　　2．功法 ……………………………………………… 309
　　　　　予備勢 …………………………………… 309
　　　　　起　勢 …………………………………… 309
　　　　　推　法 …………………………………… 311
　　　　　拓　法 …………………………………… 313
　　　　　雲　法 …………………………………… 315
　　　　　捏　法 …………………………………… 317
　　　　　摸　法 …………………………………… 319
　　　　　収　功 …………………………………… 322
　　3．功法特徴と応用 ………………………………… 323

治療編　～慢性病、難病の手探りとして

第1章　気功治療概論 ……………………………………… 327
　第1節　気功療法の特徴と応用範囲 ………………………… 327
　　1．気功療法の特徴 ………………………………… 327
　　　　（1）全体性 …… 327　　（2）自主性 …… 328
　　　　（3）自然性 …… 328　　（4）綜合性 …… 328
　　2．気功療法の適用範囲及び禁忌症 ……………… 328
　第2節　気功療法の弁治原則 ………………………………… 330
　　1．気功治療の形成と発展 ………………………… 330
　　2．西洋医学の診断と中医学の体質弁証の結合 …… 330
　　　　（1）西洋医学の診断に基づいて気功治療を行う …… 331
　　　　（2）体質弁別に基づいて気功治療を行う …… 331

　　　　　A 平和質（安定質）333　　　B 気虚質 333　　　C 陽虚質 334

　　　　　D 陰虚質 334　　　E 瘀血質 335　　　F 痰湿質 335

　　　　　G 湿熱質 336　　　H 気鬱質 337

　　3．病と人と環境との統合 ･･ 337

　　　　（1）人に合わせる …… 337　　（2）時に合わせる …… 338

　　　　（3）場に合わせる …… 338

第3節　気功療法 ･･ 339

　　1．内治法 ･･ 339

　　　　（1）気功処方 …… 339　　（2）内治法実際 …… 340

　　2．外治法 ･･ 341

　　　　（1）外治法の概念 …… 341　　（2）外治法の実際 …… 341

　　　　（3）外治法の注意事項 …… 341

　　3．気功整体 ･･ 342

　　　　（1）行気整体法の意味 …… 342　　（2）行気整体法の実際 …… 342

　　　　（3）行気整体の注意事項 …… 343

第4節　気功師になるための心がけ ･･････････････････････････････････ 344

第2章　自律神経失調症と心身症 ･･････････････････････････････････ 345

第1節　自律神経失調症 ･･ 345

　　1．自律神経失調症概述 ･･ 345

　　　　（1）自律神経失調症の症状 …… 345

　　　　（2）自律神経失調と関連する疾患 …… 346

　　　　（3）自律神経失調症の発症要因 …… 346

　　　　（4）自律神経失調症の治療 …… 347

　　2．功法 ･･ 348

　　　　（1）陰虚陽亢型 — 交感神経緊張型 …… 348

　　　　（2）気虚型 — 虚弱性体調不良型 …… 348

　　3．気功は交感神経緊張を緩和する、
　　　　よい自律神経訓練法である ･･････････････････････････････････ 349

　　　　（1）降気 …… 349　　（2）行気 …… 349

　　4．自律神経失調症を治すためには ････････････････････････････････ 350

　　　　（1）自己を知り、病気を知ること …… 350

　　　　（2）宇宙（大自然）の子であることを悟る …… 350

　　　　（3）養生意識を高め、養生方法を見に付ける …… 351

第2節　心身症 …………………………………………………………… 351

第3章　神経症 …………………………………………………………… 353

　1．神経症の概念 ……………………………………………………… 353
　2．神経症の種類 ……………………………………………………… 353
　3．気功治療実際 ……………………………………………………… 354
　　　　（1）調心 ― 心理学調整のアプローチ …… 354
　　　　（2）調心 ― 脳神経生理学調整の試み …… 355
　4．功理と効果 ………………………………………………………… 355
　5．注意事項 …………………………………………………………… 355
　6．症例 ………………………………………………………………… 356
　　　　（1）心気症の例 …… 356
　　　　（2）予期不安の例 ― 睡眠導入剤依存症 …… 356
　　　　（3）対人恐怖の例 ― 引きこもり状態 …… 356

第4章　不眠症 …………………………………………………………… 359

　1．不眠症概述 ………………………………………………………… 359
　　　　（1）不眠症の種類 …… 359　　（2）不眠症の発症要因 …… 359
　　　　（3）不眠症の治療 …… 360
　2．弁証施功 …………………………………………………………… 360
　3．不眠症の気功療法と生活療法 …………………………………… 362
　4．気功と睡眠と健康長寿 …………………………………………… 363

第5章　うつ病及び慢性疲労症候群 …………………………………… 365

　1．うつ病概述 ………………………………………………………… 365
　　　　（1）うつ病の症状 …… 365　　（2）発症要因 …… 365
　　　　（3）治療 …… 366
　2．慢性疲労症候群概述 ……………………………………………… 366
　　　　（1）診断基準 …… 366　　（2）発症要因 …… 367
　　　　（3）治療 …… 367
　3．功法 ………………………………………………………………… 367
　　　　（1）肝陽上亢型（実証）…… 367　　（2）心脾両虚型（虚証）…… 367

　　　　　（3）養心安神功 …… 368　　（4）飄化功 …… 369
　　4．功理と応用 …………………………………………………… 371

第6章　高血圧症 …………………………………………………… 373
　　1．高血圧症概述 ………………………………………………… 373
　　2．功法 …………………………………………………………… 374
　　3．功理と応用 …………………………………………………… 378

第7章　肥満及びメタボリックシンドローム ……………………… 379
　　1．肥満及びメタボリックシンドロームの概述 ……………… 379
　　　　（1）肥満及びメタボリックシンドロームの概念 …… 379
　　　　（2）単純性肥満とメタボリックシンドロームの判定基準 …… 380
　　　　（3）発症要因 …… 380
　　　　（4）内臓型肥満が動脈硬化の元凶 …… 382
　　　　（5）内臓型肥満が原因で重大な疾患を引き起こす …… 384
　　2．功法 …………………………………………………………… 385
　　　　『調食』……………………………………… 386
　　　　『動功』……………………………………… 388
　　　　『静功』……………………………………… 394
　　　　『調整』……………………………………… 394
　　3．肥満及びメタボリックシンドロームは克服できる ……… 396

第8章　慢性気管支炎及び慢性呼吸系疾患 ………………………… 399
　　1．呼吸系疾患概述 ……………………………………………… 399
　　　　（1）慢性副鼻腔炎（蓄膿症）…… 399　　（2）慢性気管支炎 …… 399
　　　　（3）肺気腫 …… 399　　（4）気管支喘息 …… 400
　　　　（5）間質性肺炎 …… 400　　（6）気管支拡張症 …… 400
　　2．功法 …………………………………………………………… 401
　　　　（1）功法選択 …… 401　　（2）開合強肺功 …… 401
　　3．功理と応用 …………………………………………………… 405

第9章　慢性胃炎及び消化管疾患 …………………………………… 407
　　1．消化管疾患概述 ……………………………………………… 407

（1）逆流性食道炎 …… 407　　（2）慢性胃炎 …… 407

　　　　（3）消化管潰瘍 …… 407　　（4）過敏性腸症候群 …… 408

　　　　（5）潰瘍性大腸炎 …… 408　　（6）機能性便秘症 …… 408

　　2．功法 …………………………………………………………………… 408

　　　　（1）功法選択 …… 408　　（2）捻指臓腑行気法 …… 409

　　3．功理と応用 …………………………………………………………… 410

第10章　変形性膝関節症 …………………………………………………… 411

　　1．変形性膝関節症概述 ………………………………………………… 411

　　2．功法 …………………………………………………………………… 412

　　　　（1）功法選択 …… 412　　（2）膝強壮功 …… 412

　　3．功理と応用 …………………………………………………………… 414

第11章　脊椎疾患 …………………………………………………………… 415

第1節　頚椎症 ……………………………………………………………… 415

　　1．頚椎症概述 …………………………………………………………… 416

　　　　（1）頚椎症の概念 …… 416　　（2）頚椎症の症状 …… 416

　　　　（3）頚椎症の診断と治療（西洋医学）…… 416

　　2．功法 …………………………………………………………………… 417

　　　　（1）運動制限型 …… 417　　（2）非運動制限型 …… 417

　　3．注意事項 ……………………………………………………………… 420

第2節　腰痛及び坐骨神経痛 ……………………………………………… 421

　　1．腰痛及び坐骨神経痛概述 …………………………………………… 421

　　　　（1）発症要因 …… 421

　　　　（2）気功療法に適用する主要疾患の診断ポイント …… 421

　　2．功法 …………………………………………………………………… 422

　　　　（1）功法選択 …… 422

　　　　（2）伸筋去痺功・立式 …… 423

　　　　（3）伸筋去痺功・座椅子式 …… 426

　　　　（4）伸筋去痺功・臥式 …… 428

　　3．注意事項 ……………………………………………………………… 428

第3節　功理と応用 ………………………………………………………… 428

第12章　免疫系及び内分泌系疾患 ……………………………… 431
1．免疫、内分泌概述 ……………………………………………… 431
（1）免疫、内分泌の概念 …… 431
（2）免疫、内分泌の機能と"気" …… 434
（3）多発性免疫、内分泌疾患 …… 435
（4）免疫、内分泌疾患と気功 …… 435
2．功法 ……………………………………………………………… 436
3．応用及び注意事項 ……………………………………………… 437

第13章　癌（悪性腫瘍） ………………………………………… 439
1．癌について …………………………………………………… 439
（1）癌の概念 …… 439　　（2）発癌の要因 …… 440
（3）症状 …… 440　　（4）治療 …… 440
2．気功による癌の予防 ………………………………………… 442
3．気功による癌の治療 ………………………………………… 443
4．功理と応用 …………………………………………………… 445
5．気功療法による肺癌の例 …………………………………… 446
6．癌のことを考えましょう …………………………………… 448

序 論

なぜ気功なのか？

1．生きるかぎり自我調整が必要である

（1）自我調整は健康維持の大前提である

1．健康とは何ですか？

　人は誰でも生きている間は健康で居たいものです。しかし、健康とはいったい何ですかと聞かれると、果たして正しく答えられるでしょうか。これは、実にかなり難しい問題です。なぜならば、人は生物学的、また心理学的、社会学的な多面性の存在であるため、我々の健康は様々な素因から脅かされているからです。世界保健機関（WHO）は、大雑把に健康をこのように定義しています。

　"健康とは、その人が身体面及び心理、社会生活面のいずれも良い状態にあることを指す"と。

　この大雑把な定義から、①身体に病気がなくても健康とは言えない。②心理上の長期のストレスも非健康である。③不規則な生活習慣や円滑性に欠ける対人関係、経済の貧困或いは不安定な生活状態なども健康ではない。④健康を維持するためには、医学的方法だけでは不充分で他のアプローチが必要である。などの意味が読み取れます。

2．魔法の薬は現れるのでしょうか？

　二十一世紀の医学は、ゲノム診断及びゲノム創薬、再生医学、予防医学という三本柱が主流医学であると言われています。ゲノムに関連する研究、実践は世界各国で盛んに行われています。果たしてそれによって魔法のような薬、或いは夢のような療法が生まれてくるのでしょうか？

　そもそも中国の始皇帝（秦帝）が徐福という人を遣って、太陽の昇起の国―東瀛（現在の日本国）へ不老不死の薬を求めるという有名な伝説があります。いや、伝説ではなくそれは事実だったと私は思います。その根拠として、秦朝以後の200年の間、『錬丹術』が盛んに行われていたようです。"丹薬"は、不老不死薬というより"夢の薬"を意味し、水銀のような毒性のある鉱物までを用いて、丹炉（加熱炉）によって精錬されたものです。中国医学では、いまだに効き目のいい薬を"○○丹"と名づけて、例えば"仁丹"や"養心丹"などがそれです。ちなみに、気功学の"丹田"という場所も良い薬が出る"田んぼ"と比喩しているわけです。勿論、夢の薬は作れなかったばかりか、水銀という有害物質の過量使用により、中毒死までたびたび起こしてしまい、『錬丹術』もだんだん人気がなくなったのです。

　残念なことに、中国始皇帝の愚かな夢を、科学時代に生きている現代人までもが、受け継いでいるように見えます。人種と国を問わず、皆さまざまな科学手段を駆使し夢の薬を探し続けています。

― 序　論 ―

　私はゲノム医学或いは再生医学を否定するつもりは毛頭ありません。よくもわるくも人知を深めていくのは、一つの宇宙意志であるかもしれません。ゲノム医学とは、ゲノム診断、ゲノム創薬、ゲノムを活用した臓器或いは組織の培養という三つの分野を指しています。これは本当に夢の医学になるのか？　現時点では誰もまだ答えられません。私は、ここで二つの質問を出して、皆さんに一緒に考えていただければと思っております。
　一つ目は、それで夢の薬はできるのか？
　ゲノムとは、人の遺伝情報の総和を指します。ついに人類はゲノム解読技術を手に入れることとなりました。
　人体細胞の中には、23対の染色体があり、これらは父母からもらったもので、すべての遺伝情報がここに書き込まれています。一つの細胞が一つの生命体であり、その生命活動はここから始まったのです。構造複雑な染色体はわずか四種類の化合物（塩基）から作られるもので、文章を例にすると、64億字の文章が、A、T、C、Gという四つの文字で書かれたことになります。また、AとT、CとGが対となっていて、つまり64億字の文章は、同じ32億字の文章×2の形でできたものです。この文章は数百字から数百万字までの"段落"に分けられ、一段落が一つの意味を表しており、これを遺伝子と称します。人体細胞核の中に、3～4万個の遺伝子があると言われています。遺伝子によりさまざまな蛋白質などの化学物質を作り出して細胞の生命活動を維持しています。人体はおよそ60兆の細胞からできており、その生命活動はこの32億字の"文章"を常に活かして営んでいるのです。
　我々が常用している薬は細胞膜上の蛋白質受容体（レセプター）を通して治療作用或いは副作用を発生します。この最も生命活性を持つ蛋白質は、実は遺伝子の指導のもとで合成されたもので、もしも遺伝子のレベルでコントロールできるようになれば、薬の作用を高める、或いは副作用を減らすことが可能になり、"個体化用薬"（テーラーメイド）ができるようになります。これが、いわゆるゲノム創薬です。
　しかし、主に人体生命を脅かす癌や高血圧症、糖尿病などの生活習慣病の病因は、単一遺伝子の異変ではなく、多遺伝子と関連する上に、環境因子も絡み合っているのです。それを完全に解明するのは、人の知恵ではほぼ不可能でしょう。また、たとえ理想的な個体化用薬を実現できても、これはあくまで"合理的な対症療法"であり、治癒までは到ることができません。
　二つ目は夢の療法はできるのでしょうか？
　ゲノム再生医療とは、自分の遺伝子を用いて自身の組織或は器官を新たに作って、病の部分と取り替えることです。従来の臓器移植による免疫排斥反応を避けられ、夢のような療法と思われます。
　残念ながら技術面においては、用いられる遺伝子が、ゲノムの他の部分とどんな関係を持つのかについても究明できないかぎり、コピーされた器官が何時か暴れる（例えば癌化

する）危なさを残したままです。また、長生きさせたからだとこころの矛盾をどのように解決するかという倫理面の問題も無視できないのです。

人の知恵は"神様"が書いてくれたと思うほどの"天書"―自己の全遺伝子情報の描き方をほぼ解明したものの、この"天書"の意味及び活用方法についてはまだわずかしか分かっていません。また気になっていることは、ゲノムの研究成果を活用して人類の健康と幸福に貢献する良好願望に対して、それを弄って莫大な利益を手に入れようとの野望も、世界中に急速に広がっているように見えます。もし悪用されたら、原子爆弾を超えるほどの災難を蒙ることをしっかり覚悟しなければいけません。

治療方法の一面は当然大切ですが、それより上手に生きることつまり養生の方は、もっと大切ではないでしょうか。この意味では時代を問わず予防医学こそは、本当の夢の医学です。

3．予防医学を大切にし、自分の健康は自分作りに

健康づくりには、さまざまな方法がありますが、その要領を理解することは大切だと思います。

①健康要素を常に大切にすること

予防医学の目的は、長寿より病気に罹らないように、常に元気を付けることです。そのためには、"栄養、運動、睡眠"という三項基本要素を大切にして過不足のないようにバランスを保ち続けることが必要なのです。これは、人類が古くからやって来たことで、現代科学の立証など必要がありません。"快食、快眠、軽い運動"という"三Ｋ"生活を堅持していけば良いのです。

②自分を知ることに努め、自我修正の能力を高めていくこと

自分を知ることは、心身両方面の内面を見つめることです。中国医学では、すべての病気は体質のアンバランスから発生したものと捉え、治療は対症療法だけではなく、アンバランス体質の修正も大切にしています。アンバランス体質の修正イコール体質改善においては、自己による養生が要求されます。中国医学による体質分類は多種類ありますが、ここでは気功と関連する簡単分類方法を紹介します。下表を参考にして下さい。

ここで強調したいのは、交感神経が人体の動のモードを司るのに対して副交感神経は静のモードを司っていることです。そのために交感神経優位という状態があるものの、副交感神経優位という状態は存在しません。交感神経優位状態になる原因は、現代人には主に過度思考（不安）であると思われます。この状態では病気とは言えないが、健康とも言えません。

また、たとえ陰陽平和と言っても、養生しないと陰陽のバランスが悪くなる可能性が当然有り得るのです。

また、自己の体質面だけではなく、自分の心或いは"性格"の一面をも概ね把握する必要があります。これによって"気の持ち方"、"受け止め方"を合理に近づけて自我コント

ロールする能力が高められます。

中国医学による簡単体質分類表

体質 類型	メカニズム	身体 表現	心理 特徴	易患 疾病	気功 適用
陰虚陽亢＋ 気滞血瘀	交感神経 優位	慢性炎症 血行障害 凝り性	過敏感	心、脳血管病	静功法
陽気虚	交感神経 作動弱	ダウン傾向	不敏感	免疫、 内分泌系	動功法
陰陽 平和	交感神経 作動的中	比較 健康	穏やか	――	――

注：中国医学的な体質分類は十数種類があります。詳しくは治療概論を参考にして下さい。

③養生伝統を代々伝えていくこと

　今は30代中心に不典型うつ病及び自殺が広がっています。30代は人生の花が咲き始めたばかりの時節であり、自ら命を絶つことはあまりにも悲しすぎます。自殺の主な原因はおそらく心がうまく成長しなかったためでしょう。20歳までのこころの発達においては、親からのしつけが最も重要です。親の自らの養生活動―快眠、快食、軽い運動、規則正しい生活習慣は、子供の健全な心理形成に多大な影響を与えているのです。若年の自殺或いは不典型うつ病は、親からの養生教育に問題があったのではないかと思われます。30代の自殺を根絶するためには、幼い頃より規則正しい生活習慣を身につけ、元気な脳を作ることが必要であり、養生習慣を親の代から子の代へきちんと伝えていくのが大切なのです。

（２）心身緊張は万病のもと

　心身緊張によって何が起こるのでしょうか？

　我々の身体には自己調整、自我修復のシステムが存在し、それは主に自律神経系や内分泌系、免疫系などのいわゆる"情報系"より組成されています。医学上理解しやすいために、この三つの系統を分けて解釈しているものの、生身の人体では三者が協調し合って調節活動を行なっています。例として、女性に多発する更年期障害の原因は卵巣の機能低下に伴う女性ホルモンの急速下降ですが、症状表現としては多汗、緊張性頭痛、動悸、息苦しさなどの交感神経緊張によるものが多く見られます。また、我々の心がこういう情報系を通して身体に影響しているのです。身体の過労或いは心的ストレスが、まずこのような情報系を刺激し、さまざまな生理的或いは病理的反応を引き起こします。身体面、特に心理面

の過度或いは長期の不良刺激が、身体の情報系にダメージを与えていわゆる心身症を引き起してしまいます。

中国医学では生体情報系の機能を"気"と捉えており、情報系の機能紊乱を"未病"と称します。"未病"はイコール"気病"とも言え、ですから古くから"万病は気から"と言ってきたわけです。

未病は病の一歩手前の状態で、医者に頼るより自己発見、自己調整することがベストな選択です。

（3）緊張の溢れた現代社会では、自我調整の重要性がますます高まる

物質利益を追求する一辺倒で、競争の激しい現代社会においては、緊張不安が隅ずみまで浸透しています。人々は緊張した社会生活に追われるため、飲食、睡眠、運動という健康要素が無視され、健康づくりのための余裕が無くなっています。

1．多忙な社会生活によって深刻な運動不足に

運動は、人も例外でなく、すべての動物の基本属性です。上述した自律神経や内分泌、免疫などの生体情報系の機能を良い状態に保つためには、運動を超える方法は他にありません。逆に言うと運動を無くしたら、生命体は元気が無くなり老化または病気が早めに訪れるのです。現実を見ると20代～40代が深刻な運動不足になっており、いわゆる現代不典型うつ病と自殺はまさに30代でピークとなっています。

2．不規則な生活習慣が生体リズムをみだす

人体の内分泌系を始め、自律神経系も内臓活動も一定の規律性で動いており、これを生体リズムと言います。このリズムのお蔭で生命体のホメオスタシスを維持しているのです。不規則な飲食習慣または睡眠習慣により生体リズムが乱れて、生体のホメオスタシスが壊され病気に罹ります。

3．過度な不安が脳を蝕む

人類は最近200年の間で科学を駆使してほぼ工業化、都市化、情報化を実現し、物質面では相当豊かになり生活面ではかなり便利になりました。しかし残念なことに、これで不安な気持を和らげられないばかりか、特に近年のインターネットが媒介する情報爆発によって、不安が一層募るようになっています。これはなぜでしょうか？　答えを出すのは難しいでしょうが、その謎は間違いなく不安を感じている我々の脳にあるはずでしょうね。これはまた皮肉なことで、実は我々の脳は不安のお蔭で発達したものです。いわば、正常な脳を持つ以上、不安を無くすことは不可能なのです。しかし、過度な不安は脳を蝕んで生体情報系が乱され、風邪から癌までさまざまな病気を引き起こします。どうすれば不安を和らげられるのでしょうか？　私は"脳の使い方"を工夫するしかないと思っております。物質生活の豊かさや事業の成功、目的の達成などは、まったく"脱不安"の当てにならないのです。

（４）自我調整を人生の歩みに合わせて貫く

　人生には少、青、中、老或いは生、老、病、死という歩みがあり、養生は零歳から始めるべきです。思春期の終わり（24歳）までは、養生活動自体より養生習慣を身に付けることが重要で、親からの養生教育或いは親自身の養生活動が大切なのです。養生は今、現在のためではなく明日、将来のためです。30代の養生活動は40代の健康のためで、逆に言うと50代の脳内出血死は、30代からの養生を怠ったせいでしょう。

１．遅くても３０才から自分の健康面を見つめよう

　一般論的に人は、30才まで"心の眼"がずっと外部世界に向いておりなかなか自分の内の世界には向きません。社会生活の中で色々な挫折や煩悩があって、始めて「自分は一体何者か」について考え始めます。自分を知ることは、自我調整し自我コントロールする原点となります。自分の身体面と心理面にどんな特徴があるのか？　栄養、睡眠、運動という健康要素を大切にしているのか？　規則正しい生活をしているのか？　親に何か持病があるのか？　過去に身体面或いは心理面に何か病があったのか？　今身体面或いは心理面に無理が無いのか？　・・・などを見つめることが必要です。

２．生きる間は心の成長を続かせる

　現代西洋医学の生物医学模式（解剖、分解模式）の影響を受けて、人々は身体の病気ばかりに目をくばり、心の一面が軽視されがちです。例えば、心の緊張による咽喉から上胸部までの"異物感"、"詰まる感"、"違和感"を多くの内科医は「逆流性食道炎」と見なし、胃薬を飲ませることは良く見られます。それによって緊張が一層高ぶって違和感が強くなり、いくら薬を服用しても良くなりません。心の因子は病因の検索においても、治療においても極めて重要な存在です。

　人体の成長が、20代前半でほぼ終わるのに対して、こころは死ぬまで成長し続けるのです。こころの成長とは、自分に特有な人格（性格）を保ちながら、不断に変化している身体内、外の環境と調和し合っていくダイナミックな心作りです。こころは身体をより良く生かすための存在で、もしもこころと身体の間に不協調が発生したら、こころは無条件に身体のほうに従うべきでしょう。こころが先々へ飛び出しすぎて、身体がそれについていけなくなると、ついには病気に罹ってしまいます。また、人生に何が起こるかは全く予測できないものです。どんなに悲しいことでも、身体の健康のために前向きな気持で乗り越えていきましょう。

　とりわけ中高年の皆さんにとって、調心（心のコントロール）は、養生においても治療においても欠けてはならないものです。

（５）気功は自我調整の優良健康法である

　気功は中国古代哲学、中国医学及び仏教医学思想を取り入れる、自我調整を中心とする

健康法ですが、現代中国ではそれを一つの療法として、また気功健康法を気功学として盛んに研究、応用されています。

気功学の主な内容としては、以動錬気（動功法）、以静養気（静功法）、治以行気（行気療法）です。健康法とする気功には以下三つの特徴があります。

1．哲学性

「陰陽平衡」とは"中庸"を保つことです。気功は自分が姿勢、呼吸、心を調えることを通して、身体内のアンバランスを回復しホメオスタシスを保つことを図ります。気功の哲学は生命体の哲学そのものです。この哲学思想は調心、調息、調身などの具体的方法に貫かれています。例えば、姿勢における緊張と弛緩のバランス、動作における剛靭と柔軟のバランス、功法における動功と静功のバランス、呼吸における吸気と呼気のバランス、調心における意識の集中と集中しすぎずのバランス・・・、随所に中庸哲学の理念が浸透しているのです。

2．有効性

気功には調心、調息、調身、調食、調眠という五つのアプローチがあり、それは"栄養、運動、睡眠"という三大健康要素にぴったりと合っており、とても効果が良い自我調整法です。

気功の四大作用：①調整陰陽（自律神経系を始め、生体情報系のバランスを調える）。②調和気血（呼吸及び運動による血液成分の調整）。③疎通経絡（立身中正、伸びやかな姿勢、運動による心臓血管系を始め、体液の流動及び代謝を促進する）。④培育真気（生体機能を高める）。

3．実用性

気功には多種類の功法があります。体位においては、立、座、臥、行（歩く）の4種類あり、たとえ腰痛や膝痛、虚弱状態でも、自身の情況に合わせて行えます。動功法においては、呼吸鍛錬中心（六字訣）、身体鍛錬中心（易筋経）、行気鍛錬中心（五行掌）など、多種類あります。静功法においては、放松—リラックス鍛錬中心（放松功）、呼吸鍛錬中心（内養功）、意念鍛錬中心（小周天）などがあります。

気功はホリスティックな性格を持っており、心身を分けず一緒に鍛えるという理念があるのです。この理念に従って行うには、意（意念）、気（呼吸）、形（姿勢、動作）を三位一体にすることが要求されます。つまり、心と体が一つになれば、立っても、座っても、寝ても、歩いても皆気功です。また、時間、場所、年齢などの制限が無く、何時でも、何処でも行なわれて自我調整に好適用です。

― 序　論 ―

2．慢性疾患は自分の力を引き出さないかぎり治癒できない

　どんな病気でも、原因が分かれば原因を除去し治癒できるのですが、原因不明となると症状を抑えるだけのいわゆる対症療法しかないため、慢性化に落ちてしまいます。つまり、ここで言う慢性病は実は原因不明の病気を指しています。

　私は長年、中国医学に従事し、毎日慢性疾患と肉薄しております。「原因不明」とは決して「原因がない」とは言えません。現代医学のやり方では究明できないとしても、中国医学の「陰陽平衡」という哲学的なバロメーターで測って見ると、その"アンバランス"がはっきりと見えるのです。この歪みを是正すれば多くの慢性病が治癒できるのです。成人アトピー性皮膚炎を例に、現代西洋医学では原因不明の病気で、治療はステロイド外用剤を中心とする対症療法しかありません。典型的な慢性アレルギー性疾患です。中国医学的に見れば、内因が体質不良にあり、外因が飲食、睡眠、運動の不規則つまり不養生にあります。漢方療法で体質を改善すると共に患者さんが今の生き方の問題点を自覚し、積極的にそれを改善するいわゆる生活療法にしっかり取り込んでいけば、僅か数週間の治療で症状が顕著に改善され、さらに自分に合っている方法を堅持していけば自然治癒に到ります。

　どんな病気も、いくら薬を飲んでも、生活療法という土台を無くしては治癒できません。生活療法の中核となっているのは、やはり快食、快眠、軽い運動という三本柱です。ここでは、気功が有益な手立てとなっています。

（1）慢性疾患は心身両面と関連する

1．なぜ原因不明なのか？

　人体はおよそ60兆の細胞より組成した小宇宙ほどの"共同体"です。これを統合するために、多種多様な"情報"が要ります。温度や波動（言語など）、気圧、昼、夜、寒冷・・・などの外部情報と神経や内分泌、免疫、遺伝子・・・などの体内情報が数え切れないほど有るのです。情報の殆どは脳によって統合されています。脳は内外情報の刺激を受け、最善の指令を出して生命体をコントロールしています。

　慢性疾患はその人の体質素因や心理、環境などの多種因子が複雑に絡み合って発症したものと思われます。例えば、慢性関節リウマチは、台風の来る前に痛みが激しくなりますが、肺結核の場合は夜に咳がひどくなります。多種因子の作用し合う結果として、情報系特に免疫情報系に障害が起こって各種形態の炎症（無作為な戦争）を起してしまいます。人体の情報系があまりに複雑すぎて、それを完全に解明することはほぼ不可能です。

2．こころの情報も無視できない

　心は本来人体をより良く生かすための存在ですが、"自分の首を絞める"悪役となるこ

ともあります。心からどんな情報を発信するかによって、自律神経や内分泌、免疫系などの情報系に対する影響が雲泥の差となります。いわゆるマイナス思考は、時には病状を悪化させる元凶となり無視できないのです。

3．キー・ワードは脳である

心と体は何処で繋がっているのか？勿論脳です。臨床現場で見ると、多くの慢性病患者さんは身体性疾患或いは病院から出された病名に強く拘りがちで、脳と病気の関係、または脳の健康についてあまり関心を持たないようです。これは、患者さんの勉強不足より、対症療法しか出来ない現代医学のシステムの方に問題があると思います。

慢性病の治癒は、脳の健康を大切にして脳の統合機能を高めることが欠けてはならないのです。

（2）気は心身両面と関連する言葉

気という言葉については後章で詳しく述べますが、ここで気の基本属性を説明します。

1．気は物質であり機能でもある

気は物理学的な概念として物質を組成する最小の基本成分を指します。人体では、気は葡萄糖など基本栄養物質やホルモン、酸素、蛋白質など、生命活動を維持する最も重要な物質と捉える一方、組織、臓器、または人体全体の機能とも捉えています。中国医学や気功学では、気を補う（養う）のは"物"を増やすことで、気を鍛えるのは"機能"を高めることになります。

現代科学では、物質と機能を分けて考えますが、まだ哲学次元にある中国医学ではそれを分けずに扱っています。これも一理があるのです。

2．気は精神力であり体力でもある

現代科学が物質と機能を分けて考えるように、現代西洋医学は精神と肉体を分けて考えています。中国医学ではそれを一つとして気で統合しています。

（3）気功は気の充実を図るホリスティック・ヘルスである

1．気を充実させる

気功学は動をすれば陽気が生じて静をすれば陰気が生じると考えており、動功と静功を併用する方法で気の充実を図ります。動功を行なった後に必ず静功を行なうことは、陰陽平衡という哲学を実践しているわけです。これは、ある天才の想像によるものではなく、数百年ないし数千年の実践の中で得た知恵です。人体がどんなに複雑でも、また病因がどんなに複雑でも、からだとこころを鍛えて強くなれば意義が大きいのです。

2．気を巡らせる

気功学では、動功をすれば経絡気を巡らせ、静功をすれば臓腑気を巡らせると考えています。気を巡らせることを行気と言います。

― 序　論 ―

　現代西洋医学から見ると、血液を始め、リンパ液、組織液などの体内循環、及び呼吸や消化管の蠕動運動などの臓器活動は、皆生体情報系の調節活動のもとに置かれています。また、心の活動は情報系に強い影響を与えます。行気の本質は、自分が意識、呼吸、姿勢をうまくコントロールして、生体情報系の機能を上げることです。

　行気によってさまざまな心身反応を引き起こし、うまく行けば自己治癒のアプローチとなり、特に心身症においては劇的な効果が現れることもあります。

　ちなみに、いわゆる気功治療（外気治療も含む）でも、行気というアプローチが中心的役割を果しています。

（４）慢性病の治癒には脳が大きな力になる

　こころとからだは脳で繋がっているので、身体の病にせよ心の病にせよ元気な脳を作るのは重要なことです。そのために、快眠、快食、軽い運動という三本柱を大切にした上で、"余計な考え"を抑えることも要求されます。ここは、気功が本領を発揮するところです。

１．睡眠のリズムを守る

　脳は人体内の最大の内分泌器官として多種類の神経伝達物質を作り出して心と身体を統合しています。睡眠の主な働きは脳内ホルモンのリセットをすることであると思われ、一日に８時間の睡眠が要るわけもここにあります。良質の睡眠を獲得するには、睡眠のリズムと睡眠時間をきちんと守ることが必要です。

２．視覚刺激を避け、リズミックな運動で脳に元気をつける

　脳は符号や画面、波動、温度などの刺激を受けるたびに、脳内ホルモン（化学物質）を作り出す器官です。脳に来る情報の９割が目からです。符号や画面などの視覚刺激は脳を興奮させることが多いため、出来るだけそれを避けるべきです。気功学には"目如垂簾"という言葉があり、目的は視覚刺激を遮断することです。

　ウォーキングや咀嚼、音楽鑑賞などのリズミック活動は脳内ホルモンの代謝を促進しバランスを整える働きがあり、脳に元気をつけます。動功における優雅な音楽を聴きながら同じ動作を繰り返すことと、静功におけるリズミックな呼吸も、良い脳健康法です。

３．五分間でも余計な考えを抑えて脳を休める

　いわゆるマイナス思考は、余計な考えによって過激な感情反応を誘発し身体に不良刺激を与え、病気を引き起こすか持病を悪化させることになります。いわば感情は思考活動より誘発されたものですから、考えを抑えられれば感情反応をコントロールすることは可能なのです。

　当然ながら人は生れつきの性格を持っており、身体内、外の刺激に対して、自我コントロールが利きにくい自然感情が現われるのです。それはそれで結構でしょう。性格というものは、先天性の一面があるし、また良し悪しのものですから、簡単に変えられないし変える必要も無いと思います。

気功学が考案してくれた方法は、意、気、形を三位一体にすることを通して、心身とも快適な状態になり、脳が休められ脳の統合機能を高めます。気功は睡眠と違って積極的に、また楽しく脳を休める方法を採っています。五分間でも効果があるので積極的にやってみたらいかがでしょうか。

3．養生及び治病には哲学が要る

　現代人は科学によって多大な恩恵を受けているので、科学で何でも出来ると思いがちになります。人間という複雑な存在の前で、科学にしても限界が見えています。当然ながら養生にも治療にも出来るかぎり科学のアプローチでいくべきですが、それで十分に出来ない部分は何で補うのでしょうか？私は哲学を当てにしたいです。なぜならば人の生命体、いや宇宙のすべてが哲学的な存在でもあるからです。この哲学は特別なものではなく、"陰陽平衡"―中庸を保つことであると思います。

（1）紫蘇（しそ）に梅を―のような食のバランスを取る

　紫蘇と梅の塩漬けには哲学があります。紫蘇も梅も漢方薬で、しその薬性の辛散（発散）に対して梅の薬性が酸収（収渋）で、両者は相互抑制、また相互促進する絶妙なバランスをとっているわけです。大蒜をお酢に漬けることもそうです。高価なサプリメントよりこのような哲学理念を含めた伝統食がよほど身体に馴染み合うし、末永く人々に愛し続けられていくのでしょう。

　一日三食は、肉と野菜、塩味と甘味、洋食と和食、酒と酢、炭水化物と蛋白質などのバランスを取って、哲学的に食し栄養を充分につけます。

（2）動と静のバランスを取る

　身体の動とこころ（脳）の静は生命体の最も基本的な生存形態であり、人の生命活動そのものです。人体の老化は間違いなく脳から始まります。更に言えば神経、内分泌、免疫などの情報系の機能低下により始まるものと考えられます。動と静のバランスを崩すと老化が早く訪れるのです。例として、近年男性に多く見られる、環境ストレスによるテストステロンという男性ホルモンの低下から来る疲労倦怠や意欲低下、睡眠障害などの症状をメインとするＬＯＨ症候群は増える一方です。原因は何でしょうか？　環境ストレスの影響もありますが、主な原因は運動不足です。一日に30分～1時間くらいの運動をすればテストステロンの血含量が上昇し諸症状が改善され元気が取り戻されます。

　毎日軽い運動と規則正しい睡眠を守り、5分間でも余計な考えを抑え、体の動と心の静のバランスを取ることこそ健康長寿の王道です。

（3）こころとからだのバランスを取る

　人体は生物学的な、もっと言うと古来自然的な存在でもあるので、我々自身の力でどうしょうもないことがあるのです。でも、心は違います。自分のこころをコントロールしょうとする意識を高めて積極的に努力すれば、穏やかな心性を作ることが可能であり大変有益なことです。心が暴れると、ただちに身体を害するので、この意味では何もかも自分の心に任せるのは危険です。どうすれば良いのか？　以下三つの意見を参考にしてみたらいかがでしょうか。

１．自分の心性特徴を考えましょう

　人の心は建物のような存在で、心理学ではこれを心理構造（エゴグラム）と称します。この建物は地上の目に見える部分（意識）があれば、地下の目に見えない部分（潜在意識）もあり、またこの建物を支える柱があります。現代心理学の研究成果を活用し、この建物の特徴（柱のバランス）を概ね把握できるようになりました。それで、何かあった後の"気の持ち方"、"受け止め方"をより良くすることが可能なのです。

２．心の柔軟さを保つこと

　人の心はからだと違って死ぬまで成長していくものです。どんな不幸に遭っても前向きの気持ちで、こころの柔軟さを保ちながら変化中の環境と調和して力強く生きていくしかありません。また、何か起こってからでも対策を取ればそれで十分間に合うという気の持ち方で世事に臨み、余計な考え（過度不安）は要りません。

３．運動すること

　こころに不愉快があったら、まず運動をして下さい。運動は情緒を安定させる"良薬"です。

（4）治療と養生のバランスを取る

　現代西洋医学には、優れた検査手段と外科療法があります。しかし、それは原因不明の慢性病或いは生活習慣病に対しては有効な手段にはなりません。言うまでも無く、養生を大切にして慢性病の泥沼に落ちないようにすることが何よりです。もしもそうなったら、まず現在の生き方を見つめ、無理することを思い切って止めること、それから治療が必要ですが、治療よりむしろ養生の方に力を注ぐことをお薦め致します。

［一例］
　男性、44歳、大学教員。
　体重104.4kg、中性脂肪352、ＬＤＬ（悪玉コレステロール）254、血圧 190/105mmHg、降圧剤と降脂剤を服用している。多忙、睡眠3〜4Ｈ／日、疲労感、強い眠気など。

このようなケースは臨床上よく見られます。どうすれば良いのか？　唯一の道は養生です。今の状態を続けて行くと、いくら薬を飲んでも死が早く訪れます。

（5）"有"と"無"のバランスを取る

　"有"は心に何か有る状態、つまり何か考えていることで、また"生"つまり生きていることを指します。"無"は心に何も無い状態つまり何も考えていないことで、また"死"つまり生きていないことを言っています。

　我々のからだには、自身の力でより良く生きる潜在力がもともと備わっているのです。我々のこころがそれを尊重しなければなりません。こころは、本来"有"と"無"の両種形態があるべきなのに、人の社会性の急激な発達に伴って無の一方が無視されてしまいました。しかし、この無の状態こそが、本当の純粋な健康状態です。健康に生きたいまたは健康をもとに取り戻したいという願望があるならば、五分間でも多くこころを無にして下さい。

　人は自分の出生と死去の瞬間を体験できません。そのせいか人々は死についてあまり考えていないようです。これはまた良し悪しですね。私は人々が前世と後世のことを考えなくても結構ですが、せめて中高年の方々は死という事実に早く気づくことが"人生の得"ではないかと思っております。死のことを知れば生をもっと大切にし、また感謝の心性が生まれ、幸福感は外の世界からもらうのではなく内の世界より湧いて来るのです。これは健康に大変良い影響を与えるのです。

　気功は、具体的な功法でこのような哲学を実践しています。気功人間になって哲学に生きましょう！

基 礎 編

気功とは何ですか？

第1章 医学気功概述

1．医学気功の概念

　医学気功とは、中国伝統医学（以下中医学）の理論を気功実践と結合して生まれた、保健及び治療に応用される一大システムです。

（1）気　功

1．気功という名称の由来
　気功は、数千年の歴史のある中華文化の歩みに伴っている養生法です。気功実践を指導する理論方法により、気功は座禅（仏教的）、導引（医学的）、座忘（儒教的）、内功（武術的）、内丹（道教的）・・・などさまざまな名称がありました。気功という言葉が始めて登場したのは、晋代（歴史年代）の許遜氏が著した《淨明宗教録》という書です。その後、宋代の《雲笈七籤》や清代の《少林寺拳術秘訣》などの書籍にも記載され、この書中には"気功、一つは気を養う、一つは気を練る"と記述されていました。
　今まで名称はあるものの、一般的に使用されなかった気功は、やがて20世紀50年代に当時河北省・唐山市に在籍した医師の劉貴珍氏が中心となって"気功療養院"を創立したことをきっかけに、一般的に使用されるようになりました。
　また、二十世紀60年代と80年代の現代中国で2回の気功ブームが起こりました。今まで主に養生に用いられてきた気功は、医療領域に取り入れられ、一つの療法として応用されることになりました。

2．気功の定義
　上述した気功という名称の由来から分るように、気功は、歴史のある、またさまざまな流派もあるものとして、それを正しく定義することは実に困難です。現時点では、さまざまな功法からその共通点を引き出し、それを気功の定義の中核に当てるという方法以外には、まだ合理的な方法を見つけていません。《中医気功学》では気功をこのように定義しています。
　気功とは、中国伝統文化の『天地人合一』という哲学観に基づき、調身（動作と姿勢）、

調息(呼吸方法)、調心(心理学及び脳神経生理学的なアプローチ)の三者を三位一体にする、心身の両方面を共に鍛える技能として、人体の気（生体エネルギー及び生体情報）の働きを強化することにより、自己の免疫力、治癒力、及び調整力を高める健康法或いは療法です。

（2）医学気功

1．中医学と気功の接点

　結論から言えば中医学と気功の接点は"気"です。中医学にも『天地人合一』という哲学理念があります。人の身体は自然界と密接に繋がっていて、自然界の四季や昼夜などの変化と同様に、体内に一定の運行秩序と生体エネルギーの流動システムが存在していると考え、そのシステムのバランスが健康を維持するポイントであると考えています。生体エネルギーは存在するが見えないため"気"と称しました。人体内の気は中心部にある臓腑（西洋医学の臓器ではない）から作られ、経絡と呼ばれる通路を通して末端部にある肢体に輸布し、未利用部分がまた臓腑に戻されるように循環しています。人体生命活動を正常に維持するための働きを担っている気を"正気"といい、それの対立面にある"邪気"などによって、正気の量或いは運行秩序に異常が発生すると病気になります。正気の力を取り戻すために、自然界にある植物や動物、鉱物などが薬として用いられます。これが漢方療法です。また経絡にある気の集中しているところを気穴と称し、気穴を刺激、調整することによって正気の力を回復させることが鍼灸、按摩（マッサージ）療法です。もう一つは、人が自己の身体或いはこころを自分で上手に調整することにより、気を養い、生体のバランスを維持することもできるのです。これが気功です。

2．医学気功は一つの療法でもあります

　気功学はもともと中医学の一部分です。中医学の最古の名著《黄帝内経》を始め、諸代の名著の中に皆気功と関連する内容が記述されています。

　《黄帝内経》に『余聞上古有真人者、提挈天地、把握陰陽、呼吸精気、独立守神、筋肉若一、故能寿蔽天地、無有終時、此其道生』とあり、これは站桩功（立位静功法）のことを言っていると考えられます。気功の調身（筋肉若一）、調息（呼吸精気）、調心（独立守神）という三つの要素を見事に示してくれたのです。また、古代の有名な医者たちは皆気功に精通し、それを中医臨床に組んで治療効果を高めたようです。

　現代中国では中医学専攻の大学教材として使用されている《中医気功学》が早くも1994年に出版され、その後1999年に第二版、2005年4月に第三版が出版されました。今の中医学総合病院のなかには、内科や外科などに並んで気功科も併設されていて、各種難病に対する一つの補助療法として活用されています。

　このように、医学気功は教育、研究、臨床、三つの分野で本格的に展開されているところです。

2．医学気功の基本内容

（１）基本理論

　(1) 気功の歴史。
　(2) 医学気功実践を指導する中医学理論。
　(3) 現代科学及び現代医学による研究。

（２）気功の実際

　(1) 三調の操作（具体的なやり方を指す）。
　(2) 動功法：《易筋経》、《六字訣》、《八段錦》、《保健功》、《五禽戯》、《五行掌》。
　(3) 静功法：《放松功》、《一般静功法》、《内養功》、《小周天功》。

（３）気功の応用

１．養生法として

①慢性ストレスと運動不足の解消

　慢性ストレスについての書がたくさん出回っていますが、現状を見ると解釈の多様性によって、ストレスというものはいったい何なのかということは、ますます分かりにくくなっているようです。もしストレスが人生に付きまとう"悩み"くらいのものであれば、それはあっても無くても、多くても少なくても健康に大した影響は無いはずでしょう。しかし、医学のサイドから考察すると、慢性ストレスは恐ろしいほどの重大な発病因子となっています。肩こり、腰痛、便秘などの体調不良から、うつ病や癌、自殺まで現代病の八割ほどがそれと関わっています。それを正しく認識することは、現代人にとって急がなければいけない重要なテーマとなっているのではないでしょうか！筆者はストレスについて次のように考えます。

　ストレスは、ただ一過性の環境適応反応に留まらず、慢性化されてしまうと、脳内にストレスホルモンが分泌され、そのホルモンが視床下部にある神経―内分泌器官に悪い影響を与え、内分泌系や自律神経系、免疫系に機能障害が発生し、さまざまな不良反応或いは重大疾患を引き起こします。また、脳内の扁桃体や海馬などの組織も慢性ストレスホルモンのターゲットになっています。

　慢性ストレスが作り出されたそもそもの原因は、外部環境や他人によるものではなく、自分自身をコントロールする能力が低下したためです。他人や環境をいくら責めてもストレスを解消することができないばかりか、逆に深刻化してしまいます。本当のストレス解消は、ストレスそのものを無くすことに努めるのではなく、自分に対する認識を深め自分

自身をコントロールする能力を高めることが一番大事なのです。

　脳神経生理学的に見れば、慢性的なストレスはいわゆるマイナス思考活動を繰り返すことによって引き起こされたものです。この思考活動さえ抑えられれば脳の興奮が抑えられ、ストレスによるネガチブな作用も自然に解消されるようになるのです。気功の静功法は、伸びやかな姿勢とゆっくりした呼吸に有効な意念を加えて、心身ともリラックスさせて身体にとても良い感覚が現われます。それで、たとえ短時間でもいやな気持ちを抑えられ、本当の気分転換或いはストレスの解消になります。

　練習を続けていけば、自分自身をコントロールする能力を高めることも可能になります。

　また気功体操には、動作が簡単で、どこでもいつでも、立っても座っても行える、続けられる、日常生活に活用しやすいなどの特徴があり、運動不足を解消する有効な方法となります。

　②緊張を緩和し病気を予防します

　現代病の8割は心の緊張と深く関わっていると言われています。ですから古来、"万病は気から"ということわざがあったわけです。医学気功には優れた緊張緩和作用があり、病気の予防に役立つに違いがありません。

　③身体の潜在能力を伸ばし老化を遅らせる

　人体の老化は脳から始まったものです。

　人体のすべては脳神経にコントロールされています。多くの身体の病気例えば虚心証、高血圧、ガンなどは、脳の機能の低下によるものだと考えられます。人の脳神経細胞（ニューロン）は十代の後半からもう老化し始めて、毎日十数万の細胞が死んでいくと究明されています。人の心理（精神）活動と脳神経生理活動は実は一つのものの表と裏に当たります。素人にとって、ここが理解し難いところかもしれませんが、いわば何を考えるかまたはどのように考えるかは、脳細胞の代謝活動に直接影響を与えるのです。

　気功の調心は、いわゆるマイナス思考をプラス思考に変えようという心理学的アプローチを取り入れながら、日常生活中の思考パターンを変える上で、考えの量を最小限に抑えようという脳神経生理学的なアプローチも採用しているユニークな脳健康法です。やればやるほど心のコントロールが強化され、睡眠の質と量が改善され、脳の老化を遅らせることが実現できるのです。お寺で人生を送るお坊さんたちには長寿者が多いことはその好例でしょう。

　医学気功は中医学理論と経験を活用し、個々人の体質状況に合わせて気功実践を指導し、健康促進を図ります。例えば、陰虚体質（緊張性症状が多く）の人にはゆっくりした呼気の功法を、逆に陽虚体質（冷えと疲労の症状が多い）の人には、自然呼吸の功法を薦めます。他の功法よりもっと理性的、科学的な一面を持っています。

２．療法として

　これが医学気功の最大の特徴です。

気功療法は自己治癒を図る療法です。いわば患者さんが自己のこと及び病気のことを正しく認識する上で、気功を生活療法の一環として取り組んで不断の自己鍛錬を通して自己治癒を図ります。

筆者は中医師として主に漢方治療に従事しております。日々難病と闘っていることから"治す"ということの難しさを切々と感じており、患者さんの自我鍛錬をメインとする生活療法無くしては、慢性病の治癒は極めて困難であると実感しております。

本書は、心身症を始め数十種類にも及ぶ慢性疾患に対処する気功療法を記述しています。これは、他の教科書から翻訳したものではなく、私が日本における気功指導の現場から得た貴重な経験も注いでおり、必ず慢性疾患の治癒の一助となると思っております。

また、日本にもガン治療で有名な帯津良一先生が居られます。彼は西洋医学によるガン治療に気功を取り入れて患者さんの自己治癒力を高め、治療効果を上げているとお聞きしています。

ただ、この分野はまだ始まったばかりで、まだまだ試行錯誤の段階です。一つの治療功法を一枚の処方箋と看做せば良いと考えて、処方が合わない場合は改めながら手探っていけばと思っています。

3．医学気功と相関する学科

（1）心理療法

調心は気功の一番重要な要素です。

心をうまくコントロールしようという点では気功と心理療法は共通しています。ただ、心理療法が心の持ち方を変えることを重点に置くのに対して、気功は思考パターンを変えることを重視しています。また気功の調心は単独で行うのではなく、調身、調息と一体化して行います。

当然ながら、心をうまくコントロールするには、思考パターンを変えるだけでは充分とは言えません。心をうまくコントロールできるかどうかは、自己や病気などを知ることが前提となっているので、ある意味では現代心理学的アプローチを医学気功に取り入れる必要性がますます重要となってくるのでしょう。

筆者は現代臨床心理学に常用される自己成長エゴグラムなどを気功実践に活用することを試みました。結果的には良かったと思います。

（2）運動療法

気功の動功法は外見的には普通の体操と似ていますが、実は全く

異質なものです。運動療法が身体の外在の動きを重視するのに対して、気功は外在の動きだけではなく、"外動内静"つまり内在の心も重視しています。ただし、現代運動生理学と運動心理学の研究方法は気功功法の科学研究に重要な参考となります。

（3）宗教学

　気功の発展歴史を見ると、気功は仏教や道教、儒教などと一定の連係があります。例えば《易筋経》や《内養功》などの優良功法はお寺という修練場で産生したものではないかと考えられます。気功で一番重要な要素とする調心は、その目的として心を安定させるということですから、ある宗教の教義を用いて不安を抑えることはごく自然に思われるのでしょう。しかし、気功は決して宗教的なものではありません。教義の使用はあくまで心の安定のため、健康のためです。

　宗教は、その非科学の一面のためか、どうも迷信へ走りやすい傾向があります。気功と宗教の関係を明確に認識できていないせいか、気功が迷信活動或いは詐欺目的に利用されることはたびたび起こって、時には社会問題となってしまいます。これで、本来良い健康法である気功に非常に悪い影響を与えてしまい、胸が痛みます。

　医学気功はすべての宗教と関連する功法を否定するわけではないが、なるべく宗教などの影響を排除し、代わりに中医学あるいは現代科学的なアプローチを採用しています。

4．医学気功の近期展望

（1）功法を科学的に評価すること

　気功は調心、調息、調身を三位一体とする技能として、練習中の感覚或いは心身感受が大切なのですから、気功を完全に科学することは不可能なのです。そうかといって、不同な意念、呼吸方法、動作によって心身にどのような心理学的或いは生理学的な反応を引き起こすかについては、できる限りに科学的、客観的に評価することが必要なのです。例えば、静功法を行うときに唾液が多く分泌されます。唾液の量及び成分は自律神経の働きと密接に関わっています。それを客観的に計測、分析することにより、静功中の入静程度（リラックスのレベル）を観察できて、間接的にも功法を評価することができます。

（2）治療を正しく施すこと

1．治病と治人の結合

　いわゆる機能性疾患や心身症、生活習慣病においては、その人の心理因子及び環境因子は無視してはいけない存在で、それを抜いたらよい結果を得られません。気功は、調心と

いうアプローチで気の持ち方を修正し、また調身というアプローチで運動不足などの不良生活習慣を修正し、心と身体を分けず全人的治療を図ることができるのです。例として腰椎ヘルニア症では、激しい腰痛或いは坐骨神経痛が起こるために局所的、或いは器質的な疾患と思われがちですが、実はこの病気の発症要因は交感神経緊張による血行障害を来たす心的ストレスです。ですから治療においては、心的緊張を緩和することが一番大切なのです。強いて言えば、この病気は一つの心身症です。

２．動功と静功の結合

気功は、身体を動かして行う"動功"と身体を動かさずに行う"静功"とに大別されています。動功が調身に力点を置く功法とすれば、静功は調心に力点を置く功法です。しかし、どんな功法にしても動と静のバランスが要求され、つまり動功では『外動内静』―外見上、肢体が動いているが、内在の心が穏やかにしていることに対して、静功では『外静内動』―外見上、肢体が安静しているが、内面にある意識と気感が活発に動いています。動と静のバランスが整えられることを通じて心と身体のバランスも整えられます。これは慢性病のコントロール或いは治癒においては非常に良いアプローチと思います。また腰椎ヘルニア症を例にします。運動系疾患のために、動功が当然必要ですが、心的緊張の緩和及び不良姿勢の修正のためには静功も欠けてはいけないのです。

３．ケース・バイ・ケースのように気功処方を

このケース・バイ・ケースの治療方式は、中医学の最大の特徴として気功療法にも適用されます。具体的には中医学的な診断方法（脈診と舌診など）によるその人の"病"と体質の診断に応じて、最適な功法を選びます。同じ腰椎ヘルニア症を例にすると、椎間板の急性脱出期には静功法を、慢性期再発防止のためにはその人に合わせた動功法を"処方"します。

（3）研究を深めていく

昔は気功が一つの養生法として民間で流伝されてきました。今の気功は中医学大学専攻の一教科として、また中医総合病院中の一診療科として取り扱われています。目下の研究重点としては、まず気功の実用性を大切にして気功を臨床実践と結び付け、臨床実践で蓄積された経験、データを科学的手段で検証した上で、それを理論化していくということです。

多くの病気、とりわけ慢性疾患は、生活療法無しでは治癒できません。医学気功は、生活療法の一つの有効なアプローチとして臨床家たちの一つの有力な"治療武器"となっています。東洋医だろうが西洋医だろうが、臨床現場で限界と感じるときには"援軍"と"武器"が欲しくなるのでしょう。

（4）まだまだ課題が山積

１．調食と調眠の大切さ

　快眠と快食は、大切な健康要素ですし、防病治病、健康長寿においても重要なポイントであることは昔も今も変わりがありません。しかし、現代人の飲食、睡眠は１００年前と比べて大きく変貌しています。過食、暴食、不規則食、不眠、少眠、不規則眠となっています。快眠、快食は医学気功の一つの目的でありながら、練習がうまくいっているかどうかを見る大事なバロメーターでもあります。

　気功治療現場では、肥満やメタボリックシンドローム、脂肪肝などが、気功療法を求めてくるようにさまざまなケースと遭遇し、この場合は調食がむしろ一番重要なテーマになります。また睡眠は、脳疲労をリフレッシュすることに最も直接的で、最も有効な手段ですから、欠けてはいけないのです。

　調食と調眠は調心、調息、調身という三調の延長線上にある大切なアプローチです。現代ライフ・スタイルの歪みによる飲食、睡眠の変調に対して気功サイドからどのような対策を打ち出すか、もっと具体的、有効的な功法の出現を待ち望んでいるところです。

２．調心の難しさ

　気功は単純な体操ではありません。動功にしても静功にしても調心、調息、調身の三者を三位一体にすることが要求され、練功は"三調合一"を目標にしてレベルを高めていくべきです。難しさは調心にあります。

　①情緒安定の難しさ

　調心というこころのコントロールと関わるテーマは、もともと仏教や道教などの宗教から由来するのではないかと考えられます。こころの持ち方が身体の健康と密接に関連していることは、もちろん古人たちもすでに認識していました。気功は、おそらくお寺という修錬の場からできたお坊さんたちの一つの健身法或いは修錬法でしょう。昔のお寺は、ほとんど社会生活を遠ざける山のなかに建てられ、自然に禁欲の場となっていました。しかし、現代社会を生きているわれわれは、禁欲の場で生活することはできず、欲のままに生きているため、ストレスの海に漬けられていて、情緒が常に不安定の状態になっています。

　情緒の安定は入静の入り口ですから、そこを避けては通れません。情緒を安定させるためには、練習者が社会生活のなかで常に自我心理調節をすることが要求されます。この意味で言えば社会生活が教室練功の延長線上にあるとも言え、"社会生活的な練功"が必要です。具体的には、静功法のアプローチを用いて短時間でも、たとえ５分間でも余計な考えを押さえ込んで、脳の興奮をコントロールし脳内ホルモンをバランスの良い状態に維持することです。

　良好な情緒状態（不安の少ないこと）を保ち続けていけば、脳が生き生きして身体を上手く調節してくれて、健康維持ないし防病治病に大変有益なのです。

2．入静の難しさ

　入静とは、静功練習中に心身とも高度な安静状態に入るいわゆる"気功状態"を指します。入静に入ったかどうかは練習者個人の感覚で感じるもので、他者には或いは客観的には確認できません。どのような状態かというと、一般的には『形松、意静、気通の三位一体』と練習者が感じます。この状態では、脳の機能が本来の生理状態に戻され、脳内ホルモンのバランスが調えられ脳神経が比較自然的に、また合理的に身体の生理活動を調節してくれると思われます。ここは気功の最も難しいところですが、また最も面白いところです。

　入静の方法は、厳格な調身操作を通して"緊張せず緩めず"の姿勢を作り、その上でゆっくりした呼吸と"意守法"や"存想（単純な想像）"、"導引法"など種種の意念を合わせて心身とも入静へ誘導していくのです。これは初心者にとっては大変難しいです。このような主観感覚的なものを相手に伝えていくのは、教える方も学ぶ方も難しく感じています。どうすれば初心者にも分かりやすく受け入れられるのかということは、利用者数及び使用範囲を拡大することができるかどうかに関わる重要な課題です。

　また、できれば脳電図や心電図、筋電図など現代医学の検測方法を応用し、入静状態を客観的に把握することも必要です。そうすれば入静方法がより分かりやすく、より使いやすいものになると思います。

5．医学気功を身に付けるコツ

（1）自己を知り、病気を知ることに努めること

　自己を知る、病気を知ることは養生及び治療の原点でもあり、気功における一番重要なアプローチ調心の一部分でもあります。詳しくは《実践編・第一章》を参考にして下さい。自己を知ることは確かに難しいですが、しかし少しでも自分への認知を深められれば、自分をコントロールする或いは心の持ち方をより良くすることに、計り知れないほど力を発揮できるのです。

　一つの補助療法としての医学気功の主な適用症は、身心症や膠原病、アレルギー性疾患などの原因不明の慢性病です。原因究明の難しさは、心身両面と絡めるということにあります。人の心とからだは、神経系（自律神経も含む）、内分泌系などの情報系で繋がっています。中医学ではそれを気と扱っています。またそれは人体の免疫系と深く関わっています。これらの情報系と関連する病気に対しては、現代医学でも病因を突き止めることが極めて困難ですが、患者さんに"誘因は何ですか"と伺うと、"あの時、いろいろあってこころも身体も無理をしました"との答えが良く返ってきます。いわば、生活リズムの崩れによって体のバイオリズムがおかしくなったという共通点は明らかに存在しています。

人体のバイオリズムのコントローラーはもちろん脳です。このような疾患を引き起こす要因としては、遺伝的な素因より環境因子つまり生き方のほうが圧倒的に比重が大きいです。たとえ病因が分からなくても、快眠、快食、適当な運動を中心とする生活療法を実施し、続けて体調を整えていけばこのような慢性疾患の治癒は完全可能なのです。"病気を知る"との意味はここを分かって戴きたいのです。気功療法に適する主な慢性疾患は、下表を参考にして下さい。詳しくは治療編で紹介します。

気功療法による主な慢性疾患

アレルギー性疾患	アトピー性皮膚炎、湿疹、慢性蕁麻疹、アレルギー性鼻炎、花粉症、アトピー性気管支喘息、アレルギー性肺炎、慢性気管支炎など。	免疫性関連	慢性関節リウマチ、潰瘍性大腸炎、慢性腎炎及びネフローゼ症候群、ベーチェット病、副鼻腔（蓄膿症）、慢性肝炎、慢性咽喉炎、など。
自律神経関連	いわゆる自律神経失調症、本態性高血圧、不安神経症、更年期障害、慢性疲労症候群、月経困難症、不眠症、円形脱毛症、メニエール症、心因性インポテンツ、逆流性食道炎、いわゆる冷え性、胃腸機能障害、歯周病、椎間板ヘルニアなど。		
内分泌関連	男女原因不明性不妊症、バセドウ病、橋本病、子宮内膜症、女性性器痛、生理不順、慢性膵臓炎など。	代謝関連	肥満、高脂血症、糖尿病、高血糖、脂肪肝、高尿酸血症、脳卒中後遺症、骨粗鬆症など。
その他	末期癌　本態性高血圧　尋常性乾癬　緑内障　本態性難聴・耳鳴りなど			

（2）実践のなかで悟っていく

　気功は"技"或いは"芸"です。
　まず基本知識を学習し、姿勢、動作、呼吸、意念の操作方法を憶え、功法要領に要求される通りに行います。初段階が"掟の世界"です。
　気功は太古の健康法であるにも関わらず、現代科学或いは現代医学でははっきり説明できない部分がたくさんあります。いわゆる気功境界は実は感覚の世界で、気功学では"気感"と言い、練習者自身にしか分かりません。意念の内容、呼吸の強さ、動作の幅度などは、自己の状況に合わせなければなりません。例えば、静功法では端座フォームが要求されます。普段座姿勢に問題の無い方にとってはさほど難しくないが、座姿勢に問題のある方では、"くせを直す"という意味もあるために、正しく行えるまではかなりの努力が必

要なのです。姿勢の調整は自身の感覚と関わっているので、"心という目"で見つめながらやっていくしかありません。"悟る"との意味は、言葉による説明で"分かる"のではなく、やる内に自身のことや操作方法（作法）、功法の良さおよび要領などの"理解を深める、或いは身体で憶える"ということです。

とにかく頑張ってやっていき、心と身体を慣らしていき、感覚体験によって悟っていきます。いつの間にか調心、調息、調身の三位一体の真諦が会得され、"掟の世界"から"自由の世界"に辿り着きます。また、心理面では、自己を客観的に見つめることができ、自身の強いところを伸ばすばかりではなく、弱いところを補い、ときには勇気を出して歪んでいるところを修正し、無理せずに人生を送っていきます。

ちなみに、本書の読み方としては"やりながら読む"ようにお願いいたします。

（3）医学気功を生活に染み渡らせることこそ健康長寿の力に

慢性病や心身症、慢性ストレスなどの多くは生活習慣、気の持ち方、生き方と大いに関連して発症し、蔓延化、慢性化します。医学気功は調心、調息、調身、調食、調眠という"五調"を通じて悪い生活習慣或いは歪んだ生き方を治そうと図る療法として、現代医学で言う生活療法そのものです。ただし、この療法の施術者はあくまでもあなた本人であり、治療の場もあなたの生活の場です。気功教室で学んだ基本知識と基本技能を日常生活のなかで活用し、毎日の健康作りに役立てるように不断の努力が要求されています。

気功は、動功と静功という具体な方法で"陰陽平衡"という生命体の隅ずみに浸透している"哲学"を実践しているのです。教室で行う功法だけではなく、ウオーキングやストレッチ、自転車乗るなど何でも良いから、身体を動かす習慣を身に付けること、また5分間でも良いから心を無に向かわせて脳を休めることが大切なのです。このような生命哲学に合っている日常生活中の"練功"を確実に行っていけば、健康長寿或いは慢性病の治癒に必ず役立つに違いありません。

第2章　気功の歴史

気功はどのように産生し、どのように発展してきたかについて簡略的に紹介します。

1．気功簡史

（1）気功の起源
気功は古人の自己健康づくりから産生した健康方法です。

（2）紀元前の気功
1．医学気功
中医学最古の経典医書《黄帝内経・上古天真論》には"余聞上古有真人者、提挈天地、把握陰陽、呼吸精気、独立守神、筋肉若一、故能寿蔽天地、無有終時、此其道生…"（站桩功のこと）とあり、これが医学気功の最古の経典理論と言われています。

2．道教気功
道教の創始者である老子が著した《道徳経》には"致虚極、守静篤"（入静状態）、"虚其心、実其腹"（意守丹田）、"専気致柔、能如嬰児乎"（ゆっくりした呼吸）などが記述されています。これが道教気功の最古の経典理論でした。

3．儒教気功
儒教の創始者である孔子が"若一志、無聴之以耳、而聴之以心、無聴之以心、而聴之以気、聴止于耳、心止于符。気也者、虚而待物者也。唯道集虚、虚者心宅"と、静功の調心方法を弟子たちに教えたことが儒教著作である《荘子》に記述されています。これは静功法が重視されている儒教気功の基礎理論となっています。

（3）漢代～清代の気功

1．医学気功

　漢代における有名医書《傷寒雑病論》（張仲景著）で、初めて丹田という名称が提出されました。有名医師の華佗が《五禽戯》という動功法を作り出しました。医師の葛洪が著した《抱朴子》に初めて上、中、下三つの丹田の概念を提出しました。有名医師の陶弘景が著した《養性延命録》に"納気有一、吐気有六。納気一者、謂吸也、吐気有六者、謂嘘、呵、呼、嘶、吹、嘻"皆出気也"とあり、これが現代六字訣動功法の端であると思われます。隋唐時期に有名医書《諸病源候論》では、初めて気功が一つの療法として応用されました。

　明代では、気功功法を動と静に分けて応用し始めました。清代に初めて静功法による不良反応が認識されました。

2．道教気功

　漢代における《太平経》には、"気生精、精生神、神生明。本于陰陽之気、気転為精、精転為神、神転為明。欲寿者、当守気而合神・・・"とあり、これが現代精、気、神理論の端であると思われています。

3．仏教気功

　唐代は仏教が一番盛んな時代でした。仏教気功を代表する《童蒙止観》では、"五調"—調食、調眠、調息、調身、調心と、"八触"—痛、痒、冷、暖、軽、重、渋、滑が詳しく記述され、これが現代気功学の形成に大きな影響を与えてくれました。

4．武術気功

　明代に《八段錦》や《易筋経》などの功法が現われ、清代に《太極拳》が生まれました。

（4）近代の気功

1．第一次気功ブーム

　1949～1965年に現代中国では第一次気功ブームが起こりました。今まで一つの健康法であった気功は一つの療法として登場し、医師である劉貴珍氏が中心となって気功療法専門病院を創立し、消化系疾患を始め30余り種類の慢性病を対象に気功療法を実施しました。劉氏が著した《気功療法実践》と《内養功療法》が出版され、これは第一次気功ブームに大きな影響を与えました。

　また、1957年に陳涛氏が中心となって上海気功研究所が設立されました。

　功法としては南方（上海周辺）の《放松功》と北方（北京周辺）の《内養功》が代表的でした。

2．第二次気功ブーム

　80年代に再び第二次気功ブームが起こりました。今回のブームには以下の特徴があります。

(1) 新しい功法が多く現われました。
(2) いわゆる外気が注目され、外気の実質について多く議論され、研究されました。
(3) 現代科学による気功研究が始まりました。

しかし、実質がまだ未究明になっている外気療法はさまざまな社会問題を起こし、そのブームはいわゆる気功大師たちが次から次へと失脚したことで、またたくまに過ぎ去りました。

3．現在の気功

第一次及び第二次気功ブームの経験と教訓を吸収し、気功は良い健康法である本面目が回復され、できるだけ現代科学及び現代医学によって検証された上で、人々の健康或いは治療に応用されています。

気功は一つの学問として大学教育に導入され、1994年に《中医気功学》が出版されました。この本は中医学専攻の気功学教材に使用され、その後、1999年に第二版、2005年4月に第三版が出版されました。

ちなみに、本書はこの《中医気功学》をベースに編集されたものです。

主な功法：《易筋経》、《五禽劇》、《六字訣》、《八段錦》、《放松功》、《内養功》など。

2．主な気功流派

気功は指導理論及び功法特徴により、さまざま流派を呈しています。下表を参考にして下さい。

気功	指導理論	功法特徴	代表功法
医学	中医学	動功＋静功	六字訣、内養功、放松功
道教	精、気、神	静功（調心を重視）	小周天
仏教	仏教理論	静功（調心と調息を重視）	禅定、密宗
儒教	儒学理論	静功（調心を重視）	
武術	内家拳法	動功（調身を重視）	易筋経、太極拳

第3章　中医学気功理論

　中医学気功理論とは気功の功理を解釈する、また気功実践を指導する中医学理論です。主に精、気、神理論、陰陽理論、臓腑理論、経絡理論を指します。

第1節　中医学概述

　中医学は中国古代文化の歩みに伴って誕生し、発展して来た伝統医学です。およそ2500年前に中医学基礎理論を全面的に解説する医書—《黄帝内経》（以下は内経）が既にありました。その後、今から約2000年前（漢代）に、《内経》の医学理論を医療実践に応用した臨床経験集のような医書—《傷寒雑病論》が現われ、中医学は理論から実践まで体系化されました。皆さんがよく馴染まれ親しんでいる日本漢方はこの《傷寒雑病論》中の処方をベースに、日本で独自に育った特色のある伝統医学体系です。
　《傷寒雑病論》以後の中医学は時代の推移に伴い、同時期の先進文化を吸収しながら理論でも臨床経験でも、さらに豊富になってきました。現代中国では中医学と西洋医学とが併存しています。中医学を取り扱う病院は中医院と称し、ここを訪れる患者にはいわゆる慢性病、難病の方が多く見られます。
　伝統医学である中医学は現代西洋医学と違って独自の医学体系を持っています。この医学体系の"根"は、『天地人（宇宙）一体化』という哲学観です。例えば、人と自然の一体化を考えた"統一観"や心と身体の一体化を考えた"全体観"などのアプローチを用いて人体の"常"と"変"を捉え、保健と治療を指導しています。
　また、中医学は西洋医学のように死体の解剖から得た理論方法を生きたままの人に応用するというアプローチと対照的に、長い歴史の中で、生きたまま人間を実験対象に、そこから得た豊富な経験が医学体系の中核になっています。
　中医学には以下の特徴があります。

1．"証"で診断を下します

現代西洋医学では"慢性腎炎"や"急性肝炎"といった病名で診断を下しますが、中医学の場合は"○○証"で診断を下します。証とはその人の体質やその時の症状、その人の生活パターンなどを総合的に分析し、ダイナミックに捉えたその人その時の状態です。例えば、身体のだるい、手足先の冷え、食欲不振などの症状、脈弱（体質的）、この状態は虚証と診断します。

2．心身ともに重視します

多くの病気は身体症状と精神症状が混在し、それぞれが相互に作用し合って複雑に絡み合う病態を呈します。中医学では人そのものの存在パターンを重視しますから、心身両面に同時に対応できます。

3．個人差を重視しオーダー・メードの治療ができます

同じ病気に罹っても、体質により症状が異なり、同じ薬に対する反応も違います。中医学では人と病気をダイナミックに見ていくため、一診断名に拘らずその時その場の"証"に従って有効薬を選択し、体調を整えながら体質改善をしていき、自己治癒に導いていきます。

4．原因不明の病気に好適応

難病、慢性病と言われるわけは、その病の原因が現代科学により解明できないからです。症状と体質を重視する中医学では、病因がはっきりしない場合でも治療を進めることができます。証に合えば効果が確実にあり、治癒も可能なのです。

5．効果が穏やかで副作用がほとんどありません

慢性病では症状を一時的に抑えても病自体はまだ治っていないことが多く見られます。治癒までの唯一の道は体質改善を通して安定状態をできるだけ長く維持しながら自然治癒を待つことです。中医学療法は自然療法であり、効果が穏やかで副作用も少ないため、慢性病にとても相性が良いと思います。

当然ながら中医学は完璧なものとは言えません。理論の不確定性、過度な経験頼り、実証性が低いなどの欠点があります。今後も新しい文化、新しい科学技術を吸収し、時代の難病と戦いながらさらに新たな治療方法が生まれることにより、世の中にもっと役立つ医学体系へと発展していくのであろうと筆者は信じています。

第2節　精、気、神理論と気功

"精、気、神"理論は中医学基礎理論の重要な構成部分であり、気功学と深い関係があ

ります。中医学は"精、気、神"を人体生命活動の基礎と捉えています。また、それは"三宝、三元、三才、三奇"、或いは"上薬三品"などと呼ばれてきました。

遥か二千五百年前から作り出された中医学では、現代西洋医学のように人体を細かく分解し、物理学的にまた化学的に捉えることができませんでした。西洋医学の解剖学的な方法論と対照的に、中医学は抽象的、機能的、全体的に人体を取り扱うという方法論を執ったわけです。この"精、気、神"の概念もそのような方法論から生れたものだと考えられます。では現代科学或いは現代医学理論を用いて"精、気、神"の概念を説明しようとするなら、一体どうすれば良いでしょうか。

洋の東西を問わず医学は、あくまでも人体を研究の対象にしているのですから、たとえそれぞれのアプローチが異なっていても、どこかで繋がっているはずでしょう。筆者は、この"繋がっている"ところを明示して、中医学の"精、気、神"という抽象的概念を現代科学の言葉に変え、皆さんに分かりやすく説明しようと試みました。

～ 精 ～

1．精の概念

精は、人体を生成する或いは構成する精華物質（エッセンス）を指しています。具体的には人体を生成する"先天の精"と、人体を構成する"後天の精"があります。

（1）先天の精（生殖の精）

先天の精はもともと"父母の精"、つまり父親の精液（精子）と母親の卵子のことを指します。これはまた"元精"と言い、《内経》では"人始生、先成精、精成爾脳髄生、骨為干、脈為栄、筋為剛、肉為　、皮膚　爾毛髪長"のように、人体の発生→発育→成長・・・のプロセスを概括しています。

中医学の"元精"は、実に現代西洋医学の"受精卵"に相当し、その正体は父母からの遺伝情報です。人の生、老、病、死はこの遺伝情報の営みではないかと、先人たちはうすうす気がついていたようです。これだけ強い力を持っている"元精"は人体の健康に欠かせない宝物だと考えられ、先天の精は正に人体の宝です。

過度な性生活は大切な精が損なわれ、健康には良くないのです。この中国医学的な考え方により中国古代文化は、多少禁欲主義の色に染められていたかもしれません。しかし人間にとって性生活には他のものに換え難い快感があり、そんな"禁欲主義"の時代でも、性生活の量が減ったという統計はまったくありませんでした。しかし気功学では、練功の

― 55 ―

当初、特に男性の場合、できるだけ性生活を控えることを勧めます。現代西洋医学のサイドから見ても過度な性生活は、"交感神経"と"副交感神経"が同時に興奮することによって、確かにエネルギーが多量に消耗されてしまいます。これに類似する現象は人体における他の器官では見られません。例えば、心臓の場合は交感神経が興奮すると、心臓の動きが活発になりエネルギーを消耗しますが、その後副交感神経の働きが高められ、心臓の動きが抑えられエネルギーを蓄積する状態に戻されます。つまり心臓活動においては、二者が同時に興奮することはあり得ないのです。

エピソード談ですが、中国古代皇帝たちは正妻以外に数十人または数百人の側室を持っていたと聞きます。残念ながら彼等はほとんど早死に遭ったようです。死亡原因の多くは、おそらく感染症ではないかと考えられます。房事過多によって免疫力が低下し、感染症に罹りやすくなったわけです。このことから分かるように慢性病、たとえば慢性腎炎やC型肝炎・肝硬変などをご持病とする方は、房事過多の危険性を避けるべきでしょう。中医学臨床では、慢性病を持つ男性の方は性生活を控えるように勧められています。

（2）後天の精（水穀の精）

"先天の精"に対して、"後天の精"という概念があります。後天の精は"水穀の精"つまり食物中の栄養成分を指します。先天の精（受精卵）は後天の精から栄養を受けて育っていきます。

この水穀の精は、もともと生命と健康には欠かせないものと考えられてきましたが、食生活の豊かになった現代人は、過食の弊害を真っ向から浴びています。本来プラスであるはずのものが限度を超えると、生命と健康に多大な害を与えるものに変ってしまいます。糖尿病や高脂血症などのいわゆる成人病は、まさに"食べ過ぎ"と大いに関わる病気です。《内経》には"膏糧厚味、足生大丁"と記され、—"ごちそうを食べ過ぎると足指が壊死するぞ"と警告されたことがあるのです。これは糖尿病末期の動脈硬化による足指の血栓性動脈炎のことを言っているのではないかと考えられます。

要するに、中国医学における"精"の概念は"生殖の精"と"水穀の精"と二つの意味があります。"精"は健康維持にとって大事なものであり、気功学においても大切な概念です。

2．精と気功

気功練習の一番重要な目的は"気の充実"を図ることです。気は先天の精と後天の精から昇華されたものですから、気の充実を実現するためには、まず"精の充実"を図らねばなりません。

（１）生殖の精を蓄えるため、性生活を控えます

　気功学では気功練習の初段階を"百日築基（ひゃくじつちくき）"と称し、その意味は百日ほどの時間を費やして基礎を固めることです。気功練習者、特に40歳以上の男性では、たとえ健康者であっても当初の三ヶ月間は性生活を控えるべきことを提唱します（禁止する意味ではありません）。そうすることにより蓄えた生殖の精を気に転化させ、"気の充実"を実現します。

（２）水穀の精をうまく供給するために食事の量を控えること

　気は生命活動に欠かせないエネルギーですが、気が多いほど身体に良いとは言いきれません。《内経》には"気有余便是火"や"少火生気、壮火食気"とあり、意味は気が適度の量を超えると"火"に変わると教えてくれたのです。この火は身体にとって悪いものであり、例えば歯肉炎や結膜炎、ニキビなどの頭面部の炎症は中国医学では"上火"と言い、急性膀胱炎や尿路炎などを"下火"と言います。現代西洋医学的に言えば、この"気の余り"状態は"過酸化"に相当します。肉類やお酒、お菓子のようなカロリーを多く含有するものは、身体の酸化プロセスを加速させます。ですから、食事の量を控えることで身体の"過酸化"を防止できるのです。

　中医学では、すべての食物は動物性でも、植物性でも、鉱物性でも、それぞれ独自の"性味"を持っていると考えています。"性"は寒性、熱性、温性、涼性の"四性"を指します。例えば、生姜は熱性を持っていますが、キュウリは寒性を持っています。身体が冷やされて風邪を引きますと、生姜が持つ熱性で身体を温めて風邪を治します。夏では、身体を冷やすキュウリや苦瓜などを食べる方が良いでしょう。"味"は辛味、甘味、酸味、苦味、塩味の五種類の味を指します。食物の"味"の違いにより、身体に異なる作用を与えます。"五穀雑梁（ごこくざつりょう）"（多種類の食物）を食べると健康に良いということは、たとえ科学理論的に証明されていなくても、古代の実践経験より証明され、また伝承されてきたのですから信用に値するのです。逆に過食と偏食は健康に害をもたらします。

　調食或いは調膳は気功の大切な内容です。詳しくは、《治療編・肥満及びメタボリック・シンドローム》に譲ります。

～ 気 ～

１．気の概念

　気は、中国古代哲学、中国伝統医学及び気功学を理解する上では、一番重要な言葉です。

（１）中国古代哲学の"気"

　中医学における"気"は、中国古代哲学の"気一元論"思想の影響を受けて生まれた概念です。中国古代の哲学者たちは、宇宙（万物）を構成する原始物質が気であり、気が絶え間なく運動し、変化していると認識していました。《荘子・至楽篇》には"気が変じて形体を有し、形体が変じて生命を有す"とあります。人間も宇宙の一部分であり、それゆえ気が人体をも構成する基本物質だと考えています。また《管子・心術下篇》には"気は身を充たすものである"とも書かれています。

　気は、万物を構成する"原始物質"であると言いますが、その正体が一体何なのかと問われると、なかなか答えられるものではありません。おそらく、いままでの宇宙物理学では、合理的な解釈がまだ見つかっていません。私は、気が宇宙を構成する基本物質と言われていますが、現代物理学的に捉える"物体"（質量、形態、情報の三つの元素が備わっているもの）のようなものではなく、また小さい物質単位、例えば分子とか、原子とか、基本粒子といったようなものでもないと思っています。しかし、"気"はどんなに小さくても、大きいものを造り出す"情報"を持っていると思われます。例を挙げますと、受精卵はわずか15ミリの大きさでしかないのに、高さ180cmの人間へ成長していけるのです。その訳は受精卵は大きい人間へ成長していく遺伝情報を持っているからです。心臓、肺臓、目、鼻、皮膚、毛髪など、人体に備わる器官がいずれも"受精卵"から作られたように、地球、月、太陽、植物、人など、宇宙にあるあらゆる物質は全て"気"から作られたのだと理解すれば良いのでしょう。つまり"気"はすべての物質を作ることのできる最初の"情報元"です。

（２）中国医学の"気"

　この中国古代哲学の"気一元論"思想は、中国医学に深い影響を与えました。《難経》には"気は人の根本である"と記され、気が人体の生理機能と病理変化などの解説に用いられました。中国医学は、中国古代哲学の気の概念をさらに掘り下げて運用してきました。

　まず気の概念を利用して"天人合一"（人と宇宙の一体化）という思想を説明しました。"万物の霊"とする人間でさえ、大自然から生まれた"単純な生物"（バクテリアなど）から"複雑化"し、進化してきた"大自然の子"として捉えています。人間と大自然の間には切っても切れない連帯関係があり、その連帯関係の"源"が"気"なのです。

　中医学では"気"そのものより、"気"と生命プロセスとの関係を裏付ける研究に力を注いで来たように思われます。人を含めてすべての生物たちが活きるために、外界環境と物質（エネルギーを産生できるもの、以下産エネ物質と呼ぶ）を交換しなければなりません。この産エネ物質を中国医学では"気"という言葉で表現しました。太陽から受けた熱射線を"太陽の気"、食物からもらったエネルギーを"穀気"、樹木からもらった酸素を"樹

木の気"と称するように、生命体の機能を高める産エネ物質のすべてを"気"と称しました。—これが、気を"生体エネルギー"とする概念です。

また、中医学は、人体のすべての"機能"の部分を気で表現しています。父母から受けた気を"先天の気"、心臓の機能を"心気"、肺臓の機能を"肺気"、体表にある気を"衛気"、人体全体の機能を"正気"或いは"真気"・・・と表現しています。

現代科学の研究によれば、人体或いは臓器、器官の機能は主に"生体情報"と関連しています。人体内には主に"神経系"、"内分泌系"、"免疫系"という三つの情報系があります。この情報系の働きによって人体生命の"安全運営"つまり生命の恒常性を保っているのです。この三つの情報系の機能も中医学では気で表現しています。—これが、気を"生体情報"とする概念です。

要するに、気の概念には"生体エネルギー"と"生体情報"という二重の意味が含まれています。

中医学における主要な気の種類：

１．先天の気

父母から頂いた"気"です。現代医学的に言えば、遺伝子が持っているパワーです。母親からの遺伝子を"元陰"、父親からの遺伝子を"元陽"といいます。この元陰と元陽は人体生命活動の原動力になります。元陰と元陽の損傷＝遺伝子の損傷による病気（癌など）は非常に治りにくく、罹った身体には元気がなくなります。

２．宗気

宗気は呼吸によって摂取した"清気"（新鮮な空気）と、飲食物を消化した後にできる栄養物質—"穀気"と結びついて生じ、その後胸中に蓄積された気で、人体生命活動を維持するエネルギーです。

３．榮気

榮気は血管内を循環している気であり、全身に栄養を与えます。

４．衛気

衛気は血管の外を循環している気であり、体外からの発病因子に抵抗する、いわゆる防御機能を担っています。そのほかに体温の調節や汗腺の開閉をも司ります。

５．臓腑気

各臓腑の機能を維持する気です。心臓が血を運ぶ機能を心気と、肺の呼吸機能を肺気、脾の消化、吸収機能を脾気、肝の疏泄機能を肝気、腎の水液排泄機能を腎気と言います。

６．経絡気

経絡を循環する気です。

７．正気と邪気

正気は人体内にあるすべての気の総称で、この正気を犯すものを邪気といいます。身体に有害性を持つウイルスやばい菌などの微生物、過激な気候変化、慢性ストレス・・・等

は全部邪気となります。

（３）気功学の"気"

中国医学が中国古代哲学思想の影響を受けたように、気功学は中国医学から深い影響を受けています。気功学における"気"の概念は中国医学からそのまま借り入れたものです。

（４）日本語にある"気"の意味

日本語ほど"気"という言葉がよく使われる言語は、ほかには無いでしょう。同じ漢字を使用している中国語でも、こういう現象は見られませんでした。例えば："気がする""気がある""気になる""気分が落ち込む""気持ちが良い""気が回る""気を使う""気を失う""気を晴らす"・・・と数え切れないほどです。人の意識、意志、感覚、感情など、すべての精神活動を"気"で表しています。筆者の知り合ったある先生が、"日本人は気の世界に生きているよ"と教えてくれたことがあります。おっしゃる通りです。どうしてこうなったか、とても興味深いところです。

ちなみに中国語の場合は"気力""気勢""生気"などがありますが、気の意味は"体力"（精神面より身体面）を表すことが多いようです。

気の概念をまとめると中国古代哲学の気は、"気一元論思想"、すなわち宇宙起源を探索するための概念として、気の正体が現代科学ではまだ実証されず、"観念的な物質"に近いものです。中国医学の気は、人体の生理機能や病理変化及び生命活動と環境の関係を説明するための概念として、気の意味には"生体エネルギー"と"生体情報"の両方面の内容を含めています。気功学の気は、中国医学の気と同じ概念です。"日本語の気"は主に人の精神活動と関連する概念と思われます。

２．気と気功

気功を行う最終の目的は、"気の充実"を達成することです。"気の充実"状態では、人体の生命活動が活性化され生命力が高められます。気功学は、如何に"気の充実"を実現するかのための実践方法を研究する学問です。気功における"調息""調心""調身""調食""調眠"という五つの要素はいずれも"気の充実"を図るための手段です。

（１）中医学における気の充実の意味

１．生体エネルギーとする気の量は適度であること。

気功は、"調食"や"調身"（適度な運動）によって生体エネルギーとする気を、"過"と"不足"が無く生命活動の需要に合わせた適度の量に維持します。気功学はこれを"錬精化気"

或いは"練気"と言います。また、"調心"や"調息"、"調眠"によって気の無駄な消耗を防ぎます。気功学ではこれを"積神生気"或いは"養気"と言います。

2．生体情報としての気の巡りは通暢であること。

気の巡りに影響する因子はいろいろありますが、主に"七情"（心理活動）と運動（身体活動）との関わりが深いようです。

"七情"が気の運行に対する影響を具体的に説明すると、①"怒則気上"（怒ったら気が昇る。顔赤、眩暈などの頭部充血症状が現れる）②"恐則気下"（恐怖を感じ気が下がる。大、小便の失禁や下肢の震えなどの自律神経機能が乱れる症状が現れる）③"喜則気緩"（喜びで気が順調になる。笑いでいろいろの病気を治せるわけがここにある）④"思則気結"（思考過度つまり脳を酷使すると気が滞る。肩凝り、首筋張り、片頭痛、胃のもたれ、便秘症、腰痛・・・などが現れる。）⑤"憂則気消"（不安または気遣い過ぎると気が消耗される。気遣いをしすぎると身体がだるくなる）⑥"悲則気沈"（悲は憂より一段階ひどい状態で、うつ病に似ている症状となる。気分が落ち込む、意欲低下、身体がだるい、動きたくないといった症状が現れる）⑦"驚則気乱"（驚は恐の前段階で即時反応状態である。気の乱れと集中力がなくなり、環境刺激に過敏に反応する）。

また、運動しない或いは運動が少なくなると、気が滞ります。

気功の"調心"、"調息"、"調身"という三つの要素は、何れも生体情報としての気の巡りを通暢にするアプローチです。

（2）現代西洋医学のサイドから見た"気の充実"の意味。

1．人体機能が良い状態

人体の機能が良い状態とは、人体内の自律神経系、内分泌系、免疫系という情報系の機能が良い状態にあることを指します。これは、気功練習者が主観的に感じるものですし、また医学検査によって客観的に証明できるのです。例えば、リウマチ患者が数ヶ月の練功を通して、"関節の痛みが軽くなった、元気になった、手足が暖かくなった"という自己感覚が現れるとともに、血液検査の結果ではＣＲＰ、血沈、リウマチ因子の数値が下がったという検証可能な客観的根拠も得られます。気功現場を見ると、慢性病を持病にしている方々では、僅か数ヶ月の練功により快眠、快食ができて、体調がだんだん良くなってきます。練功を続ければ体質が改善され、ご持病も快方に向かっていきます。

2．精神不安が少ない状態

他の動物と比べてわれわれ人間は不安に陥りやすい動物です。生命がある限りこの不安を完全に取り除くことは不可能なのです。

脳内ホルモンを調える作用がある気功は、不安を和らげることができます。気功が優れた健康法になっている最大の理由がここにあるかもしれません。一日わずか30分の気功練習を続ければ、必ず慢性ストレスの解消に役立つのです。

3、自己コントロールができていること。

慢性ストレスを溜め込んでいて、いつも不安状態に陥っていると、自己をコントロールする能力が低下していきます。物事についての判断力や決断力を欠いていて、何かいやなことがあったら、その原因を他人或いは環境に押付けようとします。しかし、いくら他人や環境を責めても、自分が変らないかぎり周りは何も変らないため、ストレスの解消には何も役立ちません。大切なのは、やはり自己をコントロールする能力を高めることです。

～ 神 ～

1．神（シン）の概念

中国医学における"神"は人体生命活動を司る主宰です。現代西洋医学的に言えば"神"は主に脳の機能を指します。神は、気功学中にもう一つ重要な概念です。

（1）元神

元神は、一名"先天の神"で、父母から授かったものです。現代西洋医学的に説明すれば元神は産まれた直後の原始脳の機能を指します。人は、生まれる前に脳組織がすでにあったわけで、その遺伝情報は父母から貰います。

（2）識神

識神は、一名"後天の神と言い、産まれた後の生活環境からの刺激によって形成されるものです。現代西洋医学的に説明すると、識神は、精神、心理活動を司る成人脳の"新しい皮質"の機能を指しています。

（3）元神と識神の関係

元神と識神の関係を理解するために、まず脳組織の機能について簡単に説明します。

脳内の神経組織は、神経細胞からできたもので、機能的には新皮質、間脳（辺縁系＋視床＋視床下部）、脳幹、脊髄という四つの部分に分けられます。新皮質は人間の進化によって発達してきたところであり、外部環境の変化を感知し、判断し、創造行為や適応行動を司っています。いわば、人間らしくより良く生きるための座です。間脳は食欲、性欲などの本能的欲求および"喜怒哀楽"の情感活動の座です。視床下部は内臓の働きをコントロールする自律神経や内分泌の中枢であり、"心"と"体"が繋がるところです。脳幹は人体の呼吸機能及び循環機能を司る、いわゆる生命中枢が集中するところです。脊髄は上部中

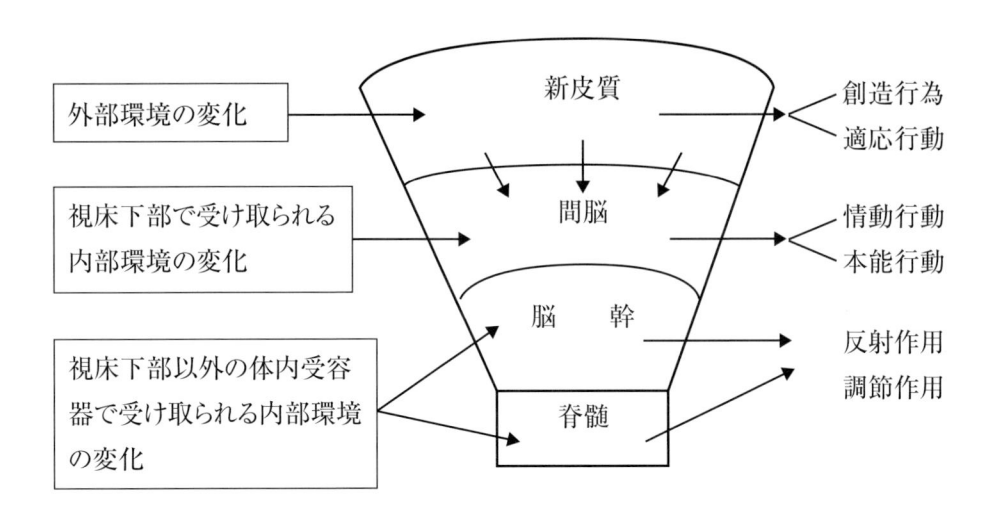

```
外部環境の変化            →    新皮質    →    創造行為
                                              適応行動
視床下部で受け取られる      →    間脳     →    情動行動
内部環境の変化                                 本能行動
視床下部以外の体内受容           脳　幹    →    反射作用
器で受け取られる内部環境  →    脊髄            調節作用
の変化
```

脳の各部の機能

枢の指令を各組織へと伝達していく通路です。われわれの生命活動は以上の中枢神経系統により統御されています。

　人は、生まれたばかりの時点では、新皮質が未開の状態にあります。神経細胞自体は存在しているが、細胞と細胞の間はまだ繋がっていない状態にあると考えられます。パソコンを例にすると、本体があるがソフトがまだインストールされていない状態です。出生後、学習や教育などを通じて、いろいろな情報をインプットされながら神経細胞の間に"何らかの形"で繋がりができるようになります。

　中国医学で言う"元神"は"新皮質"には何もインプットされていない脳です。一方、識神はいろいろな情報がインプットされた"新皮質"の機能（人の精神と心理活動）を指します。もっと簡単に言えば識神は考え脳で、元神は非考え脳です。考え脳が人の社会生活を円滑に運ぶための存在なのに対し、非考え脳は、動物にもある綿々と数十億年も続いてきた自然法則に従って自然に生命活動を司る存在です。二者はバランスがよく、調和の取れた関係を保ちながら人体の健康を維持し、人が人間らしく生活を送ることができるように働いているのです。

2．神と気功

　気功学では成人の場合、識神が元神より優位に立っていると考えています。当然ながら、識神自体は悪いものではありません。しかし、識神がいつも不当に使われたりすると、二者のバランスが崩れ、元神の持っている本来のパワーが出せない状態になってしまいます。

では、どうすれば元神と識神のバランスをうまく保てるようになるのでしょうか？気功学が考案してくれた方法は識神を一時的に休ませる、つまり考えるスイッチをオフにするということです。具体的なやり方は功法編で詳しく説明しますが、ここでは、現代心理学の見地から見て行くと、この方法自体が一体どういうものかについて説明しておきます。

　考え脳が楽しく考えるときには、非考え脳に良い影響を与えるため、これはいわゆるプラス思考です。その逆はマイナス思考です。もちろんマイナス思考をプラス思考に変えられれば一番良いのですが、残念ながらこのマイナス思考の習性はその人のうまれつきの性格と深く関わっているので、そんなに簡単に変えられるものではありません。気功は、マイナスでもなくプラスでもなく、ゼロ（無）にしようというアプローチです。これは可能なのです。考え脳の"ゼロ"或いはゼロに近い状態では、非考え脳が本来の働きで身体を調節してくれます。気功は"説教"が中心となっている他の心理学と違って、物理的な一面を持っているのです。

　過度のマイナス思考は、神経系や内分泌系、免疫系という情報系の働きを低下させるか、悪くすると、さまざまな症状或いは病気を引き起こします。これが"万病は気から"のわけです。気功のアプローチによって身体情報系が整えられ、病気の予防或いは治療に役立ちます。

　気功が身体情報系にどんな影響を与えるのかについては、現代科学的方法により盛んに研究されています。多くの成果の中で、興味深く感じているのは"脳波"と"睡眠"のことです。

１．気功と脳波

　人の安静時目を開けている状態の脳波は、周波数14〜22Hzのβ（ベータ）波が優位となっています。それと対照的に、気功を行う時の脳波は周波数8〜13Hzのα（アルファ）波が優位を示しています。α波は精神安定時、或いはリラックスしている状態の波型で、β波は精神緊張時の波型と言われています。成人の気功を行っている時の脳波は9歳〜14歳の児童の脳波によく似ています。人生の中で、9歳〜14歳の児童期は好奇心、求知欲、記憶力などが一番旺盛な時期でありながら、悩みが少なく相対的に幸福感をよく感じる時期です。人生の記憶の長河の中で、もっとも"きらきら輝いている"美しい思い出は、この幼年時代のことではないでしょうか。この脳波から二つの意味を読み取れます。一つは気功練習で脳の有序性（指令がうまく上から下まで伝わること）が高められたこと、もう一つは脳が抑制されることが無く、逆に覚醒化或いは活性化されたことです。

２．気功と睡眠

　睡眠は健康長寿或いは防病治病にとって大変重要な要素です。人の体力、人の脳力と肩を並べるほどの一つの大きな能力であると私は思っています。睡眠中に脳内ホルモンがリセットされて、これが疲労回復に中心的な役割を果たすのです。ですから睡眠は元気の源です。

床に入る前に30分くらい静功を行えば、交感神経の興奮が抑えられて寝つきがよくなります。また長期の練功によりα波が増えていくにつれて、脳内ホルモンのバランスが整えられ"中途覚醒"や"夢が多い"などの睡眠障害も改善され、睡眠時間及び睡眠の質まで改善することが可能なのです。

～ 気化 ～

　気功学では精、気、神三者がお互いに転化することを"気化"と言います。《勿薬元詮》には"積神生気、積気生精、此自無而之有也。錬精化気、錬気化神、錬神還虚、此自有而之無也"とあり、意味は、神→気→精のように"無形"の世界から"有形"の世界へ、精→気→神→虚のように"有形"の世界から"無形"の世界へと、お互いに転化していくことです。

　現代科学の言葉を援用すると、神＝情報・信息、気＝エネルギー、精＝物質で、精、気、神の転化はイコール"物質、エネルギー、情報"という三者の相互転化です。気化理論は、科学が未発達の古代に古人たちが全体論のアプローチを用いて人体生命現象を把握する論理ですが、理解し難い一面があるものの、優れた実用性があるのです。

　この気化理論で気功という健康法の基本原理を下記の公式で表現できます。

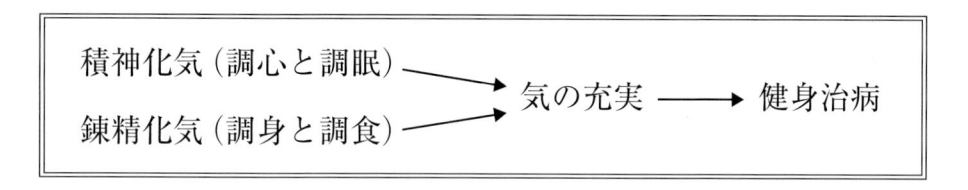

```
積神化気（調心と調眠）
                    ＼
                     → 気の充実 ──→ 健身治病
                    ／
錬精化気（調身と調食）
```

　病気に罹るか罹らないか、或いは病気に罹ったら治るか治らないかは、心の持ち方或いは生き方つまり脳の使い方と大いに関係しています。現代医学の精神生物医学分野では、心と自律神経、心と内分泌、心と免疫などについて盛んに研究しています。その成果からは、"快眠"、"快食"、"適当な運動"という健康要素の大切さが明らかに裏づけられています。また、休みのときには、なるべく考え脳をオフにし、心を"無"に向かわせて心身ともしっかり休めるようにしなければなりません。この"無"には大きなパワーが備わっているので、必ずあなたの健康作りに力となってくれるのです。

第3節　陰陽五行理論と気功

1．陰陽五行学説

　陰陽五行理論は中国古代哲学範疇に属しています。世界万物（宇宙）の産生と変化を解釈する、非常に抽象的な概念です。
　陰陽とは物事の対立性質を表す概念です。下表を参考にして下さい。

| 陽 | 男 | 上 | 日 | 昼 | 火 | 外 | 腑 | 晴 | 気 | 心 | 動 | 辛 | 南 | 東 |
| 陰 | 女 | 下 | 月 | 夜 | 水 | 内 | 臓 | 曇 | 精 | 体 | 静 | 酸 | 北 | 西 |

　五行学説とは、宇宙万物が皆"木、火、土、金、水"という五つの基本元素（抽象的な物質として目で見える現存するものではない）から出来たものと考える仮説です。万物は、"木→火→土→金→水"のように相生（生成）し、また"木→土→水→火→金"に相克（抑え）する関係の中で、バランスを取りながら相互に転化しています。
　もともと哲学である概念が医学に援用され、それで人体生命の発生、成長、老化及び"常"と"変"を説明し、陰陽五行のバランスを整えることによって体の"常"を保ち、"変"（病気）を防ぎます。
　この全体的に人体生命の"常"と"変"を把握する方法論は、科学が大変発達した現代でもそのニーズがまだまだあるようです。

2．陰陽五行学説と気功

　気功における"意守丹田"という大切なアプローチは実は陰陽平衡という発想から生まれたものです。
　現代医学で言う交感神経緊張状態を中医学では"陰虚陽亢"と捉えています。その場合は、肩凝り、頭痛、めまいなどの上部（陽）の身体症状とイライラや不眠、不安などの精神面（陽）の症状が出現します。これを陽亢と言います。下丹田は下腹部（陰）にあります。意識を下丹田に置けば、陽が陰に入って陰陽のバランスが調えられます。現代心理生理学から見れば、この方法で過度な思考活動を抑え、交感神経緊張を緩和できる、とても有効な心理調整法です。
　気功の全てのアプローチは、皆"陰陽平衡"という哲学思想の指導の下で生まれたものと

― 基礎編／第3章 中医学気功理論 ―

言えます。例えば、動功（陽）と静功（陰）のバランス、吸気（陽）と呼気（陰）のバランス、練功（陽）と休養（陰）のバランス・・・など、皆"陰陽平衡"の延長線上にあるのです。

第4節　臓腑理論と気功

1．臓腑の概念

　まず言っておきたいことは、中医学の臓腑は西洋医学の臓器とは全く違う概念だということです。つまり名前は同じですが、異なることを言っているのです。

　同じ生物学的な存在である人体について、中国医学と現代西洋医学の見方はまったく違います。現代西洋医学の場合は人体の構造を細かく解剖し、ミクロの世界に到るまで"もの"の実質と形態を追求し、確認していきます。例えば、まず心臓を心房、心室、心臓興奮の伝達組織（心臓繊維）などに分解して、次は心室をもっと細かく分解してその組成する特定な筋肉を取り出し、筋肉の細胞→細胞の構造→分子→イオン・・・のように確認していきます。一方、中国医学の場合は現代西洋医学のように人体組織の構造を細かく分解するのではなく、組織、器官の機能を重視しています。同じ"心臓"という言葉を使っても、中国医学の場合は実物の心臓そのものより、①血を運ぶ　②神を司るといった心臓の機能を指しています。つまり、西洋医学で言う心臓は心臓という実物で、中医学で言う心臓は心臓の機能です。例えば心臓の"神を司る"という機能は、実は西洋医学でいう人の脳の機能です。ちなみに、"心"という言葉はここから生まれたのです。"心"という言葉が、我々東洋人に特有なものであり、西洋人はそれを使っていません。これが実に中医学と深く関わっているのです。

　このように中国医学は、現代西洋医学に慣れ親しんできた皆さんにとってはなかなか理解しづらい一面を持っています。"分からないなー"と嘆く場面をよく見かけます。皆さんに分かりやすく中国医学を理解して頂くために、可能な範囲で西洋医学的な解説を加えました。次頁表を参考にして下さい。

2．臓腑理論と気功

　気功はさまざまな呼吸法を用いて臓腑の機能を高め、保健或いは治療作用を図ります。代表功法：《六字訣》、《五行掌》。

― 67 ―

中医学の臓腑の機能

臓腑 \ 機能	中医学的な機能	現代西洋医学的な機能
心臓	①血を運ぶ ②神を司る	①心臓のポンプ機能に似ている ②脳の神経機能と精神活動を指す
肝臓	①気血の疏瀉(そせつ)をする ②血と魂を内蔵する	自律神経系の機能に似ている
脾臓	①飲食物を運化する ②四肢、肌肉を司る	①消化系の機能に似ている ②全身の栄養状態と関連する
肺臓	①呼吸を司る ②皮毛を司る	①呼吸系の機能を指す ②上呼吸道の免疫機能と関連する
腎臓	①水液を司る ②精を内蔵し、生殖を司	①泌尿系の機能に似ている ②内分泌の機能と関連する
心包	心臓を補佐する	心臓の条目に参照する
小腸腑	飲食物の清(利用物)と濁(排除物)を分ける	小腸の消化、吸収機能に似ている
胆腑	①胆汁を分泌する ②肝臓の蔵魂機能を補佐する	①胆嚢の機能に似ている ②心理活動と関連する
胃腑	飲食物を腐熟(ふじゅく)する	胃の消化機能に似ている
大腸腑	漕粕(ぞうば)(滓)を転送する	結腸の機能と似ている
膀胱腑	尿液を貯蔵する	下泌尿系の機能に似ている
三焦腑	飲食物を上から下まで転送する通路である	消化系と泌尿系とも関連する

第5節　経絡理論と気功

1．経絡の概念

　中国医学では、人体内部と外部つまり臓腑（心臓など）と組織（皮膚など）、器官（目や耳など）はそれぞれ独立したものではなく、系統化して存在していると考えています。例えば皮膚は肺系統に属し、目は肝系統に属し、耳は腎系統に属しています。人体深部にある臓器と臓器、または臓器と他の組織の間は"血脈"というものによって繋がり、また内部の臓器と人体表面の間は"経絡"というものによって繋がっています。例として、身体内部の肺臓と外在の皮膚は、上肢の内側面を走行する"手太陰肺経"という経絡によって繋がっています。　体内には六臓＋六腑＝12個の臓腑があるため、人体の表面にも12条の経脈がそれぞれの臓腑に対応して存在します。"血脈"の中には主に血、"経絡"の中には主に気が流れていて、経絡上にある気が出入するポイントを"穴位"（ツボ）といいます。鍼灸や指圧療法では、このツボを刺激することにより気の流れを調整し、病気を治療します。

2．経絡の機能

　経絡の機能は一言でいえば気を運ぶことです。経絡を通じて気を身体の内部から体表面へ、或いは体表面から身体内部へ運びます。分かりやすく説明すれば経絡は電車の線路に似ています。乗客が経絡を流れている"気"に当たり、人が出入する場所つまり駅は経絡上のツボに当たります。新宿駅のような大きな駅は身体内部の臓腑に当たり、線路は経絡に当たります。"小田急線"と"横浜線"のように"手太陰肺経"と"手陽明大腸経"の走行部位は違います。

3．経絡理論と気功

（1）経絡と動功

　動功は経絡を刺激し、気血を巡らせます。

（2）経絡と静功

　静功における調身、意念、気感などの内容は、経絡学と深く関わっています。

１．小周天
　背中の正中線を走行する"督脈"と、上半身前面の正中線を走行する"任脈"をイメージで繋げる"円周"を小周天と言います。詳しくは《小周天功法》を参考にして下さい。
２．大周天
　督脈と任脈（小周天）に他の十二の経絡を加えて大周天となります。経絡に沿って気を運ぶことは"経絡行気"と言います。大周天行気は気功の高等段階での気の運び方であるため、初心者は無理に求めないほうが良いでしょう。
３．上半身の中軸線
　督脈にある百会穴（上方）と任脈にある会陰穴（下方）のイメージ的な連線は、上半身の中軸線となります。小周天という円の直径に当たります。中軸線を真直ぐ立てるというイメージが、静功法の姿勢作りにおいては一番重要なポイントです。

（３）穴位と保健功

　穴位を按摩することで、経絡中の気を激発し、気血を通暢する効果があります。詳しくは《保健功》を参考にして下さい。

（４）常用穴位

(1) 百会：督脈にある前髪際を入ること６cm、正中線上。
(2) 印堂：左右眉毛の真中。この穴の奥に"上丹田"があります。
(3) 膻中：両乳頭を結ぶ線が胸骨体正中線と交わるところ。この穴の奥に"中丹田"があります。
(4) 気海：へその下３cm、正中線上。この穴の奥に"下丹田"があります。
(5) 労宮：手掌部にあり指を屈し、中指と薬指の指尖が手掌にあたるところの中間。
(6) 湧泉：足底中央の前方陥中で、足指を屈するともっとも陥没する部分。
(7) 命門：第二腰椎と第三腰椎の間、腰の中間部。
(8) 会陰（えいん）：任脈にある前陰と肛門の中間部。両坐骨連線の真ん中に当たる。
本章の後に、《十四経絡図》と主な穴位の治療作用を附けています。

● 経 絡 表

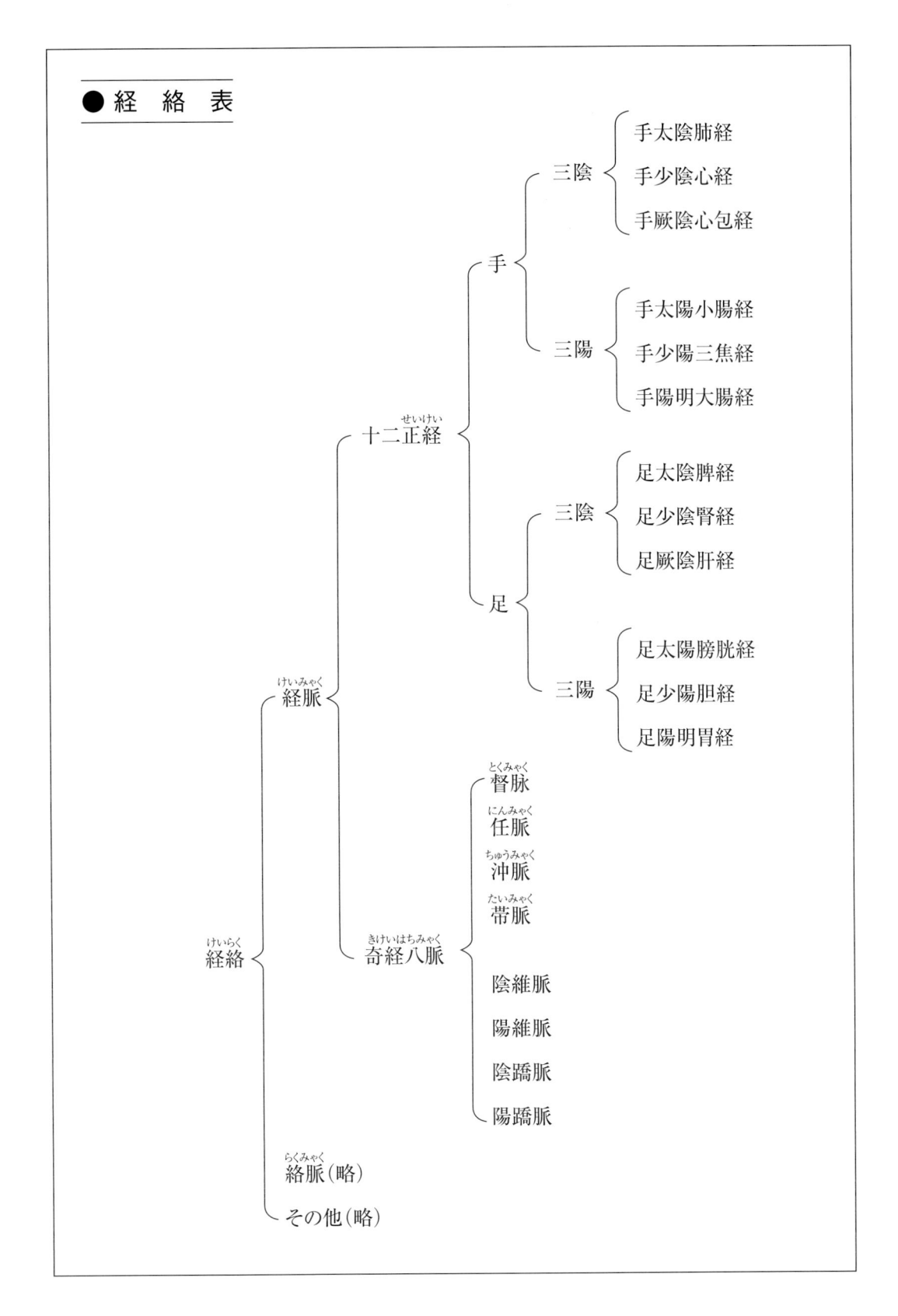

- 経絡
  - 経脈（けいみゃく）
    - 十二正経（せいけい）
      - 手
        - 三陰
          - 手太陰肺経
          - 手少陰心経
          - 手厥陰心包経
        - 三陽
          - 手太陽小腸経
          - 手少陽三焦経
          - 手陽明大腸経
      - 足
        - 三陰
          - 足太陰脾経
          - 足少陰腎経
          - 足厥陰肝経
        - 三陽
          - 足太陽膀胱経
          - 足少陽胆経
          - 足陽明胃経
    - 奇経八脈（きけいはちみゃく）
      - 督脈（とくみゃく）
      - 任脈（にんみゃく）
      - 沖脈（ちゅうみゃく）
      - 帯脈（たいみゃく）
      - 陰維脈
      - 陽維脈
      - 陰蹻脈
      - 陽蹻脈
  - 絡脈（らくみゃく）（略）
  - その他（略）

●原穴，五臓穴など重要穴の位置図

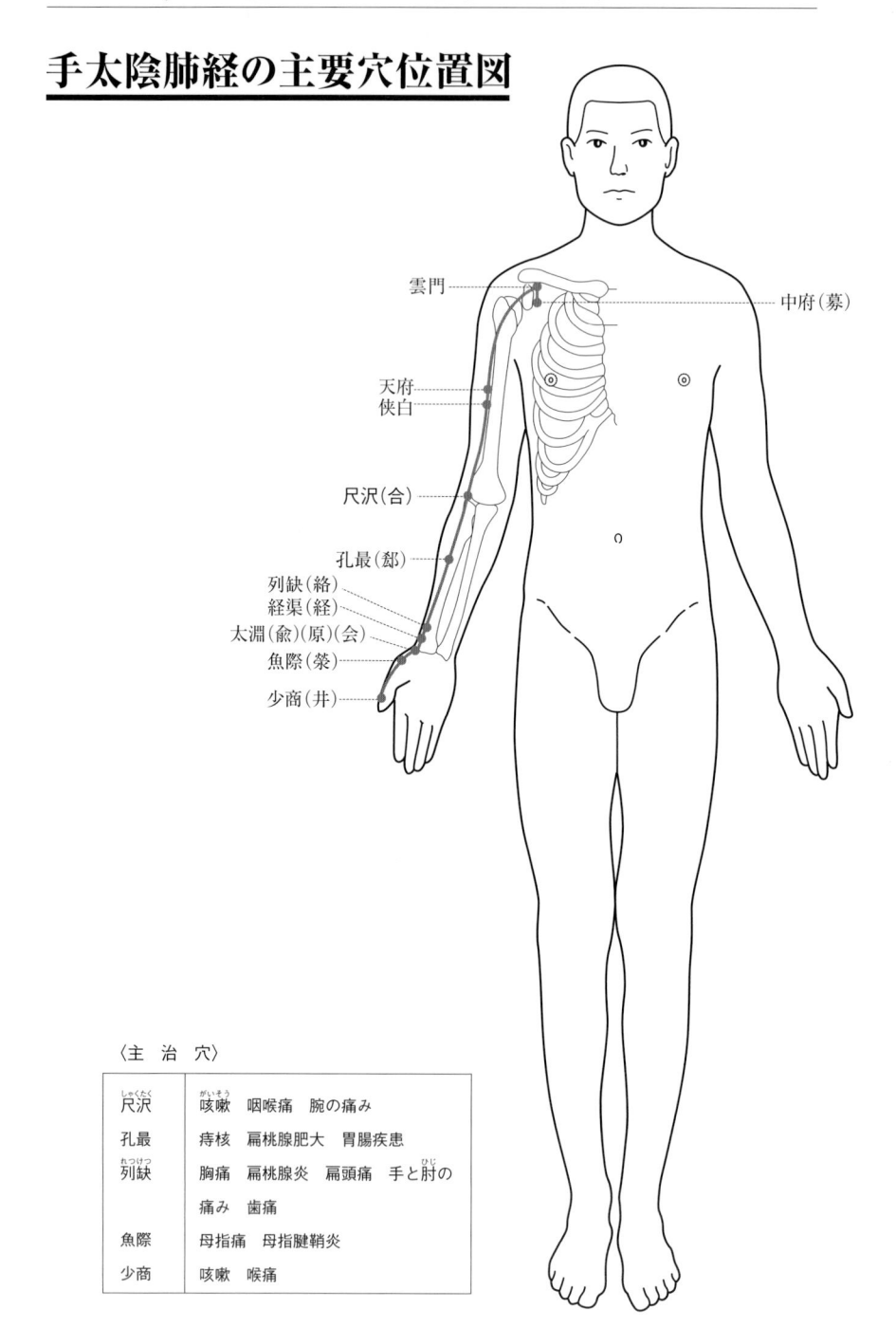

手太陰肺経の主要穴位置図

雲門
中府（募）
天府
侠白
尺沢（合）
孔最（郄）
列缺（絡）
経渠（経）
太淵（兪）（原）（会）
魚際（滎）
少商（井）

〈主治穴〉

尺沢（しゃくたく）	咳嗽（がいそう）　咽喉痛　腕の痛み	
孔最	痔核　扁桃腺肥大　胃腸疾患	
列缺（れっけつ）	胸痛　扁桃腺炎　扁頭痛　手と肘（ひじ）の痛み　歯痛	
魚際	母指痛　母指腱鞘炎	
少商	咳嗽　喉痛	

手陽明大腸経の主要穴位置図

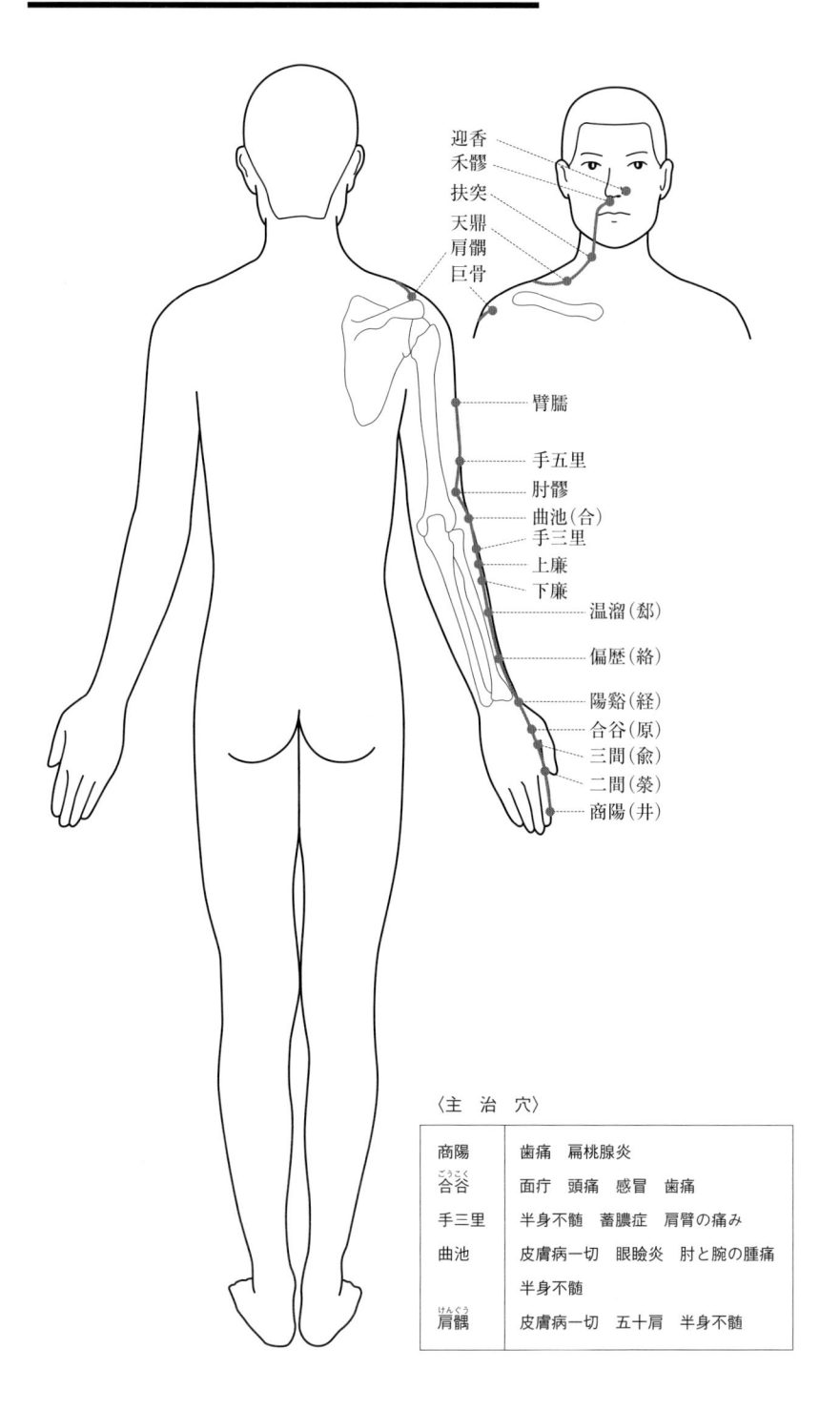

迎香
禾髎
扶突
天鼎
肩髃
巨骨

臂臑
手五里
肘髎
曲池(合)
手三里
上廉
下廉
温溜(郄)
偏歴(絡)
陽谿(経)
合谷(原)
三間(兪)
二間(滎)
商陽(井)

〈主治穴〉

商陽	歯痛 扁桃腺炎
合谷	面疔 頭痛 感冒 歯痛
手三里	半身不随 蓄膿症 肩臂の痛み
曲池	皮膚病一切 眼瞼炎 肘と腕の腫痛 半身不随
肩髃	皮膚病一切 五十肩 半身不随

足陽明胃経の主要穴位置図

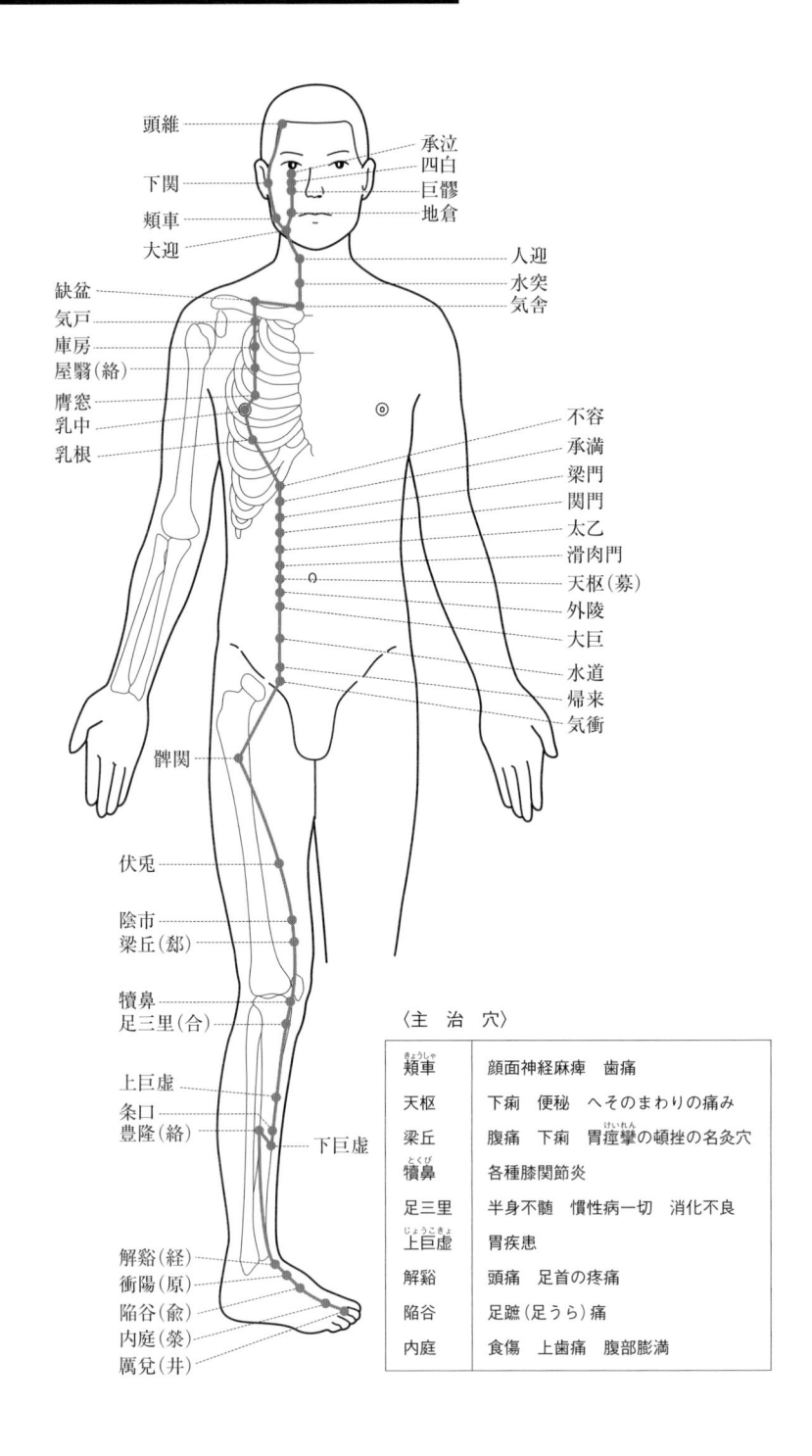

経穴位置ラベル（上から）：
- 頭維
- 下関
- 頬車
- 大迎
- 承泣
- 四白
- 巨髎
- 地倉
- 人迎
- 水突
- 気舎
- 缺盆
- 気戸
- 庫房
- 屋翳(絡)
- 膺窓
- 乳中
- 乳根
- 不容
- 承満
- 梁門
- 関門
- 太乙
- 滑肉門
- 天枢(募)
- 外陵
- 大巨
- 水道
- 帰来
- 気衝
- 髀関
- 伏兎
- 陰市
- 梁丘(郄)
- 犢鼻
- 足三里(合)
- 上巨虚
- 条口
- 豊隆(絡)
- 下巨虚
- 解谿(経)
- 衝陽(原)
- 陥谷(兪)
- 内庭(滎)
- 厲兌(井)

〈主治穴〉

頬車（きょうしゃ）	顔面神経麻痺　歯痛
天枢	下痢　便秘　へそのまわりの痛み
梁丘	腹痛　下痢　胃痙攣（けいれん）の頓挫の名灸穴
犢鼻（とくび）	各種膝関節炎
足三里	半身不随　慣性病一切　消化不良
上巨虚（じょうこきょ）	胃疾患
解谿	頭痛　足首の疼痛
陥谷	足蹠（足うら）痛
内庭	食傷　上歯痛　腹部膨満

足太陰脾経の主要穴位置図

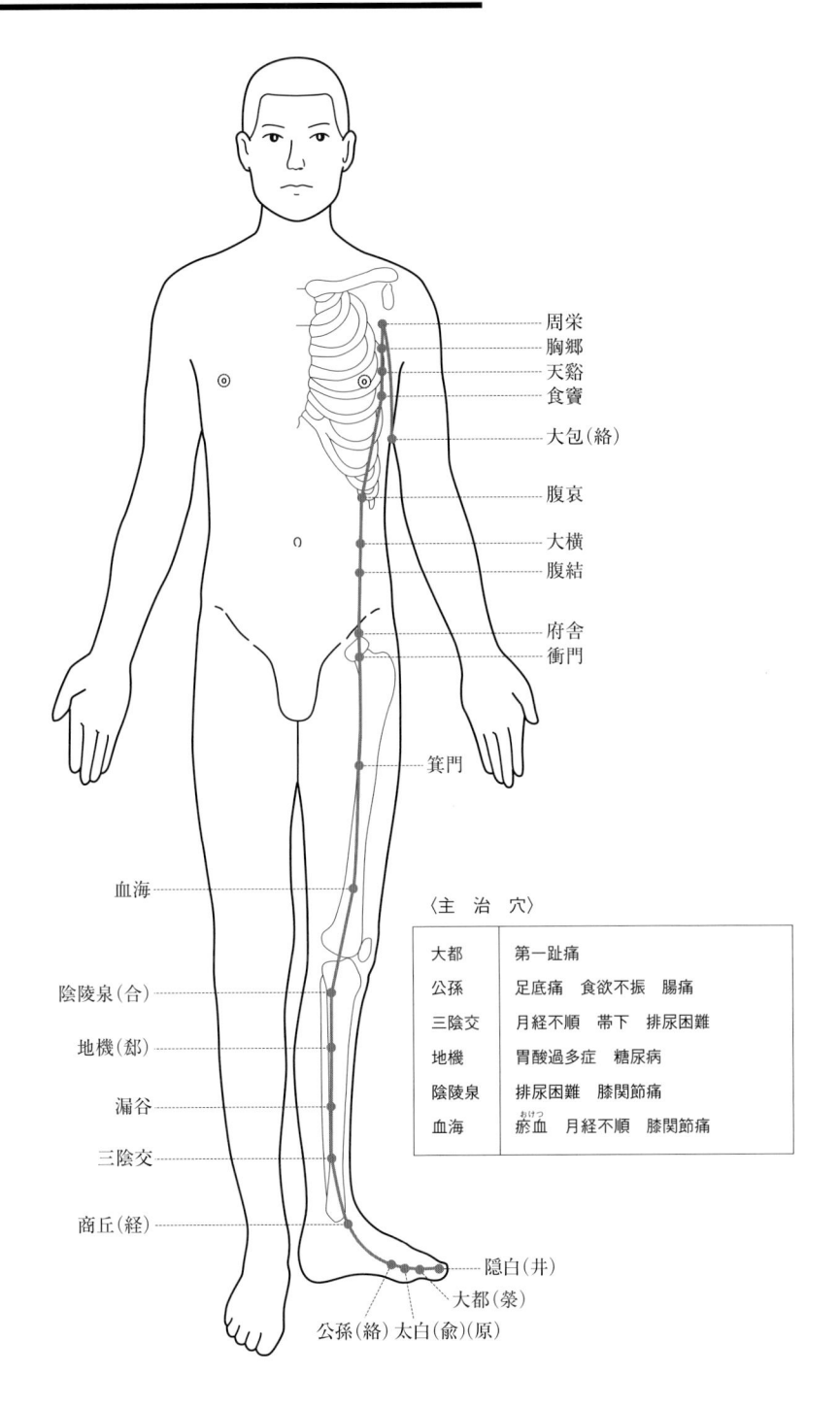

周栄
胸郷
天谿
食竇
大包(絡)
腹哀
大横
腹結
府舎
衝門
箕門
血海
陰陵泉(合)
地機(郄)
漏谷
三陰交
商丘(経)
隠白(井)
大都(滎)
公孫(絡) 太白(兪)(原)

〈主治穴〉

大都	第一趾痛
公孫	足底痛　食欲不振　腸痛
三陰交	月経不順　帯下　排尿困難
地機	胃酸過多症　糖尿病
陰陵泉	排尿困難　膝関節痛
血海	瘀血（おけつ）　月経不順　膝関節痛

手少陰心経の主要穴位置図

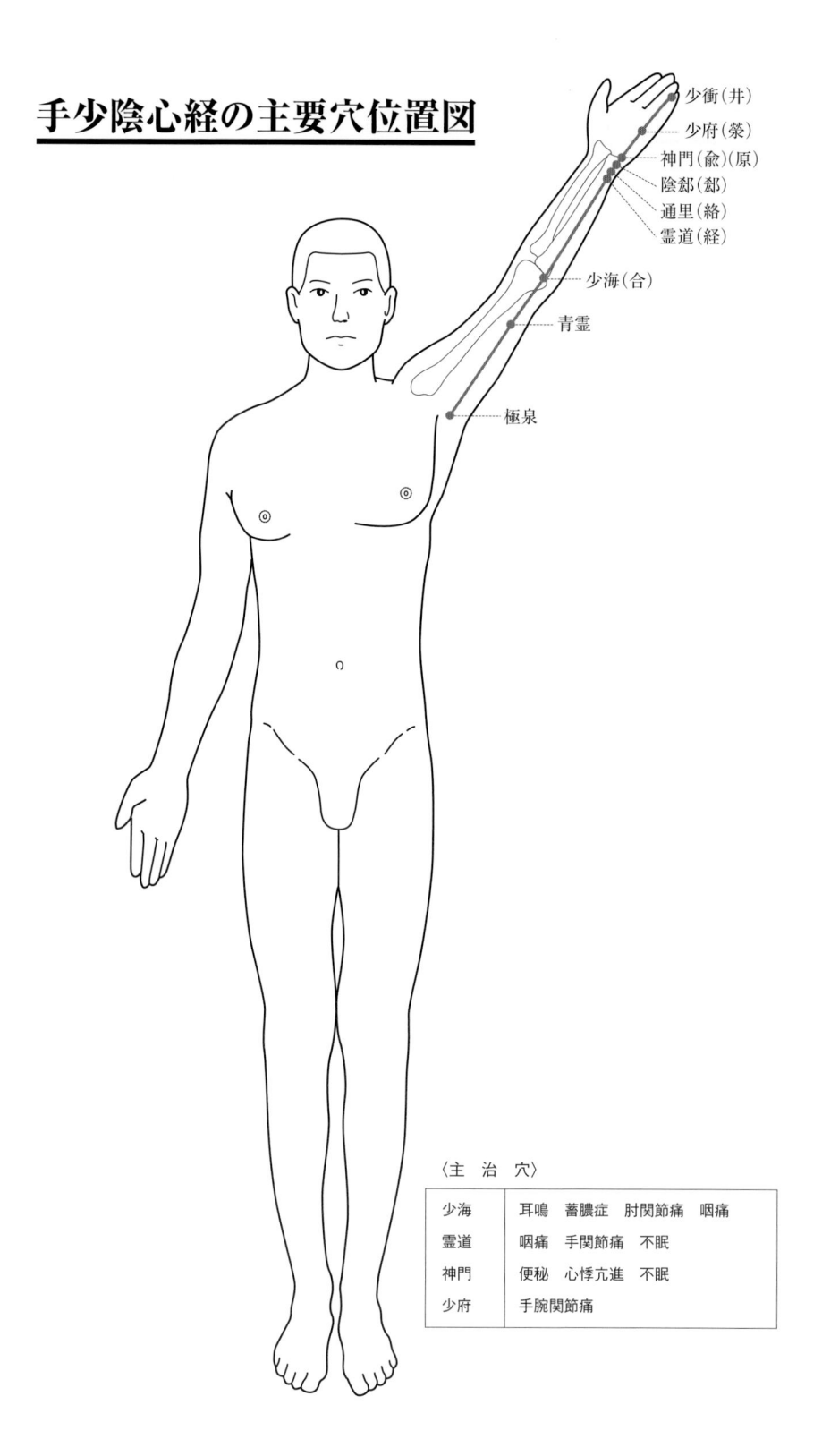

少衝(井)
少府(滎)
神門(兪)(原)
陰郄(郄)
通里(絡)
霊道(経)
少海(合)
青霊
極泉

〈主治穴〉

少海	耳鳴 蓄膿症 肘関節痛 咽痛
霊道	咽痛 手関節痛 不眠
神門	便秘 心悸亢進 不眠
少府	手腕関節痛

手太陽小腸経の主要穴位置図

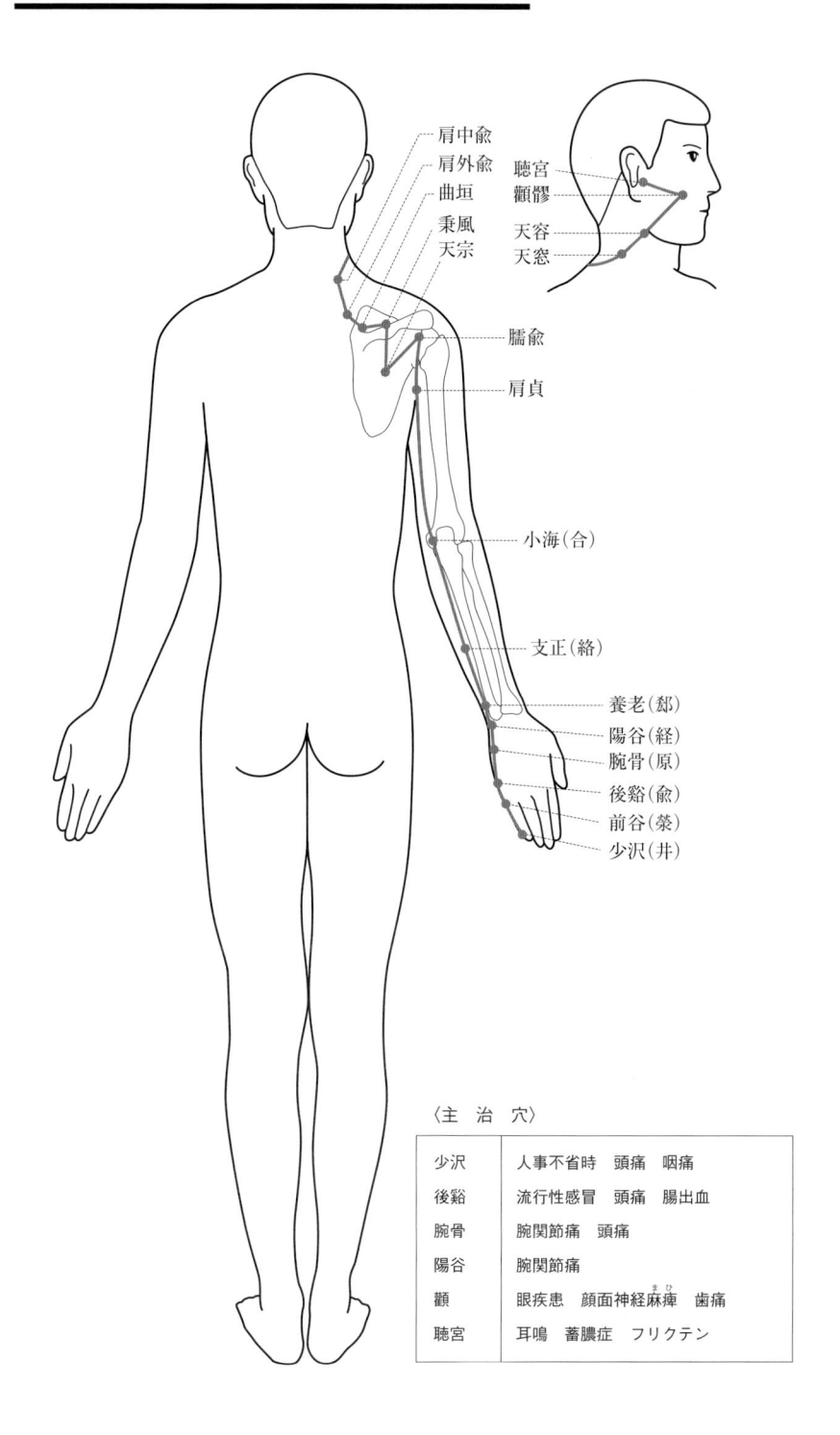

主な経穴：
- 肩中兪
- 肩外兪
- 曲垣
- 秉風
- 天宗
- 聴宮
- 顴髎
- 天容
- 天窓
- 臑兪
- 肩貞
- 小海（合）
- 支正（絡）
- 養老（郄）
- 陽谷（経）
- 腕骨（原）
- 後谿（兪）
- 前谷（滎）
- 少沢（井）

〈主治穴〉

少沢	人事不省時　頭痛　咽痛
後谿	流行性感冒　頭痛　腸出血
腕骨	腕関節痛　頭痛
陽谷	腕関節痛
顴髎	眼疾患　顔面神経麻痺（まひ）　歯痛
聴宮	耳鳴　蓄膿症　フリクテン

足太陽膀胱経の主要穴位置図

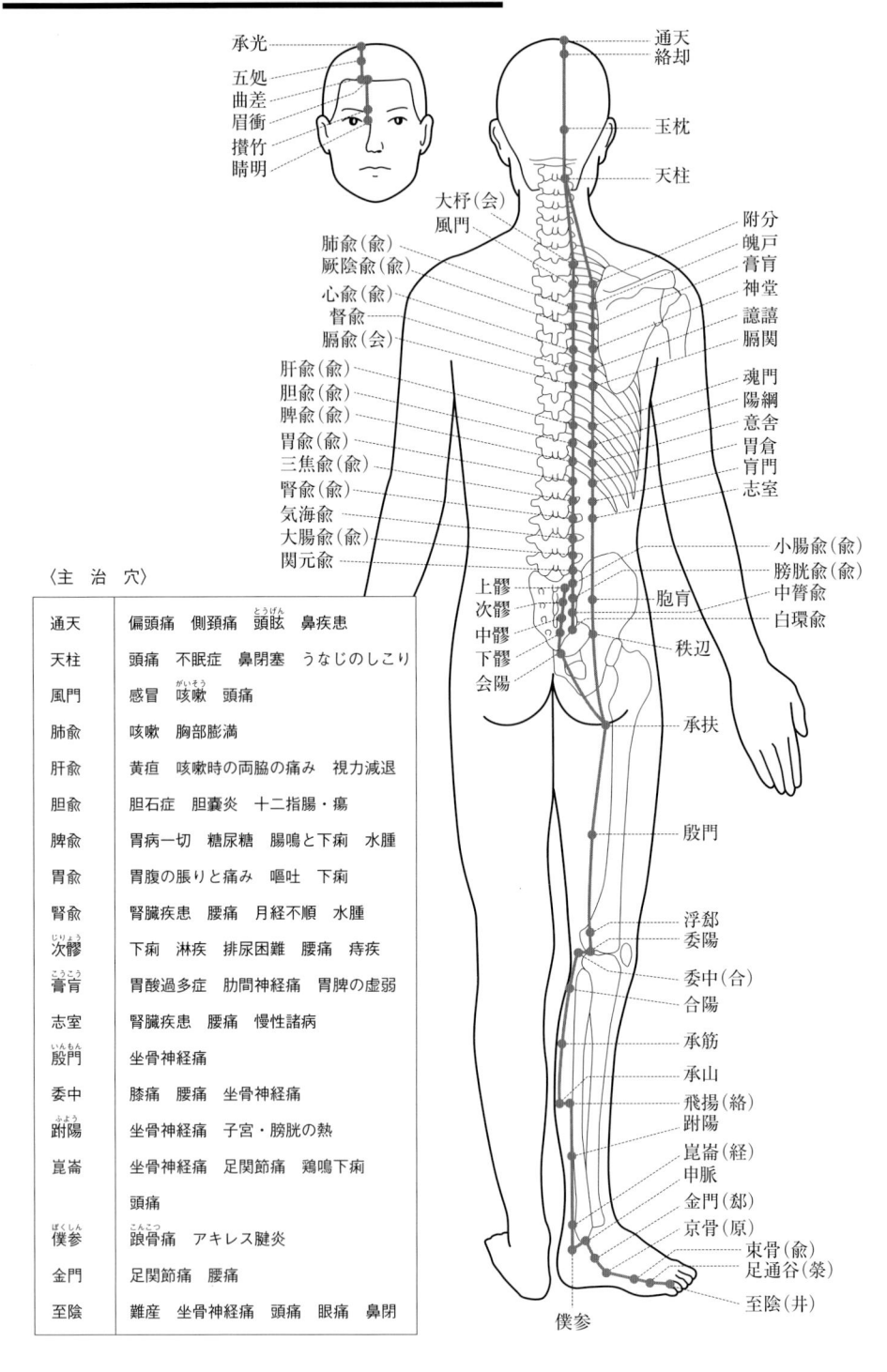

頭部の穴位：承光、五処、曲差、眉衝、攅竹、睛明

背部・後頭部の穴位（内側）：通天、絡却、玉枕、天柱、大杼(会)、風門、肺兪(兪)、厥陰兪、心兪(兪)、督兪、膈兪(会)、肝兪(兪)、胆兪(兪)、脾兪(兪)、胃兪(兪)、三焦兪(兪)、腎兪(兪)、気海兪、大腸兪(兪)、関元兪、上髎、次髎、中髎、下髎、会陽

背部の穴位（外側）：附分、魄戸、膏肓、神堂、譩譆、膈関、魂門、陽綱、意舎、胃倉、肓門、志室、胞肓、秩辺、小腸兪(兪)、膀胱兪(兪)、中膂兪、白環兪

下肢の穴位：承扶、殷門、浮郄、委陽、委中(合)、合陽、承筋、承山、飛揚(絡)、跗陽、崑崙(経)、申脈、金門(郄)、京骨(原)、束骨(兪)、足通谷(滎)、至陰(井)、僕参

〈主治穴〉

通天	偏頭痛　側頚痛　頭眩　鼻疾患
天柱	頭痛　不眠症　鼻閉塞　うなじのしこり
風門	感冒　咳嗽　頭痛
肺兪	咳嗽　胸部膨満
肝兪	黄疸　咳嗽時の両脇の痛み　視力減退
胆兪	胆石症　胆囊炎　十二指腸・瘍
脾兪	胃病一切　糖尿糖　腸鳴と下痢　水腫
胃兪	胃腹の脹りと痛み　嘔吐　下痢
腎兪	腎臓疾患　腰痛　月経不順　水腫
次髎	下痢　淋疾　排尿困難　腰痛　痔疾
膏肓	胃酸過多症　肋間神経痛　胃脾の虚弱
志室	腎臓疾患　腰痛　慢性諸病
殷門	坐骨神経痛
委中	膝痛　腰痛　坐骨神経痛
跗陽	坐骨神経痛　子宮・膀胱の熱
崑崙	坐骨神経痛　足関節痛　鶏鳴下痢　頭痛
僕参	踵骨痛　アキレス腱炎
金門	足関節痛　腰痛
至陰	難産　坐骨神経痛　頭痛　眼痛　鼻閉

足少陰腎経の主要穴位置図

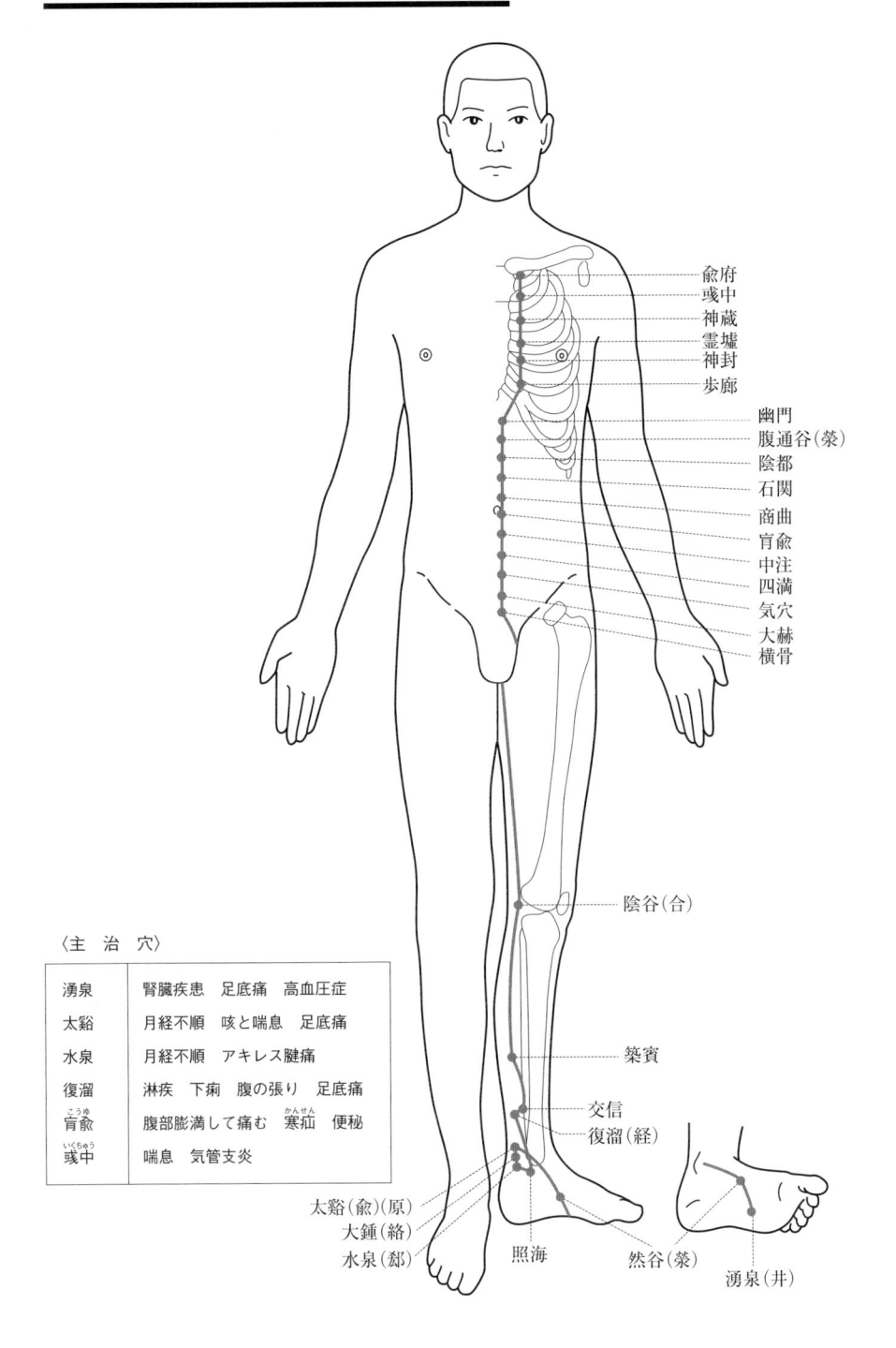

俞府
彧中
神蔵
霊墟
神封
歩廊
幽門
腹通谷（滎）
陰都
石関
商曲
肓俞
中注
四満
気穴
大赫
横骨

陰谷（合）

築賓

交信
復溜（経）

太谿（俞）（原）
大鍾（絡）
水泉（郄）
照海
然谷（滎）
湧泉（井）

〈主治穴〉

湧泉	腎臓疾患　足底痛　高血圧症
太谿	月経不順　咳と喘息　足底痛
水泉	月経不順　アキレス腱痛
復溜	淋疾　下痢　腹の張り　足底痛
肓俞(こうゆ)	腹部膨満して痛む　寒疝(かんせん)　便秘
彧中(いくちゅう)	喘息　気管支炎

手厥陰心包経の主要穴位置図

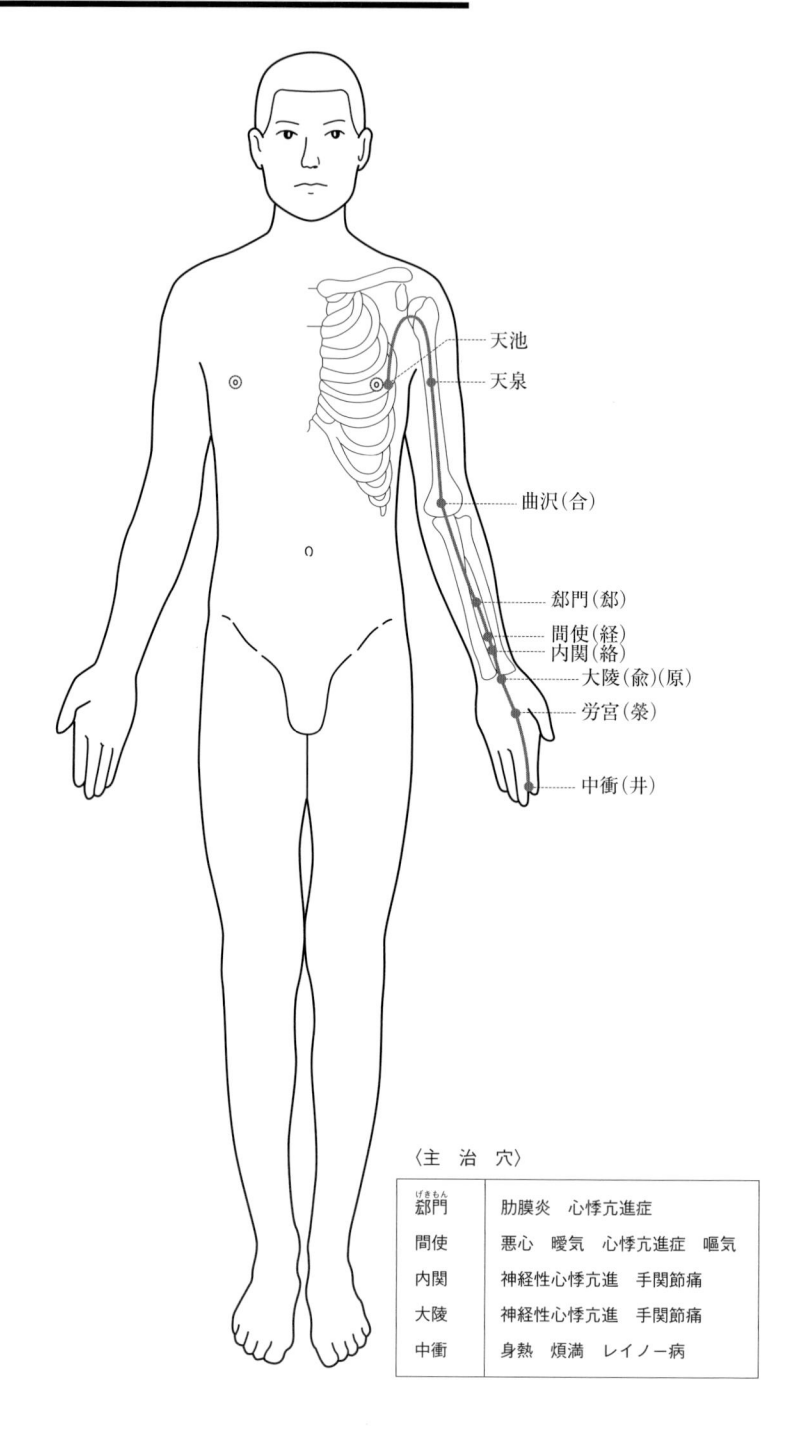

- 天池
- 天泉
- 曲沢(合)
- 郄門(郄)
- 間使(経)
- 内関(絡)
- 大陵(兪)(原)
- 労宮(滎)
- 中衝(井)

〈主治穴〉

郄門(げきもん)	肋膜炎　心悸亢進症
間使	悪心　噯気　心悸亢進症　嘔気
内関	神経性心悸亢進　手関節痛
大陵	神経性心悸亢進　手関節痛
中衝	身熱　煩満　レイノー病

手少陽三焦経の主要穴位置図

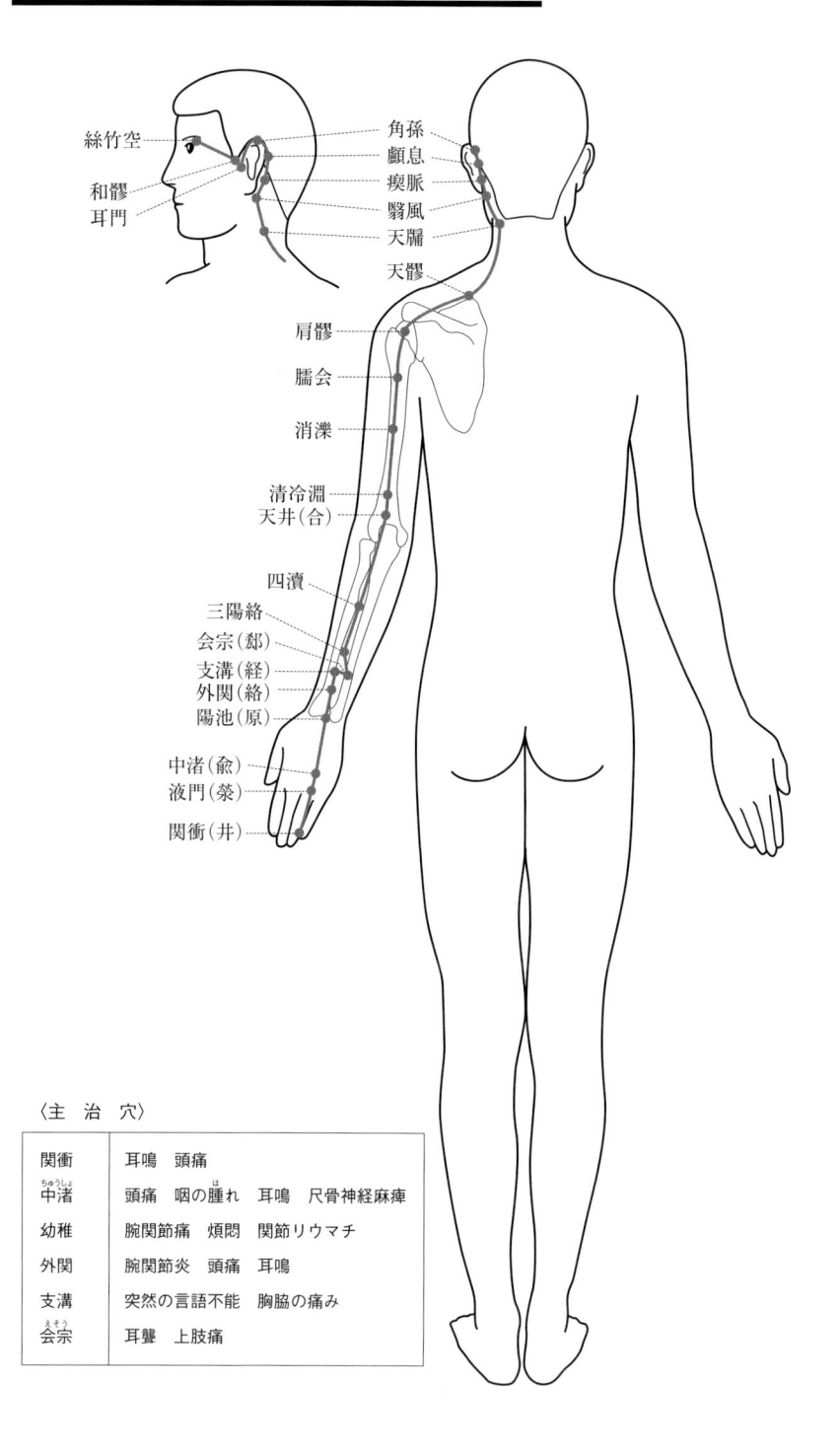

絲竹空
和髎
耳門
角孫
顱息
瘈脈
翳風
天牖
天髎
肩髎
臑会
消濼
清冷淵
天井(合)
四瀆
三陽絡
会宗(郄)
支溝(経)
外関(絡)
陽池(原)
中渚(兪)
液門(滎)
関衝(井)

〈主治穴〉

関衝	耳鳴　頭痛
中渚(ちゅうしょ)	頭痛　咽の腫れ　耳鳴　尺骨神経麻痺
幼稚	腕関節痛　煩悶　関節リウマチ
外関	腕関節炎　頭痛　耳鳴
支溝	突然の言語不能　胸脇の痛み
会宗(えそう)	耳聾　上肢痛

足少陽胆経の主要穴位置図

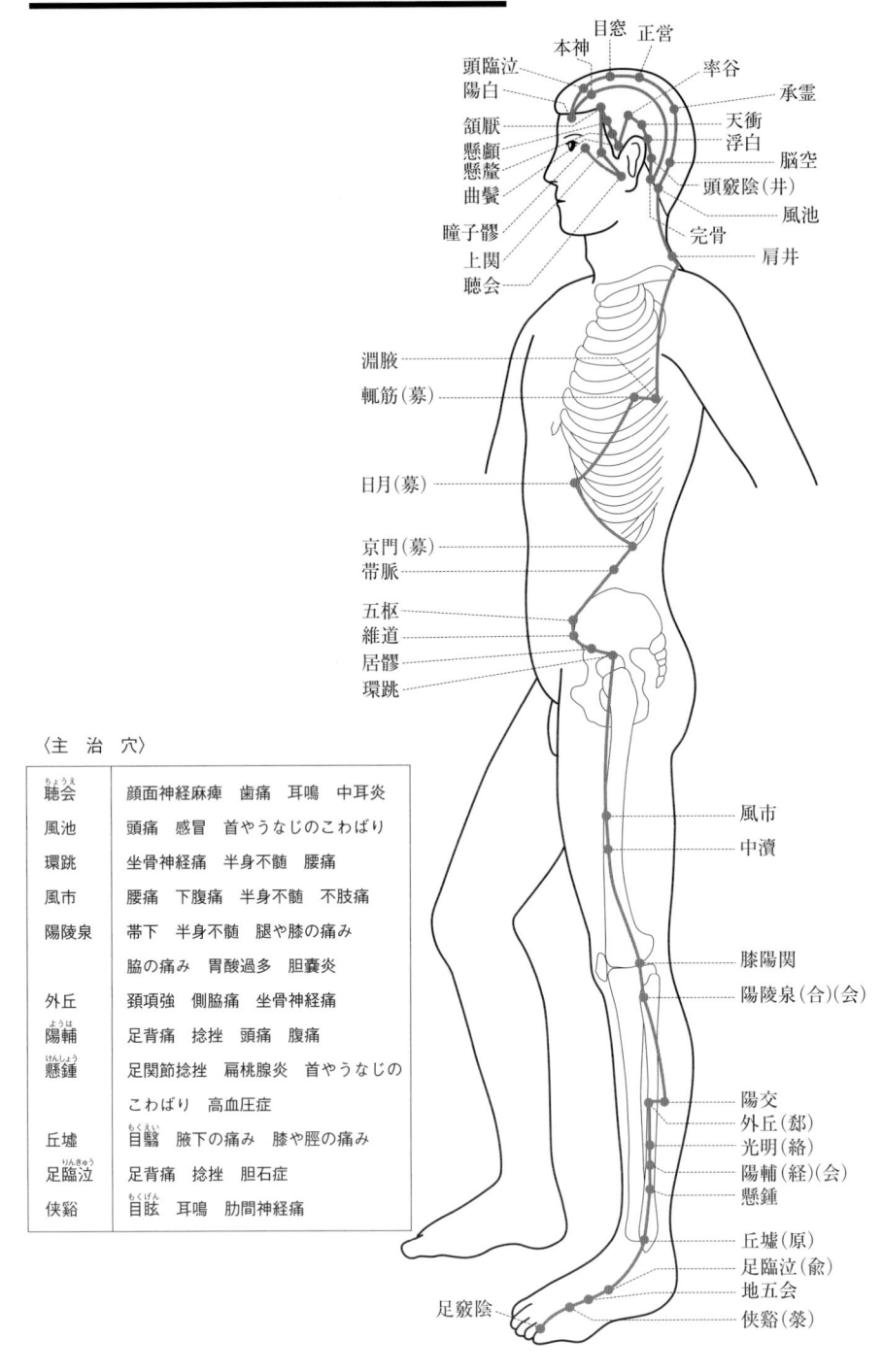

主要穴（頭部・体側）：目窓、本神、正営、頭臨泣、陽白、率谷、承霊、頷厭、天衝、懸顱、浮白、懸釐、脳空、曲鬢、頭竅陰(井)、瞳子髎、風池、上関、完骨、聴会、肩井、淵腋、輒筋(募)、日月(募)、京門(募)、帯脈、五枢、維道、居髎、環跳

下肢部：風市、中瀆、膝陽関、陽陵泉(合)(会)、陽交、外丘(郄)、光明(絡)、陽輔(経)(会)、懸鍾、丘墟(原)、足臨泣(兪)、地五会、侠谿(滎)、足竅陰

〈主治穴〉

聴会	顔面神経麻痺 歯痛 耳鳴 中耳炎
風池	頭痛 感冒 首やうなじのこわばり
環跳	坐骨神経痛 半身不髄 腰痛
風市	腰痛 下腹痛 半身不髄 不肢痛
陽陵泉	帯下 半身不髄 腿や膝の痛み 脇の痛み 胃酸過多 胆嚢炎
外丘	頚項強 側脇痛 坐骨神経痛
陽輔（ようほ）	足背痛 捻挫 頭痛 腹痛
懸鍾（けんしょう）	足関節捻挫 扁桃腺炎 首やうなじのこわばり 高血圧症
丘墟	目翳 腋下の痛み 膝や脛の痛み
足臨泣（りんきゅう）	足背痛 捻挫 胆石症
侠谿（もくげん）	目眩 耳鳴 肋間神経痛

足厥陰肝経の主要穴位置図

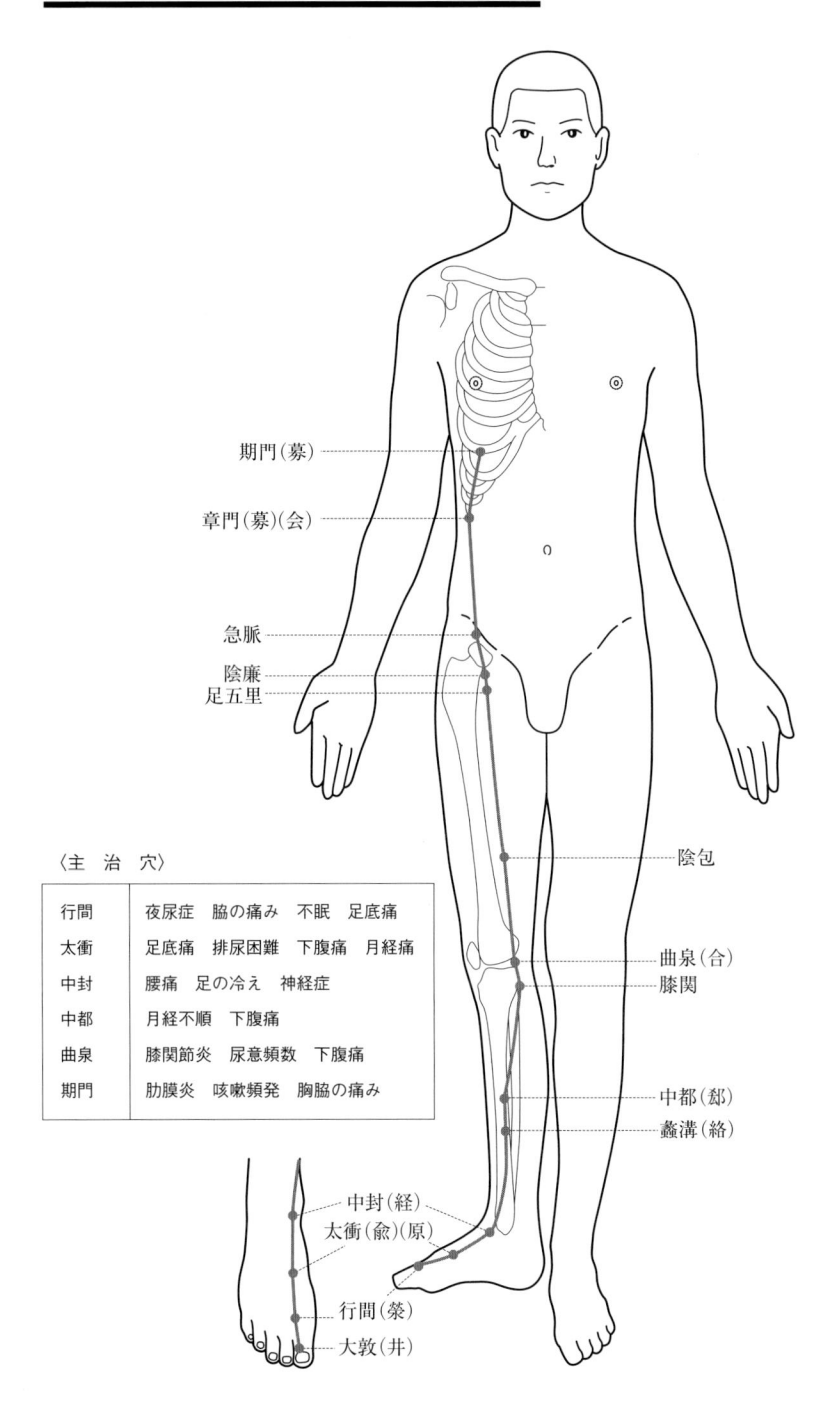

期門(募)
章門(募)(会)
急脈
陰廉
足五里
陰包
曲泉(合)
膝関
中都(郄)
蠡溝(絡)
中封(経)
太衝(兪)(原)
行間(滎)
大敦(井)

〈主治穴〉

行間	夜尿症　脇の痛み　不眠　足底痛
太衝	足底痛　排尿困難　下腹痛　月経痛
中封	腰痛　足の冷え　神経症
中都	月経不順　下腹痛
曲泉	膝関節炎　尿意頻数　下腹痛
期門	肋膜炎　咳嗽頻発　胸脇の痛み

督脈の主要穴位置図

頭部前面：
前頂
顖会
上星
神庭
素髎
水溝
兌端
齦交

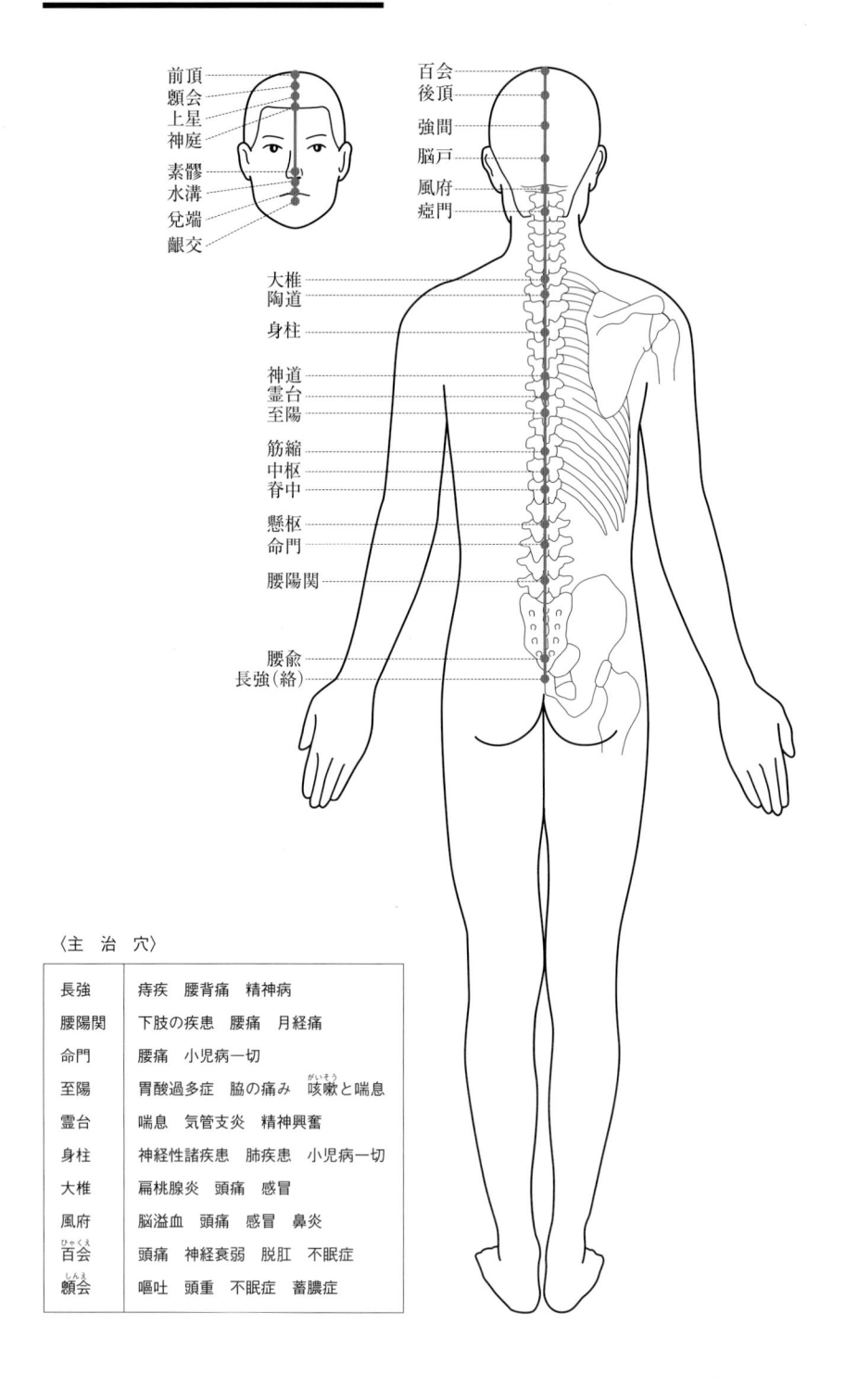

頭部後面：
百会
後頂
強間
脳戸
風府
瘂門

背部：
大椎
陶道
身柱
神道
霊台
至陽
筋縮
中枢
脊中
懸枢
命門
腰陽関
腰兪
長強(絡)

〈主治穴〉

長強	痔疾　腰背痛　精神病
腰陽関	下肢の疾患　腰痛　月経痛
命門	腰痛　小児病一切
至陽	胃酸過多症　脇の痛み　咳嗽(がいそう)と喘息
霊台	喘息　気管支炎　精神興奮
身柱	神経性諸疾患　肺疾患　小児病一切
大椎	扁桃腺炎　頭痛　感冒
風府	脳溢血　頭痛　感冒　鼻炎
百会(ひゃくえ)	頭痛　神経衰弱　脱肛　不眠症
顖会(しんえ)	嘔吐　頭重　不眠症　蓄膿症

― 84 ―

任脈の主要穴位置図

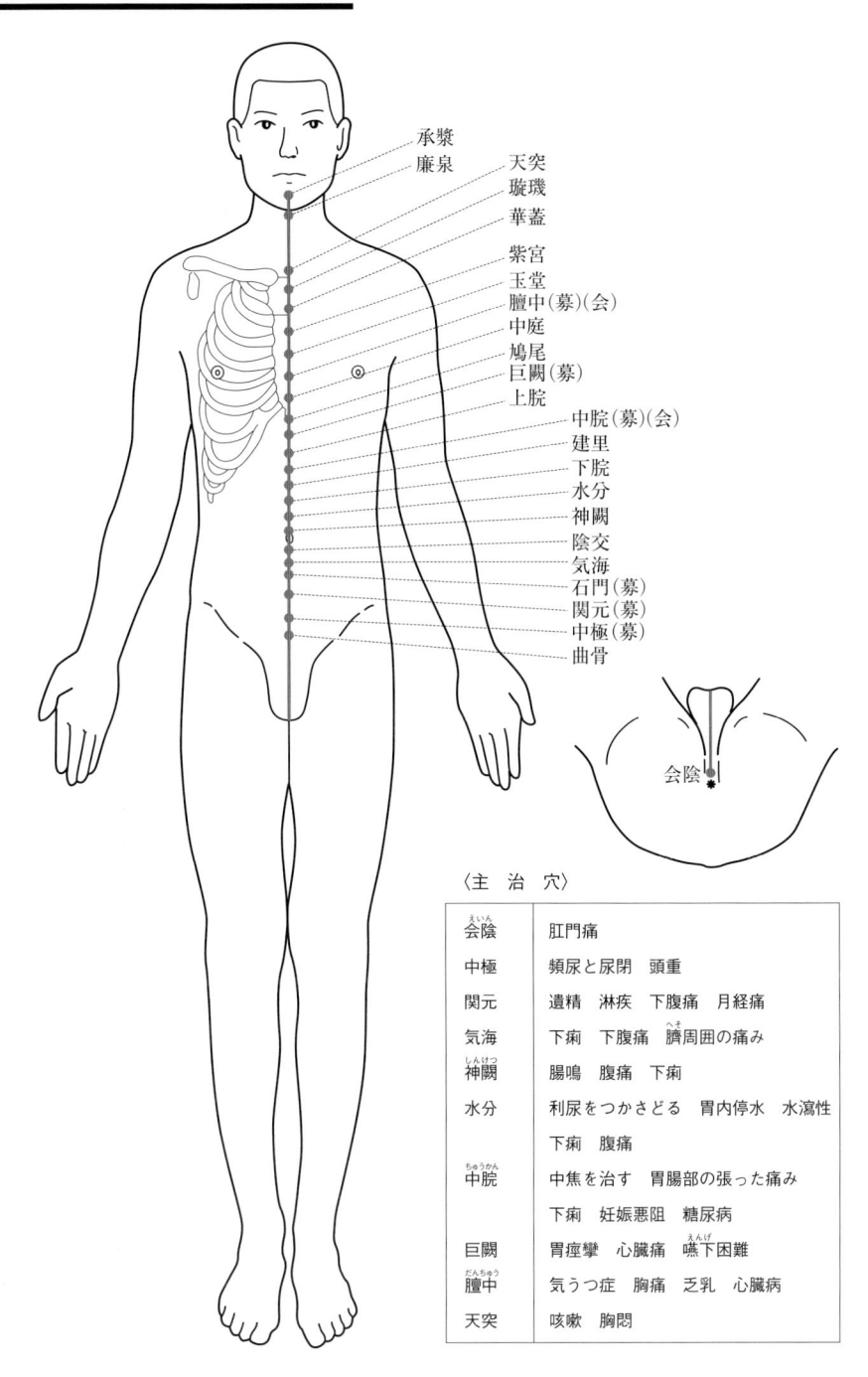

任脈の経穴（上から下へ）：
- 承漿
- 廉泉
- 天突
- 璇璣
- 華蓋
- 紫宮
- 玉堂
- 膻中（募）(会)
- 中庭
- 鳩尾
- 巨闕（募）
- 上脘
- 中脘（募）(会)
- 建里
- 下脘
- 水分
- 神闕
- 陰交
- 気海
- 石門（募）
- 関元（募）
- 中極（募）
- 曲骨
- 会陰

〈主治穴〉

会陰（えいん）	肛門痛
中極	頻尿と尿閉　頭重
関元	遺精　淋疾　下腹痛　月経痛
気海	下痢　下腹痛　臍（へそ）周囲の痛み
神闕（しんけつ）	腸鳴　腹痛　下痢
水分	利尿をつかさどる　胃内停水　水瀉性下痢　腹痛
中脘（ちゅうかん）	中焦を治す　胃腸部の張った痛み　下痢　妊娠悪阻　糖尿病
巨闕	胃痙攣　心臓痛　嚥下（えんげ）困難
膻中（だんちゅう）	気うつ症　胸痛　乏乳　心臓病
天突	咳嗽　胸悶

― 基礎編／第3章　中医学気功理論 ―

第4章 気功の現代科学研究

第1節 気功の現代科学研究概述

　気功という健康法にはさまざまな作用と効果があります。これについて現代科学的アプローチにより、とりわけ現代医学、現代心理学及び現代物理学のサイドから多く研究されています。

1．現代科学研究の意義

　気功は、心と体を分けず人そのものを丸ごと取り扱う実践的方法が中心となっているために、実証の方法論を執っている現代科学と相性があまりよくないようです。多くの気功による作用、効果及び現象は、まだ科学的方法による実証が出来ていません。また、気功はもともと理論より実践の一面に力点が置かれ、応用の重心は実用性に置かれています。つまり、"このようにやれば、このような効果があり、これで良い"という考えが主流となっているのです。
　しかし、気功は一つの健康法から、一つの療法へ変わりつつあります。療法までになると、自己保健と違って他人に対する施術になり、それに応じる責任を持たなければなりません。
　ここでまず取り上げたいのは気功外気療法のことです。
　現代中国では、80年代に第二次気功ブームがありました。ブームの一つの重要な内容はこの外気療法でした。外気療法とは、気功師が自分の体内の"内気"を患者に向けて放出し、それで病気を治す方法です。確かにこの療法で一部の人、或いは一部の病気に効果を挙げたと思われますが、しかし外気療法が乱用されさまざまな社会問題を引き起こし、本来良い健康法であった気功の名誉を傷つけてしまいました。ここでは、やはり"外気"そのもの及び"外気の効果"を現代科学的に検証する必要性があると思っています。
　一般的には、気功外気による効果は二つの作用から産生すると思われます。一つは患者

の心理作用で、もう一つは外気の物理作用です。

　まず患者の心理作用を見ていきましょう。厳格に言うなら、どんな療法にも心理作用が必ず存在しているのです。例えば病院に来て白衣を着ている医者を見た途端に安心感が生まれ、心理作用が発生します。また、たとえ客観性の高い降圧剤などの薬においても、"この薬が私の血圧を下げてくれる"という心理反応もあるはずでしょう。しかし、このような心理作用は薬の化学作用と比べてほとんど無視できるのです。気功外気療法はそれとは違います。外気療法を受ける患者のほとんどは、いわいる慢性病、心身症、癌などの原因不明或いは明確な治療指数の無い疾患です。特に心理要因による心身症では、心理作用は非常に強いため、それを無視することは出来ません。

　外気療法による心理作用は良性暗示と思われます。これは一過性心理障害或いは反応性心理障害には一時的な効果をもたらすことができますが、神経症性不安やガン性恐怖に対しては、たとえ一時的な効果があっても、有効療法としてほとんど望めません。心理学サイドから見れば外気による一過性良性暗示は、自己治癒を図る静功法における"自省"つまり"自己感情修正"と全く異なるものですから。

　では外気療法の物理作用は一体どのようなものでしょうか？

　中国では、50年代から外気の物理性質について現代科学的方法を応用してさまざまな検証を行って来ました。例えば外気の赤外線反応、生物光子射線反応、磁気反応、声波反応など。残念ながら治療効果と繋がる"証拠"に値するものはまだ見つかっていません。

　そうかといって、外気そのもの或いは外気の物理作用が全くないとは言えません。今後続けて検証していく必要があり、こうするプロセスの中で何らかの新たな発見が現れるかもしれません。

　外気療法だけではなく、気功の効果や功理、功法評価においても現代科学による研究、検証する意義は大きいです。例えば、気功体操による椎間板ヘルニアの治療では、患者からの"症状が良くなった"という主観的感覚に頼るだけではなく、MRIなどの画像診断によって骨が良くなったかまたは筋緊張性が緩和されたかについて詳しく分析し、客観面から評価することも必要なのです。こうすることは、功法を改進し、より良いものにすることに役立つでしょう。

2．現代科学研究の現状

　気功の現代科学研究は主に臨床と実験の両方面で行っています。

（1）臨床方面の研究

　気功療法の主な適応症は、人体情報系と関連する疾患及び運動系疾患です。

（1）自律神経系関連：心身症類—自律神経失調症、胃潰瘍、高血圧・・・など。
（2）神経—内分泌系：うつ病、神経症、糖尿病、不妊症・・・など。
（3）免疫系関連：喘息、慢性気管支炎、慢性疲労症候群、ガン・・・など。
（4）運動系：頚椎症、構造性腰痛、椎間板ヘルニア、膝関節症・・・など。
詳しくは、《治療編》を参考にして下さい。

（2）実験方面の研究

実験面の研究においては、現代医学による気功効果の研究と現代物理学による気功外気の研究が盛んに行われています。下表を参考にして下さい。

気功の生理反応	呼吸系	呼吸の深さ			循環系	血圧
		横隔膜の伸展性				心拍数
		肺活量、通気量				一回射血量
		呼吸と自律神経など				脈拍
	神経電気系	脳波				微循環
		誘発電波				血管弾力
		脳内神経伝達物質				血液の流動性
		聴力、眼圧など				皮膚温度など
心理反応	思惟活動		物理学反応	赤外線	生物化学反応	糖、脂代謝、活性酸素
	情緒活動			生物光子		サイドカイン、肥満細胞
	外気の良性暗示反応など			磁気		血液の粘度
				声波など		インシュリン、唾液
						性ホルモン
						セロトニン、ドパミンなど

第2節 気功の効果

　気功の効果とは、被験者が気功を行うことによって心身両面に現われた良性反応を指します。当然ながらこれは、被験者の練功レベル及び功法の種類により差があります。一般

的には、一定の水準に達した経験者が、リラックス作用のある功法を行うときに得た結果が評価の指標となっています。

1．気功の生理学的効果

（1）呼吸系

(1) 呼吸数が減少し、呼吸の深さが増大し、気道の阻力が低下します。
(2) 横隔膜の活動範囲は増大します。
(3) 肺活量が上昇し、毎回の通気量が上昇します。

（2）循環系

(1) 血圧は正常者では変化しないか僅かに低下し、高血圧者では収縮期、拡張期ともに低下します。
(2) 心拍数はやや減少します。
(3) 微循環は改善し、血管の弾力は上昇します。
(4) 血液粘度は下降し、ヘモグロビン（Ｈｂ）は上昇します。

（3）自律神経系及び消化系

(1) 交感神経を鎮静し、相対的に副交感神経が優位になり、そのため皮膚の温度が上昇します。
(2) 唾液の分泌量が上昇します。
(3) 胃腸は規則的に蠕動運動し、粘膜の血流量が増加します。

（4）脳電生理効果

(1) 脳波は徐波化し、α（アルファ）波が増加します。
(2) 聴覚の敏感度は上昇し、眼圧が下降します。
(3) 睡眠の量と質が改善されます。

（5）運動系

(1) 筋肉の緊張が取れ、リラックスします。
(2) 関節の血流量が増加します。

2．気功の心理効果

(1) 興奮を鎮静し、集中力が高められます。
(2) 外界へ向きがちだった意識の方向性は内面に向けられ、自己精神内界に対する感受性が高まります。
(3) 内省力が付き、自己をコントロールする能力が高められ、自己向上は増します。
(4) 右脳を活性化し、直観的、本能的能力が回復します。
(5) 不安が抑えられ、"何とかなる"という気分が生まれます。

3．気功の生物化学及び免疫学効果

（1）新陳代謝

(1) 糖尿病患者では、インシュリンの分泌が上昇し、そのため血糖値は低下します。
(2) 高脂血症では、中性脂肪や総コレステロール値は低下します。
(3) 排便、排尿、唾液分泌などの排泄活動は活発になります。
(4) 活性酸素除去酵素（SOD）は上昇します。

（2）免疫効果

(1) 生体の内部環境が整えられ、エネルギーを消耗しやすい体制から、疲労が速く回復し、エネルギーを蓄積しやすい体制に変わることにより、免疫力が高められます。
(2) ストレス耐性が付き、免疫力の向上に繋がります。

（3）気功の神経—内分泌効果

セロトニン、性ホルモン、βエンドルフィンなどは上昇します。

4．気功の物理学効果（外気によるもの）

①赤外線効果。
②生物光子射線効果。
③生物磁気効果。
④低声波効果。

第3節　気功と精神生物学
―気功を深く理解するために

1．精神生物学の意味

　精神生物学とは"心と身体のコミュニケーション"を研究する医学理論体系です。目に見えない"心"が目で見える"身体"とどのように結ばれ、またお互いにどのように影響し合っているのかという難題については、現時点の科学ではまだ完全に立証されていません。ただ、たくさんの実践経験と理論研究成果から、"心と身体のコミュニケーション"の物質面、構造面又はダイナミックなプロセスにおいては、検証及び応用可能の理論体系が徐々に築かれつつある段階にまで到りました。
　この理論体系の中核となっている内容は以下の数点に要約されます。
(1) 大脳辺縁系―視床下部は解剖学的に見ても、心とからだとの主要な連結部位です。
(2) 大脳辺縁系―視床下部とその付近は情報交換器として、心からの精神的な情報を物質化し、セロトニンやノルアドレナリンなどの『伝達物質』へと変えることができます。つまり、ここで精神を物質に変えるのです。このプロセスは心身の第一次コミュニケーションと思われます。
(3) 伝達物質が自律神経系や内分泌系を通るか、または直接人体の臓器や組織に作用してさまざまな調節機能を発揮する。このプロセスは心身の第二次コミュニケーションと思われます。
(4) 伝達物質がついにはレセプターという細胞の門を通って、細胞核にある遺伝子（情報体）に働きかけます。このプロセスは第三次コミュニケーションと思われます。
(5) 心が身体に与える影響とは精神的な情報から遺伝子と言う物質的情報への情報伝達を通して実現したものです。
(6) 伝達物質は再び心の記憶、学習などの活動にさまざまな影響を与えます。
(7) 人体の心理学的、物理学的、生物学的なレベルにおけるあらゆる形態は実際には情報とその変形です。

以上の文字解説は次のページの図で分かりやすく表現しました。ご参考して下さい。

2．精神生物学と東洋医学

　西洋医学は、生物医学模式すなわち心身を分離して疾病の発生原因を突き止め、動物学

原理に則って外科的または投薬により、原因を除去するという医学方法論を執っています。それに対して、中国医学と古代インド医学が代表する、いわゆる東洋医学の場合は、生物―心理―社会医学模式すなわち心身を分離せずに、ホリスティック（全人的）な医学方法論を執っています。このホリスティックな療法を用いて、現代西洋医学療法ではなかなか治癒できない"難病"に対して、ときには優れた治癒効果を得ることもあります。では、治癒効果をどう理解すれば良いのかについては、東洋医学自体は科学的に答えることができません。

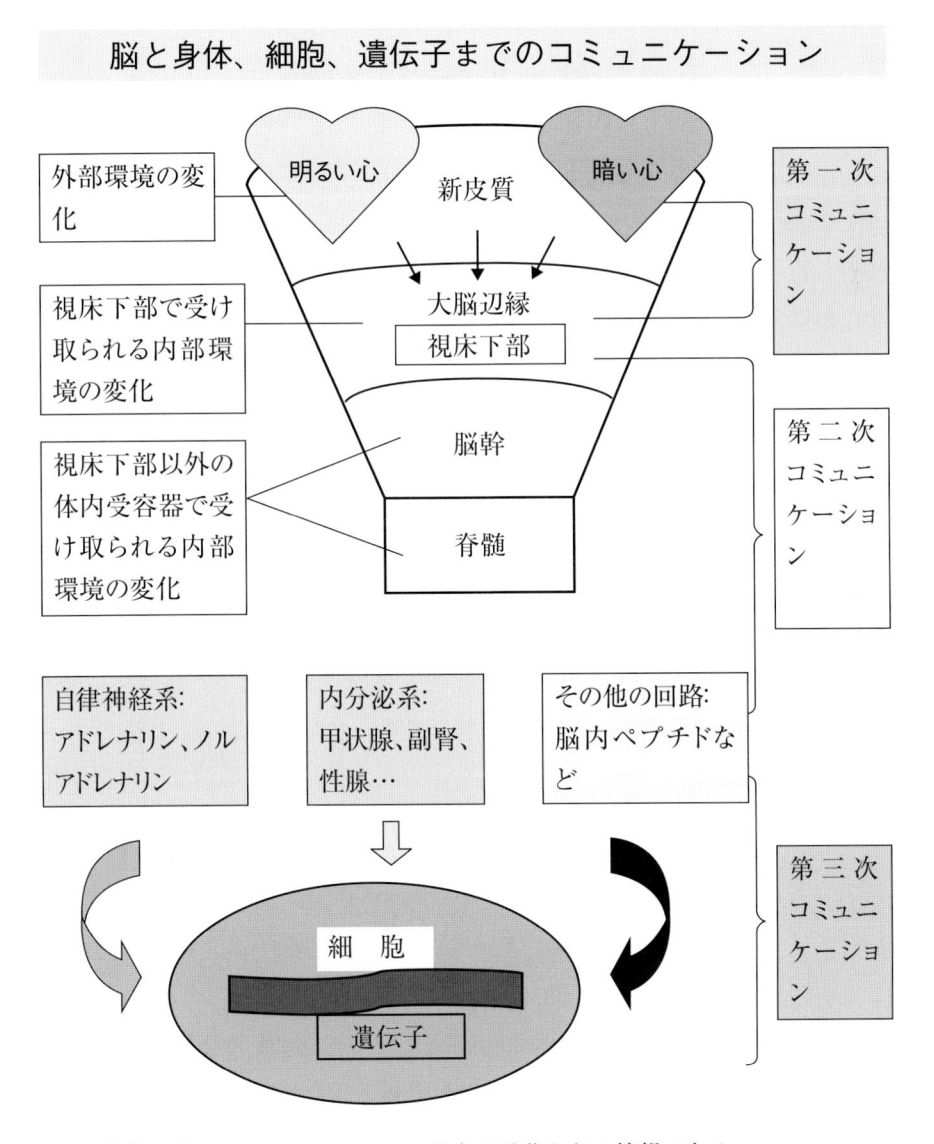

脳と身体、細胞、遺伝子までのコミュニケーション

- 外部環境の変化
- 明るい心／新皮質／暗い心
- 視床下部で受け取られる内部環境の変化
- 大脳辺縁
- 視床下部
- 視床下部以外の体内受容器で受け取られる内部環境の変化
- 脳幹
- 脊髄

第一次コミュニケーション
第二次コミュニケーション

- 自律神経系：アドレナリン、ノルアドレナリン
- 内分泌系：甲状腺、副腎、性腺…
- その他の回路：脳内ペプチドなど

細胞
遺伝子

第三次コミュニケーション

注：◆第一次コミュニケーションの仲介は言葉などの情報である。
　　◆第二次コミュニケーションの仲介はホルモンなどの伝達物質である。
　　◆第三次コミュニケーションは細胞ないし遺伝子まで届く。

現段階の精神生物学の分野では、まだまだ不明なところがたくさん有りますが、東洋医学のような"心身相関の治癒"を理解するためには役に立てるのではないかと思われます。

　気功は古くから一つの健康法として利用されて来ました。気功実践を見ると、各種難病に対して時には一般的な医療手段に劣らないほどの治療効果を挙げています。気功の内容から分かるように、気功による治癒はまさに心身相関の治癒です。ですから精神生物学理論と方法が、気功をもっと分かりやすく、もっと正しく理解することに大いに寄与しています。

3．精神生物学と気功

　気は生体情報の一面を持っています。

　精神生物医学的に見れば生体情報は、主に自律神経系、神経―内分泌系、免疫系という三つの系統からなっています。しかし、これはあくまで解剖学的な分類形式です。機能面つまり生身におけるこの三つの系統が、どのように影響し合い、どのように整合されているかについては、まだ分かっていません。現段階では、この解剖学的な分類方法を用いて気功の効果及びさまざまな作用を理解していくほかにありません。

（1）気功と自律神経

　気功と自律神経の関係は、気功の作用及び効果を理解するには一番重要なところです。

1．自律神経の構成

　自律神経は、交感神経と副交感神経という一対の神経を指し、両者がシーソーのようにバランスを取りながら働いています。一般的には交感神経が身体の"動のモード"を支配し、副交感神経が身体の"静のモード"を支配します。身体的な過労及び慢性ストレスなどによって交感神経が優位になり、リフレッシュを促す作用のある副交感神経が相対的に弱くなります。また、自律神経の支配（図）と自律神経の役割（表）を見れば分かるように、人体のすべては実に自律神経にコントロールされています。

2．自律神経の役割

　随意神経系である体性神経系と対照して、不随意である"自律神経系"は循環、呼吸、消化、発汗・体温調節、内分泌機能、生殖機能、および代謝のような不随意な機能を制御します。自律神経系はホルモンによる調節機構である内分泌系と協調しながら、種々の生理的パラメータを調節しホメオスタシスの維持に貢献しています。近年では、自律神経系、内分泌系に免疫系を加え"ホメオスタシスの三角形"として扱われることもあり、古典的な生理学、神経学としての自律神経学のみならず、学際領域のひとつである神経免疫学、精神神経免疫学における研究もなされています。自律神経の主な役割は、下表を参考にし

自律神経の支配図

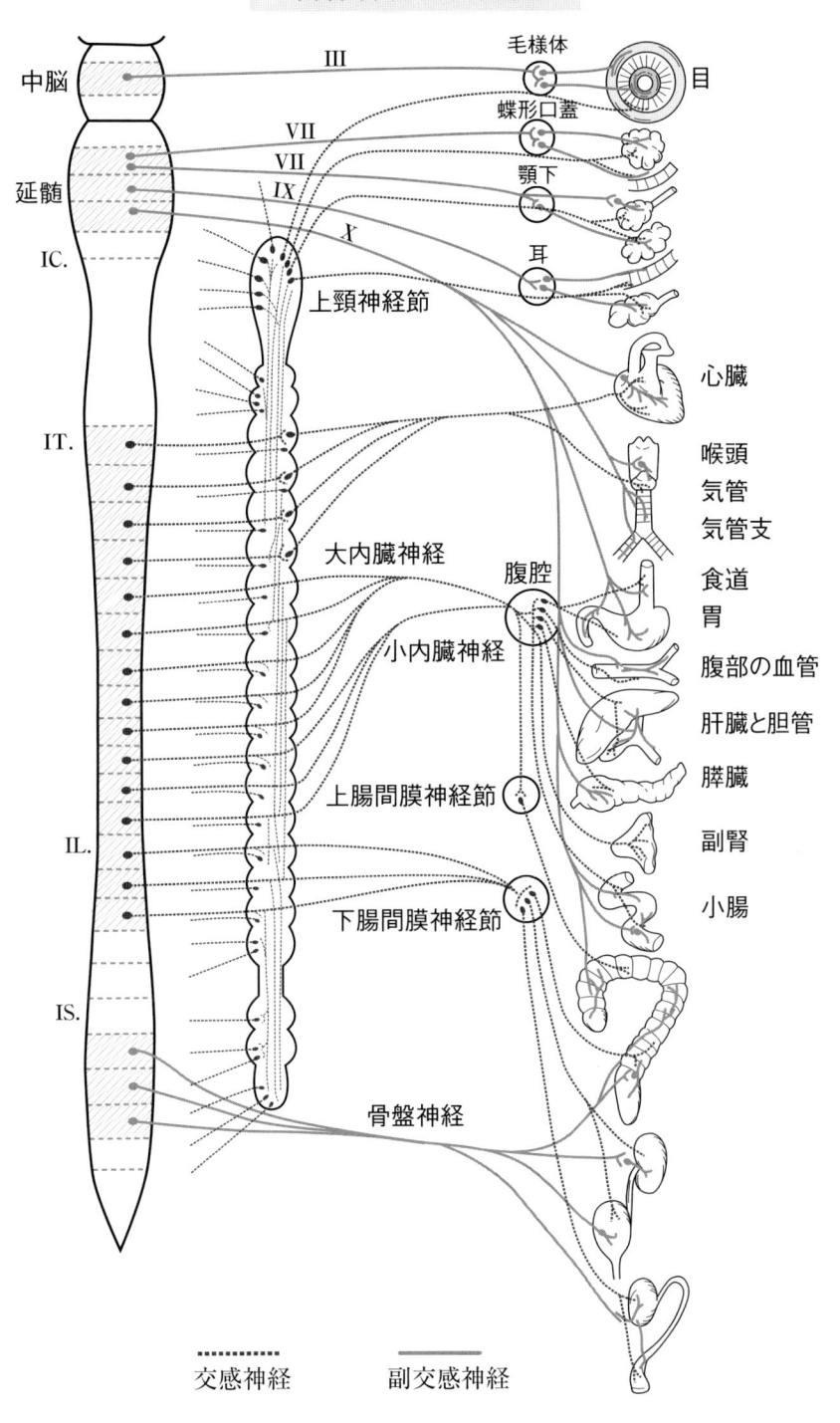

中脳	III — 毛様体 — 目
延髄	VII — 蝶形口蓋
	VII — 顎下
	IX — 耳
	X
IC.	
	上頸神経節 — 心臓
IT.	喉頭／気管／気管支
	大内臓神経 — 腹腔 — 食道／胃
	腹部の血管
	小内臓神経 — 肝臓と胆管
	膵臓
	上腸間膜神経節 — 副腎
IL.	小腸
	下腸間膜神経節
IS.	
	骨盤神経

.... 交感神経　　───── 副交感神経

交感神経刺激	効果器官	交感神経刺激
拡大	瞳孔	縮小
突出	眼球	陥没
促進	汗腺	不変
収縮(鳥肌が立つ)	立毛筋	不変
収縮、弛緩	骨格筋	不変
促進	精神活動	不変
促進	基礎代謝	不変
収縮、心拍数増加	心筋	弛緩、心拍数減少
拡張	冠状動脈	収縮
上昇	血圧	下降
抑制	気管支	収縮
促進	呼吸運動	抑制
抑制	食道、胃、腸運動	促進
濃度増加	唾液腺	分泌量の増加
抑制	消化液の分泌	促進
弛緩(尿閉)	膀胱	収縮(排尿)
射精	陰茎	勃起
収縮	子宮	弛緩
促進	下垂体、甲状腺、副腎のホルモンの遊離	抑制
促進	排卵	不変
増加	白血球	減少
促進	血液凝固	不変
上昇	血糖、血中脂質	不変

て下さい。

3．自律神経と免疫及び血行

　交感神経が優位な状態を続けると、血管が過度に収縮され、血行障害が起こり、冷え性や高血圧、心臓病の発症要因となります。反対に、副交感神経優位の状態を続けると、血管が過度に拡張され、血行が悪くなることもあります。

　また、自律神経は免疫系にも強い影響を与えます。例えば、アトピー性皮膚炎の方には、交感神経優位状態が多く見られ、血液中の好酸球の値が高くなる一方、リンパ球が低下します。交感神経優位を続けると、顆粒球の過剰に増殖するのに従って活性酸素も増加します。顆粒球は、主に外部から侵入した細菌と戦いますが、役割を終えると臓器や血管な

どの粘膜上で活性酸素を放出しながら死んでいきます。活性酸素が広範囲に組織破壊を引き起こし、胃潰瘍や潰瘍性大腸炎などの慢性炎症を来たします。要するに交感神経優位の状態が続くことが、慢性炎症を誘発する最大の元凶です。

　主に慢性ストレスによる交感神経緊張が長引くと、血行障害及び免疫障害が発生し、さまざまな疾患を引き起こします。次の頁の表を参考にして下さい。

交感神経の緊張で起こる主な病気

顆粒球の増加	◆ 活性酸素による組織破壊が起こる ガン／胃潰瘍／潰瘍性大腸炎／十二指腸潰瘍／白内障／糖尿病／痛風／甲状腺機能障害
	◆ 化膿性疾患が発生する 急性肺炎／急性虫垂炎／肝炎／膵炎／化膿性扁桃炎／口内炎／おでき／ニキビ
	◆ 組織の老化が進む シミ／シワ／動脈硬化
アドレナリンの作用	◆ 血管が収縮し血行障害・虚血状態がおこる 肩こり／手足のしびれ／腰痛／膝痛／各部の神経痛／顔面マヒ／関節リウマチ／五十肩／痔／静脈瘤／歯周病／脱毛／めまい／高血圧／脳梗塞／心筋梗塞／狭心症／不整脈／動悸・息切れ／パーキンソン病／偏頭痛／しもやけ／冷え症／アトピー性皮膚炎
	◆ 排泄・分泌機能の低下による溜め込みの促進 便秘／胆石／脂肪肝／尿毒症／ウオノメ／ガングリオン／妊娠中毒症／口渇感／食中毒／発汗の異常
	◆ 知覚が鈍る 味覚異常／視力低下／難聴／痛覚の低下

安保 徹《免疫を高める》より　一部改変

4．調心と自律神経

　ストレスが慢性化された時に、精神活動が活発になり、交感神経の緊張状態が続けられます。気功の調心は、考える脳を"オフ"する、或いは心を"無"に向かわせるというアプローチです。これで、心という情報源の活発な活動を抑えて、自律神経の"根"がある"非考え脳"の働きが高められ、自律神経の本来の働きが戻されて交感神経緊張状態が緩和されます。

5．調息と自律神経

　人体の呼吸活動は運動神経と自律神経の両方から支配されているため、呼吸方法によっ

て自律神経を調節することができます。一般的には、吸気時に交感神経が優位になり、呼気時に副交感神経が優位になります。また、副交感神経優位時に、呼吸がゆったりとなり、交感神経優位時に呼吸が速く、浅くなります。

　気功には種々の呼吸方法があり、これで自律神経の働きを調節する作用を発揮します。

6．調身と自律神経

　交感神経が高ぶると、運動系の筋肉が緊張状態になり、肩こりや首筋の張り、腰痛の原因となります。気功の調身にはユニークな体操と姿勢調整の二つの内容があります。もちろん運動自体は神経緊張緩和作用があります。姿勢調整では、気功にある特有な調身フォームを取る上に、"心という目"で頭からつま先まで全身を見つめていき、緊張している筋肉を緩め、心身両面をリラックスして交感神経緊張を緩和する作用を発揮できます。

（2）気功と神経―内分泌

　気功と人体の内分泌系の関係を究明するため、今までは主に生物化学サイドの研究が多く行われてきました。しかし人体、特に人脳の複雑さゆえ、思うほどの成果を得られませんでした。気功実践中の練習者自身の感覚及び検査結果をまとめてみると、セロトニンを代表とする以下数種類のホルモンが、練功反応と関連するのではないかと推測されます。

1．セロトニン

　セロトニンは脳内、血液、とくに胃腸粘膜（70％）、人体の広範囲に分布し、さまざまな生理作用を持っています。気功練習後では脳内、血液、胃腸の粘膜にあるセロトニンの含有量は練習前に比べ有意な増加傾向が見られています。

　うつ病やうつ傾向、疲労症候群の方では、血中セロトニンの含有量は低下していることが多く見られます。

　気功練習後、胃腸粘膜にあるセロトニンの含有量は上昇し、過度な食欲旺盛が抑えられます。

　気功静功練習中の快感は脳内セロトニン分泌の上昇と何らかの関係があると思われます。

　脳内にあるセロトニンは、視床下部から分泌される副腎刺激ホルモンを抑制する働きを持っています。脳内セロトニンの濃度が上昇することによって、ストレス反応と深く関わっている血液中のコルチゾールの含有量が抑えられます。

　セロトニンは顕著な睡眠改善作用があります。

　慢性ストレス及び種々の精神疾患には、高じた不安が中核的な症状となっています。練功者の自我感覚及び各種相関検査を総合的に見ると、站桩を始め気功によるセロトニン脳内含量の上昇が明らかに存在しているのです。気功をやればやるほど不安が軽減され、"何とかなる"、"何とかできる"という自我感覚が強くなります。

2．性ホルモン

　人体内の性ホルモンのレベルは人体の老化をみる一つのバロメータです。加齢に従って、男性では血液中の女性ホルモンの含有量が上昇し、女性の場合は逆に男性ホルモンが上昇します。

　更年期後の男女に対して、気功練習者と非気功練習者とを比較した結果は、練習者の血液中の性ホルモンは有意の増加を示しています。練功者の自我感覚も、食欲及び性欲増強が72パーセントほどに及んでいます。

3．インシュリン

　長年に亘る気功練習では、血液中のインシュリンの含有量が有意な上昇を示しています。

（3）気功と免疫

　もともと気功の気は、人体の"正気"（せいき）を指しています。正気を現代西洋医学の言葉に置き換えると"免疫力"となります。

　日常生活中では、過労や慢性ストレス、不規則な睡眠、不良飲食習慣、運動不足などによって免疫力が低下します。気功にある調心、調息、調身、調食、調眠という五つの要素は、まさに免疫力を落とす不良生活習慣に対抗する有力な手段となり、根気よく続けられれば間違いなく免疫力が高められるのです。

　また、たとえ慢性病、難病に罹っても、根気よく練功を通して"快食、快眠、軽い運動"という健康向上の生活を送れば、元気を取り戻し、治癒も可能なのです。気功実践中に現われた沢山の治癒例はそれを証明しています。

4．気功と"現代ストレス病"

　近年、うつ病をはじめ、アレルギー性疾患、及び癌の有病率が急上昇しています。生物学的なメカニズム、つまり遺伝子素因だけでは、これほどの高発生率を説明することはできません。どう見ても、現代社会に溢れている慢性ストレスが、上述の諸疾患の発生と深く関っているのではないかと考えているのはわたしだけではないでしょう。

　まず、耳にするだけでも恐ろしいガンという病気は、遺伝子の異変で起きた現代の難病です。確かに発ガンの実質メカニズムは遺伝子情報の伝達に"乱れ"が生じたことであるが、現代精神生物学理論で既にほぼ究明されているように、脳にある"こころ"という情報源は、ホルモンなどの"伝達物質"を介し、遺伝子情報にまで繋がっています。言い換えれば、こころという情報源から発した乱れた情報、すなわち慢性ストレスが、発ガンの直接原因になる可能性が十分にあるのです。

　次はうつ病です。三十、四十代を中心にうつ病の有病率が急上昇しています。日本では、

年間延べ３万人以上の方が自殺という残酷な手段で自らの命を落とします。その方たちの中にはうつ病患者が多く含まれています。臨床実践から見て来ると、うつ病の患者では、発症してから"うつだよ"と診断が下されるまでには、長い進行期間があります。初期には過労や慢性ストレスなどで"疲れやすい、いつも風邪っぽい、肩こり、偏頭痛、睡眠障害"のような症状が現われ、『自律神経失調症』や『過労症候群』、『更年期障害』などの診断名を付けられ、"休んでください"と簡単に片づけられてしまいます。結局、有効な治療を受けられないまま、だんだんうつ病へと進んで行きます。

　うつ病の多くは初期に自律神経失調の症状が現れ、もしこの段階で有効な治療を受けられれば、大部分の方が"うつだよ"までには到らなく、完全に治癒できるのです。治療手段として、薬より学習上、仕事上、生活上つまり"生きている場"によって、自分の"歪んだ心の持ち方"と"歪んだ生活習慣"に気づき、それを思い切って修正することが最も大切なのです。医学気功健康法には心身とも健康促進する手立てが多くあり、うつ病の予防ないし治療に非常に有益なものだと思っています。

　それ以外にも成人アトピー性皮膚炎を代表とするアレルギー性疾患、メタボリック・シンドロームを代表とする代謝障害性疾患も慢性ストレスと深く関連しています。

　コルチゾールやノルアドレナリンなどは、"慢性ストレスホルモン"と言われています。気功練習によるセロトニンの増加はこの"慢性ストレスホルモン"を抑制することができるのです。

５．気功は人間の脳を賢くし、健康長寿の力になる

　我々人間の脳は、地球上ないし宇宙の何処にも、これ以上の"宝物"は他にはないでしょう。精神情報のような"非物質"をホルモンなどの現存する伝達"物質"へと転換できるのは、われわれ人間の脳しかありません。

　しかし、いろいろな厄介な事、例えば病気や煩悩などを引き起こす"元"もこの"宝物"で、また人を死（病死、自殺）にまで誘導するのも、この宝物なのです。我々は普段、心臓病や癌、腎臓病などの身体の病気によって人が死ぬ場面によく遭遇するため、"脳だけが人を死に至らしめることはないのだ"という錯覚に陥りがちなのです。しかし、現代医学科学研究において、理論的にも実践的にも証明されるように、実は身体の病気を引き起す最初の根本原因が脳の機能低下にあります。身体の他の器官より、むしろ脳の方が先に老化していくのです。脳細胞（ニューロン）は、それ自体の複雑性の為か容易に死にゆき、またほとんど再生できません。一度脳梗塞または脳溢血のような病気に罹ると死に至るか、または永遠に後遺症を残したまま人生を送っていくしかありません。ですから、我々は脳を大事にしなければなりませんし、そのために脳を賢く使わなければなりません。

気功は、その本質まで言うと実は脳健康法です。"心的ストレスゲーム"は脳を壊す最大のものです。気功は大切な脳を保護できる、真の予防医学であると私はそう思っています。

　人は大自然の子であって複雑な人体でも古来自然と繋がっています。そのため自然の法則に従って生きていくしかありません。気功は数千年前に人の自己保健から生まれた健康法として、人が大自然の子であることに気づき、規則正しい生活習慣を身に付けることを要求し、それを実現するための具体的な方法を教えてくれました。気功を信じ、忠実に実践していけば必ずあなたの健康長寿の力になるのです。

実践編

気功のやり方

第1章　基本操作

　気功学では心、姿勢、呼吸などを調整することを操作と言います。動作や姿勢など、目に見える身体外部の調整活動を外操作と言い、心や身体内の感覚など、目に見えない調整活動を内操作と言います。気功の基本操作は調心、調息、調身及び三者を三位一体にすることを指します。

第1節　調心

　現代医学的に見れば、如何に脳を上手に使うかということが、気功学における一番大切な理念です。ですから調心は気功の一番重要な内容となっており、また一番難しいところでもあります。

1．調心の意味

　"心"は中医学で言う"心臓"を指します。中国医学における"心臓"の意味合いは、現代西洋医学の心臓とまったく違うもので、この概念のなかには脳の機能も含まれています。『心主神明』とは、こころが神明（脳の機能）を司ることです。ですから気功学の"調心"は、イコール"調脳"ということになります。

　脳は人体生命活動の主宰です。人体のすべての臓器及び組織が例外なく脳の支配下で動いています。脳の基本機能は、主に『精神、心理活動』と『神経支配活動』という二つのことです。それに従って調心の内容としては、この二つの機能を調整することになります。

　気功学では脳の精神、心理機能の調整を"涵養道徳"と言い、脳の神経、内分泌機能の調整を"調神入静"と言います。前者は心理学的なアプローチですが、後者は脳神経生理

学的なアプローチです。

　伝統気功学は、中国古代宗教学や倫理学など、例えば儒学、道教、仏教などの相関内容を調心理論として、人の道徳心を培養することに利用されたのです。そのため古代気功学が多かれ少なかれ、宗教色に彩られていることも事実です。しかし、ここで強調したいのは、気功と宗教とはまったく異質なものであって、調心における心理学的なアプローチには宗教学と関連する内容が僅かしかありません。このわずかな部分を無制限に誇大しすぎると、気功が宗教ないし迷信に落ちてしまいます。この点は絶対に避けなければならないことです。

　また、今までの社会倫理学と宗教学的な調心理論は、ほとんど教育論的なものであり、自己認識及び自己コントロールが中心となっている心理学調整には、あまり役立っていないような気がしています。私は、このような教育論より、むしろ現代医学心理学的なアプローチを採りいれる方が得策ではないかと思っており、現代心理学のアプローチで試みました。

　要するに、現代医学気功における調心には二つの意味があり、一つは医学心理学的な調整で、もう一つは脳生理学的な調整です。

2．調心方法

（1）医学心理学的なアプローチ―涵養道徳

　伝統気功学では、調心における心理学的な調整を涵養道徳と言います。"道"は自然法則の意味を指し、"徳"は社会準則の意味を指します。人体は綿々と古来自然と繋がっているので、自然法則に違反することを続けると、生命のバランスを崩して病気を起こしてしまいます。また、社会生活を送っている人間は、対人関係が中心となっている社会心理活動からさまざまな影響を受けています。自然法則と社会準則を共に重視し、心のバランスを整えることは、健康維持に欠けてはいけない必要条件です。

　人は欲深い動物です。この自然法則と社会準則を守ることは、自分イコール私欲をコントロールしなければなりません。いつも欲張って"より良く生きよう"という気の持ち方では、いつか心と体のバランスが崩され、病気に罹ってしまいます。健康のためには"無理をしないで生きよう"という気の持ち方も絶対必要なのでしょう。

1．自己を知ること

　自分をうまくコントロールするためには、まず自己を知ることです。人は生まれてから学習活動を通して周りの世界を認知していき、こころがいつも外の世界へ向きがちとなっています。30歳の前に"自分は何者か"を真剣に考えることは非常に少ないようです。人

生に色々の挫折があってから、初めて意識を自分という内の世界に向けるようになるのです。実に自己を知ることは、他者を知るまたは外部世界を知ることより、もっと意義があるのです。

　自己を知るためには、まず自分の親を見ることです。自分は親の遺伝子から生まれたものですから、自分の身体素質、また自分の性格などは親からそのまま受け継いた可能性が非常に高いです。親に何か持病があるか？また親はいわゆる性格面でどんな人間なのか？親のことを仔細に観察することが必要です。例えば、もし親に本態性高血圧が有ったら、自分も血圧異常になる可能性がかなり高いです。

　自分を知るためには、積極的に現代医学検査手段及び現代心理学を活用しましょう。これは自分を知るための最も大事なアプローチです。

　それ以外に東洋医学的な脈診や舌診、腹診なども、その人の体質判断には重要な参考になります。筆者は長年東洋医学臨床に従事しているうち、脈診の大切さをつくづく感じています。個人の体質については、治療概論で詳しく紹介します。

　ストレスを感じやすい人の中に、自己への無知、他者操作、内面的不適応、外面的過剰適応などの特徴がよく見られます。ストレスを減らすためには、他人を変えようという"努力"より、自己認識を深めて自己変革を促すことがむしろ役立つのです。自己を知ることは以下三つの意義があります。

(1) 自己を客観的に見て、気づきを深めることにより主体的な心身のコントロールが可能になります。
(2) 過去と他人は変えられません。人を操作するのではなく、今現在の自己の内的心身状態を知り、自己の考え方、感じ方、行動に対して責任を持つことが自律性につながります。心の中で人を操作するのは一種のストレスゲームであり、心身の健康に悪い影響を与えるいわゆるマイナス思考なのです。自己認識を深めることは、"このようなストレスゲームを繰り返しやってしまうのは他人ではなく自分のせいなのだ"と反省し、歪んだ気の持ち方を修正することに繋がります。
(3) 自己を知ることによって、周りと調和の取れた人間関係を保つことが可能になり、これは心身健康の維持に大変有益なのです。

　ちなみに、本節の後に添付してある三つの調査表は自分を知ることに役立つものと思います。表Aは現在の身体情況、表Bは現在のこころの状態、表Cはうまれつきのこころの構造に関する設問表です。

2．自然法則に反しないこと

　人体には生体リズム—生物としてのバイオリズムがあり、このリズムは大自然のリズムと同調しています。他の動物たちは、このリズムに反する行動は一切取りませんが、人間だけは、勝手な価値判断のもとに自分に都合の良い生活を行おうとしています。

　不規則な生活、食事、睡眠。過の一面では、お酒、コーヒーの飲み過ぎ、タバコの吸い

過ぎ、食べ過ぎ、栄養の取り過ぎ、気の遣い過ぎ、働き過ぎ。反対は、睡眠不足、運動不足。――このような"過不足"を避けて中庸と調和のとれた生活を送ることが健康のために要求されます。

快眠、快食、軽い運動、こころの寛ぎという健康要素を大事にし、規則正しい生活を送ることこそ、健康づくりの王道です。

3．『道徳之性』を培うこと

気功学における"道徳"は"調和"や"従順"などの意味も含まれています。いわゆる道徳心性とは、身のまわりに何が発生しても何が降りかかっても、まずあたりまえと思ってそのまま受け入れる気の持ち方です。

人は体だけ、或いは心だけ、或いは一人だけで生きているわけではありません。人生はからだと心、また社会環境と自然環境を一つの有機体システムとして作り上げ、それぞれの要素がお互い依存し合って、またぶつかり合いながら、常に変化していくプロセスです。ですからシステムの柔軟性が一番要求されています。柔軟さを失うと、内部或いは外部からのストレスは吸収されなくなり、そこに健康問題が起こります。ストレスというものは、人にとっていやなものですが、それによってより成長した適応能力の高いシステムへと変化して行ける動力でもあります。社会生活を送るかぎり、特に対人関係上のストレスは無くすことができません。これを覚悟し、ストレス耐性を高め、ストレスを解消する方法を身に付けることが一番大切なのです。

以下の質問にはい・いいえのいずれかを○印で囲んで答えてください。特に著明なものには◎をつけてください

表A

1、いつも耳鳴りがしますか		はい	いいえ
2、胸か心臓のところがしめつけられるような感じを持ったことがありますか		はい	いいえ
3、胸か心臓のところがおさえつけられるような感じをもったことがありますか		はい	いいえ
4、動悸を打って気になることがよくありますか		はい	いいえ
5、心臓が狂ったようにはやく打つことがありますか		はい	いいえ
6、よく息苦しくなることがありますか		はい	いいえ
7、人より息切れしやすいですか		はい	いいえ
8、ときどき座っていても息切れすることがありますか		はい	いいえ
9、夏でも手足が冷えますか		はい	いいえ
10、手足の先が紫色になることがありますか		はい	いいえ
11、いつも食欲がないですか		はい	いいえ
12、吐き気があったり、吐いたりしますか		はい	いいえ
13、胃の具合がわるくてひどく気になることがありますか		はい	いいえ
14、消化がわるくてこまりますか		はい	いいえ
15、いつも胃の具合がわるいですか		はい	いいえ
16、食事の後か、空腹の時に胃が痛みますか		はい	いいえ
17、よく下痢しますか		はい	いいえ
18、よく便秘しますか		はい	いいえ
19、肩や首すじが凝りますか		はい	いいえ
20、足がだるいですか		はい	いいえ
21、腕がだるいですか		はい	いいえ
22、皮膚が非常に敏感でまけやすいですか		はい	いいえ
23、顔がひどく赤くなることがありますか		はい	いいえ
24、冬でもひどく汗をかきますか		はい	いいえ
25、よく皮膚に蕁麻疹ができますか		はい	いいえ
26、よくひどい頭痛がしますか		はい	いいえ
27、いつも頭が重かったり痛んだりするために気がふさぎますか		はい	いいえ
28、急にからだが熱くなったり、冷たくなったりしますか		はい	いいえ
29、度々ひどいめまいがしますか		はい	いいえ
30、気が遠くなって倒れそうな感じになることがありますか		はい	いいえ
31、いままで二回以上気を失ったことがありますか		はい	いいえ

32、からだのどこかに痺れや痛みがありますか	はい	いいえ
33、手足がふるえることがありますか	はい	いいえ
34、からだがカーッとなって汗の出ることがありますか	はい	いいえ
35、疲れてぐったりすることがよくありますか	はい	いいえ
36 とくに夏になるとひどくからだがだるいですか	はい	いいえ
37、仕事をすると疲れきっていますか	はい	いいえ
38、朝起きるといつもつかれきっていますか	はい	いいえ
39、ちょっと仕事をするだけで疲れますか	はい	いいえ
40、ご飯を食べられないほど疲れますか	はい	いいえ
41、気候の変化によってからだの調子が変わりますか	はい	いいえ
42、特異体質と医者に言われたことがありますか	はい	いいえ
43、乗り物に酔いますか	はい	いいえ

はい、いいえの○印の数をそれぞれ右の□の中に記入してください。　□　□

表B

1、試験のときや質問のときに汗をかいたりふるえたりしますか	はい	いいえ
2、目上の人が近づくととても緊張してふるえそうになりますか	はい	いいえ
3、目上の人が見ていると仕事がさっぱりできなくなりますか	はい	いいえ
4、物事を急いでしなければならないときには頭が混乱しますか	はい	いいえ
5、少しでも急ぐと誤りをしやすいですか	はい	いいえ
6、いつも指図や命令をとり間違えますか	はい	いいえ
7、見知らぬ人や場所がきにかかりますか	はい	いいえ
8、そばに知った人がいないとオドオドしますか	はい	いいえ
9、いつも決心がつきかねますか	はい	いいえ
10、いつも相談相手がそばにいてほしいですか	はい	いいえ
11、人から気が利かないと思われていますか	はい	いいえ
12、よそで食事をするのが苦になりますか	はい	いいえ
13、会合に出ても一人ぼっちな感じがして悲しいですか	はい	いいえ
14、いつも不幸で憂うつですか	はい	いいえ
15、よく泣きますか	はい	いいえ
16、いつもみじめで気が浮かないですか	はい	いいえ
17、人生はまったく希望がないように思われますか	はい	いいえ

18、	いっそ死んでしまいたいと思うことがありますか	はい	いいえ
19、	いつもクヨクヨしますか	はい	いいえ
20、	家族にもクヨクヨする人がいますか	はい	いいえ
21、	ちょっとしたことでも気になって仕方がないですか	はい	いいえ
22、	人から神経質だと思われていますか	はい	いいえ
23、	家族に神経質な人がいますか	はい	いいえ
24、	ひどい神経症（ノイローゼ）になったことがありますか	はい	いいえ
25、	家族にひどい神経症になった人がいますか	はい	いいえ
26、	精神病院に入院したことがありますか	はい	いいえ
27、	家族の誰かが精神病院に入院したことがありますか	はい	いいえ
28、	ひどいはにかみや神経過敏なたちですか	はい	いいえ
29、	家族にひどいはにかみや神経過敏なひとがいますか	はい	いいえ
30、	感情を害しやすいですか	はい	いいえ
31、	人から批判されるとすぐこころが乱れますか	はい	いいえ
32、	人から気難しがりやと思われていますか	はい	いいえ
33、	人からいつも誤解されますか	はい	いいえ
34、	友人にも気を許さないですか	はい	いいえ
35、	仕事をしようと思ったらいても立ってもおれなくなりますか	はい	いいえ
36、	すぐカーッとなったりイライラしたりしますか	はい	いいえ
37、	いつも緊張していないとすぐ取り乱しますか	はい	いいえ
38、	ちょっとしたことがかんにさわって腹がたちますか	はい	いいえ
39、	人から指図されると腹が立ちますか	はい	いいえ
40、	人からじゃまされてイライラしますか	はい	いいえ
41、	自分の思うようにならないとすぐカーッとなりますか	はい	いいえ
42、	ひどく腹を立てることがありますか	はい	いいえ
43、	よく体がふるえますか	はい	いいえ
44、	いつも緊張してイライラしていますか	はい	いいえ
45、	急な物音で飛び上がるように驚いたり震えたりしますか	はい	いいえ
46、	どなりつけられると、すくんでしまいますか	はい	いいえ
47、	夜中急に物音がしたりすることがよくありますか	はい	いいえ
48、	恐ろしい夢で目のさめることがよくありますか	はい	いいえ
49、	何か恐ろしい考えがいつも頭に浮かんできますか	はい	いいえ
50、	よくなんのわけもなく急におびえたりしますか	はい	いいえ
51、	突然、冷や汗の出ることがよくありますか	はい	いいえ

はい、いいえの〇印の数をそれぞれ右の□の中に
記入してください。

以下の質問にはい（〇）、どちらともつかない（△）、いいえ（×）のようにお答えください。ただし、できるだけ〇か×で答えるようにしてください。

ＳＧＥ自己成長エゴグラム設問表　　　表Ｃ

C P 点	1	間違ったことに対して『間違いだ』といいます			
	2	時間を守らないことはいやです			
	3	規則やルールを守ります			
	4	人や自分をとがめます			
	5	『～すべきである』『～ねばならない』と思います			
	6	決めたことは最後まで守らないと気がすみません			
	7	借りたお金を期限までに返さないと気になります			
	8	約束を破ることはありません			
	9	不正なことに妥協はしません			
	10	無責任な人を見ると許せません			
N P 点	1	思いやりがあります			
	2	人をほめるのは上手です			
	3	人の話をよく聞いてあげます			
	4	人の気持ちを考えます			
	5	ちょっとした贈り物でもしたいほうです			
	6	人の失敗には寛大です			
	7	世話好きです			
	8	自分から温かくあいさつします			
	9	困っている人を見るとなんとかしてあげます			
	10	子どもや目下の人をかわいがります			
A A 点	1	なんでも、何が中心問題か考え直します			
	2	ものごとを分析して事実に基づいて考えます			
	3	『なぜ、そうなのか』理由を検討します			
	4	情緒的というより理論的です			
	5	新聞の社会面などには興味があります			
	6	結末を予測して、準備します			
	7	ものごとを冷静にはんだんします			
	8	分らないときはわかるまで追求します			
	9	仕事や生活の予定を記録します			
	10	ほかの人ならどうするだろうかと客観視します			

FC 点	1	してみたいことがいっぱいあります			
	2	気分転換が上手です			
	3	よく笑います			
	4	好奇心が強いほうです			
	5	ものごとを明るく考えます			
	6	茶目っ気があります			
	7	新しいことが好きです			
	8	将来の夢や楽しいことを空想するのが大好きです			
	9	趣味が豊かです			
	10	『わぁ～』『へぇ～』『すごい』などの感嘆詞をよく使います			
AC 点	1	人の気持ちが気になって合わせてしまいます			
	2	人前に出るより後ろに引っ込んでしまいます			
	3	よく後悔します			
	4	相手の顔色をうかがいます			
	5	不愉快なことがあっても口に出さず、抑えてしまいます			
	6	人によく思われようと振る舞います			
	7	協調性があります			
	8	遠慮がちです			
	9	周囲の人の意見に振り回されます			
	10	自分が悪くないのにすぐ謝ります			

点数をつけて下表に入れ、グラフを描きましょう。

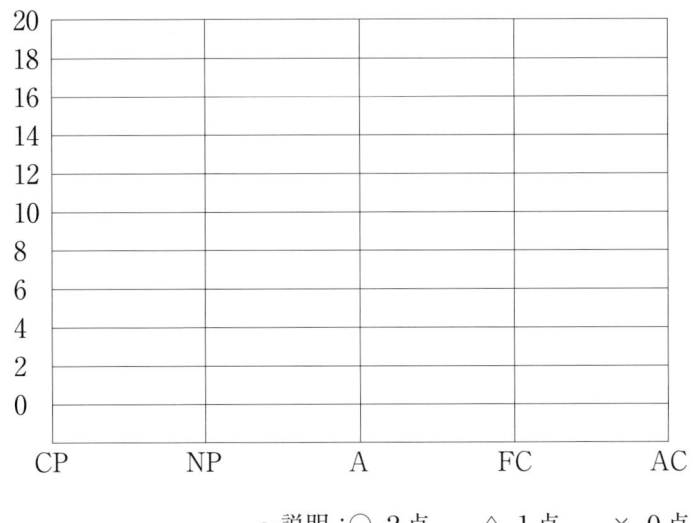

（グラフ：縦軸 0〜20、横軸 CP　NP　A　FC　AC）

〜説明：○ 2点　△ 1点　× 0点

[表の使用説明]
- ◆表Aは、現在の身体症状の調査表です。
  健康者で"はい"の数は10個以下がほとんどで、自律神経失調傾向の人では"はい"の数が増えます。
- ◆表Bは、現在の精神症状の調査表です。
  "はい"の数が、10個以下の場合は精神、心理面に特に問題ないと考えられます。神経症或いは精神不安定では、"はい"の数が増えます。
- ◆表Cは、生まれつきの心理構造についての調査表です。
  心は一つの"点"或いは"面"的なものではなく、"建物"のような立体的なものと理解すれば良いでしょう。この建物を支える"柱"が五つあります。柱の高さが同じくらいであれば、建物のバランスが良く安定しますが、極端に高い或いは低い柱があったら建物が不安定になります。これは自我構造分析といいます。"柱"のバランスによって、その人の性格、行動のパターンの特徴がわかります。こころの指紋とも呼ばれています。

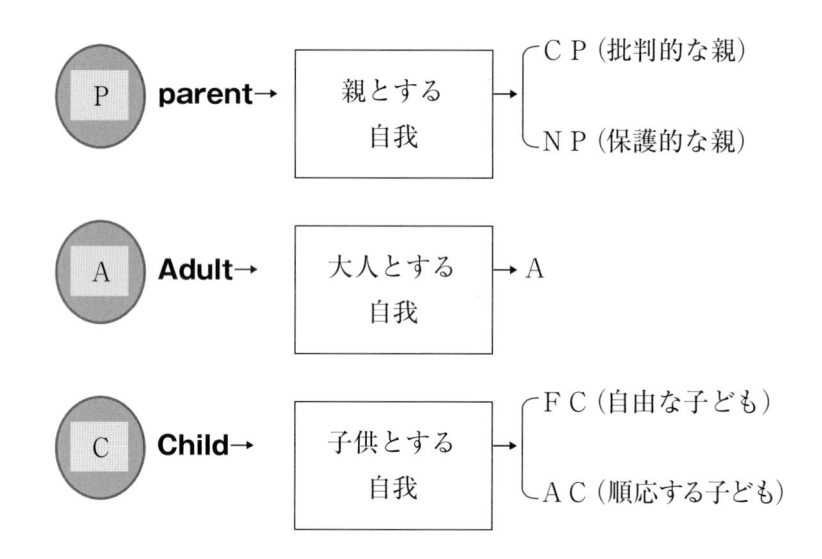

```
P  parent → 親とする自我 → CP（批判的な親）
                        → NP（保護的な親）

A  Adult → 大人とする自我 → A

C  Child → 子供とする自我 → FC（自由な子ども）
                         → AC（順応する子ども）
```

性格は確かに簡単に変えられるものではありません。でも、自分の性格を知ることによって、対人関係を正しく理解し、生き方と心の持ち方をより良いものにすることは可能です。これが健康維持においては非常に大切なのです。また、性格について医学と社会学との見方は全く違います。医学のサイドからは、あくまでも性格が健康に何の影響をもたらすかというところを重視しており、世間的に"良い"または"悪い"とは言っていません。

- ◆5つの"柱"には、それぞれ長所（陽面）と欠点（陰面）がありますが、"生きにくさ"や対人関係のストレスは高い"柱"の欠点が大きな影響力をもっています。

◆低い"柱"の長所（陽面）を顕在化させることで、全体のバランスをとることが薦められます。

◆"柱"が低くても、高くても否定することはありません。なぜなら、それは自己否定につながり、かえって"よりよくいきる"ことを阻害してしまうからです。

ＣＰ　批判的な親（Critical Parent）

長所	理想の追求、道徳・倫理的、善悪をわきまえる
短所	責任追及、支配的・威圧的、厳しすぎる・とがめる、偏見をもつ

ＮＰ　擁護的な親（Nurturing Parent）

長所	温かい、擁護的・保護的、他人への思いやり、愛情深い
短所	甘い、過干渉、過保護、世話のし過ぎ

Ａ　大人（Adult）

長所	情報の収集・分析、客観的理解・現実的判断、計算・工夫
短所	冷たい、人情味に欠ける、人の気持ちより事実を優先

ＦＣ　自由奔放（Free Child）

長所	自由奔放、明るい、創造的・直感的、好奇心旺盛、天真爛漫
短所	自己中心的、本能的・衝動的、わがまま

ＡＣ　順応した子ども（Adapted Child）

長所	率直、協調性・適応性、他人を信頼
短所	自信喪失、自責の念、自主性なく依存的、自分の殻に閉じこもる、反抗

（２）脳生理学的なアプローチ―入静

１．入静の意味

　人の意識とは思考活動を始め、感覚、知覚、感情、記憶などの総称です。犬、猫、象などの高級動物にも感覚、知覚、感情などの意識活動はありますが、人だけが思考活動の持ち主です。残念ながら、人の過剰な思考活動は人体とりわけ人脳に悪い影響をもたらすので、健康のためにはそれを適当にコントロールすることが必要です。"万病は気から"の"気"は実はこの過剰思考を指しています。古代健康法からも現代医学からも、この過剰思考を５分間でも抑えることができれば健康づくりにとても有益なのです。気功は、種々のアプローチを活用して日常生活中の過剰思考活動を最大限に抑え、活き活きした脳に戻

し健康を図ります。

　気功学では、脳の思考活動の非常に少ない状態を入静と言います。

　日常生活を営んでいるわれわれは、意識活動（心）がつねに外部世界へ向いています。思考活動の内容は身体外のことがほとんどで、思考方式も"抽象思惟"もしくは"形象思惟"という、エネルギーを多量に消耗する思惟方式を採っているのです。調心はこのような日常意識活動の内容と方式を変え、外部に向いている心を身体内部へ向かわせます。また、思考方式も抽象思惟や形象思惟をエネルギー消耗の少ない"具像思惟"に変えます。

　(1)抽象思惟とは、主に数字や符号(言語など)を用いる思惟方法です。1，2，3，4やa，b，c，d、わたし、あなたなどの符号、言葉を介する思考パターンは抽象思惟です。これは主に左側大脳で行われる思考活動です。入静する時は、なるべくこのような思考活動を抑えます。

　(2) 形象思惟とは、主に想像を用いる思惟方法です。大海原に昇る太陽、美しい山頂の日没、懐かしい景色や人物、場所・・・などの表象（画像的イメージ）を介する思考パターンは形象思考です。入静する時は情緒を安定させるために、これを適当に利用しても構いませんが、頻繁に又は連続的に使うと、脳の疲労を起こすため、なるべき控えるべきです。

　(3) 具象思惟とは、思考内容が感覚と一体化する思惟方法です。静功中の思惟方法は具象思惟です。例を挙げますと、亡くなった大切な人を思い出すのは形象思惟で、夢の中で逢ったのは具象思惟です。思い出すことは感情を伴うが、感覚が弱いのに対して、夢中の巡り合いは感情も感覚も強いです。夢の中で泣いたり、笑ったりするということはわれわれによくある体験でしょう。静功練習中の感覚（錬功反応）、特に温熱感や愉悦感、流動感などの良性感覚は大事なのです。即ち、静功の境地は実は感覚の世界で、思惟活動が非常に少ないのです。

　要するに入静は、日常生活における思惟方法を変えて、こころを"無"に向かわせるプロセスです。この心が"無"に近い状態が気功境界です。

２．常用された入静方法

　気功学では、心を落ち着かせて、或いは心身感受を誘導するために、種々の単純且つ安定的な意識活動を運用します。この種々の意識活動を意念と称します。以下の数種類が常用されています。

①存想類

　存想とは意識をある想像（イメージ）に集中することです。想像の内容はなるべく簡単なもの、例えば"足はパンタネのようにふわりと膨らんでいる"とか、"両手でボールを持っている"（持球）、"両手でボールを回している"（撫球）など。存想の要領は「似守非守」—「集中が必要であるが集中しすぎずに」ということです。存想の効用は雑念（悩みや不安、マイナス思考など）を払いながら感覚を誘導し、気功に特有な具象思惟の形成に役立てるのです。

②意守類

意守とは意識をからだのある部位（下腹部・丹田、足裏部・湧泉、手のひら・労宮など）或いは体外のある実物（遠山、松ノ木、写真など）に集中することです。意守の要領は「似守非守」―「集中が必要であるが集中しすぎずに」ということです。意守の効用は一念を以て万念（雑念）を払いながら感覚を誘導し、気功に特有な具象思惟の形成に役立てるのです。

意守法は各種静功法に応用され、よく使われる入静手段です。

③導引類

導引法とは、意念を呼吸に合わせて気感を誘導する入静方法です。導引法はまた行気法と言います。《小周天功》の入静方法は、導引法を採用しています。人体には、意識をどこかに集中すると、そこの感覚が強くなるという現象があります。気功はわざとこの現象を利用し、温熱感などの良性気感を誘導します。

行気は、必ず心身ともリラックスしている状態下で行わなければいけません。初心者は無理せず、一定の練功経験が有ってから徐徐に体験していくことを薦めます。無理をすると、逆に違和感、ときには痺れなどの症状が起こりますから、気をつけなければいけません。

④単純な符号類

A、数息法：呼気の数を数えることで、普通は1→10或いは1→30まで数えて折り返し数えます。雑念が多く、どうも集中できないときに30→1或いは50→1のように、逆に数えます。

B、黙念字句：呼吸に合わせて"楽"や"求めぬ""お任せ""緊張せず緩めず"などのポジティブな言葉を黙読することで、良い心身感受を誘導することができます。

気分がなかなか乗らない時や雑念が多い時によく使われます。

意念は、気功の世界（入静状態）に入るための手段であり、決して目的ではありません。ですからこればかりに拘る必要はまったくありません。

また存想、意守、導引の三者は、似ているところもあれば、微妙な差もあります。意守法→存想法→導引法の順で意識の強さが増強していきます。意識の強さが強ければ強いほど集中力が高められますが、集中しすぎると脳が疲れてしまい、逆に入静がうまく行かなくなるのです。具体的な要領は各功法で詳しく説明します。

3．調心の意義

（1）意念操作の大切さ

気功は、心と体、内と外を共に鍛える健康法として、動功においても静功においても意

念操作が一番大切です。気功と他のスポーツとの区別もここにあるのです。意念操作が三調操作の一番上に立っていて、姿勢、動作、呼吸をリードしています。意念操作の大切さを充分理解し、それを使いこなすことは練功を上達させる近道です。

（2）自己を知ることの大切さ

　調心にある心理学的なアプローチも重要です。歪んだ"生き方"或いは"気の持ち方"によって身体に病を来たしたり、場合によれば早死にしたりすることもあります。自己を知ること、また自分をコントロールする能力を高めることは、こころの安定及び環境との調和を実現する原点です。心の内での他人操作を止めて、自己変革を促す方法に努めることが、穏やかな心性作りに役立つのです。

第2節　調息

1．調息の意味

　調息は気功の一つの要素です。"調"の意味は"調整"或いは"調理"です。"息"は呼吸活動を指します—吸う＋吐く＝息。調息は、胸式呼吸や腹式呼吸、丹田呼吸などの呼吸形式の操作と、呼吸の強弱、間隔などの呼吸気流操作という両方面の内容を含めています。
　呼吸は内気の産生と流動に深く関わっています。
　現代医学によれば、肺臓は人体中に唯一"自律神経"と"運動神経"の二重支配を受ける臓器です。調息は自律神経のバランスが整えられ、緊張緩和や生体エネルギーの貯蔵、体液循環などに良い影響を与えます。

2．呼吸形式の操作

　練功に必要とする呼吸形式には、常用呼吸形式と特殊呼吸形式の二種類があります。前者が多くの功法に採用され、後者は少数の功法或いは特殊療法に応用されています。

（1）常用呼吸形式

1．胸式呼吸
　胸部の拡張と収縮による呼吸は、胸式呼吸です。成人、安静時ではこの呼吸形式がメイ

ンとなっています。胸式呼吸は、また自然呼吸と言います。
２．腹式呼吸
　主に横隔膜の上下運動による呼吸は腹式呼吸です。運動選手やオペラ歌手など、訓練を受けた人たちがこの呼吸形式になっています。訓練を受ければ、だれでも腹式呼吸ができます。また、腹式呼吸には『順式腹式呼吸』と『逆式腹式呼吸』の二種類があります。
　①順式腹式呼吸
　吸気では横隔膜が下降し、腹腔内臓器が下方へ推し下げられ、腹部は膨らみます。呼気ではそれと反対になります。静功法では順腹式呼吸が多く用いられます。この呼吸方法の要領としては、"息与意合"―呼吸を意念と合わせます。例えば、意守丹田の場合は、吸気に気にせず、吐くときに意識を丹田に集中します。"用意不用力"－呼吸を力むと息が苦しくなり、心に緊張が起こり練功を乱してしまいます。吸うときに、意識的に腹部を緩めれば結構です。
　②逆式腹式呼吸
　吸う時に、横隔膜が下降し、下腹部を凹ませます。吐く時に、横隔膜が上昇し、お腹をゆっくりと膨らませます。この呼吸方法の操作要領としては、"先収後吸、力不過臍"－意識的または動作に合わせて、下腹部及び陰部を軽く収縮してから吸気を行い、ゆっくりした呼気に合わせてお腹を膨らませます。これは、食事直後には控えるべきです。
３．先天呼吸
　本来は胎児の呼吸形式を指します。胎児は肺呼吸がありませんが、代わりに胎盤を通じて母体と血液交換し、呼吸活動（酸素と二酸化炭素の交換）を行います。気功学は、この胎児呼吸を模倣する"深呼吸"をあえて先天呼吸と名づけています。また、先天呼吸を"丹田呼吸"と"体呼吸"とに分けています。
　①丹田呼吸
　深く、細く、勻（均等）、長くの腹式呼吸を指します。胎児の"無呼吸"を模倣し、１分間に数回しか呼吸しない深呼吸です。もちろん肺で呼吸を行っているのですが、下丹田に強い気感があるため、主観感覚ではまるで丹田によって呼吸を行っているようです。これが丹田呼吸と名づけたわけです。
　②体呼吸
　丹田呼吸とほぼ同じの呼吸形式として、主観感覚では身体の表面にあるツボから空気を取り入れるようです。内気と外気、身体と宇宙が一体感となった状態です。
　ここで説明するのは"丹田呼吸"でも、"体呼吸"でも、実に肺によって呼吸活動を行っていることは何も変わりがありません。このような言葉使いの目的は、気功、特に静功法を行う時の呼吸が、なるべく深く、細く、長く、均等にするべきだということを強調したいためでしょう。

（2）特殊呼吸形式

1．停閉呼吸
　停閉呼吸は吸気と呼気の間に短めの停頓を入れる呼吸形式です。例えば、呼─停─吸(呼気の延長、軟式呼吸)、吸─停─呼（吸気の延長、硬式呼吸）、吸─停─吸─呼（吸気の増強）。この呼吸形式は《内養功》などの功法で使われています。

2．提肛呼吸
　提肛呼吸は、呼吸に合わせて肛門及び陰部を収縮或いは弛緩する呼吸形式です。逆式腹式呼吸では、吸気に合わせて肛門及び陰部を収縮し、呼気時に弛緩させます。逆式腹式呼吸法と似ていますが、逆式腹式呼吸ほど力が要りません。提肛呼吸では、吸気に合わせて肛門及び陰部を弛緩させて、呼気時に収縮します。

3．発音呼吸
　発音呼吸は呼気或いは吸気に合わせて発音する呼吸形式です。例えば《六字訣功》では呼気に合わせて発音します。《吐納導引功》では吸気に合わせて発音します。中医学では、呼気時の発音が"瀉実"作用（デトックス）、吸気時の発音が補虚作用としています。
　現代医学のサイドから見れば、呼気の延長は副交感神経の興奮を高める作用があり、吸気の延長は交感神経の興奮を高める作用があります。停閉呼吸は、自律神経のバランスを整えることを通してさまざまな生理調節作用を発揮します。

3．呼吸気流の操作

1．風呼吸
　荒い呼吸状態を指します。この状態では空気の出入量が多いから、呼吸音が発生します。風が吹いているように見えるため、風呼吸と名づけられたわけです。風呼吸は精神安定状態に入りにくいので、普通の練功ではこの呼吸法を採用しません。ただ、近年の研究によると、風呼吸は急性呼吸器系感染症に対して治療効果があるようです。

2．喘呼吸
　呼吸の深さが浅い状態を指します。吸気と呼気がともに浅いため、まるで咽喉で気体交換しているように見えます。この呼吸状態は気管支喘息や過呼吸症候群などの病気に現われることが多いです。

3．気呼吸
　人の正常呼吸状態を指します。呼吸の音がほとんど無く、気体交換も肺内で行っています。

4．息呼吸
　呼吸の気流が深く、細く、長く、均等で、ゆっくりした呼吸状態を指します。息呼吸は

また丹田呼吸と言います。

多くの静功法では息呼吸法が要求されます。

4．調息の要領

1．呼吸を意念と合わせること

普段の呼吸活動は無意識で行っています。調息操作は、無意識的な呼吸を意識した呼吸へ変える、つまり自然呼吸を丹田呼吸に変えるという積極的な調整活動です。しかし、もともと無意識の呼吸を意識しすぎると、逆に呼吸活動が乱されてしまいます。これを避けるためには、呼吸を自然に意念に合わせることが必要です。例えば"気をゆっくりと下丹田まで下ろす"という意念に合わせば自然にゆっくりした呼気をできるようになります。"気を上丹田まで上げる"という意念に合わせると自然に深い吸気をできるようになるのでしょう。

2．吸気より呼気を大事に

吸気活動は、胸腔内外の空気圧力差で受身的に行っているのですから、吸気を意識しすぎると呼吸が乱れます。また、内気の流動は主に呼気と関わっています。行気、つまり気を巡らせることも、呼気のほうが力を持っています。

3．呼吸に力まないこと

丹田呼吸ができることは大変な能力で、それを成し遂げるまでは、時間がかかるのです。初心者は、まず自然呼吸からやってみて、各種呼吸方法をしっかり理解した上で、徐徐に慣らしていきます。練功中に息が苦しく感じたら、すぐ自然呼吸に戻して息を楽にして下さい。腹式呼吸と胸式呼吸を混ぜても構いません。

無理な呼吸は、頭痛やめまい、吐き気などの症状を誘発する危険性があるため、それを避けなければなりません。

5．調息の意義

（1）調整陰陽、安定心神

呼吸は、吸気が陽気を助けて、吸気が陰気を助ける作用があります。ですから調息は、人体の陰陽のバランスを整える作用を持っています。

現代医学から見れば、呼吸操作は自律神経のバランスを調整する作用があります。ゆっくりした深呼吸は交感神経緊張を緩和する作用があり、自律神経の働きを高めることがで

きます。
　　　　交感神経緊張の緩和によって心が一層安定します。ですから調息は入静の重要手段として用いられています。

（２）調和気血―気血を巡らせる

　中国医学では、気の滞ることを気滞と、血の滞ることを瘀血と言います。多くの病気は、気滞、瘀血と関わっています。呼吸と意念を合わせて気血を巡らせることを行気といい、調身、入静ないし養生、治療においても、大切なアプローチです。

（３）培育真気―抵抗力を高める

　真気はまた正気と言い、先天の気（遺伝子の力）と後天の気（気力体力）の総和です。ゆっくりした腹式深呼吸に、プラス高度な精神安定つまり高度な入静状態では、神経系、内分泌系及び免疫系の機能が高められ、身体の抵抗力が増強されます。高度な入静状態では、生体エネルギーの消耗が非常に少なく、酸化反応が最低限まで抑えられ生命力が高められます。

　また、練功を深めて行けば先天の気を強化することもできます。

　現代科学研究によると、人類遺伝子の中に長寿と関わる遺伝子があるのです。この長寿遺伝子が作動するかどうかは、食事の量と深く関わっています。食べ過ぎると"オフ"に、少量にすると"オン"になります。気功の達人たちは、練功中の呼吸を１分間に２〜３回まで抑えることができます。この状態では、内分泌活動が活発になって食欲が抑えられます。気功学はこの現象を"避谷"と言います。確かにお坊さんたちの精進料理をみると、量が非常に少ないです。お坊さんたちの長寿の秘訣は、実にここにあるのでしょうか。

　臨床経験的に見れば、多くのいわゆる慢性病、難病は遺伝子レベルで異常が発生していると思われます。中国医学は、これを"真気"（先天気―遺伝子の力）が傷つけられた結果と見なしています。この真気の損傷を阻止することこそ、本当の治癒に繋がります。例えば、皆さんがよくご存知の『本態性高血圧症』は遺伝率の高い病気です。降圧剤による対症療法では、死ぬまで薬を飲み続けていても、残念ながら治癒に到りません。気功療法は、高血圧による脳卒中及び心腎合併症の予防によい効果があります。もちろん気功で遺伝子まで治ったという現代科学データはまだありませんが、一つの補助療法として大変意義があるのです。

　真気の発生は一つの目標です。目標自体より、むしろ目標に向かって努力していくことが大切なのです。

第3節　調身

１．調身の意味

　調身とは身体の"動"或いは"静"をコントロールする操作です。調身の目的は気功境界に入るためです。静功では、入静のために特定な姿勢を保ち続けることが必要です。動功では、"疎通経絡"、"内気運行"のために特定な動作を行います。調身は外在操作と内在操作という両方面の内容があります。両者には密接な関係があり、お互いに影響し合っています。調身の内容は下図で示します。

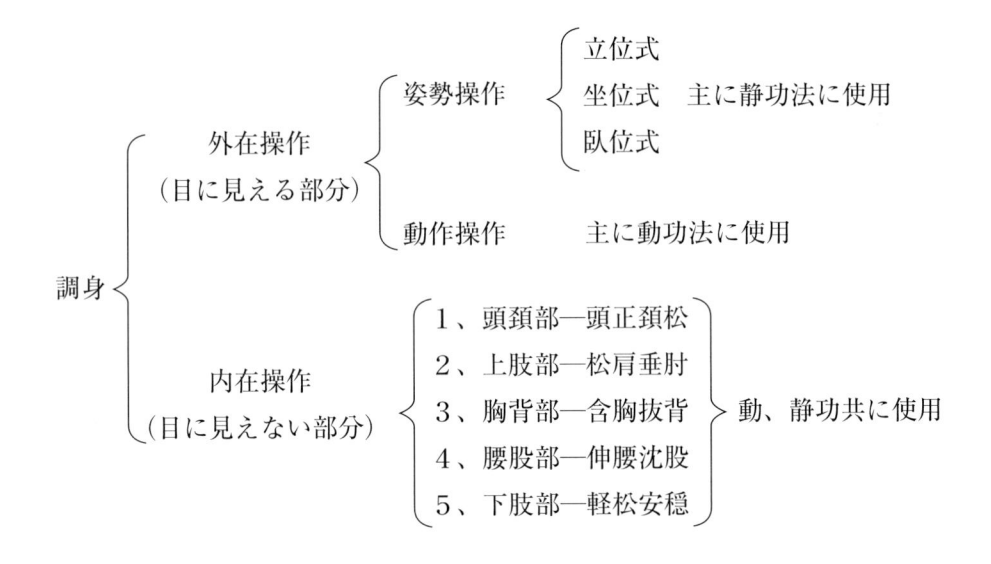

```
              ┌ 外在操作    ┌ 姿勢操作  ┌ 立位式
              │ （目に見える部分） │         │ 坐位式　主に静功法に使用
              │             │         └ 臥位式
              │             └ 動作操作　主に動功法に使用
調身 ┤
              │ 内在操作    ┌ 1、頭頸部—頭正頸松 ┐
              │ （目に見えない部分） │ 2、上肢部—松肩垂肘 │
              └             │ 3、胸背部—含胸抜背 ├ 動、静功共に使用
                            │ 4、腰股部—伸腰沈股 │
                            └ 5、下肢部—軽松安穏 ┘
```

２．外在の操作

　外在操作は姿勢と動作の操作を指します。

（１）姿勢操作

　練功に常用される姿勢は、立式、座式（座椅子と盤座）、臥式の三種類があります。
　具体な操作方法は、立式→《站桩功》、座椅子式→《一般静功法》、臥式→《内養功》、盤座→《小周天功》の中で詳しく述べます。

（2）動作操作

気功の動作は規定動作と自発動作の二種類があります。《易筋経》や《六字訣》などの動功法では、動作がすでに決められており、これを規定動作といいます。また、一部個別功法では、自己の内気の流動と感覚に従って身体を動かすことは、自発動作と言います。

１．規定動作

規定動作によってその功法の動作特徴が決められます。

(1) 柔靭型：動作は緩やかです。《六字訣》、《養気功》。
(2) 剛硬型：動作は剛靭、有力です。《易筋経》、《五行掌》。
(3) 按摩型：自己按摩及びストレッチです。《保健功》。
(4) 倣生型：動物の動きを模倣します。《五禽劇》、《大雁功》。
(5) 舞踊型：舞踊の動作に似ています。《内養功・動功》、《禅定功》。
(6) 体操型：体操の動作に似ています。《練功十八法》。
(7) 行走型：特定の歩法で歩きます。《新気功療法》、《太極歩》。

当然ながら、この分類方法は絶対的なものではなく、一つの功法に柔靭性や剛硬性などの多種特徴を兼有する功法は多いようです。

２．自発動作

自発動作は、特定の功法を行うときに内気の流れに従って現われた動作として、無意識的なものと思われますが、夢の中のような完全無意識と違うはずです。初心者は無理に追及するべきではないと思います。

ここで強調したいのは、自発動作は行気時の動作とは全く違うということです。行気は積極的に意識を用いて内気を巡らせるアプローチですから、動作は意識でコントロールしています。

３．内在操作

外在の動作、姿勢を鏡に映すと、それは分かるようになりますが、内在操作の場合は目に見えないため、"心の眼"（感覚）で見つめることをするしかありません。つまり内在操作は自分の感覚で姿勢或いは動作を調整することです。これは、練功上のもう一つの難所で、特に普段の姿勢に問題がある方々が、正しい姿勢になるまでには時間がかかるようです。

（1）頭頚部

要領は"頭正頚松"—頚椎を自然に伸ばして後頭部と首を楽にさせます。

方法としては、まず"百会"というツボの位置を把握します。顎をわずかに引いて、百会を意識しながら首を軽く伸ばします（百会上領）。感覚としては頭が百会と繋がっている糸に上へ吊られているようで、後頭部と後頚部が楽です。
【よくある錯誤】
　(1) 顎を引きすぎます。
　(2) 首を伸ばすと同時に肩をそびやかします。
　　　目は軽くつぶるか半眼にします。立位では、目は前方に向けるか前下方に向けます。
　　坐位では目は前下方に向けます。
　　　舌は軽く上顎に当てます。

（2）上肢

　要領は"松肩墜肘"―肩を下げて腕を自然に垂らします。
　"松肩"は肩の力を抜くことで、"墜肘"は腕を自然に垂らすことです。上肢の重心は肘に置きます。腋はタマゴを挟んでいるように、軽く空けます。
【よくある錯誤】
　(1) 肩をそびやかすことです。特に立位式では、手の位置を高くしすぎるか、或いは手に力を入れすぎて、肩に余計な力が入ることになります。
　(2) 腋を空けず両上腕で胸を挟みます。

（3）胸背

　要領は"含胸抜背"―上胸部（胸部三角筋）を軽く緩めて、背骨を自然に伸ばします。
【よくある錯誤】
　(1) 胸を広げることです。人体の胸椎上段には一つの生理彎曲があります。この彎曲を無理に伸ばすと、上胸部及び上背部に余計な力を入れてしまいます。
　(2) 背中に力を入れて背骨を無理に"真直ぐに"します。

（4）腰臀部

　要領は"伸腰沈胯"―腰椎を自然に伸ばし、臀部を緩めてしっかり座らせます。
　座位でも立位でも、伸腰沈胯の操作は非常に重要です。なぜならば、人体の体重が主に上半身にあり、上半身のわずかな傾斜により、身体の重心が変えられ腰臀部に圧迫を与えて、下肢が不安定になります。座椅子式（平坐或いは端坐）では上半身を大腿と90度にします。腰を自然に伸ばし、体重を両大腿の付け根に置きます。
【よくある錯誤】
　(1) 胸を広げてお腹を前へ出します。
　(2) 上半身は後へ反らし、体重をお尻に置き、下肢に余計な力を入れてしまいます。

（5）下肢

要領は"軽松安定"―下肢に余計な力を入れず安定させます。

平坐式では、上半身を大腿と90度にして下肢をリラックスさせます。立位式では、膝を軽く曲げて足の親指を超えないようにします。陰部と下腹部を軽く収縮し、お尻を座らせて体重を平均に両足の後半におきます。

【よくある錯誤】
(1) 膝を前へ曲げすぎて体重を膝に置くことになります。
(2) お尻を後へ出しすぎて体重を膝及び足前部に置くことになります。

4．調身要求と要領

1．調身の要求

①立身中正

気功学には、"站如松"、"座如鐘"、"行如風"、"臥如弓"という"練功四象"、つまり練功要求があります。姿勢は大自然中の松のように、樹根がしっかりと地下に下ろして、樹幹がちゃんと上へ向かって伸び枝葉が空間に広がります。樹幹は、人体の背骨にあたります。百会穴を意識しながら背骨を自然に伸ばし、松樹のように体を伸びやかにすることは"立身中正"と言います。詳しくは"五正五平"という要求があります。

"五正"：上丹田（印堂穴）―鼻―中丹田（膻中穴）―臍―下丹田（気海穴）という五つの点が一直線になることです。

"五平"：両目、両肩、両股、両膝、両足指という五つの部位を揃えることです。

"中軸線"：百会穴と至陰穴の連結線です。目に見えないが、とても大切な要素です。中軸線は、立位ではやや後ろ傾きに、座椅子ではやや前傾きに、盤座では真っ直ぐにします。

上半身の立身中正は、中軸線をしっかり立てて、両手及び内臓をこの中軸線にぶら下げているようにします。

下半身の立身中正は、"尾閭対足跟"という要求があります。馬歩のポーズをする時に、尾骶骨から床へ垂直線を引くと、ちょうど両かかとの連線の中点に当たります。

②松緊適中

姿勢でも動作でも、"緊張せず緩めず"という要求を指しています。

③上虚下実

動作では、上半身及び両手が柔らかく緩やかに展開するのに対し、下半身がいつもしっかりと安定している状態を保ち続けます。人の身体は、大自然の中で生命力溢れてたくましく生きている樹木に例えれば、手が空間に伸びる枝葉で、足が地面に深く下ろした根です。

姿勢操作においては、身体の重心を身体の下部に、—立位では足裏の後半に、座椅子では両大腿の付け根に、盤座では至陰穴の辺りに置きます。

また、上虚下実にもう一つの内容は、意念をなるべく下丹田や至陰穴、涌泉穴などの下方に置くことです。

２．調身要領

①百会上領

身体が百会穴よりぶら下がっているようにイメージします。

②松静自然

この"松静自然"は気功練習の最も重要な要領で、いわゆる気功境界に入る"必然之道"です。詳しくは《練功の基本要領》を参考にして下さい。

５．調身の意義

（１）錬精化気

中医学では、精（物質）を気（機能）に昇華させることを"気化"といいます。調身は身体の気化機能を促進する作用があります。

現代医学から見れば、運動或いは緊張せず緩めずの姿勢を保ち続けることは、新陳代謝の促進を始め、神経系や内分泌系、免疫系によい影響を与え、生命力が高められます。

（２）疎通経絡

運動或いは緊張せず緩めずの姿勢を保ち続けることは、血液循環をはじめ、リンパ液の循環、組織液の循環にもよい影響を与えます。

第４節　調心、調息、調身の三位一体

調心、調息、調身の三位一体の意味は気功境界を指しています。動功法でも静功法でも、練習の目標としては、三調操作を通して気功に特有の世界に入るということです。三位一体の状態では、意識活動が非常に弱く、心と身体は一つになったという感覚が現われ、これを心身一体感と言います。また、時には意識活動はほとんど無く、呼吸だけが外部世界と繋がっている感覚が現われ、これを宇宙一体感といいます。このような感覚は動功より

静功に多く出現するようです。このような状態では、心身ともリラックスし健康に非常に良い影響を与えるのです。

では、三位一体になるためにどうすれば良いでしょうか？

（1）合併法

合併法は三調中の一項をメインに練習し、熟達してから次項を練習し、最後は三項を合併する練習方法です。

一般的には調身→調息→調心→三位一体の順で行います。動功法では、合併法が常用されています。

（2）引申法

引申法とは三調中の任意の一項を"頂点"まで練習し、他の二項が自然に付いてきて最後は三位一体に達成する練習方法です。

一般的には、調息が多く採用されています。静功法では、引申法が多く用いられています。

（3）行気法

行気は気功学に最も重要な概念の一つです。気功という名前は、もともと行気と言われて来ました。行気の意味は、呼吸と意念、また気感と姿勢（動作）を合わせて内気を巡らせることです。行気は、意、気、形を三位一体にするための重要な訓練方法ですし、大切な治療手段でもあります。行気方法は、行気のルートにより数種類に分けています。

１．降気

降気は、文字通り内気を上から降ろすことで、放松作用があります。方法は、呼気に合わせて内気を身体のある部分の上端から下端まで降ろすようにイメージします。放松功や一般静功法では、降気を採用しています。

２．昇気

昇気は内気を下から昇らせることで、気を補う作用があります。方法は、吸気に合わせて内気を身体のある部分の下端から上端まで昇らせるようにイメージします。小周天功では、昇気法が用いられています。

３．横行気

横行気は、内気を円形に広げることで、開合作用があります。方法は、吸気に合わせて内気を身体のある部分の円心から円周まで広げるようにイメージします。この行気法は局部治療によく使用されます。

４．丹田行気

丹田行気は、内気を丹田（中心部）から末端に巡らせる方法で、開合作用があります。上丹田→下丹田、中丹田→手、下丹田→足という三つのルートがあります。方法は、呼気

に合わせて内気を丹田から末端に流すようにイメージします。一般静功法や放松動功などは、この行気方法を採用しています。

5．経絡行気

　経絡行気は、内気を経絡の巡行線に沿って巡らせることで、経絡暢通作用があります。方法は、吸気に合わせて内気を経絡の末端から臓腑に、呼気に合わせて内気を末端に流すようにイメージします。五行掌(動功)、大周天(静功)などはこの行気法を採用しています。

6．臓腑行気法

　臓腑行気は、中医学的な臓腑（西洋医学の臓器ではない）と相応する部位（場所）における行気です。肺（大腸）→胸部、心（小腸）→上腹部、脾（胃）→下腹部、肝（胆）→両脇、腎（膀胱）→腰、心胞（三焦）→中丹田〜下丹田の間。横行気が採用されていますが、両脇では降気法です。六字訣功は臓腑行気の代表功法です。

　行気は、意、気、形の三者を上手に合わせて内気を巡らせる手段として、どの功法においても欠かせない内容です。三者の中では、呼吸操作が一番難しいです。特に吸気と合わせる行気は、頭痛や胸苦しいなどの不良反応を引き起こしやすいために、初心者は無理をしないように注意しなければいけません。また、行気をやりすぎると、逆に緊張を起こしますので、気感に合わせて必要な時に行われれば結構です。

　気功は健康法であり、"技"或いは"芸"でもあります。練功は不断の努力によって技を磨き、芸の頂点に向かって堅実に一歩一歩登っていくプロセスです。個人の情況によって頂点に到達できないことも当然ありますが、それは何も気にする必要がありません。練功の目的は元気のためですから。

第2章　功法概述

功法は気功学の核心部分です。具体的功法に入る前に、功法の種類、練功の要領及び注意事項、練功中の反応などについて理解する必要があります。

第1節　功法分類

1．気功理論による分類

気功理論により、気功を医学気功、道教気功、仏教気功、武術気功、儒教気功と分類しています。詳しくは第一章を参考にして下さい。

2．動静形式による分類

気功のすべての功法は動静の形式で分類できます。

（1）動功法

動功は名前の通りで身体を動かす功法です。動功はまた外功と言い、《易筋経》や《八段錦》はその代表です。動功の主な作用は肢体の運動により、経絡を疎通し、気血を巡らせ、臓腑の働きを高めます。

動功には"外動内静"と"鋼柔相済"という特徴があります。外在の身体は動いているが、内在のこころ及び呼吸活動は静かにしています。

動功法は、中国武術の"内家拳"（太極拳、形意拳、八卦掌など）の影響を受けて、以下五つの特徴があります。

① "円"
　動作は弧線が多く、まるで円を描くようにしています。
② "慢"
　慢は、ゆっくりと行うことです。
③ "連"
　川が流れるように途切れなく、最初から最後まで一つのペースで行います。
④ "柔"
　柔には二つの意味があります。一つは "放松" のことで、余計な力を抜けようということです。もう一つは、動作の幅度及び呼吸の深さを自身の状況に合わせて、無理をしないことです。
⑤ "内"
　内にも二つの意味があります。一つは "外動内静" のことで、つまり "身体の声" を聞きながら行うことです。もう一つは、動作をできるだけ呼吸に合わせることで、呼吸に合わせられれば内在の "精、気、神" を鍛えることができます。

（2）静功法

　静功とは、身体を大きく動かさない功法です。静功はまた内功といい、《一般静功法》や《静功・内養功》、《小周天》はその代表です。静功の主な作用は神を養うことです。
　静功には "外静内動" の特徴があります。外在の身体は静かにしているが、内在的には感覚（気感）が現れたり、積極的に呼吸を調整したりすることが盛んに行われています。
　ここで強調したいのは、動功でも静功でも調心、調息、調身という三つの要素が一つも欠けてはいけないということです。動功は確かに調身がメインとなっているものの、調心と調息が要らないわけではありません。逆に静功は調心がメインとなっているものの、調身も絶対必要なのです。動功にしても静功にしても、目標は三調の三位一体つまり "心身一体" となることです。心身一体になっている状態では動功と静功の区別が無くなるわけです。

3．三調操作の特徴による分類

1．導引流
　調身が中心となっている功法です。《易筋経》や《練功十八法》など。
2．吐納流
　調息が中心となっている功法です。《内養功》や《六字訣》など。

3．静定流

調心が中心となっている功法です。《一般静功法》や《禅密静功》など。

しかし、どんな功法にしても"三調合一"つまり三位一体が練功の目標ですから、調身がメインとなっていても調息と調心を無くしてはいけません。

第2節　練功の基本要領及び注意事項

気功には多種類の功法があります。どんな功法でも守らなければならない共通の要求と規則があります。これは練功の基本要領及び注意事項です。

1．練功基本要領

功法により練功要領が違いますが、基本要領とは、すべての功法にある共通の要求です。要領を学習、理解し、気功実践で応用、把握できれば、気功という健康法を早めに身に付けることに役立ちます。ただ、要領というものは勉強だけではなく、やる内に心身で感知し、身体で覚えていくのです。

1. 『松静自然、準確霊活』—心身ともにリラックスして、操作（動作、姿勢、呼吸、意念）を正しく行ったうえで自己流へ

この"松静自然"は気功練習の最も重要な要領で、いわゆる気功境界に入る"必然之道"であり、登竜門でもあります。

"松"とは中国語の"放松"（筋肉の緊張を緩める）という言葉の略語です。放松は心身ともリラックスし全身の余計な力を抜いて（内臓も含む）、外的には伸びやかな姿勢をし、内的には隙間のあるような"通暢感"が感じられる状態です。放松の調整活動には"心の眼"が中心的な役割を果たしています。放松は決して身体をだらりと下げていることではなく、積極的に姿勢を調整するプロセスです。気功学には"形松意充"、"形松気充"があります。穏やかで余裕のある形は内気の流れを良くするだけではなく、精神の安定にも良い影響を与えます。

現代運動生理学の研究によると、内臓の筋肉も含めて、筋肉がある程度の"緊張"を持っている状態での、その筋肉の所属する臓器組織の血液供給量は、弛緩した状態よりも多いと言われています。筋肉が過度に弛緩する状態では逆に供血が悪くなり、臓器、組織の機能低下を起こしてしまいます。ですから、放松は身体の筋肉が適度な緊張を保っている状

態です。

　気功は現代西洋スポーツと違います。後者の場合は高く飛んだり早く走ったり、筋肉が最大限に収縮する運動方法をとっています。気功の場合は筋肉の収縮だけではなく、意念と呼吸の力を合わせて、人体の血液循環を改善するアプローチになっています。もし気功練習後に100メートル走をした後のような"筋肉痛"を起こしたならば、おそらくそれは練習がうまく行っていない証拠です。練習中にどこかに余計な力が入っていたかもしれません。

　"静"とはただ身体を動かさないということではなく、精神安定─心が穏やかな状態を指します。精神安定は頭の中に一切の雑念もなく、何も考えていない状態ではなく、意識活動が外部世界より身体内部に集中していることを言っています。雑念が入っても構いませんが、せめて積極的な思考活動をやめなければなりません。

　"静"のもう一つの意味は呼吸がゆっくりとした状態を指します。

　"自然"とは大自然のことではなく"無理のないさま"や"おのずから""自己流"などを意味しています。動作の振幅度は自身の情況に合わせます。身体の力を抜いてゆっくりと捻ったり、回したりします。呼吸は初心者では自然呼吸から始まって徐々に深い腹式呼吸へ慣らしていきます。練習中に息苦しさを感じたら、すぐ自然呼吸に戻します。意念は功法によって必要な時に入れます。頭が重だるいなどの緊張感が現われたら、直ちに余計な意念を停めて、目も開けて思考活動をありのままにします。

　当然ながら、姿勢、動作、呼吸、意念などの基本要素を正しく操作できないと、練功がなかなか深められません。ですから練功は、最初から自己流にしてはいけないのです。たとえ初段階でうまく行かなくても、練功要求に向かって一歩一歩近づいていく努力が必要なのです。

　気功の気は元気の気です。決められているものに拘らず、気功を自己流のものにしてそれによって元気になれば良いのです。ある意味では、気功は最初から遊びの気持ちでやっていけば、むしろうまく行くのかもしれません。

2．『動静結合、練養相兼』─動と静のバランスをとり、鍛錬と調養は共に大事に

　動静結合は二つの意味があります。一つは動功と静功を併用することです。気功学では動は陽気を生じ、静は陰気を生じます。人体陰陽のバランスを考えれば動功と静功の併用は得策なのです。

　もう一つは練習中の"外動内静"或いは"外静内動"を指します。外在の動の時に心を内の世界に集中させ、安静にさせなければなりません。また、外在の静の時に内の世界にある内気を巡らせます。

　臨床現場で見ると、慢性病の回復においては、自分の力つまり自分の生命力を高めることは一番大切なのです。生命力を高めるには鍛錬と調養のバランスが重要です。鍛えるこ

とが当然大事であるが、やりすぎは身体に害になります。具体的には、調心（意念）、調息（呼吸）、調身（動作、姿勢）の何れも力まないように行います。

3．『循序漸進、持之以恒』―無理せず焦らず、徐々に上達していき、あきらめず続けていきます

　初心者はまず動作を憶え、動作を熟知してから呼吸に合わせるようにします。呼吸も自然呼吸から徐々に腹式呼吸に変えていきます。動作が呼吸と一体化したら意念を入れてみます。意念・呼吸・動作の三位一体、いわゆる気功状態に入ることを目指します。

　また、気功療法は自己鍛錬の方法であり、鎮痛剤のような即効性はありません。効果は功の深まっていくプロセスに徐々に現われます。大切なことは絶えず続けていくことです。

２．注意事項

　気功は心身両面を調整する健康法であり、穏やかなスポーツでもあります。気功を安全に行い、順調に気功境界に入るために以下の注意事項を守るべきです。

（１）練功前

(1) 練功の30分前に激しい運動を停止し、心身ともリラックスします。服装はなるべくゆったりしたものを薦めます。運動靴でも良いが、できれば裸足か靴下だけを薦めます。
(2) 練功に入る前に、ストレッチを中心とする準備運動を行います。
(3) 過食と飢餓を避け、大小便を済ませ、少量お湯を飲みます。
(4) 室内でも室外でも、安静な場所を選びます。

（２）練功中

(1) めまいや疼痛などの体調不良が起こったら、速やかに中止します。
(2) 大小便や排気（ガス）、咳などは我慢しないようにします。
(3) 静功中では眠気を我慢できなかったら臥位に変えます。

（３）練功後

(1) 静功後は意識を丹田に集中し、必ずストレッチをします。
(2) 動功後は収式を大事に行い、軽く身体を動かします。
(3) 冬でも夏でも、温かいお風呂を薦めます。

　その他、女性は生理中に無理な腹式呼吸を避け、自然呼吸にします。重症病の治療を目

的とする場合は房事（セックス）を避けるべきです。悪天候では室外練功を禁止します。

第3節　静功による練功反応（静功中の気感）

1．練功反応の意味と意義

　静功は三調のアプローチにより、脳の興奮性を抑えて脳の調整機能を高める健康法です。静功練習中は思考及び感情活動が抑えられ、脳が覚醒でもない睡眠でもない、また日常生活でもない特殊な状態に置かれています。この状態では、人体の心身両面にさまざまな変化が現れ、気功学ではそれを練功反応或いは"気感"と言います。
　つまり、練功反応とは静功中に現れた感覚及び心身変化です。
　練功反応には、心が"愉快"と感じるものもあれば、その反対もあります。しかし、これを"良い"或いは"悪い"と分けることは出来ません。なぜならば、練功反応があってこそ練功効果が得られるためです。たとえ不愉快な練功反応が出ても、良い効果に繋がっていくかもしれません。
　人体生理学から見ると、静功法は主に上位中枢の思考及び感情活動を抑えて、脳の調整機能を下位中枢に"任せる"ということです。愉快な感覚にせよ不愉快な感覚にせよ、どちらもこの"任せる"ことによる結果です。
　当然ながら、多くの理論と実践経験から、三調のアプローチを正確に操作出来れば、一般的な感覚或いは愉快な感覚が多く現れます。気功は"陰陽平衡"という哲学を実践する健康法であり、科学的な方法ではまだ把握できていません。
　では練功者はどの様にして練功の質と程度を把握できるのか？これは、現時点では外的な基準より、前述の内的な感覚に頼るしかないと思います。　そういった意味で"一般性感覚"を一つのバロメーターと見なしても良いでしょう。
　練功反応は、気功学の重要な内容であり、練功の質を把握するにも大切な参考材料でもあります。それを正しく理解し把握できれば、不必要な試行錯誤を避けて練功の近道を手に入れることが出来ます。また、良好な練功反応は心をさらに穏やかにさせ、意識を感覚に集中することによって入静状態を長く維持できるようになります。

2．練功反応の特徴

　静功練功反応における温熱、唾液分泌などの少数の生理学反応以外は、ほとんどが自我感覚（気感）です。この自我感覚には以下の特徴があります。
（1）気感は三調操作によって自然に、或いは無意識的に現れるものであり、決して主観的に求めるものではありません。無理に求めると、逆に緊張を起こし、練功に悪い影響をもたらします。
（2）感覚というものは、なかなか言葉では的確に表現できない一面を持っています。
（3）一般感覚或いは正常感覚は、一定の練功経験があり、三調操作を正確に行う事が出来る練功者が体得できるもので、初心者では三調操作を工夫しながら自然に体得していくべきです。
（4）気感は練功情況を把握する一つの参考材料ですが、練功の目標でもないし練功効果そのものでもありません。
（5）気感はダイナミックなものであり、出たり消えたりするものです。
（6）気感の体得は個人差が大きくあります。一般論的に、入静はその深さ（程度）により初級、中級、上級に分かれています。気感を体得することは個人の練功経験及び身体素質によるものの、経験を積み重ねていけば、誰でも体得できるものです。

3．正常感覚

（1）一般感覚

　一般感覚とは、三調操作を正確に行う状況下で現れた感覚を指します。おおまかに初級（初期）、中級（中期）、上級（晩期）に分かれます。また、練功経験の深さによっても初級→中級→上級と分けられ、さらに一回の練功中でも時間順により初期→中期→晩期に分けられます。

1．初級（初期）入静の感覚
　①松の感覚
　放松或いは"降気"による感覚です。緊張せず緩めずの"形"を取って、ゆっくり呼気に合わせて頭から内臓も含め手足の先まで、緊張をほぐします。"心の眼"で身体の隅ずみを内観し、何処にも余計な力は入れません。とくに頸部と腰部は快適に感じます。ゆっくりとした呼気時に、気が手足まで届いた感じがあります。呼吸は意のままに行えます。心にはさまざまな雑念があっても、いやな思いがほとんどありません。心身ともリラック

スした状態です。

②気の充実反応

放松活動を伴って現れた心身変化、主に自律神経による生理学的な反応です。身体の温熱、唾液の分泌、胃腸蠕動増強、涙の分泌、筋肉系の緊張緩和、呼吸緩慢などです。

初級入静の感覚を体得できない原因及び修正方法：

①練功者自身の緊張

初心者に良く見られます。三調の内容及び要領を把握できず、姿勢或いは呼吸、特に雑念を気にしすぎて逆に緊張を起こしてしまいます。

まずこれは、いたって"正常だ"と受け止めて下さい。誰にしても避けて通れない道です。三調操作の要領を理解し、身体とこころを練功に慣らして続けていけば徐徐に体得できるものです。

②準備不足

静功を始める前の脳に緊張を来たす脳力労働や、情緒興奮、心身の過度疲労などが入静できない原因となっています。

このようなときは、しばらく休むか、軽い身体運動を行ってから練功しましょう。脳の興奮がどうも抑えきれない場合は、練功をしないほうが良いでしょう。

③病理性緊張或いは緊張心性

神経症を始め、心理緊張によって起こるいわゆる心身症性疾患の持病がある方々は、頭痛、頭が重い、背痛、肩こりなどの病理性緊張が現れやすくなります。また、人には異なる心理素質パターンがあり、緊張心性のある方は、練功初期に緊張を起こし易く、なかなか入静できません。

気功は優れた緊張緩和作用があるので、このような症状或いは緊張があっても練功を続けていくべきです。姿勢は端座式に拘らず、靠座式（寄りかかる）、立位式を活用してもよいでしょう。呼吸は自然呼吸に。意念は体外の対象を意守するか、守内の場合は意識を一箇所に集中しないようにします。雑念が多い時は"数息法""黙然字句"を活用しましょう。静功を始める前に必ず散歩や保健功などを一度行って心の緊張を緩和しましょう。凝りや痛みなどの症状は自己按摩でほぐしてから練功に入ります。著しく不安を感じたりする場合は、服薬も含めて治療が必要です。

初級入静は深い入静の基礎或いは入り口に当たります。この"初"は決して"簡単"を意味するわけではありません。気功実践において、この"初"が一番難しいかもしれません。多くの気功に興味を持つ方々は、緊張症状或いは緊張心性の影響で、この入り口でつまずいてしまいます。原因はさまざまですが、一番の難所はやはり"調心"にあるのではないかと思っています。"緊張緩和"という重要な医療的アプローチを身に付けて、養生或いは治療の武器とするのは、そんなに簡単なことではありません。それに気づくことも、調心の一環です。また、意念を運用し雑念を払うこと自体、心的緊張を増幅させることもあ

るので、初心者或いは緊張心性の方は調心を余計に要求しないほうが得策でしょう。

初心者或いは経験不足の方々は、どうも"結果"や"達成"、"効果"を求めがちで、三調操作を力んで逆に緊張を起こします。初段階では、姿勢と呼吸を重点に置き、意念を入れたり、"意のままに待ったり"したらいかがでしょうか。

２．中級（中期）入静の感覚

中級（中期）入静は初級（初期）入静を基礎とし、心身ともリラックスする快適感（楽感）が中心となる感覚です。

身体面では、ふわふわと水の上に浮いている、ぽかぽかする、ゆったりしている、エネルギーが丹田（中心部）から湧いてくる・・・などの感覚が現れます。

呼吸面では、気持良くゆっくりとした深呼吸となります。また、呼吸が自然に意念に付いていきます。

意識面では、雑念及び外部の影響があっても、すぐに排除でき、いやな気持を感じません。意識をからだのどこかに置くとそこが楽と感じます。

中級入静は意識と呼吸と感覚がほぼ一つとなり、無意識的に"この楽な状態"を続けて行きたいという境界になります。

中級入静を体得できない主な原因及び修正方法：

①初級入静を体得する経験が足りません

初級入静から中級入静へ行くプロセスは、自然でかつ無意識的な境界です。求めて来るものではありません。功は下から積重ねて上へ上達するものですから、初級入静経験を重ねれば自然に中級入静を体得できるようになります。

②入静境界を求めようとします

中級入静は意識活動をコントロールすることが一番大切です。意守丹田などの意念をうまく活用して、意識を安定した感覚に集中することで、ついに感覚と一体化されます。やってはいけないことは、意念を放棄し"入静境界を求める意識"が強くなると逆に緊張を呼び起こしてしまい、快適な境界が壊されいやな気分になり、入静ができないばかりか練功自体を焦ってしまいます。

何をも求めない、自然に任せるという気持ちで身体内、外の環境変化に合わせながら練功に臨みます。何らかの原因で入静の境界が壊されても、いやな思いを起こさず、"一"から始めれば結構です。

③三調操作に無理があります

端座或いは盤座フォームを長く維持できず、圧迫で痛みや痺れが出ても我慢する。息苦しく感じても深呼吸をする。雑念を払うことを目的として過度に集中するなどが多く見られます。

60分コースの場合、前半は端座フォームで行い、後半は靠座フォームに変えても良いでしょう。呼吸はいつでも自然呼吸に。意識活動は意念を適当に活用して、"静観"或い

は"意のままに待つ"部分を増やしていきます。

3．上級（晩期）入静の感覚

　上級（晩期）入静は中級（中期）入静を基礎とし、虚無感が主な感覚となります。

　身体面では、身体がとけたように周囲と一体になった、丹田だけが生きているような感覚が現れます。（体無）

　呼吸面では、細く、長く、均等、深くの腹式深呼吸が綿々と続く、吸気と呼気の間にむらが無く、呼吸自体があるような無いような感じで、身体全体が呼吸をしているようです。（息無）

　意識面では、意識がはっきりしているものの、内の快適な感覚が深まって外界の刺激に簡単に反応しません。思考及び感情活動が止められてこころもまるで無になったようで、至福感が生まれます。（心無）

上級（晩期）入静を体得できない主な原因及び修正方法：

　中級の同じ部分を参考にしましょう。

　ここで強調したいことは、上級入静を体得できるかどうかは、教室練功の条件を超える社会生活の状態にも関わっています。気功の多くの内容は仏教気功から来ています。都市を離れ山中のお寺で生活していた修士たちの体験は、山を離れて都市生活を送っている我々現代人にとってはいささか難しいと思われるようです。ただ、この境界を体得できなくても、練功の意義が無いわけではありません。登山を例に挙げると、登頂できれば当然感動するほどの景色を見る事ができますが、"鍛えるため"という意味で言うと、半分或いは三分の一まで登ってもそれなりの意義が十分あります。登頂はあくまで目標としましょう。

（2）特殊感覚

　特殊感覚とは練功中に現れた不確定性、一過性の感覚を指します。常見されるのは以下数種有ります。

　①"熱"。

　　局部或いは全体に温い、或いは熱いと感じます。

　②"冷"

　　局部或いは全体に涼しい、或いは冷たいと感じます。

　③"長、短"

　　片方或いは両方の手足、或いは上半身が長く、或いは短くなったと感じます。

　④"軽、重"

　　片肢、片身或いは全体が軽く、或いは重くなったと感じます。

　⑤"跳"（ぴくぴく）

　　局部がぴくぴくします。

⑥ "痒"
　局部或いは全体が痒いと感じます。
⑦ "渋"
　片肢、片身（左右）、局部に気が通らないと感じます。
⑧ "滑"
　片肢、片身（左右）、局部に気が異常に通ると感じます。
⑨ "伝経"
　気が経絡の線路に沿って通っていると感じます。
　このような特殊感覚は以下の特徴があります。
（1）局部的なものが多く、短時間に出没します。
（2）それを意識すればするほど強くなり、意識しなければ自然に消失します。
（3）行気を行うときに現れやすく、意念と呼吸を強くすればするほど感覚も強くなります。
　このような特徴のある特殊感覚に対して、どのような態度を執り、またどのように対処すれば良いのでしょうか？
　まず、特殊感覚は神秘的なものでもなく、良いもの悪いものとも言えず、出ても驚かず去っても惜しまずに自然に任せます。
　意識がそれに惹かれないように、意守丹田などに集中します。
　行気は陰陽平衡の原則に則って自分の意識と呼吸を用いて自己調整するアプローチです。行気によりさまざまな感覚が現れます。功法により行気の利用方法が違います。例えば、《小周天法》では、行気をやや強くして丹田或いは経絡（督脈、任脈）に熱い反応を起こします。《一般静功法》では、行気を軽く行い、緊張を解し"楽"になれば良いという使い方です。また、行気を治療の手段とするときは、できるだけ指導のもとで行うべきでしょう。
　気功実践から見ると、病理性緊張或いは緊張心性の方は、特殊感覚を起こしやすいのですが、これは決して悪いことではありません。なぜならば、それに気づくことにより自我認識を深め、それを気にせず自然体になることによって"こだわり"という心性を修正することもできます。気功の良さはこの辺りにあるのではないかと思っております。

（3）局部感覚と全体感覚

　気功の効果は主に全体感覚と関わるようです。局部感覚より全体感覚を大切にしましょう。
　当然ながら、局部治療を目的とする場合は話が別ですが、指導のもとで行うのはお薦めです。

4．異常反応

　頭痛や頭重、背痛などの異常感覚は、その人の健康状態や身体心理素質、練功経験などに関わります。それらは、練功をやむを得ず中止したり、気功自体にいやな気持を起こしたりする主な原因となっています。指導者が練功者と一体となって原因を究明し、それを克服することは練功における大切な内容です。

（1）頭重、頭部の充満感

1．主な原因
　①病理性緊張。②練功自体の緊張。③意念使用過度。④意識を頭に集中しすぎ。⑤顎を引きすぎ。⑥無理に深呼吸をするなど。

2．修正方法
　練功にまだ慣れない間、或いは気功の入り口では、三調操作を意識しすぎて逆に緊張を起こします。たとえあったとしても、いたって正常なことです。調身では、顎を軽く引き頸部を楽にします。呼吸は自然呼吸に。意念活動は"する"と"待つ"のバランスを取って意識を丹田（中、下）或いは足先に置きます。待つときに、目を開けて意のままに任せます。吐くときに"そー"を黙念します。

（2）背痛

　背痛は頸から腰にかけて痛くなったり、凝ったり、重だるくなったりすることを指します。

1．主な原因
　①姿勢を気にしすぎ。②顎を引きすぎ。③背骨を反らせて胸を張り、お腹を前に出す。④下準備不足など。

2．修正方法
　普段、背痛がある場合は練功に入る前に保健功を行ったり、自己按摩をします。腰と大腿を90度に背骨を自然に伸ばし、緊張せず緩めず"形"を作ります。

（3）雑念紛紛

1．主な原因
　①すべての雑念を"敵"と見なし、追い出そうと努める。②功を焦って求めすぎ。③下準備不足など。

2．修正方法
　心身をリラックスすることは練功の最も大切な目標であることを忘れず、ゆったりした

気持で臨みます。いやな感情を伴わない雑念はあまり気にしないようにします。静功に入る前に軽い運動を行います。興奮情緒をどうしても抑えきれない場合は練習を中止しましょう。

（４）すぐ眠くなる

１．主な原因
①抑制型脳。②過労。③時間帯が合わないなど。

２．修正方法
半眼にするか目を開けて行います。意念を強くして集中力を高めます。例えば、丹田を揉みながら丹田発熱をイメージします。両手を頭上に伸ばし"気を手先に送る"とイメージします。吸気後、息を軽く止めます。時間帯が合わない場合は30分くらい寝てから行います。

（５）特殊感覚の誘導性増強

１．主な原因
①特殊感覚或いは局部感覚に惹かれ意識的に増幅させる。②病理性緊張。

２．修正方法
意守点を丹田に置くようにします。"する"より"待つ"時間を延ばしましょう。

（６）その他—眩暈、激痛、息苦しい、落着かないなど

１．主な原因
①病理性緊張。②一過性練功緊張。

２．修正方法
楽な姿勢を取って自然呼吸にします。なるべくその場を逃げず徐々に慣らしていきます。

練功現場で見ると、異常反応もやはり緊張性疾患或いは緊張心性の方々に現れやすくなります。しかし、それをうまく処理すれば病理性緊張による諸症状を除去する効果があります。ですから、たとえそうなったとしても落胆せず頑張っていくべきです。具体的には、意、気、形それぞれの要素を正しく把握し、無理せず自分に合うものを選んで合理的に運用することです。

5．練功反応について現代医学的理解

（1）練功反応が現れる原因

　静功は脳の過度思考、それに伴う感情活動を抑えることによって脳の調節機能を高める健康法です。脳の興奮度が抑えられても睡眠（高度抑制）までは到っていません。たとえ上級入静にしても、これは高度集中による結果であり、決して浅い睡眠（うとうとする）ではありません。このような状態では、思考と感情活動が抑制されますが、感知覚については、はっきりしているばかりか、意識活動が外向性から内向性に転換することによって増幅されることも有りうることです。これがさまざまな練功反応の生まれる主要な原因と思われます。また、人脳はダイナミックに人体を調整しているので、感覚は安定せず瞬時に変化します。

（2）一般感覚を多く体験する必要があります

　人脳の調整活動は即時型です。感情と思考活動を抑えれば、神経—内分泌軸中心となる調整活動は、日常生活と違うパターンで即時に作動し始めます。とくに自律神経系による調整活動が即時作動し、さまざまな生理反応と感覚が現れます。一般反応中の"松"、"初級入静"、"気の充実"などの反応は自律神経系の調整活動と関連していると見なしても良いのでしょう。このような感覚及び反応を多く体得することは、練功の質を高め、練功の効果を高めることに繋がっていると思われます。

　中級入静の楽感と上級入静の"宇宙一体感"は脳内神経伝達物質の変化によるものであろうと思われます。心身の調整に良い作用を与えるにはより多く一般感覚を体験する必要があります。ただし、体得できるかどうかはあまりに個人差が大きく、無理に追求するのは禁物です。また、脳内伝達物質分泌は日内変動リズムがあるので、練功時間の選択及び一回あたりの練功所用時間については、課題がまだ多くあります。

（3）"道法自然"—求めすぎず

　社会心理学のサイドから見れば、人は無理に求めすぎること（実は客観的事実を無視する甘える心性の過度膨張）によって過剰な思考、過剰な感情反応を起こします。それで、脳内環境を破壊し、脳の調整機能を低下させさまざまな病気を引き起こします。また、気功は三調のアプローチを積極的に運用するものの、これで何かを求めているのではなく、"過"を抑えて平衡（無）に向かわせるためのものです。過を抑えればその後は自然に任せましょう。話はやはり"道法自然"、"松静自然"という大法に戻りましたね。

― 言葉の区別 ―

１．練功反応と練功効果

　練功反応は練功中に出現する感覚及び心身反応です。

　練功効果は気功を行うことにより、現われる良性結果です。

　両者には相関性があるものの同一のものではありません。不愉快な練功反応があっても、良い効果を得る可能性もあります。

２．練功偏差と異常反応

　練功偏差とは、気功を行うことによる心身障害です。気功性障害とも言います。　異常反応とは、練功方法不当により、練功中に出現する一過性の不愉快な感覚、反応です。

　異常反応を修正すれば練功偏差を避けることができます。

第3章 静功法

　静功とは、身体を動かさず特定の姿勢を保ち続けて三調を行う気功です。三調の特徴によってさまざまな功法がありますが、本章では《放松功》、《一般静功法》、《内養功》、《小周天功》、《站桩功》という五つの静功法を代表する功法を紹介します。
　静功の目的は"積神化気"です。現代医学的に見れば、積極的な三調活動を通して脳内ホルモンを調整し、自律神経系、内分泌系及び免疫系の機能を高めます。

第1節　放松功（ほうしょうこう）

　放松とは、心身ともリラックスしている状態です。身体面では、余計な力を抜いて、緊張せず緩めずという姿勢を取り、外見的には伸びやかになり、内在的には非常に"楽"と感じています。また、心も日常生活上の余計な心配と不安から離れて、非常に落ち着いています。気功学では身体面の放松を"松"と言い、精神面の放松を"静"と言います。松と静は気功練習の最も基本的な要領であり、また静功中の第一プロセスでもあります。どんな静功法にしても、放松状態にならないと高度な入静段階へは進めません。
　放松功は、主に意念と呼吸を合わせて緊張を解すというアプローチを採用しています。操作方法が簡単で、姿勢においては、立っても座っても横になっても構いませんし、また場所的にはどこでも行えます。初心者でも理解しやすく、憶えやすいのです。
　放松功は優れた緊張緩和作用があり、不眠症や高血圧、各種機能性疼痛などに対して、主選方法として応用されています。
　放松方法には、『意念放松法』や『振動放松放』、『按摩放松法』などがあり、その中では意念放松法が常用されています。

１．放松功の要領

　一口には気功の本質は、放松つまりリラックスするということにあるとも言えるのです。放松の要領を理解し早く体得できれば、気功が上達する近道となります。

（１）伸びやかな姿勢を取ります

　放松は、当然心身の緊張を解すことですが、筋を緩めすぎてだらりとしてはなりません。特に背筋を緩め過ぎると首も、腰も乃至内臓まで圧迫され、リラックスにならないばかりか、時間が長くなると痛みが出てくるのです。方法は、調身の内在操作を大切にし、伸びやかな姿勢を取ることです。

（２）気感を体得します

　血液やリンパ液、組織液などは、絶え間なく人体の隅々を流れています。気功学ではこれを気と扱っており、気が流れている感覚を"気感"と言います。

　人体の感覚は必ず何らかの刺激から発生したもので、刺激が無いまたは刺激の強さが小さければ感覚は出現しません。普段忙しい生活を送っている我々は、心を常に外の世界に向けており、身体内の微弱な刺激にあまり注意を払わないようです。気功は、意、気、形の三位一体が要求され、心を外の世界から内の世界に向かわせることが要求されます。一定の訓練をすれば体内の微弱な感覚、つまり気感が感じられるようになるのです。

１．運動気感

　肘を屈曲して、上腕二頭筋に力こぶができるくらいの力を入れ、その後ゆっくり緩めます。緩めるときに手と腕に感じるものは、運動気感と言います。

　この運動気感は特別なものではなく、体内で流動しているもの、例えば"血液"や"リンパ液"、"組織液"などが深部感覚神経を刺激することから発生した"流動刺激感"なのです。それはだれでも感じられるものです。

２．経絡気感

　運動気感に対して身体はまったく動かさず、伸びやかな姿勢を取る上で、自身の意念と呼吸を上手く合わせて誘発した感覚は経絡気感と言います。例えば、温熱感が中心部から手足の先へ広がっていくことや、"心という目"で見つめている部位のジンジンとするような、暖かくなるような感覚は経絡気感です。このような感覚は初心者では分かりにくいかもしれませんが、一定の訓練を受けることにより、だんだん感じてくるものです。

　要するに、運動気感は動功を行うときによく現われ、それに対して経絡気感は静功を行うときによく現われます。放松を上手くやれば気感が早く現われ、早く入静の状態に入ります。

（3）意念と呼吸を上手く合わせます

1．"心という目"で放松したい部位を見つめます

　気功学では、意識を集中し"心という目"で身体の内部を見つめることを内観と言います。例えば意識を下丹田に集中すると"内観丹田"といい、意識を命門穴に置くと"内観命門"と言います。放松は、まず内観から始めます。

2．意念と呼気を合わせて放松します。

　放松功に常用されている意念は、存想法つまりイメージです。例えばゆっくりした呼気に合わせて、放松したい部位は"海綿体"に水がしみ込んでいくように、或いは"パンの種"がふんわりと膨張するようにイメージします。

2．功　法

（1）意念放松法

1．調身

　座椅子、盤座、立位、歩行、臥位。意念放松法は主に他の静功法の静観期に利用されるため、姿勢操作は他の静功法に則します。例えば、一般静功法、站桩功の静観期の主要内容は、この意念放松法です。

2．調息

　初心者は自然呼吸で、熟達してからは腹式呼吸をします。

3．調心

　存想法（イメージ）が用いられて、以下数種類が常用されています。

①縦式放松法

　放松部位を内観しながら、ゆっくりした呼気に合わせて、内気をその部位の頂点から下端にゆっくりと流していくようにイメージします。吐き切ったときに意識がその部位の下端にあります。放松部位には、膨張感や重量感、気の流動感などの感覚が現われます。

　　◇例1：頭頸部放松

　　　頭全体を内観しながら、ゆっくりした呼気に合わせて、内気を天辺から頸と肩の結合部まで流していくようにイメージします。吐き切ったときに意識が下端にあります。

　　◇例2：全身放松

　　　身体全体を内観しながら、ゆっくりした呼気に合わせて、内気を上丹田から足底に向けて流していくようにイメージします。吐き切ったときに意識が足底にあります。

②横式放松法

放松部位を内観しながら、ゆっくりした呼気に合わせて、内気はその部位の中心部から周辺へゆっくりと拡散していくようにイメージします。

◇例１：足放松

足を内観しながら、ゆっくりした呼気に合わせて、足がパンダネのようにふわりと膨張していくようにイメージします。

◇例２：全身放松

全身を内観しながら、ゆっくりした呼気に合わせて、内気は下丹田から霧のように全身へ拡散していくようにイメージします。

③部分放松法

部分放松法は、初心者或いは情緒不安定の状態、例えば強い不安、緊張、不眠などに適用します。

Ⅰ．分段放松法

身体を数段に分けて、上から下まで逐次に放松します。以下の二種類が常用されます。

a：頭部⇒頚部⇒上肢⇒胴体部⇒大腿⇒下腿と足。

b：頭頚⇒肩腕手⇒胴体部⇒下肢。

一つの部位を３～６回行います。

Ⅱ．三丹田放松法

上、中、下の三つの丹田を用いて放松する方法です。

a：上丹田⇒下丹田。

ゆっくりした呼気に合わせて、内気を上丹田から下丹田に向けて、ゆっくりと流していくようにイメージします。吐き切ったときに意識が下丹田にあります。

b：中丹田⇒手。

ゆっくりした呼気に合わせて、内気を中丹田から指先に向けて、ゆっくりと流していくようにイメージします。吐き切ったときに意識が手先にあります。

c：下丹田⇒足。

ゆっくりした呼気に合わせて、内気を下丹田から足先に向けて、ゆっくりと流していくようにイメージします。吐き切ったときに意識が足先にあります。

一つの部位を３～６回行います。初心者では、手足の片方ずつにしても構いません。

Ⅲ．三線放松法

身体を前面、後面、両側に分けて、上から下まで放松する方法です。

a：第一条線（後面）

後頭部⇒後頚部⇒背中⇒腰⇒大腿後⇒下腿後⇒かかと⇒足心。

b：第二条線（前面）

顔面部⇒前頚部⇒胸部⇒腹部⇒大腿前面⇒膝⇒下腿前⇒足の甲⇒足親指。

c：第三条線（両側）

　　　　両側頭部⇒両側頚部⇒両肩⇒両上腕⇒両肘⇒両前腕⇒両手。

　　初心者の場合は、場所を分けて上から下まで逐次に放松します。熟達してからは、線の全体を放松します。例えば、第一条線を放松する場合は、ゆっくりした呼気に合わせて、内気を後頭部から足心に向けてゆっくりと流していくようにイメージします。一線ごとに3～6回を放松します。

　Ⅳ．局部放松法

　　病変部位だけを放松する方法です。例えば、C型肝炎は上腹部を、緑内障は眼窩を、頚椎症は頚部を、変形性膝関節症は膝を、肺がんは胸部を放松します。放松方法は、横向放松法が常用されています。

４．応用

　意念放松は、優れた緊張緩和作用があり、疲労回復及び交感神経緊張症候群に良い効果があります。姿勢、練習場所に拘らず何時でも何処でも行え、たった五分間でも効果があるため日常生活に活用しやすいと言う特徴があります。

　また、他の静功法の内観期のアプローチとして応用されます。

（2）振動放松法

１．調身

　両足を肩幅に開いて自然に立ち、全身をリラックスします。

２．調息

　自然呼吸をします。

３．調心

　病気や濁気（老廃物）を頭から足に向けて降ろし、排除していくようにイメージします。

４．方法

　膝関節を軸にして全身を振動します。特に両手首と両足首、両踵を振動させます。振動頻率は130～160回／分、時間は3～5分、振動後に3～5分安静にし、意守丹田をします。

５．功理と応用

　中医学的には、全身の規則的な振動は"降気"作用があります。現代西洋医学的には、緊張緩和作用があり、交感神経緊張症候群―頭痛やめまい、頚と肩凝り、不安、睡眠障害、機能性便秘、高血圧、緑内障、冷え性などに良い効果があります。

　また、他の静功法の前後に緊張を解すため応用されます。

（3）按摩放松法

　身体を叩いたり、擦ったりすることによって放松する方法です。具体方法は、《保健功》を参考にして下さい。

3．放松功の功理と応用

1．功理
①調整陰陽―自律神経調整作用

中医学的には、調整陰陽作用があり、西洋医学的には交感神経と副交感神経のバランスを調える作用があります。これは、主に意念とゆっくりした呼気とを上手く組み合わせた結果です。

②疎通経絡―血行改善作用

気功学では、"松"は"通"の前提となっています。"松"は方法或いは手段であり、"通"は目的です。放松功を行うと唾液が出たり、手足が暖かくなったり、痛みが軽減されたり…体が楽になったことは、気血が通暢された結果と言えます。これは、また練習がうまく行っているかどうかということを見るバロメーターでもあります。

2．応用
①放松功は医学気功の基礎功法です

動功にしても、静功にしても、放松することは一番大切です。また、気功のどんな流派でも放松は一番重要な内容になっています。

②放松は静功中の第一プロセスです。

静功法の主な目的としては、識神（言語脳、考える脳）の活動を最大限に抑えて、元神（非言語脳、古大脳）の機能を高めることです。そうなるためには高度な精神安定が要求されます。初段階の"入静"（雑念の少ない状態）から高等段階の"入定"（雑念のほとんど無い状態）を目指して練習していくプロセスです。そのプロセスの第一歩はこの放松です。

③心身のリフレッシュ効果

放松功は疲労を回復する良い方法です。とくにデスク・ワークによる精神緊張に対しては、優れたリフレッシュ効果があります。

④交感神経緊張症候群に治療効果

放松功は交感神経優位体質を改善する効果があり、交感神経緊張による諸疾患に一つの補助療法として応用できます。詳しくは《基礎編》P 87の表を参考にして下さい。

第2節　一般静功法

一般静功法は心身ともリラックスすることを目的とする静功法です。

本功法の三調操作は分かりやすい、行いやすいといった特徴があり、初心者向きです。要領を身に付ければ、一人で何処でも何時でも、立っても座っても行えます。また優れた緊張緩和作用があり、心身緊張による諸疾患に良い効果があります。

1．入静の境界と意義

　静功法はどんな功法にしても入静或いは入定がその目標です。入静の状態では、三調が三位一体となり人体にとても良い影響を与えてくれます。

1．入静の境界

　入静はダイナミックなプロセスです。入静の境界とは、三調操作に伴って自然に現われた主観感覚或いは心身感受で、功法によって多少異なりますが、一般的にはそれは四つの境界（段階）に分けられます。

①松静期

　松とは意識的に姿勢を正しく調整し、全身（内臓も含め）の余計な力を抜いて、身体の内部がゆったりとした状態です。

　静には二つの意味があります。一つは心を安静にさせることで、もう一つは自然呼吸を徐々にゆっくりと腹式呼吸にすることです。

　松静期は入静の初段階で、意識を外の世界から内の世界へ向かわせて、心身一体になるための準備のプロセスです。松と静、つまりからだと心はお互いに影響し合う関係があります。からだのどこかに余計な力が入ると心はなかなか静かになれず、逆にこころが静かにならないと身体の緊張もなかなか取れません。松がゆったりとなればなるほど静が深まり、静が深まれば深まるほど松がゆったりとなるのです。

②動触期

　松静をうまく行えば動触期が自然に現れます。

　動触とは練功反応です。唾液が多くなる、体温上昇、手足温熱、痒い、筋肉の顫動・・・など。このような身体面の反応は自然に現れるもので、決して求めるものではありません。これは心身ともリラックスした状態下の身体の自然な反応ですから、求めれば求めるほどこころに緊張が生じ、逆に出て来なくなってしまいます。初心者はこの辺りで失敗することが多く、注意しなければなりません。

　練功反応が現れることは初期段階で心身ともにリラックスした事の一つのしるしです。この状態では心身をもっと楽にさせるいわゆる"行気"を行う良いタイミングです。行気については後で詳しく述べます。

③楽感期

　練功反応として何かが感じられても、それを気にせずほって置けば反応がだんだんと収

まってその後"軽松愉快"―心身とも非常に楽な感じが現れます。これは心身一体になったときに出現する特別な感覚です。

④虚静期

虚静期はからだより心が"安楽"にしている状態です。心の満足感はもう身体の感覚（五感）と情緒（喜び）の感受を超えている"無欲な楽感"となっています。これはその人が心及び人生の"無"の一面を悟ってきて、心で分かったのではなく、自我のない時に身体で感じた人と宇宙の一体感でもあります。

ここで強調したいのは、このような分期は一般論的なもので、個人差があるということです。とりわけ虚静期は、教室練功レベルだけの問題ではなく、その人の生活環境にも関わるので、無理に追求するべきではありません。我々は皆お寺の中で生活しているわけではありませんから。また、たとえ楽感期と虚静期がまだ現れなくても、身体に良性反応が出れば練功の意義は十分あるのです。

２．入静の意義

入静の目的としては、識神の元神に対する余計な干渉を抑えて、元神が本来の力を発揮しからだをうまく調節してくれることです。現代医学的に言えば、日常生活の思考活動を変えて、考える脳を"オフ"にして非考える脳の本来の働きを高めるということです。これは心身症を始め、心身相関性疾患の治癒に非常に有益なアプローチになります。また、いわゆるマイナス思考（ストレスゲーム）をコントロールする良い脳健康法でもあります。

２．入静の方法―三調操作

１．調身

姿勢は座位、立位、臥位の三種類がありますが、座椅子式と盤座式が常用されます。図１、図２、ここでは座椅子式を詳しく述べますが、立位式と臥位式は《站樁功》と《内養功》を参考にして下さい。

座椅子式では背もたれのないものを使うか、または背もたれがあっても寄りかかってはいけません。椅子の高さは自分の下腿の長さとほぼ同じに調節します。

両足を平行にして肩の幅に開きます。下腿を床に垂直にし、膝を90度に曲げて、椅子の前の半分或いは三分の一に端座します。

まず百会穴を意識して背骨を自然に伸ばし、上体は大腿とほぼ90度にします。

顎を僅かに引き、頭が上に引っ張られる感じを意識して、頸を軽く伸ばします（頭正頸松と言い、頸椎はとても楽な状態）。肩の力を抜いて、腋を空けて肘を自然に曲げ、手掌を下に向けて両大腿の中央に置きます（松肩垂肘と言い、腕の重心を肘に置く）。胸をわずかに屈め、背筋を自然に伸ばします（含胸抜背と言い、胸椎と腰椎の結合部が曲がらな

図1　　　　　　　　　図2

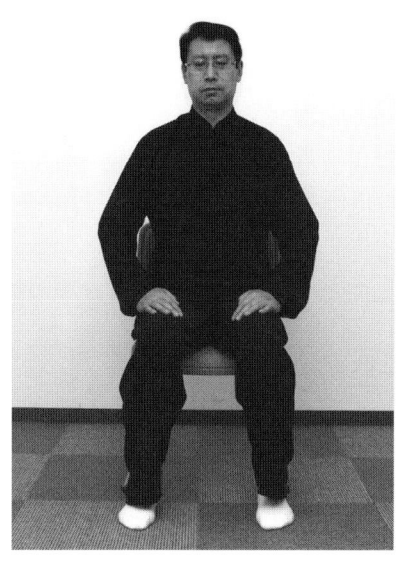

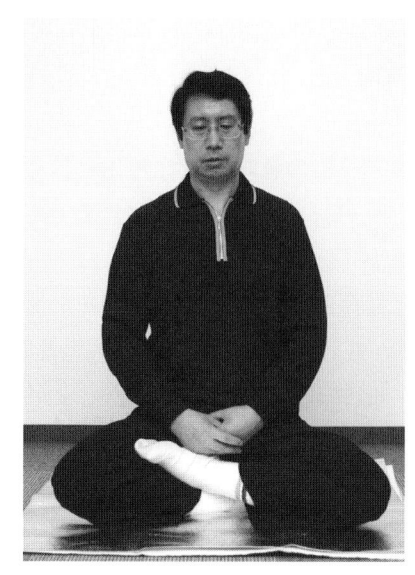

いようする)。腰を伸ばして臀部を緩めます（伸腰沈胯と言い、上半身の重心を平均に左右の坐骨に落とします）。目は軽く閉じるか、または一筋の光が見えるほどの薄目（半眼）にします。

　調身要領としては"背骨を自然に伸ばす"ということで、決して無理に背骨を真っ直ぐにすることではありません。ですから、胸を広げたりお腹を前に出したりしてはいけません。多くの練功経験からは、以下二つのイメージ法が推奨されます。

(1) 一点イメージ法―身体は百会穴でぶら下がっているというイメージです。
(2) 二点イメージ法―身体は上の百会穴、下の至陰穴で引っ張られて上半身の中軸線が真直ぐになっているというイメージです。

2．調息

ゆっくりとした呼吸を行います。

鼻で吸い、鼻か口で吐きます。

初心者は自然呼吸から始め、徐々に順腹式呼吸に変えていき、丹田呼吸を目指します。

3．調心

　一般的には、静功中の意識活動を気感が現われる前の"内観期"と、気感が現われた後の"静観期"とに分けています。内観期を意識が積極的に三調操作を行うプロセスとすれば、静観期は意識が受身的に気感に合わせるプロセスです。

　内観期では数息法或いは存想丹田が常用され、静観期では意守丹田或いは行気法が常用されます。

そのときの心理状態に応じて意念を選びますが、どれにしても、なるべく"単純"という原則を守らなければなりません。

① 意守丹田

(1) **意守丹田の意味**：意守丹田とは意識を下丹田に置くことです。具体的なやり方としては、ゆっくりした呼気に合わせて意識を丹田に集中し、"心の目"で丹田を"見る"、耳は丹田を"聞く"ことを行います。

(2) **意守丹田の要領**：意守丹田その方法自体は簡単ですが、その要領はやや理解しにくいかもしれません。主要な内容を以下に記します。

A．『似守非守』──集中が必要ですが、集中し過ぎはいけません。

気功学では考えすぎのことを雑念と言います。雑念の内容を詳しく分析すると、概ね二種類に分けられます。一種類はいわゆるマイナス思考です。怒りや悔しい、悲しいなどの不愉快な感情を伴う思考活動で、繰り返すと健康を害します。もう一種類は、内容的に不確定で、時間的には長く続かない思考活動です。これはさほど健康への影響が無いようですから、静功中の雑念払いは主に前者を指します。

意守丹田の目的の一つは、一念を以って万念（雑念）を払うことです。守は意識をそこに集中させることです。しかし、あまり集中しすぎると、脳疲労を起こし静功の意義は無くなってしまいます。初心者では、ストレスゲーム以外の雑念に対してはあまり気にしないほうが良いです。練習中に意守丹田のことを思い出したり、忘れたりすることも結構です。

B．『若有若無』──丹田という"存在"について、その形態、大小、虚実・・・などを深く追究しないこと。

丹田という"存在"は実物ではなく、場所を指しています。「丹田は一体何ですか」については追求する必要が全くありません。追求しすぎると脳疲労を起こします。

C．『収視返聴』──視覚と聴覚を内の世界に集中します。

人の感覚刺激は視覚刺激（約80％）と聴覚刺激（約10％）という割合です。視覚と聴覚を内の世界に集中すれば心も自然に内の世界に向けることになります。具体的方法としてはゆっくりした呼気に合わせて心の目は丹田を見る、耳は丹田或いは自分の呼吸を聞くことを行います。

(3) **意守丹田の意義**：

A．余計な不安を抑えこみます

"万病は気から"。気功学で言う雑念は現代西洋医学で言う余計な不安やマイナス思考などを指します。これはいわゆる心身症をはじめ、各種慢性病、難病の発症要因であり、または病状を悪化させる誘因にもなります。このことについては、我々現代人だけではなく、古くから認識されていたようです。古人曰く：『一念の起こるのを患いとせず、その念が留まるのを憂う；一念留まると病なり、それを続かせぬことは

良い薬なり』と。つまり、数々の雑念が生じることは恐れるに足らないことであり、それが生じて、それに無頓着であることを恐れ、それを抑制しないことを恐れるのです。

　　意守丹田は雑念を払う有効手段です。主なメカニズムは"一念を以って、若しくは一念に集中して万念に代える"ということです。

B．感覚を誘導します

　　意識を丹田に集中すると、丹田（丹田穴の周り）に充実感や温熱感が現れます。意識がこのような感覚と一体化すれば、気功に特有な具象思惟を形成し、心が穏やかになります。

C．交通心腎─自律神経のアンバランスを修正します

　　中国医学の見地から見れば、意守丹田には"交通心腎"或いは"滋陰潜陽"の作用があります。どういう意味か？　なかなか難しい話しですが、簡単に説明すると、身体の陰陽のバランスを調節できるということです。同じことを、現代西洋医学の見地から言うと下丹田のある場所、即ち下腹部は副交感神経の神経核の集中している所です。意守丹田を行った上でゆっくりとした腹式呼吸を加えることによって、交感神経緊張を緩和し、副交感神経の機能を高めることができます。副交感神経は人体の休みモードのコントローラーです。良好な副交感神経機能は人体を"貯エネルギー"状態に入れるための身体内環境を作ってくれます。この"貯エネルギー"状態を気功学では、"気の充実"と言います。

②存想丹田

(1) 存想丹田の意味：存想丹田とは、呼吸に合わせて下丹田を一つのボールとしてイメージします。吸気をあまり気にせず、ゆっくりした呼気に合わせて丹田中の気が霧のようにゆっくりと全身へ拡散していくようにイメージします。

(2) 存想丹田の要領と意義：意守丹田と同じです。

③意守法と存想法の区別

　意守法は意識を軽くそこに置くことで、存想法はあるイメージ（想像）が必要です。意守法は意識活動が単純で"省エネ的"ですが、意識の集中と感覚誘導の面では、存想法より弱いです。存想法は意識活動がやや複雑で、頻繁に使うと脳疲労が生じやすくなります。情緒不安定、雑念が多く集中できないときに存想法を薦めますが、こころが落ち着いて来たら意守法をメインにすることが良いでしょう。

　また、意守丹田も存想丹田も、いずれも入静方法であり目的ではないため、これに拘る必要は全くありません。心を安静にさせ、からだが楽になることが大切なのです。

4．静功中の行気と守穴

　行気と守穴は、気感が現われた静観期に多く用いられ、入静を深めるためだけではなく、治療においても大切なアプローチです。

①行気の意味、要領及び注意事項
(1) 行気の意味：行気という言葉は中医学から援引したもので、意味は気を巡らせることです。中医学では気が血を先導して身体中を巡っています。寒冷やストレス、臓器の虚弱などによって気が何処かに滞りがちになる状態を呈します。これは"気滞"と言います。気滞のせいで気の先導作用が悪くなると、血が何処かに滞り、これを"瘀血"と言います。瘀血の状態になると、疼痛や冷え、出血などの症状が現れます。気が滞り易い場所は頭部と四肢の末端です。例えば、額に汗がだらだらと流れているのに、或いは顔面がほてっているのに手足の先が冷えてたまりません。脳梗塞や脳出血なども瘀血により生じたものです。要するに、生体エネルギーを均等に配布できず、上部或いは中心部に集めすぎて下部と末端には相対的に不足の状態を呈しています。

気功学では中医学の行気のことを"行気"や"運気"、"導引"、"転法輪"などと称します。方法としてはとてもシンプルで、呼吸と意念を合わせて気を目的の場所へ巡らせるということです。例えば、下肢冷え性の場合は足の先へ、腰痛の場合は腰へ、ガンの場合はその患部へ行気を行います。これで患部が暖かくなったり、痒くなったり、ジンジンしたりする反応が現れ、気功学ではこれを"得気"と言い、治療効果を上げることもあります。

行気のルートは種々ありますが、本功法では、"丹田行気"或いは"降気"が多く用いられます。つまり上丹田→下丹田、中丹田→手、下丹田→足という三つのルートを採用しています。行気の方向としては上→下或いは中心→末端となっています。

降気という言葉も中医学の常用語で、意味は上昇した気を降ろすということです。自律神経失調症症候群を見ると、交感神経緊張によるものが圧倒的に多く、女性に多く見られる更年期障害は気がのぼせる典型です。これに対しては、ゆっくりした呼気に合わせて気を上から下へ降ろしていくようにイメージするという降気法を用います。これによって心身とも非常に楽と感じられます。

では現代医学のサイドから見て、行気とは一体何でしょうか？人体には意識を何処かに集中するとそこの感覚が強くなるという現象があります。気功学ではこれを"意到気到"と言います。この現象のメカニズムはまだ解明されていません。行気は意識的にこれを利用しています。行気による温熱感や楽感などの現象を見ると、行気は神経血管の緊張度が調整され、血液やリンパ液、組織液などの流動を促進し、治癒の基礎条件を整えてくれます。機能性疾患や血行不良性疾患に対して価値のあるアプローチとなります。

(2) 行気の要領及び注意事項：行気は必ず心身ともリラックスした状態下で行います。一般的にはゆっくりとした呼気に合わせて行います。温熱感などの気感は行気の後に自然に現われることが多いので、やるばかりではなく、数回やってからしばらく待つことも大切なのです。

静功中の行気は楽感を誘導し、心をもっと安静にさせるためです。楽感や軽い温熱感があればこれで十分です。これ以上を追求する必要はありません。

②静功中の守穴
(1) 守穴の意味：経絡上には穴（ツボ）があります。ツボを刺激することにより経絡の気血の廻りが良くなり、経絡と繋がっている臓腑にも良い影響を与えます。中国医学の鍼灸、按摩療法はツボ刺激を利用する典型です。

このようなツボ刺激原理を気功学に採り入れて、"意念守穴法"に発展してきました。具体的には、静功法練習中に意念を特定のツボ（その辺り）に集中させ、経絡気によりそのツボを刺激します。意念守穴法について、今までの気功実践ではさまざまな模索が行われてきましたが、まだ試行錯誤の段階といわざるを得ません。

(2) 意念守穴法の常用ツボと効用（下表）

穴名	所属経絡	目安とする病症
涌泉	足少陰腎経	①交感神経興奮症候群：めまい、耳鳴り、眼精疲労、偏頭痛、肩こり、首筋張り、便秘または下痢、睡眠障害、高血圧など ②不安神経症、自律神経失調症、アレルギー性疾患、冷え性、手足平のほてり ③慢性膀胱炎、慢性腎炎などの小便排泄障害性疾
足三里	足陽明胃経	①虚弱体質 ②消化系疾患 ③内臓下垂
名門	督脈	①慢性腰痛、腰椎病 ②内分泌疾患、インポテンツ、生理不順、不妊症 ③慢性腎炎、ネフローゼ症候群
気海	任脈	①婦人科疾患：生理痛、不妊症、子宮下垂、不正出血など ②潰瘍性大腸炎、下腹部冷え性、慢性下痢、慢性遺尿症 ③虚弱体質
労宮	手厥陰心包経	虚心症、喘息、慢性咳

5．練功時間

30分〜1時間。

3．一般静功法の練習要領及び注意事項

　一般静功法の要領を理解し身に付けるためには、まず静功法の基本原理を理解する必要があります。

１．静功法の基本原理
　どんな静功法においても以下二つの基本原理が存在しています。
　①心の"無"の一面を利用して健康を図ります
　結論から言うと、人のこころには"無"の一面があります。

　人は低級生物のバクテリアから進化してきた高級動物で、こころというものは最初は無かったわけです。各種の刺激によって高級神経組織ができ、また神経組織の高度な整合活動によってこころが生まれたのです。つまり、こころは刺激から生まれたものとして、刺激が有ればそれが現れ、刺激が無くなれば心もなくなっていくのです。例えばどんなに悲しいことでも、時間の流れに従ってだんだん弱くなっていって、ついになくなってしまいます。

　しかし、こころには"有"の一面もあります。これは人脳の高度な記憶機能によるものです。

　静功法はこころの無の一面を利用して健康を図りますが、残念ながら無にすることはそんなに簡単なものではありません。それにしてもなぜ意識的に"無"を追求するのか、そのわけはこの"無"の状態では、身体が古来の自然の状態に近いので、健康に大きな意義があるからです。

　精神、心理面の疾患だけではなく、多くの身体疾患もこころの状態と絡んでいます。こころの"無"の一面の大事さを理解し、それを積極的に利用して自分のこころをうまくコントロールすることにより、防病治病の目的を達することは気功の一つの基本原理で、またこれは気功という健康法が数千年にわたって、いまだに残っている一つの理由です。

　また、自分のこころをうまくコントロールすることは、健康だけではなく社会活動とくに対人関係においても大切なのでしょう。

　②意、気、形の三位一体による血行改善作用
　人体には、心身ともリラックスしている状態で、意識をどこかに置くとその部分が敏感になり感覚が強くなる現象があります。つまり、この状態では自分の意識が身体を刺激する作用があるようです。この刺激の結果として、そこに血行改善効果が現れます。とりわけ意識と呼吸、姿勢の三位一体の状態では、このような刺激作用が増幅します。静功法はこの現象を利用して自身の気血の巡りを調整します。

　現代医学のサイドから見れば、多くの病気は血行不良により発生し、或いはそれによって悪化します。静功法は積極的に自分の姿勢、呼吸、意識を調整し、防病治病の目的を達

します。

2．一般静功法の要領

一般静功法は姿勢、呼吸、意識を三位一体とする、つまり入静することを通じて心身ともリラックスすることを主要な目的とする功法です。筆者は初心者が練習要領を容易に把握するために、入静のプロセスを松→静→充→行→楽→虚（安）という六つの字で概括しました。

①松

松は中国語"放松"の略語です。放松は自分の意識が自分の身体を内観しながら、頭の天辺から内臓も含めて足先まで、余計な力を抜いて身体内がゆったりとした状態になるまでの姿勢操作です。放松功の意念放松法が多く利用されます。それを参考にして下さい。

②静

静は二つの意味があります。一つは意守丹田などのアプローチを用いてこころを安静にさせることです。もう一つは呼吸を落ち着かせてゆっくりした呼吸になることです。普通はこころが安静になれば呼吸も自然に落ち着いて来るのですが、呼吸のことを気にしすぎると、逆に心が乱れてしまうという点に気をつけましょう。

③充

充は"内気の充実"を指し、動触反応状態に相当します。こころの静と肉体の松の状態になると、内気（主に自律神経と内分泌系の働き）が活発になり、唾液が多くなったり、手足の先及び腹部が温かくなったり、手足が重くなったり・・・気血が身体の隅ずみに充満した状態が現れます。これは松と静をうまく行ったのに伴って自然に出現したもので、無理に求めるものではありません。

④行

行は行気のことです。行気の目的は気血を隅ずみに巡らせて、からだが一層楽になることです。

⑤楽

楽は楽感期を指します。

⑥虚

虚は虚無期を指します。

ここで、二点を強調します。静功は感覚の世界ですから、個人差がかなりあるようです。この松→静→充→行→楽→虚（安）の順序図は、あくまでも一般論的、初心者向けのものです。練習に慣れて功が深まれば自分なりのやり方でも構わないのです。例えば、治療を目的とする場合はいきなり行気或いは守穴を行っても良いでしょう。

二点目は練習時間のことです。静功は一定の時間内で心身ともリラックスさせ身体を楽にするスポーツとして、練習者にそれなりの技能と状態が要求されています。初心者や神経症、身体姿勢不良の方々、或いはその日が体調不良の状態では、長時間座る事は非常に

苦しいものです。教室練功の場合は、さまざまなメンバーがいるので練習時間を30分に設定するのが適切でしょう。しかし、入静の深さは時間の長短と関わっています。楽感期（心身一体感）と虚静期（宇宙一体感）が現れるには、30分では十分と言えません。技法を熟達してから教室外での練功時間を適当に延長していくことを勧めます。どこまで延長するかは、自身の情況や毎回の状態に合わせるしかありません。練習がうまくいく時は、時間の流れに従って楽感が増すので、練習時間が自然に伸びて行きます。一般静功法の要領は下表にまとめます。

一般静功法の要領

六字訣	意味	要領
松	放松—身体と精神を共にリラックスする。	1、平座フォーム 2、放松功・意念放松法
静	1、情緒の安定 2、ゆっくりした呼吸	1、意守丹田などを用いる 2、ゆっくりと呼気する
充	内気充実—唾液の分泌や、下腹部の充実感、手足の温熱感など。	松と静をうまく行えば自然に出るもの。無理に求めず、待つこと。
行	行気—意念と呼吸を合わせて気を巡らせる。	主に呼気に合わせて気を巡らせる。
楽	心身楽感—喜びと違って、心身とも楽な感じ。	無理に求めず、自然に待つこと。
虚（安）	1、神旺体壮—精力旺盛、身体強壮 2、不安の減少	気功を続けること。

3．一般静功法の注意事項

(1) 回転性めまいや嘔吐、激痛などの症状が出たら、直ちに練習をやめて下さい。
(2) 強い不安、強い眠気がある場合は5〜10分程度軽く運動してから行います。
(3) 自律神経失調症や不安神経症の方には練習中または練習後にいろいろな違和感が出ることが多くみられます。これは気功の"副作用"ではなく、心的緊張と関係しています。そういう時は慌てずに医師または気功指導者と相談しながら練習を続けて下さい。
(4) 普段座姿勢の悪い方では、端座フォームを取ると、何処かに痛みが現れることがあり

ます。無理をせず、練習時間を 10 分→20 分→30 分→1 時間のように少しずつ延ばしていきます。
(5) 30 分以上の練功後は、必ずストレッチが中心となる整理運動をしてください。また、練習の直後に冷房、冷水浴などは避けて下さい。

　中高年の養生においては緊張緩和が大切なアプローチです。ポイントはやはり軽い運動と心的緊張緩和にあると思っています。緊張緩和できるかどうかは大変な能力です。この一般静功法が少しでも皆さんの力になればと思っております。

4．一般静功法の功理と応用

（1）調整陰陽—自律神経調整作用

　一般静功法は優れた緊張緩和作用があり、交感神経緊張による諸疾患に良い効果があります。詳しくは基礎編 P 87 の表を参考にして下さい。

（2）養育心神—脳リフレッシュ作用

　情報及びストレスが満ち溢れている現代生活を生きている現代人は普遍的に慢性脳疲労を起こしています。一般静功法はユニークな脳健康法として脳疲労の回復に応用できます。何時でも何処でもやれますし、5 分間だけでも意義があるので堅持していけば必ず良い結果が得られます。

（3）疎通経絡—血行改善作用

　"緊張せず緩めず"という姿勢の訓練を通して、日常中の姿勢が良くなり血行改善を発揮できます。疼痛が伴う諸運動疾患に症状改善効果があります。

（4）教室練功の功法として

　一般静功法には操作簡単、安全有効の長所があり、初心者でも、養生でも、治療でも幅広く適用されます。さまざまなメンバーのいる教室練功に最適のものだと思います。

【後書き】

　本功法は、私が、私と一生懸命に医学気功を研究、実践している仲間たちと、日本における気功実践経験及び種々の試行錯誤を総括し、初心者でも静功法の本質を分かりやすく体験できるように、作り出した功法です。

姿勢においては、内養功の平座式をメインにしています。気功ほど姿勢を厳しく要求するスポーツは、他に無いと言えます。これも気功という健康法或いは療法の大切な良さです。もし最初から姿勢をいい加減にし、悪いくせを身につけられたら、それを直すことは大変なのです。だからと言って、あまり厳しく要求しすぎると辛く感じさせて、耐えられなくなってしまいます。それで内養功の平座式に目を着けたわけです。初心者にとって座椅子から始めることは、最善の選択であると今でもそう思っています。

　呼吸においては、自然呼吸から腹式深呼吸へ慣らしていき、無理せずの呼吸を強調しています。気功は単純な呼吸法ではありません。呼吸を意念に合わせて、自然呼吸から"呼吸の自然"に向けて訓練していくことが得策と思っています。

　意念においては、30分コースの場合は調身と"内観"をメインの内容とし、60分コースでは行気と静観を大切にしています。また、治療にも配慮し"守穴"の内容も入れています。

　一般静功法は、放松功及び内養功などの優良功法の良さを取り入れて、日本人が分かりやすく静功法の本質を体験できる、初心者でも経験者でも簡単に行える、また養生にも治療にも活用できる静功法で、その完璧さに自身を持っています。

第3節　内養功

1．内養功の特徴と意義

　内養功は、現代中国気功界に名高い劉貴珍氏（1920～1983 中医師）が前人から継承し、その内容を一層充実させた典型的な医療功法です。この功法には以下の特徴があります。

(1)『呼吸停頓』──吸気或いは呼気の後に、息をしばらく止めることで、つまり呼気或いは吸気時間を延長することです。
(2)『黙念字句』──呼吸に合わせて心身に良い影響を与える短い言葉、例えば"リラックス"、"求めぬ"、"心身安静"などを黙読します。
(3)『舌体起落』──呼吸に合わせて舌を上下に動かします。

　　内養功は、現代中国第一次気功ブーム（1949～1965）における代表的な功法として、現代気功学の形成に大いに貢献しています。いまだに中国・河北省にある北戴河気功療養院においては、この功法を中心にして医学気功の研究及び医学気功臨床が行なわれています。消化系疾患をはじめ、呼吸系及び多種慢性病・難病に効果があり、医療気功の中でも一つの優良功法と言えます。

2．功法

1．調身

内養功は、一つの医療気功として応用されてきたために、実践者の多くは患者さん、場合により重症患者です。ですから、調身には臥位と座位が多く採用されています。

①側臥式

普通は右側臥位を取ります。(図1)

頚をやや前に屈め、背中を自然に丸め、腰を伸ばします。右腕を自然に曲げて、指を自然に開き、手掌を上に向けて顔の真横10cmのところに置きます。左腕を自然に曲げ、指を自然に開き、手掌を下に向けて左側の股関節に置きます。右腿を自然に伸ばし、左膝を120度に曲げて右膝の上にかさねて置きます。目は軽く閉じるか、または一筋の光が見えるくらいの半眼にします。

【注意事項】

胃粘膜脱離のある場合では、左側臥位を取ります。

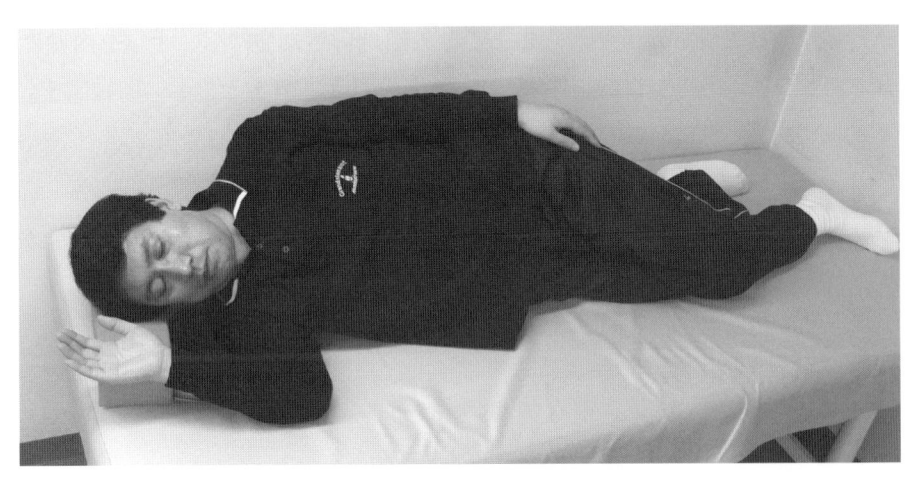

図1　右下側臥位

②仰臥位

ベッドに仰向けに寝て、口と目を軽く閉じ、背骨をまっすぐ伸ばします。両上肢は力を抜いて自然に伸ばし、手掌を内側に向けて身体の両側に置きます。両下肢も力を抜き自然に伸ばし、踵を寄せてつま先を斜め上方に向けます。(図2)

【注意事項】
　頚と頭の安定性を保つためにまくらの高さを適宜に調整します。

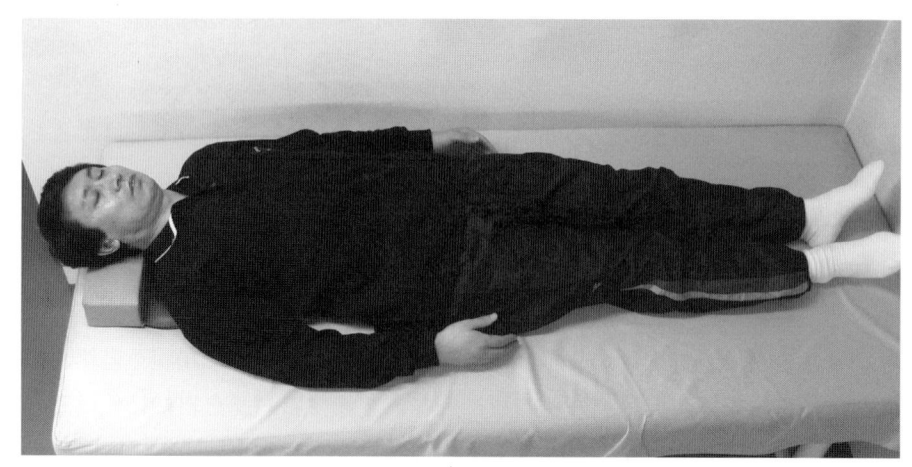

図2　仰臥位

③壮式
　仰向けに寝て、枕を30cmほど高くします。両手は自然に伸ばし、手掌を内側に向けて大腿に引き寄せます。両腿を自然に伸ばし、両足をそろえてつま先を上に向けます。（図3）

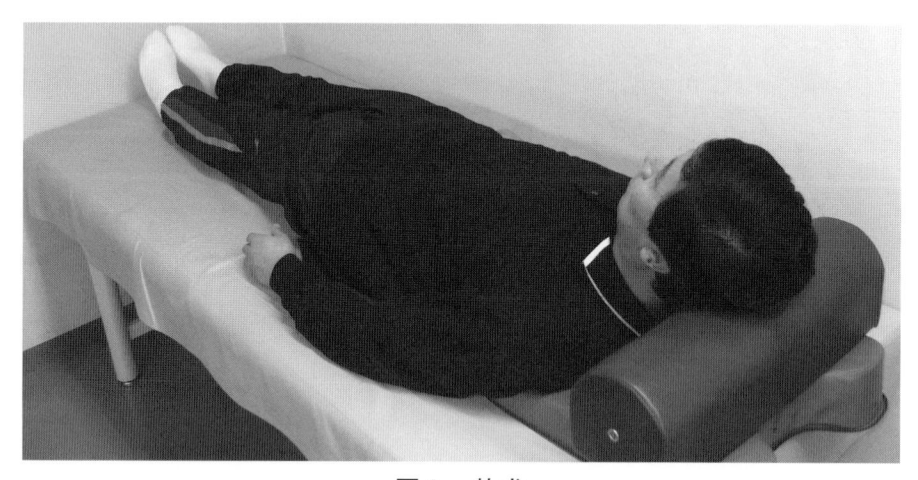

図3　壮式

④平座式
　平座式は、一般静功法の座椅子式と同じです。それを参考にして下さい。

2．調息

前述したように内養功は、呼吸方法に特徴がある功法です。吸気或いは呼気の後に、息をしばらく止めます。また、呼吸に合わせて字句を黙読します。

①軟式呼吸法（吸う→吐く→息を止める）

吸気に合わせて舌を上げて上顎に当てて、呼気に合わせて舌を下げ、しばらく息を止めます。それと同時に字句を黙読します。"リラックス"という字句を例として、吸うときに"リ"を黙読し、吐くときに"ラッ"を黙読し、息をしばらく止める間に"クス"を黙読します。下表を参考にして下さい。

呼吸	吸う	吐く	息を止める
黙読字句 リラックス	リ	ラッ	クス
舌の動き	上顎に当てる	下げる	停める
下腹の動き	膨らむ	元に戻る	静止する

②硬式呼吸法

硬式呼吸法は、吸気後に息を止める呼吸法で、二種類があります。

（1）第一種方法（吸う→息を止める→吐く）

吸気に合わせて舌を上げて、唇を軽く閉じてしばらく息を止めます。その後ゆっくりと吐きます。それと同時に字句を黙読します。"元気する"という字句を例に、吸うときに"げん"を黙読し、息を止めるときに"き"を黙読し、ゆっくりと吐くときに、"する"を黙読します。下表を参考にして下さい。

呼吸	吸う	息を止める	吐く
黙念字句 元気する	げん	き	する
舌の動き	上顎に当てる	停める	下げる
下腹の動き	膨らむ	静止する	元に戻す

（2）第二種方法（吸う→息を止める→吸う→吐く）

この方法では、吸気を二回行います。短い吸気に合わせて舌を上げて上顎に当て息を一旦止めて、もう一回吸気をして息を止めます。その後ゆっくりした呼気に合わせて舌を下げます。それと同時に字句を黙読します。"求めぬ"という字句を例に、第一回目吸うときに"も"を黙読し、息を止めるときに"と"を黙読し、第二回目吸うときに"め"を黙読し、ゆっくりと吐くときに"ぬ"を黙読します。

呼吸	吸う	息を止める	吸う	吐く
黙念字句 求めぶ	も	と	め	ぬ
舌の動き	上顎に当て	静止する	静止する	下げる
下腹の動き	やや膨らむ	静止する	膨らむ	元に戻す

3．調心

内観期では、字句を黙読します。

静観期では意守法を用いています。意守部位は、下丹田、中丹田、足の親指が常用されます。その中で意守下丹田がもっとも常用されています。

女性では、生理中に腹痛、出血量が多い場合は、下丹田を避けてほかの部位を選びます。高血圧や冷え性の場合は足の親指を用いるほうが良いでしょう。

4．注意事項

調身においては、座椅子式でも、臥位でも、内在操作は欠けてはいけないのです。正しい内在操作こそ、"緊張せず緩めず"という姿勢作りの近道です。

硬式呼吸法は、治療のアプローチとして応用されますが、健康法としてはあまり使用されていません。特に初心者では無理をしないほうが良いです。また。軟式呼吸法と硬式呼吸法は、全く異なる生理作用があるため、両者を併用してはいけません。

黙読字句は、雑念を払うと共に自己良性暗示作用を発揮できます。これがこの功法の調心上の特徴です。ただ、黙読字句を呼吸のリズムに合わせる必要があるため、字句の字数は少なめから始めるのが良いでしょう。熟達してから字数を増やしていきます。

また、練功前後及び練功中の一般注意事項は、一般静功法を参考にして下さい。

5．練習時間

30分～1時間。

3．功理と応用

1．功理

(1) 中国医学的には、軟式呼吸は人体の陰気を補う作用があり、硬式呼吸は人体の陽気を補う作用があり、先天の腎気と後天の脾気を強壮する効果があります。

(2) 現代西洋医学的には、呼気時間の延長は、交感神経緊張を緩和する作用があります。呼気時間の延長は、気体交換の時間が延長され、多量な酸素を取り入れることによって内呼吸機能（ミトコンドリアの有酸素代謝）を高める作用があるのではないかと思われ

ます。
2．応用
　上述の功理を踏まえて軟式呼吸法は、主に『陰虚陽亢』─交感神経機能緊張による諸疾患に応用できます。とりわけ、胃潰瘍、胃炎、胃腸機能低下、慢性便秘、慢性肝炎、初期肝硬変、高血圧に良い効果があります。

　硬式呼吸法は、主に虚弱体質─気虚、陽虚パターンを伴う各種慢性疾患に応用できます。慢性気管支炎や喘息、内臓下垂、慢性下痢、末期癌などに良い効果があります。

第4節　站桩功

1．站桩功の意味と分類

1．站桩功の意味
　站桩功は、上世紀50年代に中国で起きた第一次気功ブームのメイン功法です。本功法には、自然站桩、馬歩站桩、三円站桩など多種類があり、練習者が自身の状況に合わせて功法を選べ、また疾病別に対応できます。気功の世界に"百練不如一站"という諺のあるように、站桩功は類のないほど優れた鍛錬法或いは健康法と言えます。

　"站"は立つことで、"桩"は、松の木のように根をしっかりと大地に下ろして、風に吹かれても少しも揺れないという比喩的な意味です。站桩功は、昔では武術気功として多く応用されてきましたが、現在では医療気功としてもよく使われています。站桩功の主な功理としては、緊張緩和ということで、交感神経緊張による諸疾患に良い効果を示しています。

　站桩功は、他の功法と同じ調身、調息、調心の三位一体が要求されていますが、調身が主眼に置かれています。つまり、調身には非常に厳格な要求が付けられています。

2．站桩功の分類
①立つ姿勢による分類
　①自然式、②三円式、③下按式、④伏虎式、⑤少林剣指式、⑥休憩式、その他に渾円式や探馬式など多種類あります。
②膝の彎曲度による分類
　A．高位式：両足を肩幅に開き、膝をやや曲げて（約150度）立ちます。（図1）
　　この姿勢ではエネルギーの消耗が少ないので、初心者または体力の無い方に適用します。

B．中位式：両足を肩幅の約1.5倍に開いて、膝をやや深く曲げて（約130度）立ちます。（図2）
　　この姿勢では、エネルギーの消耗が中等度で、一般練功者に常用されます。
C．低位式：両足を肩幅の約2倍に開いて、膝を深く曲げて(約90度)立ちます。(図3）
　　この姿勢では、エネルギーの消耗が多く、青、壮年の体質増強、或いは武術気功として応用されています。

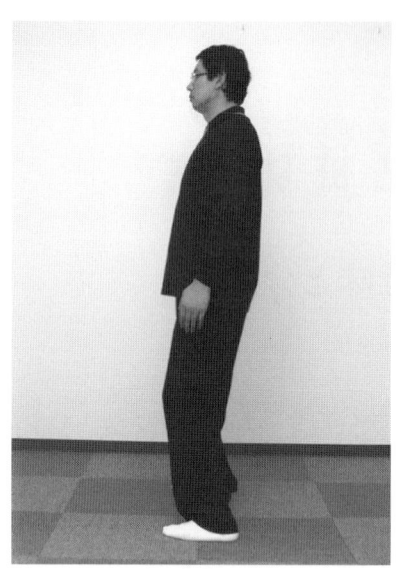

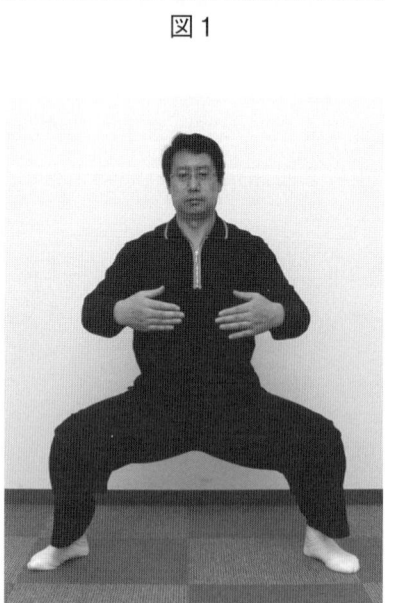

図1 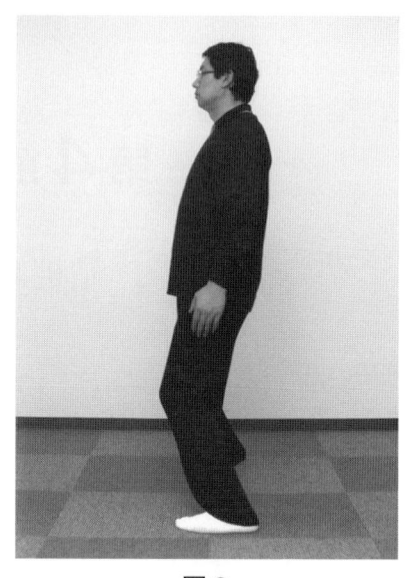　　　　　　　　　図2

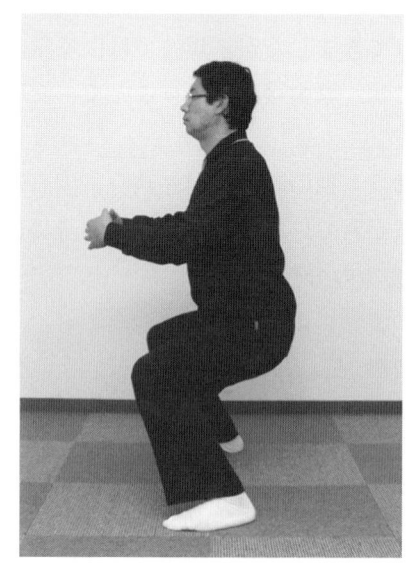

図3　　　　　　　　　図3　側

2．功法

（1）自然式站樁

1．調身

　両足を揃えて自然に立ち、心身ともにリラックスさせます。これは予備勢と言い、站樁功の起勢です。（図4）

　上式に続いて、左足を左側に肩幅よりやや大きく開きます。膝を軽く曲げて、腰と股関節をリラックスさせます。下腹部を軽く引き、上肢は自然に身体の横に垂らし、指先を地面に向けます。手のひらを軽く凹ませて、手指を自然に開き、身体から横に15cmくらい離します。肩の力を抜き、腋下に少し空間を作ります。背骨を自然に伸ばし頭頂（百会穴）を天に向けます。下顎を軽く引き、口は少し開いて、舌は軽く上顎に当てます。両目は軽く閉じて前下方に向けます。頬は微笑み気味にします。（図5）

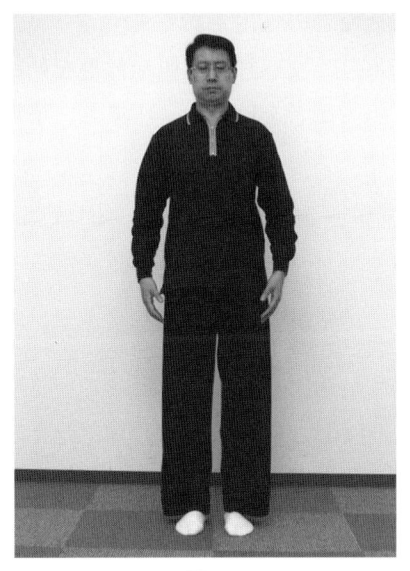

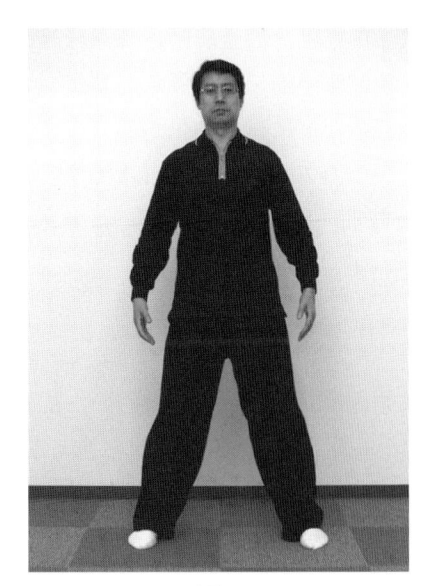

図4　　　　　　　　　　図5

2．調息
自然呼吸から順腹式呼吸へ。鼻吸⇒鼻呼または鼻吸⇒口呼。なるべくゆっくりと呼吸します。

3．調心
第一プロセス：《放松功》の三線放松で全身をリラックスします。集中できない場合は数息法で雑念を払います。

第二プロセス：意守丹田します。

第三プロセス：行気法で温熱感を全身に広げていきます。

4．要領
調身では、身体のどの部分にも余計な力を入れず、胸を広げたり、お腹を前へ出したりしてはいけません。『上虚下実、松静自然』という要領を守ることが大切です。

調息では、自然呼吸から徐々に順腹式呼吸へ移ります。息苦しさを感じたら、すぐ自然呼吸に戻します。

調心では、初心者の場合第一プロセスだけでも構いません。意念の運用が上手くなってから、第二⇒第三の順に練習していきます。内観期では意識を姿勢の内操作に集中し、静観期では意識を気感に集中します。

5．効果
(1) 中医学的には、調整陰陽、疎通経絡、調和気血などの作用があります。
(2) 現代西洋医学的には、優れた緊張緩和作用があり、交感神経緊張症候群を始め、不眠症、神経症などに良い効果があります。また、脳労働者をはじめ、座業職、事務職などには、一つの休脳術として最適です。

6．練習時間
15分間～60分間。

（2）三円式站桩

三円式站桩は、また騎馬式と言い、馬背に跨っているような姿勢をとっています。両足を内股にし（足の円）、両手は球を抱えるように（手円）、両腕は半分の球を抱えるように（腕円）、三つの円を作って姿勢を取り、これが、三円式という名前の由来です。この式は最も常用されています。

1．調身
調身は、外在操作と内在操作という両方面の内容を含めています。

①外在操作

外在操作は、"手の形"により抱球式と環抱式の二種類に分けています。

A．抱球式：両足を開き（高位は肩幅に、中位は1.5倍肩幅に）、両足先をやや内側に向けます。両腕を曲げて半円形にし、両手は球を抱えるように下丹田（高位）、中丹

田（中位）の前に構え、手指を向き合わせます。目は正面前方または前下方に向けます。（図6、図7）
B．環抱式：操作方法は、抱球式と同じですが、ただ、両腕は風船（一つの円）或いは樹の幹を抱えるように構えます。（図8、図9）
②内在操作
外在操作は目で見える"形作り"ですが、内在操作は、目で見えない内在の感覚で姿勢

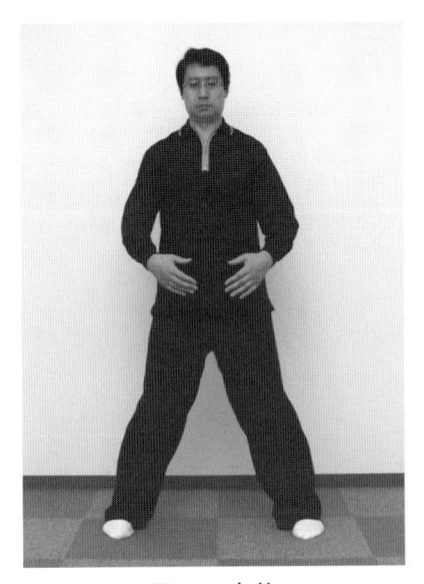

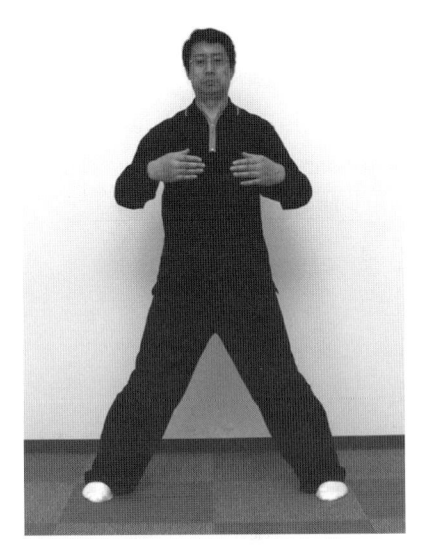

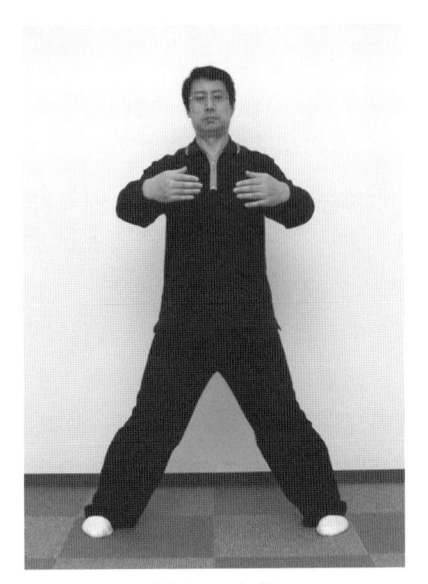

図6　高位　　　　　　　　　　図7　中位

図8　高位　　　　　　　　　　図9　中位

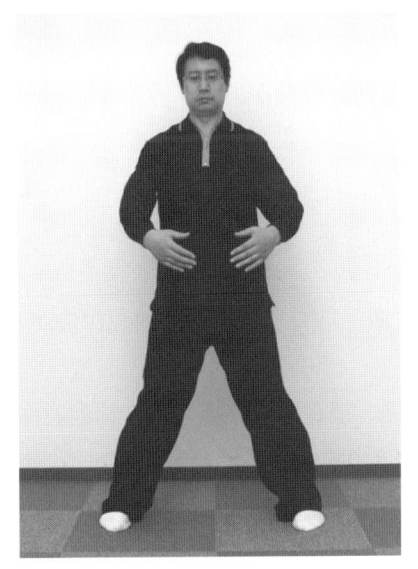

を調えることになります。調身においては、最も重要な部分です。

【百会上領】―百会穴より、身体をぶら下げているようにイメージします。
【半眼平視】―目を半眼にし、視線を正面、或いは前下方に向けます。
【口微閉、舌平放】―口を軽く閉じて、舌を平に置きます。
【下顎微収、頭正頚松】―下顎を軽く引き、頚を楽にします。
【松肩坠肘、虚腋抱球】―肩を緩めて肘を垂らし、半球を抱えているように腋を空けます。
【含胸抜背】―胸を緩めて背骨を自然に伸ばします。
【松腰撑臀】―腰を緩めて股関節を軽く外へ張りだします。
【収腹提肛】―下腹部及び陰部を軽く引き締めます。
【斂臀曲膝、体重後放】―尾骶骨を垂直に落として膝を曲げ、体重を足裏後半に置きます。
【足尖内扣、足指微屈】―爪先を斜め内側に向け、足指を軽く曲げます。

２．調息

ゆっくりと順腹式呼吸をします。

３．調心

内観期では、意識を調身に集中します。数息法或いは存想丹田法で雑念を払います。静観期では、意識を気感に集中します。意守丹田法で雑念を払います。

４．要領

本式の調身には種々の要求がありますが、最終の目的は"楽に立てる"ためです。初心者では、往々に要求に拘りすぎて、あっちこっちに余計な力を入れて辛く感じてしまいます。姿勢が脳神経によってコントロールされているので、良い姿勢作りには意念（イメージ）が実に大切なのです。気功学には、"只求神意足、不求形骸似"という大変意味深い諺があります。―"形"に拘らず、意念（イメージ）を大切にして下さいということを言っているのです。方法としては、以下三種イメージ法がよく採用されています。

(1) 三球イメージ―頭の上、両腕間（半円）、両股間に風船があるようにイメージします。
(2) 二点イメージ―百会穴より上へ、至陰穴より下へ引っ張られるようにイメージします。強いて言えば↑の力を3に、↓の力を7にします。
(3) 一点イメージ―身体は百会穴よりぶら下げているようにイメージします。

５．効果

(1) 中医学的には、調整陰陽、疎通経絡、調和気血、培育真気という四大作用があり、養生にも、治病にも優れた効果があります。
(2) 現代西洋医学的には、神経系、循環系、呼吸系、消化系及び運動系に幅広い作用がり、交感神経緊張症候群を始め、多種疾病に効果があります。

６．練習時間

15分間〜60分間。

（3）伏虎式站樁

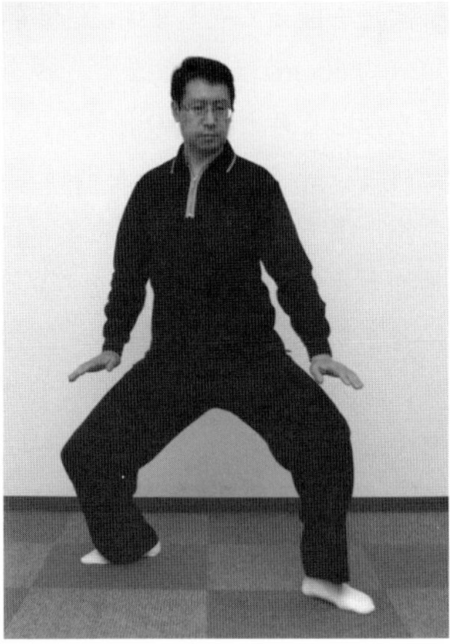

1．調身

①外在操作

両足を揃えて立ちます。左足を左に肩幅開きます。両足を共に外側に45度回します。左足を真直ぐに前方に一方踏み出して、左足と右足は"丁字歩"になります。腰を落として、左手は左足の上方約10cmに置き、指先を左前方に向けます。右手は右膝の上方約10cmに置き、指先を斜下方に向けます。首と上半身を自然に伸ばし百会穴を天に向けます。目は左前方に向けます。（図10）これは左式伏虎式站樁と言います。

右式伏虎式站樁は、それと反対にします。

②内在操作

内在操作は、三円式の内在操作を参考にします。

図10

2．調息

呼吸は、順腹式呼吸から徐々に逆腹式呼吸へと変えていきます。

3．調心

丹田行気法です。下丹田→両足、中丹田→両手という二つのルートで行気します。内気の力で"虎"を押さえつけているようにイメージします。

4．注意事項

膝関節に明らかな変形或いは炎症の活動期では、無理をしないで下さい。

5．効果

(1) 中医学的には、腎を強化する作用があり、腰や下肢の諸疾患に効果があります。
(2) 現代医学的には、下肢筋の強化作用を始め、循環系、呼吸系の機能を高める作用があり、腰椎椎間板ヘルニアや股関節、膝関節の疾患にリハビリ効果があります。
(3) 下肢の筋肉、特に大腿四頭筋を鍛える効果があるので、青、壮年健康者の体質増強に適します。

6．練習時間

短い時間から徐々に延長していきます。

（4）少林剣指站樁

1．調身

①外在操作

両足を揃えて立ちます。左足を左側へ肩幅の1.5倍（約60cm）に開きます。腰を落としながら両手をゆっくりと身体の前から、肩の高さまで持ち上げて、第4、5手指を曲げて"剣指"に変え、手指を前方に向け、掌心を下に向けます。上肢を地面と平行にし、上半身を"立身中正"にし、下半身を"馬歩"にします。両膝は自然に外側に開き、足の先を超えないようにします。目は半眼にして正面前方に向けて全身をリラックスします。膝を曲げる角度は、個人の身体状況により、高位、中位、低位に合わせます。（図11）

　②内在操作

内在操作は三円式の内在操作を参考にして下さい。

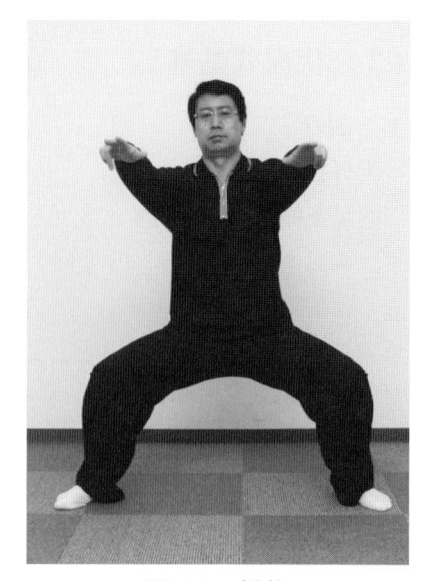

図11　低位

2．調息

逆腹式呼吸を多く採用しています。無理してはいけません。

3．調心

丹田行気法です。付虎式站桩を参考にして下さい。

4．注意事項

膝関節に病気のある方では、高位式或いは中位式を採用します。

5．効果

付虎式站桩を参考にして下さい。

6．練習時間

10分間から30分間。

（5）休憩式站桩

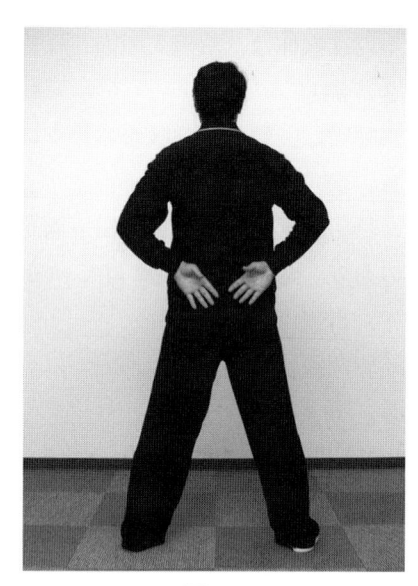

図12

1．調身

両足を肩幅よりやや大きく開き、膝を軽く曲げ気味にします。両手の甲は腰にある命門穴に軽く当てます。肩の力を抜き、腋下に少し空間を作ります。背骨を自然に伸ばし頭頂（百会穴）を天に向けます。下顎を軽く引き、口は少し開いて、舌は軽く上顎に当てます。両目は軽く閉じて前下方に向けます。頬は微笑み気味にします。（図12）

２．調息
　自然呼吸にします。
３．調心
　意守命門にします。命門穴の周りに温かい気のボールがだんだん大きくなるようにイメージします。
４、効果
　リラックスする効果があります。

３．站桩功の気感と注意事項

１．站桩の気感
　静功中の気感は、姿勢、呼吸、意念の差異により、また個人体質の差異により多種多様を呈しています。また、一口に站桩功と言っても、姿勢の差異により気感の現われる時間、気感の持続する時間なども異なるのです。ただ、一般性感覚とする温熱感や放松感、楽感は、どの功法にも、またどの姿勢にも共通しています。以下は三円式站桩を例にして站桩功の気感を説明します。

　練習開始から約15分の時点で、胸部に温熱感が現われてだんだん頭部と手先へ広がっていきます。その後、後頭部、上背部、及びわき腹に放松感（弛緩反応）が出現し、ゆっくりとした呼気に伴って非常に楽な感覚が現われます。温熱感はおよそ15～30分続いて、その後だんだん弱くなります。その代わりに身体の軽快感や精神面の覚醒感が現れて、収功まで続きます。

　温熱感というものは、水蒸気のように上に行く傾向があります。上部の温熱感は、行気（降気）や守穴などのアプローチで下部へ誘導することができます。常用穴は、下丹田、命門、足三里、湧泉、大敦（足大指）があります。

　站桩功練習のプロセスも概ね内観期と静観期に分けられます。意識活動は、静観期では主に三調操作に集中し、静観期では主に上述する気感及び行気、守穴などに集中します。

２．站桩功の注意事項
　站桩功の注意事項は、一般静功法の注意事項を参考にして下さい。

４．站桩功の功理と応用

１．功理
　站桩功は、ある姿勢を長時間保ちつづける功法です。長時間同じ姿勢を維持するために

は、多くの筋肉が参与することが要求されます。この"静かな鍛え"は実は非常にハードなもので、多くのエネルギーが消耗されるのです。現代運動生理学の研究によると、站桩功を行っているときには、四肢の筋肉をはじめ、ほぼ全身の筋肉が"静力性緊張"を起こしています。この"静力性緊張"は、有酸素運動と無酸素運動の中間状態にあり、身体にユニークな刺激を与えます。それによって神経内分泌系をはじめ、循環系、呼吸系などにも良い影響をもたらします。

中医学的には、"調整陰陽"、"疎通経絡"、"調和気血"、"培育真気"、"開発潜能"という五つの作用があります。

現代西洋医学から説明すれば、"調整陰陽"とは主に神経内分泌系、とりわけ自律神経系の機能が高められるということです。"疎通経絡"とは、主に筋肉、関節などの運動系を調整する作用を指しています。"調和気血"とは、主に循環系、呼吸系の機能が高められることです。"培育真気"とは、主に免疫系の機能が高められ、元気になることです。"開発潜能"とは、身体に潜在している能力が開発され生命力がいっそう旺盛になることです。

2．応用

三円式は、站桩功の基本功法として、養生にも治療にも幅広く応用されています。例えば、掌を下に向けて、呼気に合わせて湧泉穴を意守すれば降圧作用があり、高血圧症に適します。反対に、掌を上に向けて、吸気に合わせて上丹田を意守すれば昇圧作用があり、低血圧症によい効果があります。交感神経緊張による諸疾患及び各種運動系疾患にも良い効果があります。基礎編P87の表を参考にして下さい。

運動器系多発病一覧表

頚部	頚肩腕症候群、頚性頭痛、頚部神経根症、むち打ちと頚部伸展損傷、頚腕神経痛など
肩部	肩こり、五十肩、肩甲部痛、肩鎖関節炎など
肘部	慢性肘関節炎(テニス肘)、上肢神経麻痺のリハビリ、尺骨神経管症候群など
手関節と手	手根管症候群、ばね指、筋萎縮症など
胸椎と腰椎	腰痛坐骨神経痛症候群、背部痛、側彎症、変形性脊椎症、脊柱管狭窄症、椎間板ヘルニア、仙部痛、など
股関節	一次性変形性股関節症、変形性股関節症など
膝部	半月板の変性病変、靭帯損傷、変形性関節症(骨関節症)など
足関節と足	一次性変形性足関節症、腱鞘炎など

また、教室練功の主要功法です。
　自然式と休憩式は、主に緊張緩和及びリフレッシュに応用されています。
　少林剣指式、伏虎式は主に身体強壮の目的に用いられます。また、運動器系の慢性疾患にも補助療法として応用できます。
　自身の身体状況、またはその時の身体状態に応じて功法を選択し、養生及び治病に運用します。

第5節　小周天功

1．小周天功の概念

（1）小周天の意味

　小周天とは、一つの経絡学の概念として、上半身後部の正中線を走行する"督脈"と上半身前部の正中線を走行する"任脈"を繋げる"円周"のことを指しています。
　中国医学では上半身の前面と四肢の内側面が陰に属し、反対に背部と四肢の外側が陽に属します。人体四肢の十二条経脈を六つの陰経と六つの陽経に分けて、陽経の気が皆督脈に集まり、陰経の気が皆任脈に集まります。また督脈と任脈は、上方の口中及び下方の下丹田で繋がります。任脈中の陰気が督脈に入ると陽気に変わり、それに対して督脈中の陽気が任脈に入ると陰気に変わります。このように陰気と陽気が互いに転換しながら人体の陰陽のバランスを保っています。また人体のすべての経脈が最後に肺に集まりこれを"肺朝百脈"と言います。吸うときに、"清気"（陽気）を入れることに対して、吐くときに、"濁気"（陰気）を排出します。

（2）小周天功の意味と特徴

1．小周天功の意味
　気功学では、気を通す或いは気を目的の場所に運ぶことを"行気"または"運気"と言います。小周天功は名前通り小周天に沿って行気することです。行気と共にいろいろな感覚が現われ、その中で温熱感が一番多いようです。つまり小周天功は、温熱気感をみぞおちから⇒下丹田⇒陰部⇒腰、尾骶部⇒背中⇒頭部⇒胸部⇒みぞおちの順で誘導する方法です。
　人体の陽気をまとめる督脈と人体の陰気をまとめる任脈の経気の巡りが、人体陰陽のバ

ランスを保つために大変重要なのです。小周天功は、督脈と任脈の働きを一層高める功法と言えます。

2．小周天功の特徴
(1) 行気は、呼吸と意念を上手く合わせることが要求されています。
(2) 練習プロセスは、5段階に分けましたが、気感には個人差があります。無理に追求することはいけません。
(3) 虚証体質に適する功法として、実証体質或いは不安を起こしやすい方々は、控えるべきです。
(4) 身体の陰陽のバランスを整える作用があり、多種疾病に良い効果があります。

2．小周天功の実際

1．調身
　小周天功の姿勢は、立位、坐椅子、盤座、臥位の四種類があります。その中で盤座式と座椅子式が常用されます。ここで、盤座式について詳しく紹介します。座椅子式は一般静功法を参考にして下さい。
　盤座は、仏教気功においては跏趺座とも言えます。"跏"は重ねるという意味で、"趺"は足の甲のことを指します。ですから、跏趺座は腿を重ねて座ることです。盤座の道具としてマットと座布団が要ります。（図1）
　盤座法には、自然盤座式、単盤式、双盤式という三式があります。
①自然盤座式（一般あぐら）
　両腿を自然交差して座ります。両足ともマットに着けます。両手は、大腿の下1/3（膝側）に置くか、下丹田の前に重ねます。目は1～1.5メートル先の真正面の一点に向けます。
　自然盤座の内在の操作方法は、座椅子式と同じです。ただ、背骨を真直ぐに伸ばし、"中軸線"も真直ぐに立てることが要求されています。

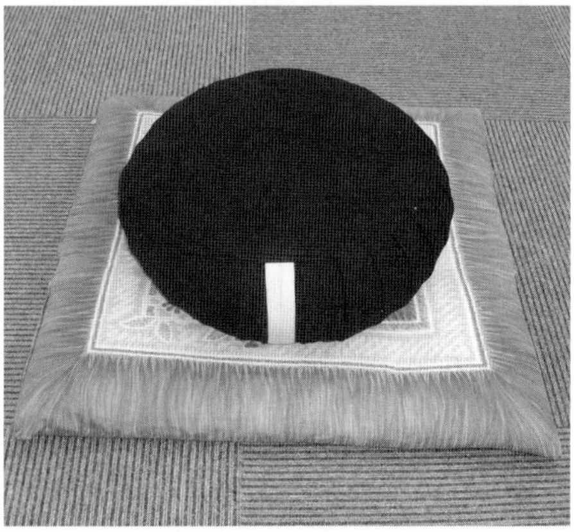

図1　座禅用座布団

②単盤式（半跏趺）
　左足（右）を右腿（左）の上に重ねて、左足の甲（右）を右大腿（左）に当てて足心を上に向けます。右腿（左）、或いは右腿（左）と左膝（右）をマットに着けます。両手は、

大腿の下1/3（膝側）に置くか、下丹田の前に重ねます。目は1〜1.5メートル先の真正面の一点に向けます。（図2）

単盤の内在の操作方法は、座椅子式と同じです。

ただ、背骨を真直ぐに伸ばし、"中軸線"も真直ぐに立てることが要求されています。

③双盤（全跏趺）

右足の甲（左）を左大腿（右）に当てて足心を上に向け、左足（右）を右足（左）の下から持ち上げて、足の甲を右大腿（左）に当てて足心を上に向けます。両膝をマットに着けます。手の置き方は、単盤と同じです。目は1〜1.5メートル先の真正面の一点に向けます。

双盤の内在の操作方法及び要求は、単盤と同じです。

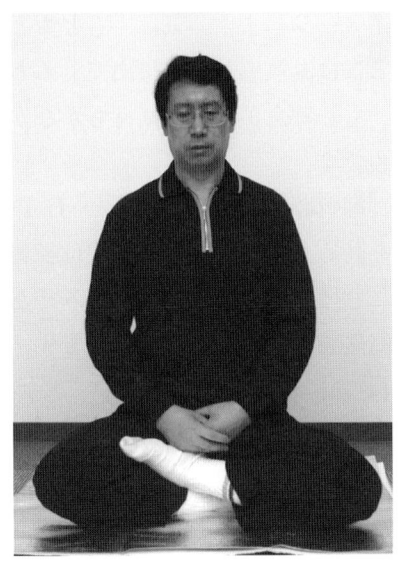

図2　単盤（左式）

＜盤座法の要領及び注意事項＞

盤座法の最大の要領は、背骨を真直ぐにし、上半身の中軸線も真直ぐに立てるということです。それで体重は均等に両坐骨に落とします。本人の感覚としては、体重が下丹田を通して"至陰穴"辺りに落着し、気功学ではこれを"気沈丹田"と言います。ですから、長時間にわたっても足の痺れを起こすことがありません。初心者では、体重を腿に掛けてしまい、まもなく足が痺れるという錯誤をよく犯します。

盤座は下肢の柔軟性が要求されます。初心者、或いは柔軟性の無い方々は、自然盤座→単盤→双盤のように慣らしていくことを勧めます。また、練習時間も短くから徐々に伸ばしていくべきで、いきなり長くすると下肢缺血性障害を起こすこともあるので、注意しなければなりません。

2．調息

吸気も呼気も鼻で行います。また、呼吸は意念或いは気感と合わせます。

3．調心

小周天功法は、意念を集中する部位、つまり行気する部位により五つのプロセスに分けられます。

(1) 第一プロセス："呼吸注意心窩部"—吐くときに意念がみぞおちに集中します。

集中力を高めるために、"収視反聴"ということが要求されます。目、耳という本来外部世界の刺激情報を収集する感覚器官は、あえて身体内に向けます。

ゆっくりした呼気に合わせて意識をみぞおちに集中し、気がそこに集まってくるように

イメージします。気は、もともとエネルギーを持っているものですから、多く集まるとそこには温熱感が自然に出てくるわけです。

　もし雑念が多く、気持ちがなかなか落ち着かない場合は、数息法を使用することがお勧めです。

　練習時間：一回20分、一日1～3回。なるべく決まった時間帯を選んで練習することを勧めます。食後の1時間は練習を控えてください。

　しばらくの練習により、みぞおちに"重たい"、"少し張る"などの感覚が現れ、その後温熱感が現れるようになります。

【要領】

　このプロセスの最大のポイントは、意念の強さを正確に把握することです。温熱感は、自然に現れるもので、決して求めるものではありません。意念が強すぎたり或いは弱すぎたりすると、どちらも上手く行きません。4～5回の行気を行って、その後しばらくそこを静観することはひとつの試みです。

【効果】

　慢性胃炎、胃潰瘍、十二指腸潰瘍、末期胃がん、食欲不振などに良い効果があります。

(2) 第二プロセス："意息相随丹田趨"―意念と呼吸を緊密に結合して、温熱感を下丹田へ誘導します。

　第一プロセスで得た温熱感をみぞおちから下丹田に誘導していきます。

　練習時間：一回30分、一日1～3回。なるべく同じ時間帯を選んで練習します。食後1時間は練習を控えてください。

　しばらくの練功を経て、下丹田に温熱感が現われます。これは"気沈丹田"と言い、そのまま継続して行くと、ゆっくりした呼気に伴って温かい気流が下丹田に流れるような感覚が現われます。人により、お腹がゴロゴロしたり、ガスが多くなったり、お腹が張ったりすることが発生しますが、これは腸の蠕動運動が強くなったわけですから気にしないで下さい。

【要領】

　求めず、焦らずにゆっくりと行気します。

【効果】

　慢性機能性便秘や腸神経症、潰瘍性大腸炎などの腸疾患に良い効果があります。

(3) 第三プロセス："調息凝神守丹田"―温熱気感を感じながら意守丹田します。

　下丹田の温熱感を得た後しばらくの間は、行気せずに温熱気感を下丹田に留めます。意守丹田により下丹田の気感を一層充実させ、次のプロセスのために"力"を溜め込みます。

　練習時間：一回40分、一日1～3回。なるべく同じ時間帯を選んで練習します。食後1時間は練習を控えてください。

　このプロセスでは下腹部に明らかな熱感が現われます。人により、陰部や腰、尾骶部、

下肢などにも熱感を感じることもあります。
　一般的に、このプロセスは40～60日間が必要です。
【要領】
　軽く意守丹田します。
【効果】
　男性ではインポテンツや前立腺肥大、前立腺癌、神経性遺尿症、大腸癌など、女性では生理痛、生理不順、慢性膀胱炎、生殖器官の慢性炎症及び癌などに効果があります。

(4) 第四プロセス：“通督勿忘復勿助”——下丹田の熱感を督脈へ誘導するときには意念を強め過ぎず、緩め過ぎずにします。

　第四プロセスの内容は実に督脈行気です。下丹田の熱気感を督脈に沿って下から上へ誘導していくプロセスです。気感が下から上まで昇っていくため、行気中の呼吸方法は前のプロセスとは異なります。前のプロセスでは意念とゆっくりとした呼気のコンビネーションでしたが、ここでは、"軽い"吸気を活用して下から上までの行気を行います。

　練習時間：一回30分～60分、一日1～2回。空腹時を勧めます。

　普通では15日間の練習を経て"督脈を通す"——温熱気感が背中に沿って下から頭まで広がっていきます。しかし個人差がかなりあるようです。原因としては、督脈の道のりが長く、また頭には神経末梢が多く分布し、非常に敏感なところであるためです。場合によって温熱感を得られないばかりか逆に"冷たい"と感じることもあります。特に集中力が弱い方では、多様な"違和感"がよく出現します。不快な違和感が出ても、余計に心配せず指導者と相談しながら続けていきます。

【要領】
　一つは、必ず下丹田の温熱感が相当充実した状態に達してから督脈行気を始めることです。もう一つは、どうしても"気を通せない"場合は、いったん前のプロセスに戻し、実力を充実してから再挑戦することです。

【効果】
　自律神経系を始め、内分泌系、免疫系の機能が高められ、癌も含めて多種慢性疾患に効果があります。

(5) 第五プロセス：“元神蓄力育生機”——元神（非言語脳）の機能を高め、精力旺盛になります。

　原則としては、続けて下丹田を意守します。一定のレベル（功夫）に達してから下丹田と上丹田を交互に意守します。吸気時に内気が督脈に沿って脳に入り、呼気時に内気が任脈に沿って下丹田に入ります。これが内気の小周天循環です。

　練習時間：一回40～60分間、一日1～3回。

　体調がよくなり、心も穏やかになります。練習後に愉悦感や楽しい、精力旺盛などの感覚が現れて心身ともに楽な境地に入ります。

【要領】
　下丹田と上丹田を交互に意守します。上丹田だけを意守することは避けるべきでしょう。

3．小周天功の現代西洋医学的な"解説"と応用

　小周天功は、一つの優良静功法として養生或いは治療に応用されています。小周天功の本質内容は経絡行気です。つまり意念と呼吸を上手く合わせて、内気を意識が誘導する通りに、督脈と任脈に巡らせるということです。行気される場所に温熱感が現れます。では現代西洋医学のサイドから考察してみれば、これは何を意味しているのか、また何の意義があるのか——この一面が分かれば、功法の内容に対する理解も一層深まり、功法の応用にも役立つと思います。

（1）小周天功についての現代西洋医学的な理解

1．小周天功と自律神経と生体情報系

　強いて言えば小周天功は、実は主に自律神経系の機能を高めるための"ユニークな訓練法"です。

　交感神経の下位中枢は背中の両側にあり、副交感神経の下位中枢の多くは腹部にあります。そこは、ちょうど中国医学で言う督脈と任脈に当たります。この部位における行気活動は、血行改善効果をもたらして交感神経系及び副交感神経系に良い影響を与えるのです。

　また、行気活動による温熱感は、副交感神経の機能が高められ、組織の血液供給が増加したためと考えられます。行気活動の原動力は、意念と呼吸のコンビネーションです。つまり、われわれは自分の意識と呼吸をうまく利用すれば、自律神経という"血液循環のコントロール・レバー"を操作できて、自らの血液循環をある程度コントロールできるのです。

　一方、自律神経の上位中枢は大脳辺縁系にあり、この大脳辺縁系という"非言語脳"は、気功学で言う"元神"のことで、自律神経の機能を高めることはイコール"元神"の機能を高めることになるのです。それによって内分泌系と免疫系という生体情報系の全体機能も高められることになります。

2．うまく行くかどうかは、集中力がポイントです

　行気の要素は呼吸と意念です。二者を別々にやると何の意味もありません。心身ともリラックスした状態下で、二者を上手くコンビネーションして内気を動かします。意念を強くしすぎると脳が興奮状態になり、リラックスできなくなり、行気もできなくなってしまいます。逆に意念が弱すぎると、内気が意念通りに動きません。この意念の強さの加減は、集中力に頼るしかありません。ある意味で言えば静功法は脳の集中力の訓練です。

強い不安のある神経症や癌性不安症などに、小周天功がよく応用されています。意識を行気或いは気感の方に集中させて、逆に他の不安が軽減されるようになります。

（2）小周天功の応用

中医学的には、小周天功は"虚証"或いは虚弱体質に適する静功法です。この意味では、すべての慢性疾患に一つの補助療法として応用できます。特に癌に対しては、主選功法として推奨します。

また、小周天功は自律神経を整える作用があり、優れたリフレッシュ効果があるため、日常生活中で養生法としても応用できます。

4．小周天功の注意事項

(1) 小周天功の内容は、経絡行気です。行気は必ず心身ともリラックスした状態下で行われます。この意味では、一定の練功経験を有する方々にお勧めです。初心者はなるべく控えるべきでしょう。

(2) 小周天功は、相当レベルの高い静功法です。特に第4、5プロセスは、個人差によりなかなか出来ない方もいると思われます。第3プロセスまででも結構ですから、無理をしてはいけません。たとえ第一プロセスだけでも、それなりの意義があるので、完璧まで追求しなくてもかまいません。

(3) 小周天功は"虚証"に適する功法で、一部"実証"（緊張が高ぶるタイプ）には控えるべきです。出来れば気功師指導の下で行いましょう。

(4) 練功の後、必ずストレッチをしてください。

第4章 動功法

第1節 保健功

　保健功とは自己按摩（セルフマッサージ）が中心となる功法です。頭から足まで全身の按摩及び軽い運動を通して気血を疏通し、疾病の予防及び治療の目的を達します。以下三つの効果があります。
　（1）運動器疾患の予防と治療に優れた効果があります。
　（2）一部の功法は、健脳作用を通して糖尿病や胃潰瘍などの内臓疾患に対しても予防及び治療効果を発揮します。
　（3）リラックス効果があります。

1．功法及び効用

（1）静座

1．姿勢
　①端座式（図1）、②靠座式（図2）、③盤座式（図3）
　端座式：目を閉じるか半眼にし、舌を上顎に軽く当て、肩の力を緩め、両手を両大腿の真中に置きます。百会を意識し背中を延ばします。
　靠（こう）座式：臀部を背もたれに当て、百会を意識して背中を伸ばします。
　盤座式：座禅用座布団の半分に座り、右足（左足）の甲を左大腿（右大腿）の上に当て、百会を意識して背中を真直ぐに伸ばします。
2．呼吸：鼻でゆっくりと自然呼吸か腹式呼吸をします。
3．意念：軽く意守丹田をします。
4．練習時間：5～15分。

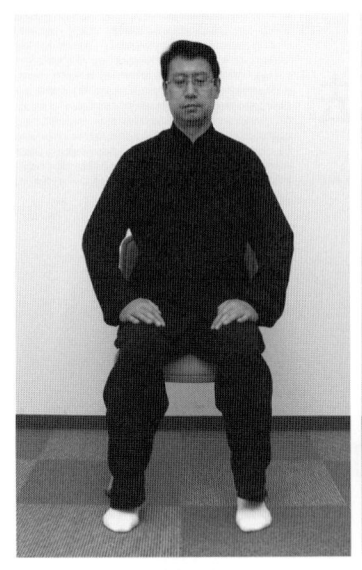

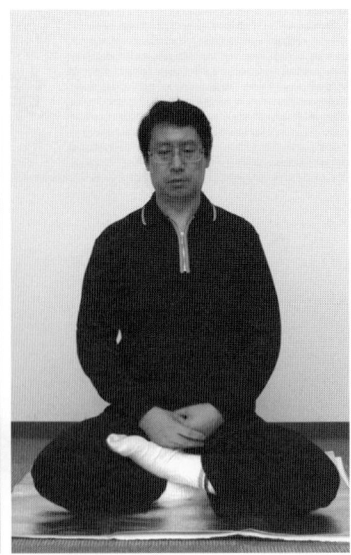

図1 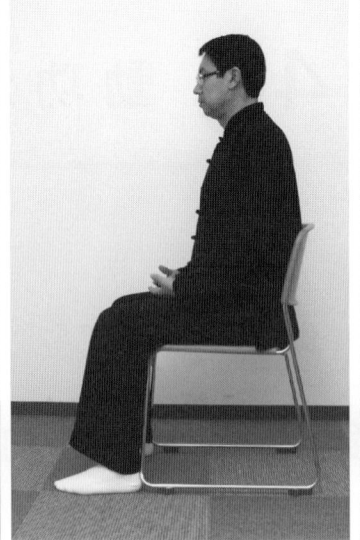　　　　　　　　　図2　　　　　　　　　図3

5．注意事項：胸を広げたり、お腹を前に出したりしてはいけません。胸を広げると肩に余計な力が入って上半身が緊張状態になります。静座の姿勢は、静功法ほど厳しく要求していませんが、できるだけ背中を伸びやかにすることが大切です。
6．効果：雑念を排除し、精神安定作用があります。何時でも、何処でも行えるのですから、脳を休める方法として応用されます。

（2）鼻功

両手の親指と人差し指でOKサインを作ります。親指の指関節の背側で両側鼻翼に沿って上下に9～18回按摩します。(図4)続いて中指で迎香穴を9～18回指圧します。(図5)

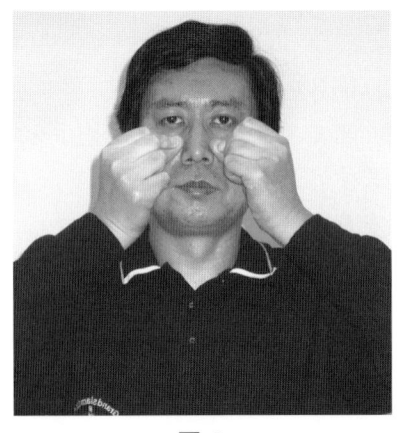

図4 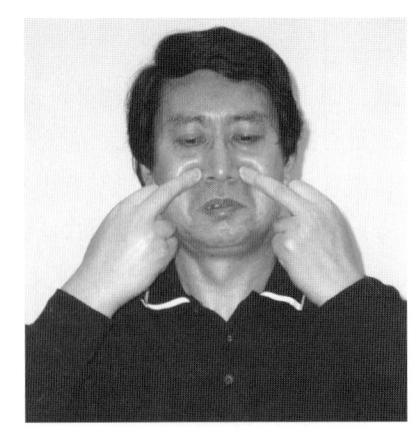　　　　　　　　　図5

【効用】

　局部血行改善作用があり、慢性鼻炎（蓄膿症）やアレルギー性鼻炎などの鼻疾患に対しては補助療法として応用できます。また、上気道感染症にも予防作用があります。

（3）目功

(1) 両目を閉じて、親指の指節関節の背側で上、下瞼の内側から外側まで、各9〜18回軽く擦ります。
(2) 両手の親指の指節関節の背側で眼球周囲のツボ—晴明穴（内側）、魚腰穴（上方正中）、瞳子髎（外側）、承泣穴（下方正中）を各9〜18回揉みます。
(3) 両目を軽く閉じて、眼球を時計回しと反時計回しに各9〜18回ゆっくりと動かします。回転速度が速すぎると、めまいや頭重感、嘔吐などの症状を起すことがあります。回転回数は少なめから徐々に増していく方が良いです。
(4) 両手掌を熱くなるまで擦り合わせて、両目に1分間軽く当てておきます。
(5) 両目をゆっくりと開いて、遠方の何かに焦点を合わせて、はっきりと見えるまで眺めます。

【効用】

　目の周りの局部血行改善作用があり、眼精疲労を回復する効果があります。慢性眼科疾患の補助療法としても応用できます。

（4）擦面

　両手掌を熱くなるまで擦り合わせて、額から鼻翼の両側を通って下あごまで擦り下げて、耳の前を通って額に戻します。これを一回として36回行います。

【効用】

　局部血行改善作用があります。根気よく続ければ顔面美容効果が期待できます。
　また、中国医学で言う"手、足の陽明経絡"が顔面を循行しているので、顔面の刺激によって胃腸の機能が高められます。現代西洋医学サイドから見ると、顔面のマッサージは唾液の分泌を促進し、消化活動に良い影響を与えます。

（5）耳功

(1) 両手を熱くなるまで擦り合せて、人差し指と中指で耳殻を挟んで、上下36回擦ります。
(2) 手の付け根で外耳口をふさいで、音が聞こえないようにした後、急に耳から手を離します。これは"抜耳"と言い、9回繰り返します。
(3) 音が聞こえないように手の付け根で外耳口を塞ぎ、手指を自然に後頭部に当てて、人差し指が中指をやや強く圧すように頭皮へ滑らせます。この衝撃力で頭皮を叩いて、頭のなかに"ドン、ドン・・・"のような音が聞こえます。この音が太鼓の音に似ている

ので『鳴天鼓』称します。（図6）36回します。
【効用】
　中国医学には"耳為宗脈之聚"とあります。意味は全身の経絡は皆耳に集まって来るということです。
　現代科学研究から分かるように、外耳殻には実に人体のすべての生物情報が存在しています。具体的に説明すると、身体内部のある器官—例えば腎臓の生物情報は、外耳殻にある特定の部分（ツボ）に反映されると言われています。即ち、外耳殻にある腎臓のツボを刺激すると身体内にある腎臓の生理活動に何らかの影響を与えるのです。
中国医学の"耳針療法"は、このメカニズムを応用して生まれたのです。
　要するに、耳功は耳そのものだけではなく、人体全体に良い影響を与えるのです。

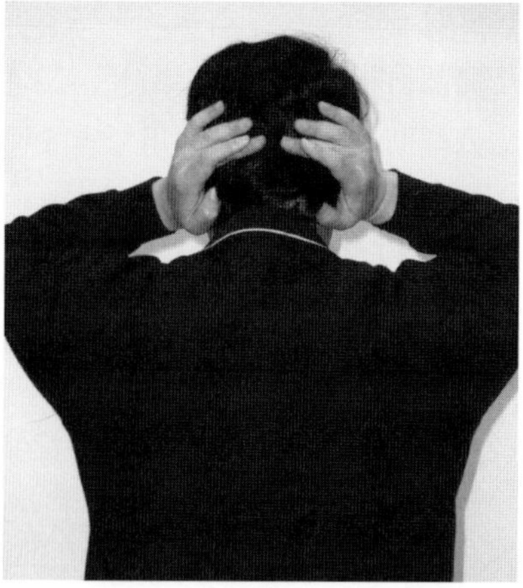

図6

（6）口功

(1) 叩歯：両目を軽く閉じて、上下の歯を軽く噛み合わせます。72回。叩歯の力は適度に入れて下さい。
(2) 赤竜攪海：舌の先は、下歯の歯茎に沿って時計回しと反時計回しに各10回回して、休まずに上歯の歯茎に沿って時計回しと反時計回しに各10回回します。これで産生した唾液は飲みこまないで、そのまま口内に溜めておきます。
(3) 鼓漱咽津：上式に続いて、唾液を使って普段水で口を漱ぐ時と同じように18～36回漱ぎます。その後、口中の唾液を3回に分けて、"下丹田に送る"ようにイメージしながらゆっくりと飲み込みます。唾液の量が少ない場合でも、水で漱ぐ時と同じように行います。

【効用】
　叩歯によって口腔内の血液循環を改善し、歯や歯茎、口内粘膜の疾病を予防できます。また叩歯運動は、歯を強くすることだけでは無く健脳作用もあります。
　叩歯＋赤竜攪海＝咀嚼運動。
　咀嚼運動は、神経反射を通して胃や膵臓、肝臓の内分泌活動を活発化させます。膵臓から分泌されたインスリンが血液中の血糖濃度を調整する役を担っています。また分泌された消化液が、血液を通して脳に運ばれ、摂食中枢を刺激し満腹感を引き起こし、これで食事の量をコントロールできます。咀嚼運動から発した一連の生理反射をうまく利用すれば、糖尿病や肥満、高脂血症などの生活習慣病の予防及び治療に一定の作用を発揮できると思われます。

中国医学は、唾液を大切な体液として認識し"津"または"津液"と言います。この津液には"益腎固本"や"健脾益気"、"滋陰柔肝"などの働きを具有し、人体の陰陽平衡を保つことに欠けてはいけない存在と考えています。

では、現代西洋医学から見れば唾液とは一体どういうものでしょうか？まず成分的に見ると唾液は、血液の成分と大した変わりがないと言っても過言ではないのです。このことから、唾液が人体にとっていかに大切なのかは、もう分かって戴けるでしょう。

機能的に見れば以下主な三点を上げます。
①殺菌、潤滑、清潔による口腔及び上消化道の保護機能。
②消化促進機能。
③栄養機能。

しかし、これだけ重要な働きを具有する唾液に対して、世の中には"汚い"ものと扱われる偏見があるようです。医学の立場から見れば、これは唾液にとって実に不公正です。

（7）項功

1．頚部按摩

両手の親指を"風池穴"あたりに当て、他の指は軽く組んで後頭部に当てます。親指の指腹で頚部に筋と頚椎両側を上下にゆっくりと指圧します。（図7）圧すと、軽い痛みがあるが気持ち良い所をメインに按摩します。

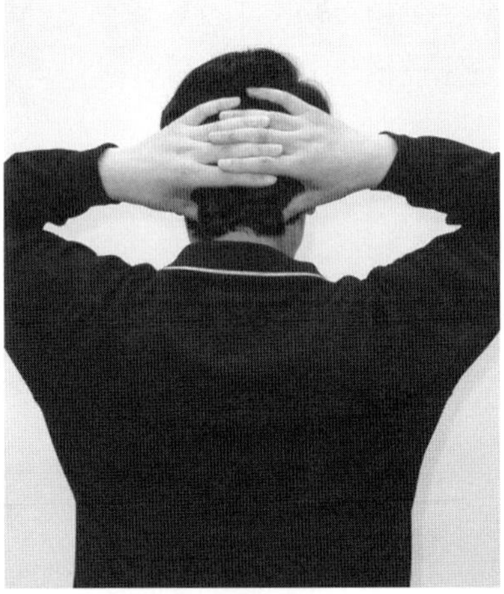

2．臂項争力

両手の十指を交差させ、後頭部を抱え込みます。手が頭を押す力と頭がそれに反発する力と、力比べをする状態を作り、手の力の方向と頭の力の方向を正反対にします。気功学ではこれを"陰陽争力"と言い、動功でも静功でも良く使われている、一つの基本的アプローチです。適度に力を入れて左右に3～6回行います。続いて前後に3～6回行います。

図7

3．捻項

吸気に合わせて、"頚椎を伸ばす"ように意識しながら頭を左90度に捻ります。呼気に合わせて頚の力を緩めて戻します。再び吸気に合わせて同じ要領で頭を右90度に捻ります。これを1回として3～9回行います。

鼻で吸気に合わせて、"頚椎を伸ばす"ように意識しながら頭を後ろへ最大限に倒して、口で呼気に合わせて、頭を前へ最大限に曲げます。3～9回。

頚椎ヘルニヤ（5番、6番多発）の方では前後への曲げる角度を過大にしてはいけません。

【効用】
　人体の頚部、上背部、肩部は、堅実な筋肉と靭帯が多く存在する部分です。ゆえに、デスク・ワークやストレス、運動不足などによって、肩こりや頚筋の張り、頭痛などの症状が出やすいところでもあります。項功はこのような症状を改善するのに優れた効果があります。

（8）肩功

1．揉肩
　左手で右肘を支えて、右手が左肩及び左肩甲部に届くように構えます。右手指（中指がメインに）で左肩の肩井穴や天宗穴などの凝り易いところを揉みます。（図8）同じ要領で左手で右肩部を揉みます。

2．転肩
　両肘を曲げて、両手を軽く握って拳をつくり、胸に当て、両肘を外に向けます。両肘で大きい円を描くように後→下→前→上の順で肩を回します。9〜18回。同じ要領で、前→下→後→上の順で肩を回します。9〜18回。（図9）

図8　　　　　　　　図9

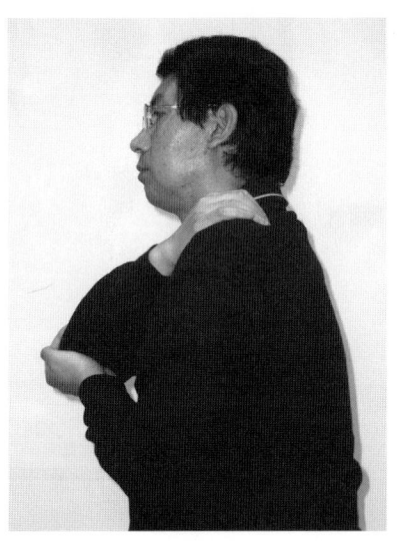

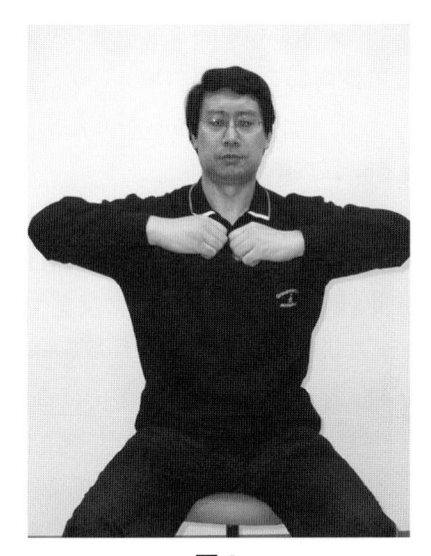

【効用】
　局部血行改善作用があり、肩こりや五十肩、上背痛などに応用できます。

（9）夾脊

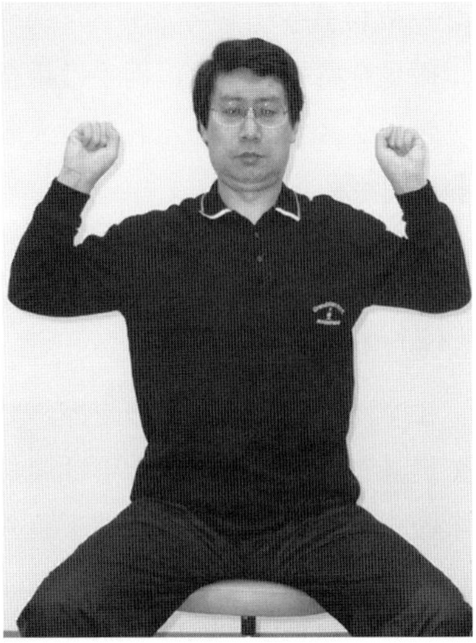

両肘を曲げて、両手を強く握って拳をつくり肩の外側に構え、胸を広げて両腕と胸とを一直線にします。（図10）吸気に合わせて上体を左へ90度曲げて、息をしばらく止めます。ゆっくりした呼気に合わせて元に戻します。同じ要領で右へ90度捻ります。それを一回として6回行います。

呼吸は逆式腹式呼吸を勧めます。

【効用】

夾脊の動作特徴は背中と腹部を同時に捻ることです。

中国医学的には、この功法は督脈と任脈を疎通する作用があります。督脈は人体の陽気を司っており、任脈は人体の陰気を司っています。督、任両脈を疎通することによって人体の陰陽のバランスを調えることができます。

図10

現代西洋医学サイドからみると、脊柱の両側は交感神経の下位中枢が通る道で、一方、腹部は副交感神経の下位中枢が集中している場所です。背中と腹部を同時に捻ることは、自律神経系の働きに良い影響を与えるのです。

また、夾脊功は背部、肩部、胸腹部の局部血行改善作用もあります。

（10）織布式

床の上に座り、両足を前方に真っ直ぐ伸ばし、つま先を上に向けます。呼気に合わせて上半身を前に倒し、両手は両腿を触りながら伸ばして爪先に触れるようにします。吸気に合わせて両手は両腿に触れながら腰を伸ばし、両手を胸の高さに引き上げます。これを一回として3～9回行います。

腰椎ヘルニヤ（4番、5番多発）のある方は、無理をしないで下さい。

【効用】

腰部血液循環を促進する作用があり、腰部及び臀部の諸疾患に治療と予防効果があります。

（11）和帯脈

1．座位式

自然盤座或いは座椅子に、両手を軽く握りももの付け根に置きます。腰を軸にして上体を左から右へ18回、続いて右から左へ18回回転します。

2．立位式

両足を肩幅に開き、両手は手指を開いて親指を後ろに向けてわき腹に当てます。全身をリラックスし、腰を左右に最大限18回ずつ回します。
【効用】
　腰、股関節、下肢の血行改善効果があります。

（12）擦丹田

まず両手を熱くなるまで擦って、利き手を下に両手を重ねて下丹田に1分間くらい当てて置きます。続いて、両手は腹部を圧しながら臍を円心に、時計回しに、即ち右下腹→右上腹→左上腹→左下腹→右下腹の順に回します。36回。

押圧力を入れすぎないように注意して下さい。特に男性の加齢者または重い基礎疾患のある方では押圧力が強すぎると小腸ヘルニヤを起こす可能性があります。
【効用】
　下腹部の血行改善と腸蠕動運動の促進作用により、腹脹、腹痛、慢性便秘症、機能性生理痛などに応用できます。

（13）揉膝

両足を揃えて立ち、腰を曲げて両手を膝に当て、目は正面に向けます。（図11）両膝を曲げて時計回しに弧を描き、膝を伸ばします。同じ要領で反対方向に回します。これで一回として9回行ないます。

完全にしゃがみます。3回繰り返します
【効用】
　股関節、膝関節、足関節の血行改善と大腿筋の強化作用があり、膝関節病の予防と治療効果があります。

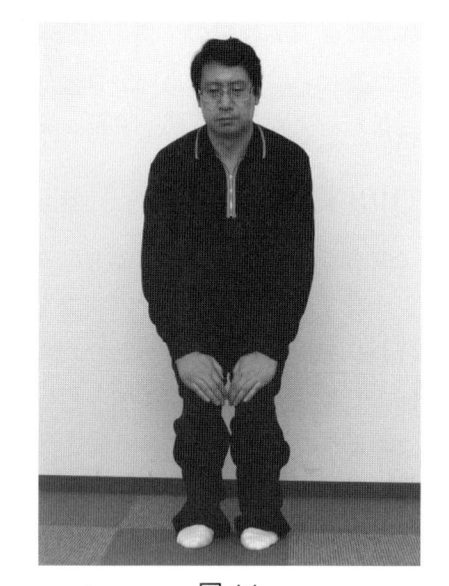

図11

（14）按穴（ツボ）

1．按合谷

合谷穴は手の甲にあります。左手の親指と人差し指を最大限に開き、"L字"を作ります。右手は拳にして左手の"L字"にはめ込みます。右手親指の先が当たる部位が左手の合谷穴です。（図12）右手の親指で左合谷穴を36回圧します。同じ要領で左手の親指で右合谷穴を36回圧します。

【効果】

いわゆる緊張性頭痛、偏頭痛などに治療効果があります。

2．按風池

風池穴は後頭部にあります。両手の十指を最大限に開き、小指の指腹をこめかみに当てて、親指を後頭部の髪際に当てた部位が風池穴です。右手の親指で右側の風池穴を、左手の親指で左側の風池穴を各36回圧します。両手同時に行っても構いません。（図13）

【効果】

肩こり、頭痛、頸の筋張りに治療効果があります。

3．按足三里

足三里は下腿外側の上部にあります。右手の親指を膝蓋に当て、他の四指を脛に当てます。小指が当たる部位が足三里穴です。右手の中指で右側足三里を、左手の中指で左側の足三里を指圧します。72回。

【効果】

腹痛や腹脹、消化不良、下痢或いは便秘などの腹部疾患に治療効果があります。また、身体強壮作用もあります。

4．按湧泉

湧泉穴は足の裏にあります。足指を屈した時にもっとも凹んでいる部位が湧泉穴です。（図14）右手の親指で左足の湧泉穴を、左手の親指で右足の湧泉穴を各72回押圧します。

【効果】

交感神経の緊張を緩和する作用があり、高血圧や緊張性頭痛、肩凝りなどに効果があります。

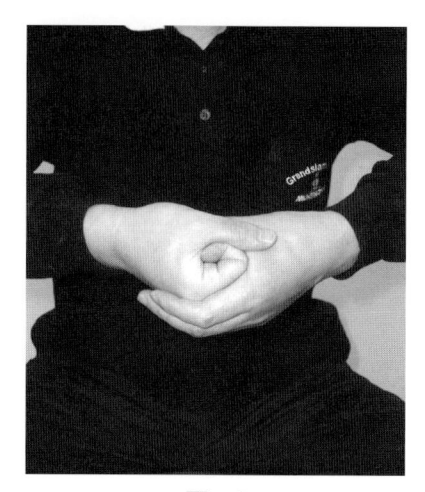

図12

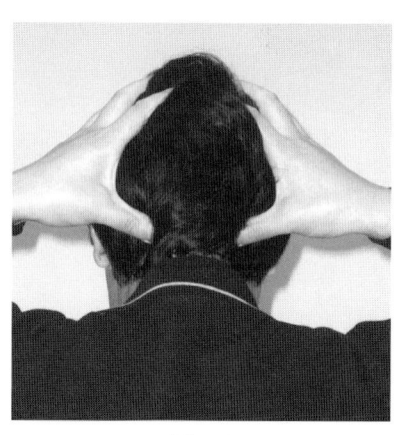

図13

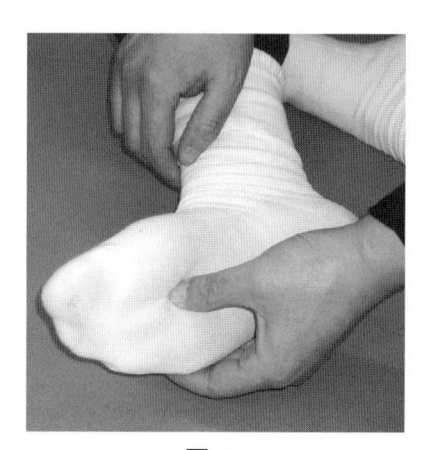

図14

5．按内関

内関穴は前腕内面の正中線上、手首に近いところにあります。右手の中指と人差し指を伸ばし、左手首内側に直角に並べます、人差し指の真中の関節が当たる部位が左側の内関穴です。（図15）右手の親指で左側の内関を、左手の親指で右側の内関を各72回押圧します。

【効果】

動悸、機能性不整脈、不安、乗り物酔い、嘔吐に効果があります。

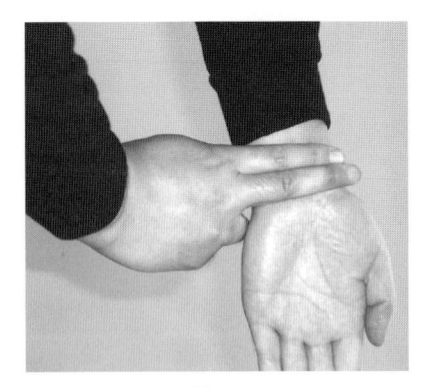

図15

2．保健功の特徴と応用

1．保健功の特徴

保健功は気功学の基礎功法です。この功法は動作が簡単で憶えやすく、やりやすいという特徴があります。本功法は、立っても座っても、いつでもどこでも行われます。また、ご年配の方や体力の弱い方、車椅子を利用されている方でも、無理なく行われます。

2．保健功の応用

(1) まず日常生活保健に応用できます。
(2) 他の功法の予備功として応用されます。例えば、"五行掌"や"站桩功"などにおいては、予備功として用いられています。
(3) 静功法の練習後に整理運動として応用できます。

第2節　八段錦（はちだんにしき）

1．八段錦功法概述

八段錦は800年前の宋代に創られ、歴史のある優良功法として人々に愛用されてきました。本功法は調身が主眼に置かれています。どこでもいつでも、立っても座っても行えるので、デスク・ワークによる運動不足に好適用です。また、動作が簡単で覚えやすく、緩やかで行いやすいために、お年寄りや虚弱体質の方も利用できます。頚椎症や変形性腰椎

症、五十肩などの運動系疾患を始め、自律神経機能不全による心身症性疾患にも良い効果があり、一つの医療功法として応用されています。

八段錦の"八"という字は、本功法の八つの動作を指すのではなく、本功法に多方面の健身効果があるのを意味しています。"錦"は金と帛から組み立てられ、金のような貴重さや、絹のような柔軟さ、連綿不断などを意味しています。

本功法には以下の特徴があります。

1．『柔和緩慢、園活連貫』―伸びやか緩やかな動き、滑らかな流れ

動作は、人体筋肉、関節の運動生理学原理に従って柔軟な弧線が多く採用されています。また、動作の流れは空を流れている白雲のように綿々と、春の蚕が繭をかけているように切れ目なく、とても滑らかです。

2．『松緊結合、動静相兼』―収縮と弛緩、硬と柔のバランスが良い。

松は、筋肉の弛緩を伴い心身ともリラックスすることで、緊は、筋肉の収縮を伴いゆっくりと力を入れることを指します。緊をするべきところではしっかり力を入れ、松をするべきところではゆっくりと力を緩めます。また、時間が短く或いは一瞬の緊と対照的に、松は練習の終始に貫きます。

動と静は、動作の外在表現を指します。動は意念誘導下の肢体運動で、静は動作を定めたところでのしばらく（3～5秒）の停止を指します。外見的に"静"となっていますが、筋肉の収縮活動をまだ続けています。例えば"双手托天理三焦"の"上托"（頂点まで伸ばした時）、"左右開弓似射雕"の"馬歩拉弓"（弓を引く時）は、外見的には"静"になっているのですが、実は内では力を緩めず、"内動"がまだ続いています。これは、いわゆる"外静内動"の状態です。

3．『神与形合、気寓其中』―意、気、形の三位一体。

本功法では特別に意念を強調していないものの、動作自体は、例えば"托天"（天を支える）や"射雕"（大鳥を射る）などが、すでにそれなりに意念を意味しているのです。

また、呼吸は動作に合わせる自然呼吸で、無理な呼吸は要りません。

2．功 法

（1）手型、歩型

1．基本手型

拳：親指を薬指の付け根に当て、他の四指を握りしめます。（図1）

掌：五指を軽く開き、掌心はわずかにくぼみます。（図2）

八字掌：親指と人差し指を立て、他の指を握りしめます。（図3）

爪：親指の第一関節と他の四指の第二関節を深く曲げます。（図4）

2．**基本歩型**

馬歩：両足を足の長さの三倍に開き、背骨を伸ばして腰を落とします。馬乗りのポーズに似ているので、馬歩と言います。（図5）

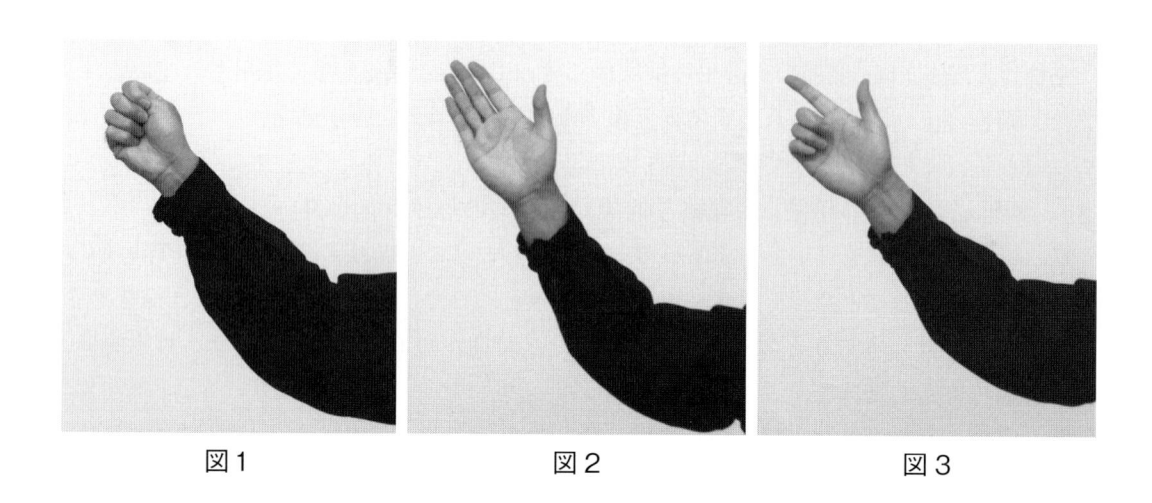

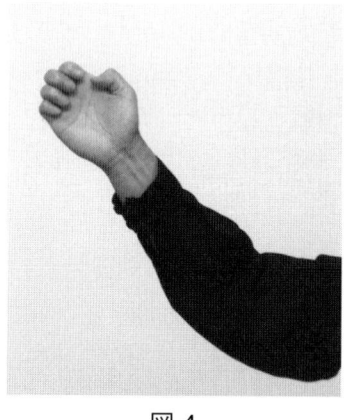

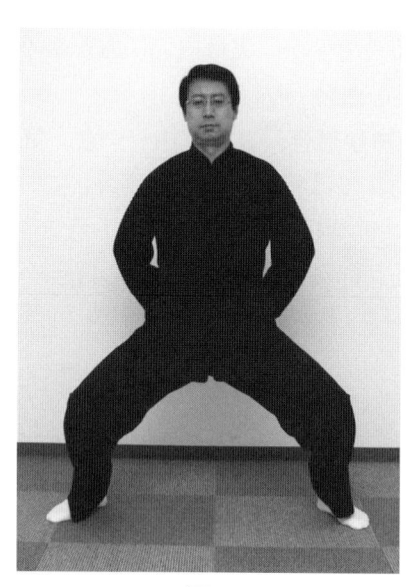

図1

図2

図3

図4

図5

（2）動作の解説

予 備 勢

(1) 両足を揃えて立て、両手を自然に身体側面に垂らし、背骨を伸ばし、目は前方に向けます。これは併歩立位式と言います。（図6）
(2) 腰と臀部をリラックスして体重を右足に移し、左足を左へ肩幅に開き、目は前方に向けます。これは開歩立位式と言います。（図7）
(3) 両手を内側に回しながら外側へ開き、掌心を後ろに向けます。目は前方に向けます。（図8）
(4) 腰を軽く落としながら両手を外側に回して臍の前に抱えます。掌心を内向きにし、手指の距離を10cmくらいします。目は前方に向けます。（図9）
　　　腹式深呼吸を6～9回行います。

【注意事項】
(1) 手の親指に余計な力を入れないこと。
(2) 膝は足先を超えないこと。

【効果】
　心身ともリラックスする効果があります。

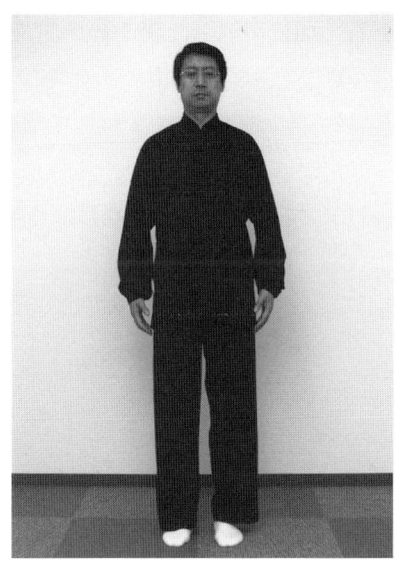

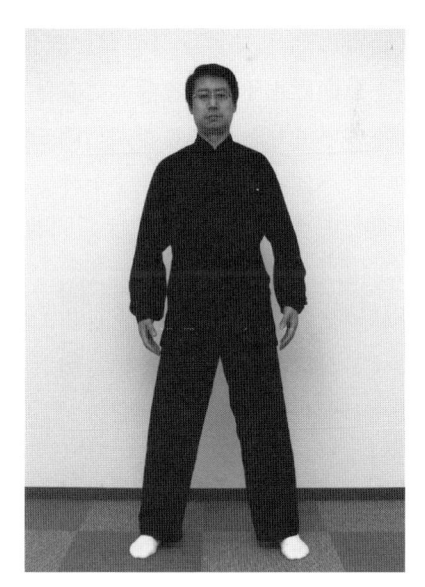

図6　　　　　　　　図7

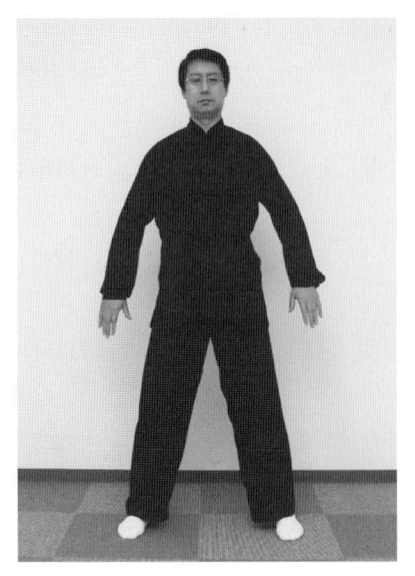

図8 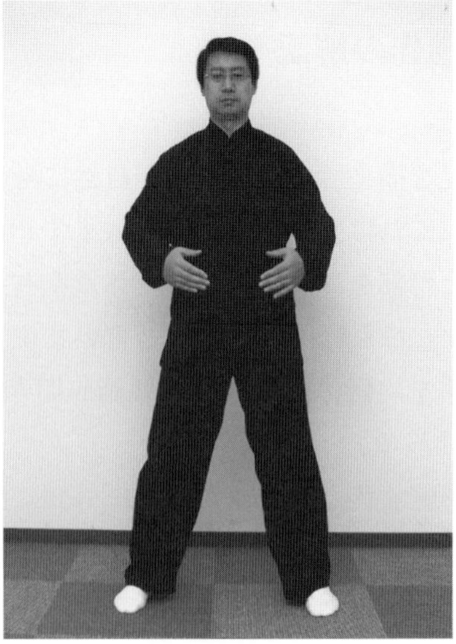　　　　　　　　　図9

第一式　両手托天理三焦
　　　　　りょうしゅ たく てん　り　さんしょう

(1) 上式に続いて、両手を軽く外側に回しながら下腹の前に降ろして両手の手指を交差し、掌心を上に向けます。目は前方に向けます。（図10）
(2) 両膝をゆっくりと伸ばしながら両手を胸の前に持ち上げ、内側にまわして掌心を上向きに頭の上へ伸ばします。頭を上げて目は手に向けます。（図11）
(3) 肘を伸ばして下顎を引きます。目は前方に向けます。このポーズでしばらく止めます。（図12）
(4) 腰を軽く落としながら両手を身体の側面から下ろし、掌心を上向きにして下腹の前に抱えます。目は前方に向けます。図（図13）
　　(1)〜(4) を一回として6回行います。

【動作要領】
(1) 両手を上へ伸ばすときに胸を充分に拡張します。
(2) 両手を下ろすときに肩、手首、手指及び腰をリラックスさせます。

【功理と効果】
(1) 中医学的には"三焦腑"を調整することによって気血を調和する効果があります。
(2) 上肢各関節周囲の筋肉や靭帯、軟組織及び頚椎を牽引する作用があり、頚椎症や肩こり、頭痛、五十肩などに良い効果があります。

― 実践編／第4章　動功法 ―

図10

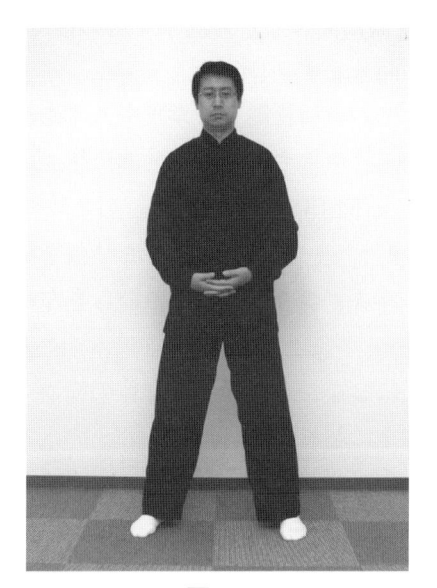

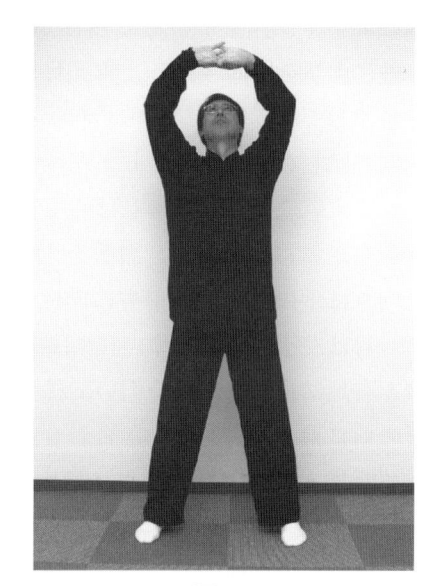

図11

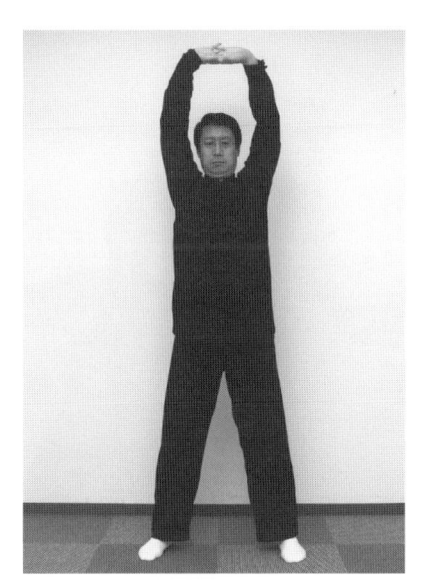

図12

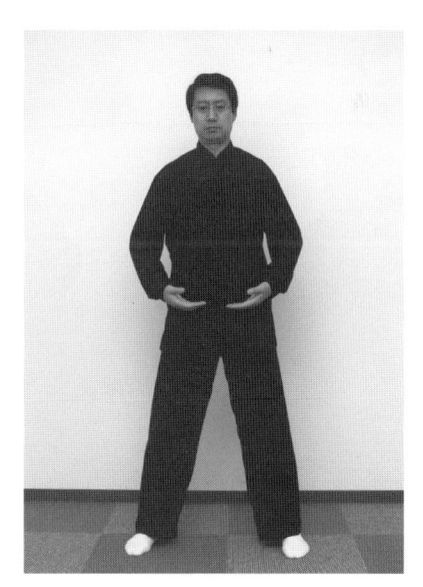

図13

第二式　左右開弓似射雕
　　　　　　（さ ゆう かい きゅう じ しゃ ちょう）

(1) 上式に続いて、体重を右足に移して左足を左側に開きながら両手を胸の前で交差し、左手を外に両掌を内向きにします。目は前方に向きます。(図14)

(2) 腰を落として馬歩にしながら、右手を爪にして右肩前に引き、左手を八字掌にして左腕を内側に回しながらゆっくりと左へ伸ばし、手首を立てて掌を左に向けます。目は左手に向けます。このポーズでしばらく止めます。(図15)

(3) 体重を右足に移しながら、右手を"掌"にして上へ、右へ肩の高さまで弧を描き、手指を上向きに手のひらを右前方に向けます。左手を"掌"にして手のひらを左後方に向けます。目は右手に向けます。(図16)

　体重を右足に移し、左足を引いて併歩立位式にしながら、両手を身体の横から下ろして下腹の前に抱え、指先を向き合わせ掌を上向きにします。(図17)

　(5)～(8)は(1)～(4)の動作と同じで、方向だけは逆です。(図18、19、20、21)

　(1)～(8)を一回として三回行います。

　第三回の最後の動作では体重を左足に移し、開歩立位式にしながら両手をからだの横から下ろして下腹の前に抱え、指先を向き合わせて掌を上向きにします。目は前方に向けます。(図22)

【動作要領】
(1) 弓引きのポーズでは両腕を一直線にします。
(2) 八字掌をするときに肩の力を抜き、手首を立てます。

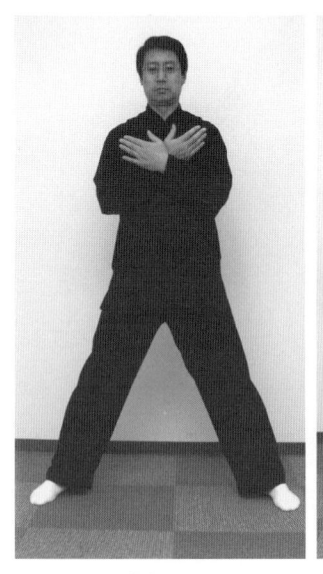

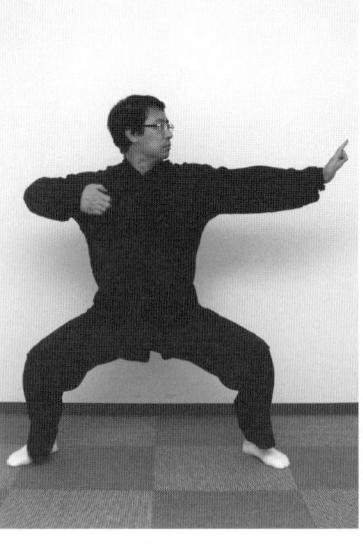

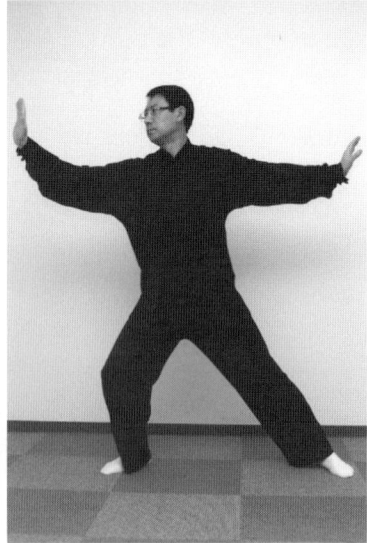

図14　　　　　　　図15　　　　　　　図16

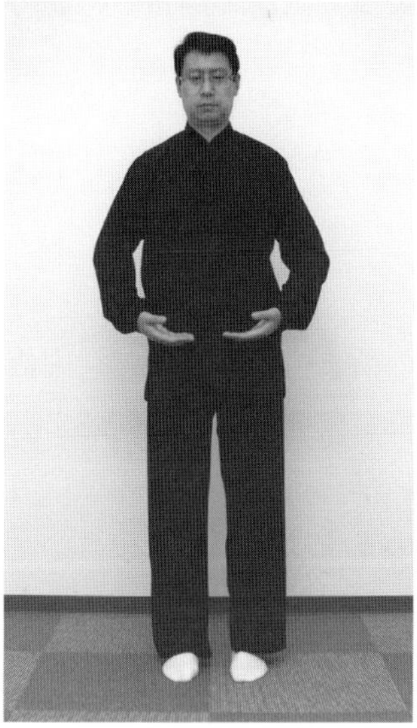

― 実践編／第4章 動功法 ―

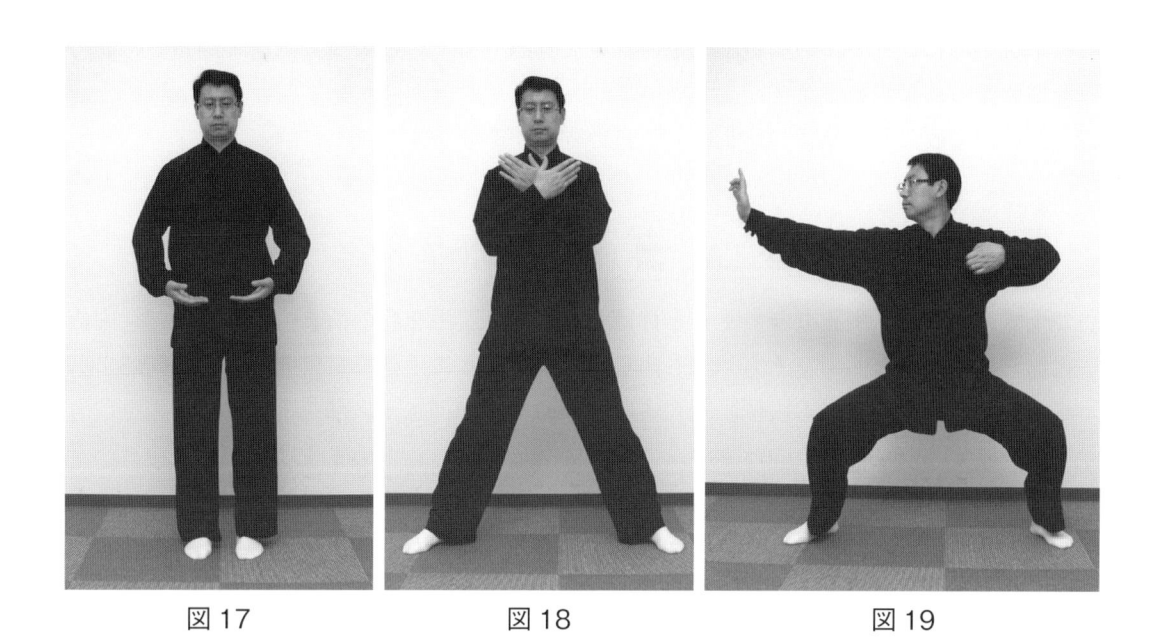

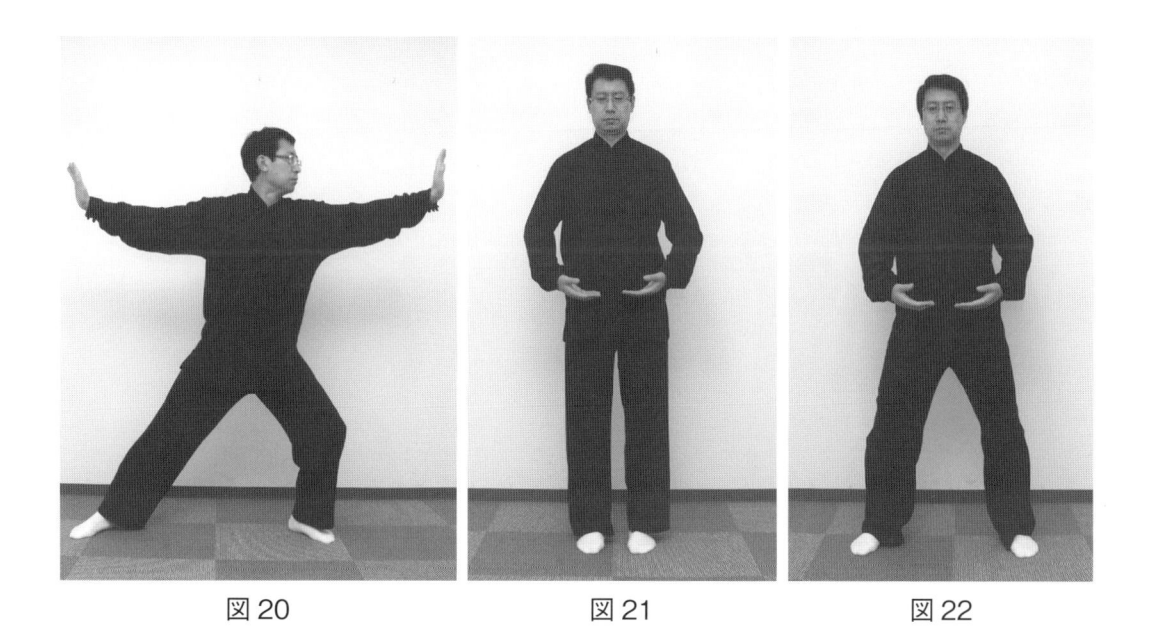

図17　　　　　　　　　図18　　　　　　　　　図19

図20 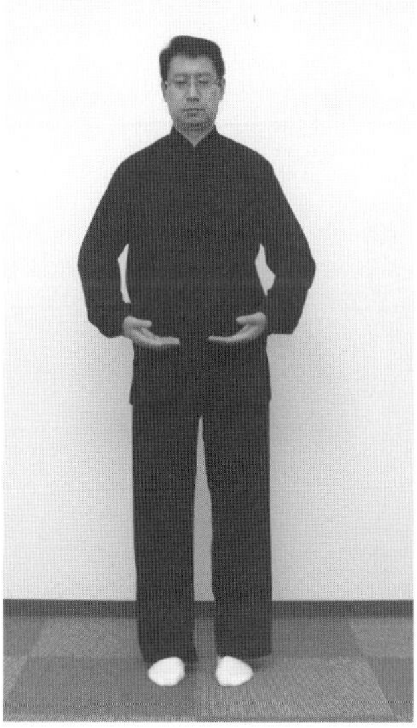　　　　　　　　　図21　　　　　　　　　図22

(3) 馬歩の高さは自身状況に合わせます。

【功理と効果】

(1) 中医学的には背中にある督脈と手の経絡を刺激することによって気血を調和し、筋力を増強する効果があります。
(2) 頚椎症や肩こり、猫背の矯正などに良い効果があります。

第三式　調理脾胃須単挙（ちょうりひいすたんきょ）

(1) 上式に続いて、両膝をゆっくりと伸ばしながら、左手を胸の前まで持ち上げて、内側に回し顔の前から頭の左上方へ押し出し、掌を上向きに手指を右に向けます。同時に右手を少し持ち上げてから内側に回し右股関節の横まで押さえ、掌を下に向け指先を前方に向けます。目は前方に向けます。このポーズでしばらく止めます。（図23）
(2) 腰を軽く落としながら左手を外側に回して顔の前から下腹の前まで降ろし、掌を上向きにします。同時に右手を外側に回して下腹の前まで持ち上げ、両手の指先を向き合わせ、掌を上向きにします。目は前方に向けます。（図24）

　　(3)〜(4) は、(1)〜(2) の動作要領と同じで、ただ左右が反対です。（図25、図26）

　　(1)〜(4) を一回として三回行います。

　　第三回の最後の動作では腰を落としながら右手は右股関節の横に押さえ、掌を下向きに指先を前向きにします。（図27）

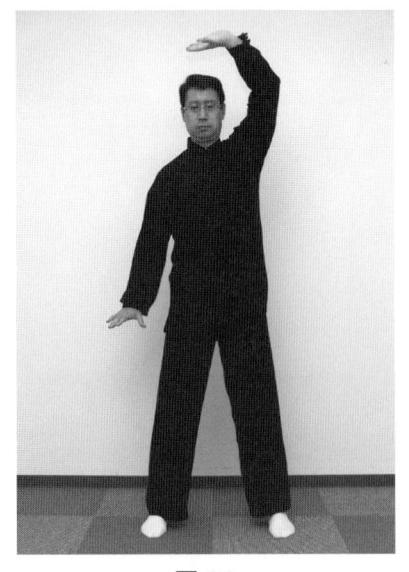

図23　　　　　　　　　図24

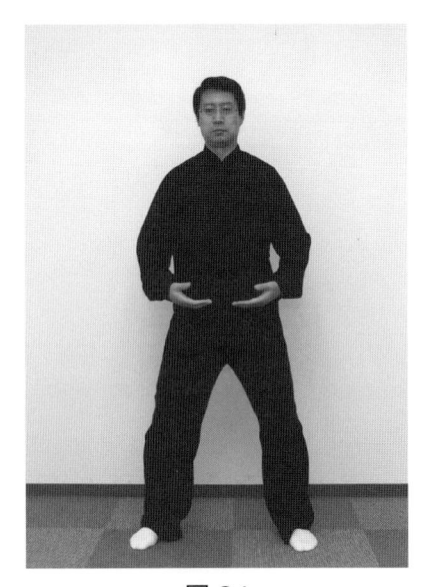

— 実践編／第4章　動功法 —

図25　　　　　　　図26　　　　　　　図27

【動作要領】
(1) 力を掌の付け根に注ぎます。
(2) 上方へ押す手は肘を軽く曲げます。

【功理と効果】
(1) 中医学的には胸やわき腹、腹部の経絡を刺激し、脾胃（内臓）を調整する効果があります。
(2) 背骨を牽引する作用により、頚椎症を始め脊椎疾患に予防、治療効果があります。

第四式　五労七傷往後瞧(ご ろう しち しょう おう ご ちょう)

(1) 上式に続いて、両膝を伸ばしながら両肘も伸ばし、掌を後ろ向きに、指先を下向きにします。目は前方に向けます。（図28）
　　両腕を充分に外側に回して掌を外側に向け、頚を左後方に回します。目は左後方に向けます。このポーズでしばらく止めます。（図29）
(2) 腰を軽く落としながら両手は内側に回して股関節の横に押さえ、指先を前方に向けます。目は前方に向けます。（図30）
(3) 1の動作要領と同じで、方向だけは逆です。（図31、図32）
(4) 2の動作と同じです。（図33）
　　　(1)～(4)を一回として三回に繰り返します。
　　第三回の最後の動作では腰を軽く落としながら両手を下腹の前に抱え、掌を上向きに

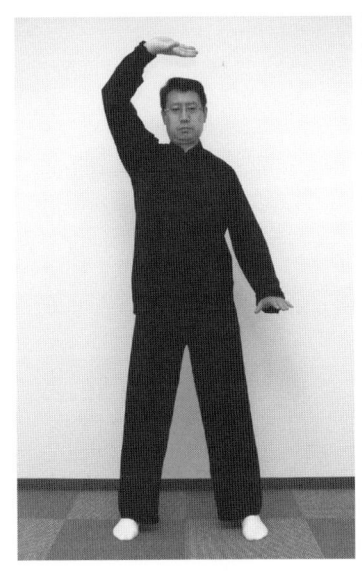

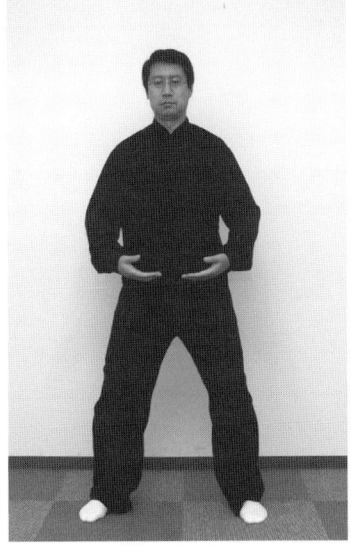

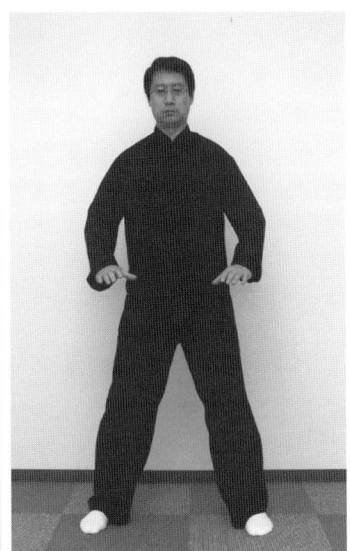

図 28   図 29   図 30

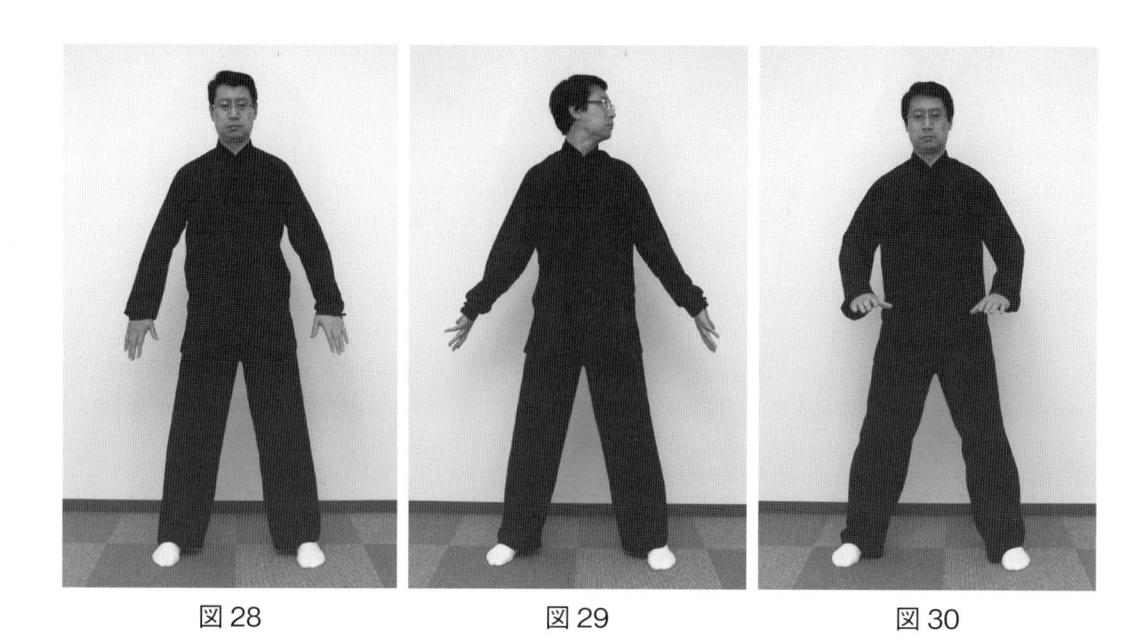

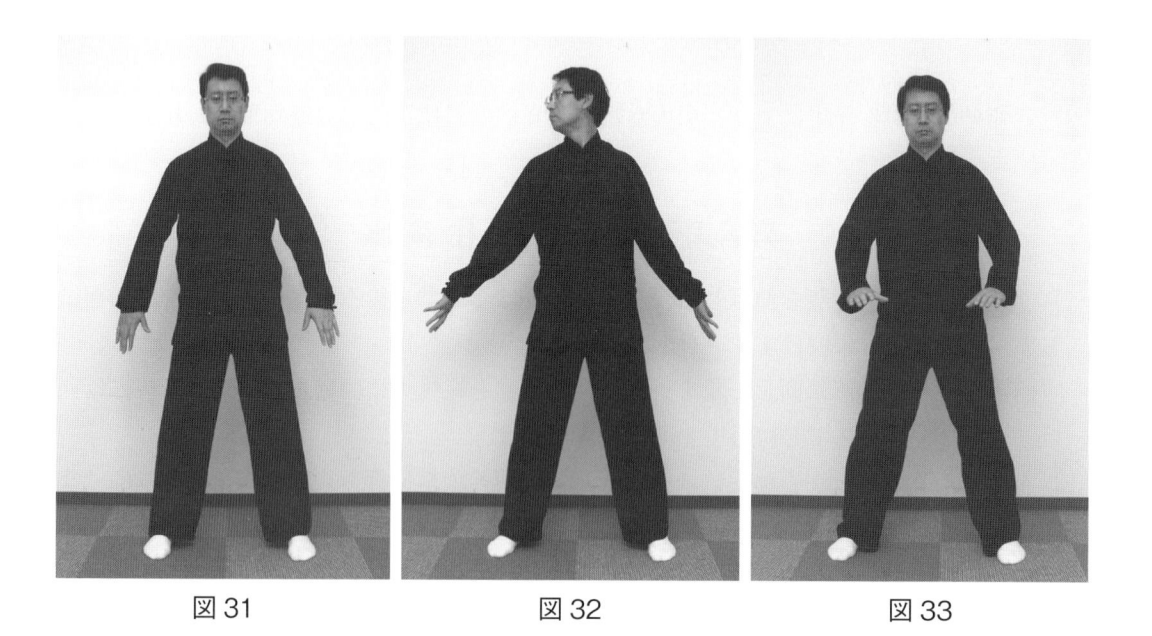

図 31   図 32   図 33

指先を向き合わせます。目は前方に向けます。(図26 同)
【動作要領】
　頭を左右に回すとき頚椎を伸ばします。
【功理と効果】
(1) 中医学的には督脈と任脈を刺激ことによってからだの陰陽を調整する効果があります。
(2) 頭、頚部の血液循環を改善する作用があり、頚椎症をはじめ、片頭痛、肩こりに良い効果があります。また、精神緊張を緩和する効果もあります。

第五式　揺头摆尾去心火
（ようとうばいびきょしんか）

(1) 上式に続いて、体重を左足に移して右足を右に一歩開き両膝を伸ばしながら両手を中丹田まで持ち上げ、続いて内側に回し頭の上へ伸ばし、肘を軽く曲げて掌を上向きに指先を向き合わせます。目は前に向けます。(図34)
(2) 腰をゆっくり落として馬歩に、同時に両手をからだの横から下ろして大腿の中部に置き、肘を軽く曲げて掌を下向きにします。目は前方に向けます。(図35)
(3) 体重を軽く持ち上げて右足に移し、上体を右へ屈めます。目は右足先を注視します。(図36)
(4) 体重を左へ移しながら上体を前へ、左へ回します。目は右足先を注視します。(図37)
(5) 体重を右に移しながら頭を後ろへ倒し気味に回して馬歩に戻し、上体を立て、あごを軽く引きます。目は前に向けます。(図38)
　　(6)～(8) は (3)～(5)式の動作要領と同じで、方向だけは逆です。(図39、40)
　　(1)～(8) は一回として3回行います。
　　体重を左足に移して右足を引いて開歩立位式に、両手をからだの横から頭の上に持ち上げ、掌を向き合わせます。目は前に向けます。(図41)
　　腰を軽く落としながら両手をからだの前から下腹の前に下ろし、掌を下向きに指先を向き合わせます。目は前方に向けます。(図42)
【動作要領】
(1) 背骨を上下に引っ張るのを意識しながら上半身を回します。
(2) 動作の幅度は自身状況に合わせます。
【功理と効果】
(1) 中医学的には督脈（陽脈）を刺激する作用があり、火熱を疏泄する効果があります。
(2) 腰を軸にした回転運動は、ほぼ全身の関節が使われるので、筋力を増強する効果があります。また背中にある交感神経を刺激することによって交感神経緊張を緩和し、リラッ

図 34　　　　　　　　　図 35　　　　　　　　　　図 36

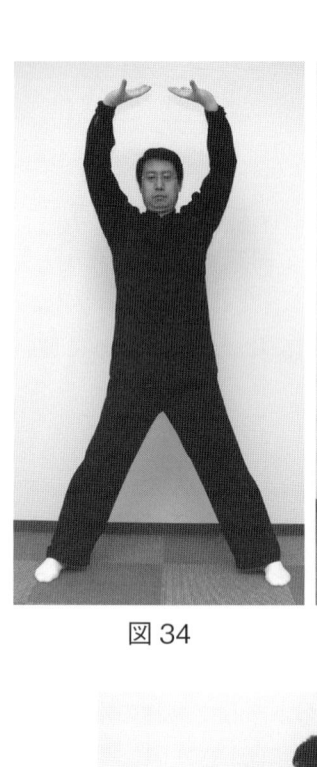

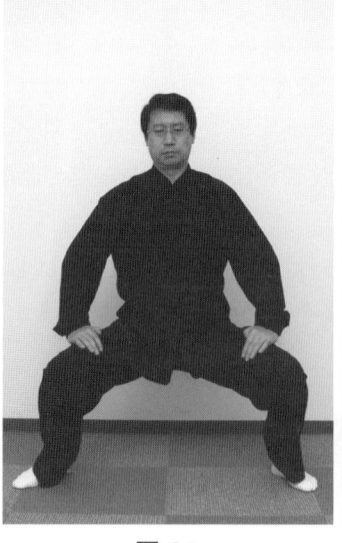

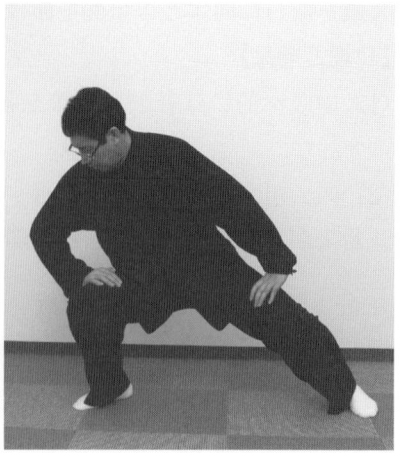

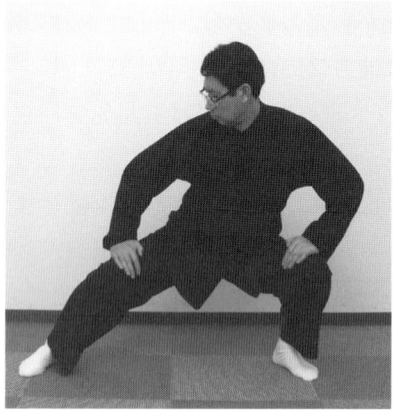

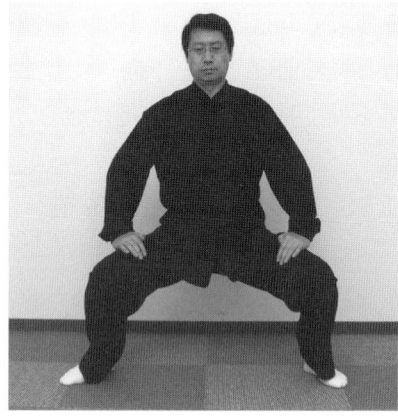

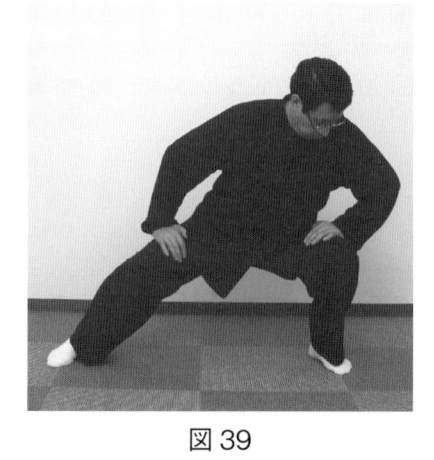

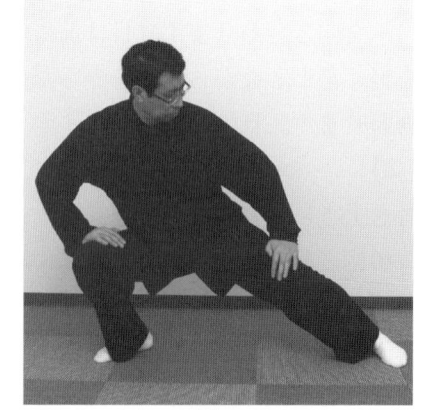

図 37　　　　　　　　　　　　　　図 38

図 39　　　　　　　　　　　　　図 40

図41　　　　　　　　　　　　図42

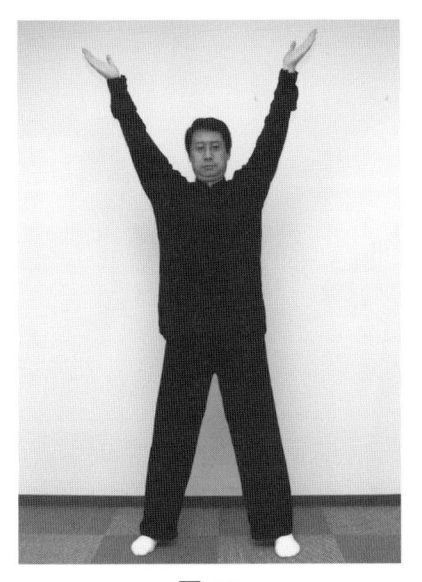

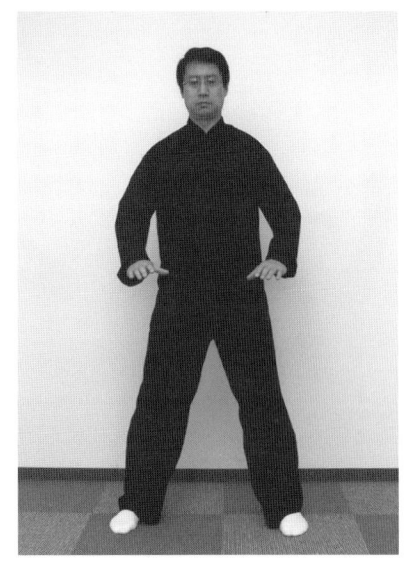

クス効果もあります。

第六式　両手攀足固腎腰
<small>りょうしゅ ぱん そく こ じん よう</small>

(1) 上式に続いて、両膝を伸ばしながら両手の掌を前向きに頭の上に持ち上げ、両肘を伸ばします。目は前方に向けます。（図43）
(2) 両手を外側に回して掌を向き合わせ、両肘を曲げて両掌を下向きに胸の前まで下ろします。目は前方に向けます。（図44）
(3) 両手を内側に回して掌を上向きに、わきの下から後ろへ伸ばします。目は前方に向けます。（図45）
(4) 両掌で背骨の両側を摩りながら臀部まで下ろし、腰をゆっくりと曲げながら後腿を摩って踵まで下ろし、足の横から足の甲にもって行き、掌を内側に向けます。頭を上げて目は前下方に向けます。このポーズでしばらく止めます。（図46）

　(1)～(4) を一回として6回行います。

　第6回最後の動作に続いて、両手を頭の上に持ち上げ、両肘を伸ばして掌を前に向けます。目は前方に向けます。（図47）

　腰を軽く落としながら両手を下腹の前に下ろし、掌を下向きにします。目は前方に向けます。（図48）

図 43   図 44   図 45

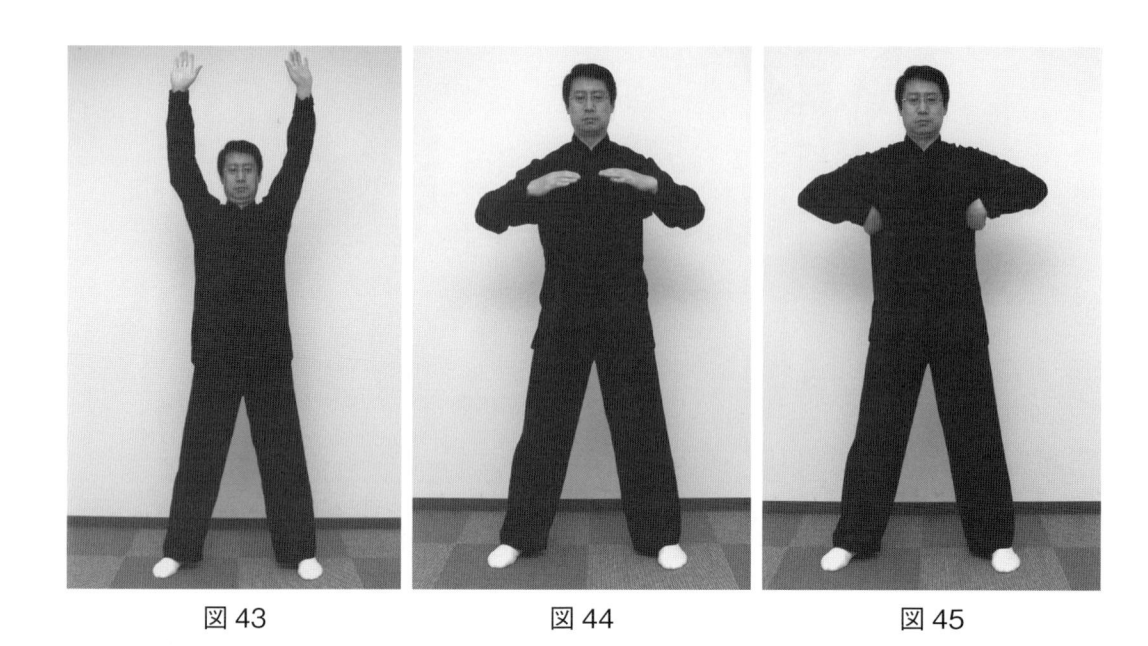

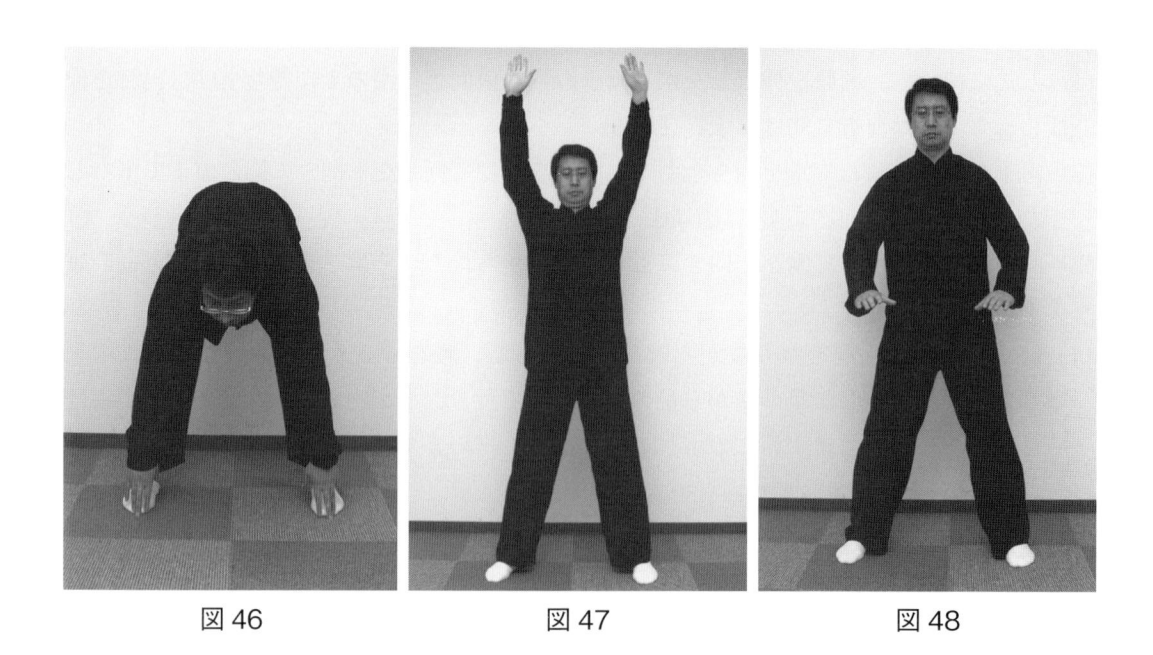

図 46   図 47   図 48

【動作要領】
(1) 腰を伸ばすときに、両腕に力を入れて上体をリードします。
(2) 腰を曲げるときに、頭を上げて腰と肩を緩め、膝を真直ぐ伸ばします。

【功理と効果】
(1) 中医学的には督脈及び腰部の経絡を刺激することによって腎を強壮する効果があります。
(2) 腰椎及び仙骨を牽引する作用があり、腰痛と坐骨神経痛に良い効果があります。

第七式　攢拳努目増力气
　　　　　（ぜん　けん　ぬ　め　ぞう　り　き）

　上式に続いて、体重を右足に移して左足を左へ開き、腰を落として馬歩にしながら両手を拳にしてわき腹に当て、拳眼を上向きにします。目は前方に向けます。（図49）

(1) ゆっくりと力を入れて左手を前方へ突き出し、拳眼を上向きにします。目をまるくして左手を注視します。（図50）
(2) 左手を内側に回しながら"掌"にして手のひらを外に向け、視線は左手に集中します。（図51）
　　左手を外側に回して手のひらを上向きに、拳にします。目は左手を注視します。（図52）
(3) 肘を曲げて左手をわき腹に引き戻し、拳眼を上向きにします。目は前方に向けます。（図49同）。

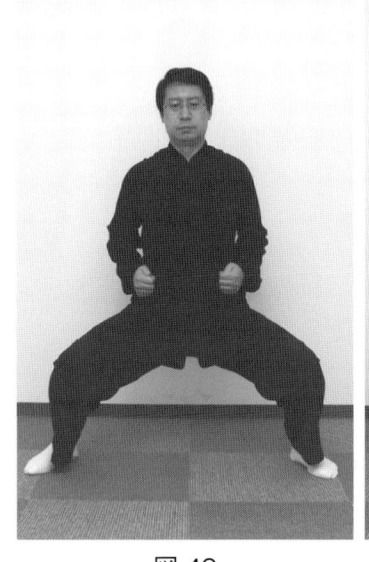

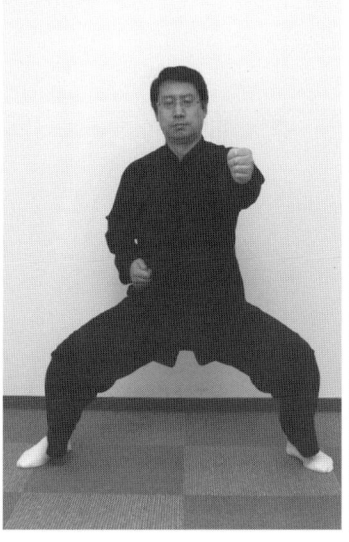

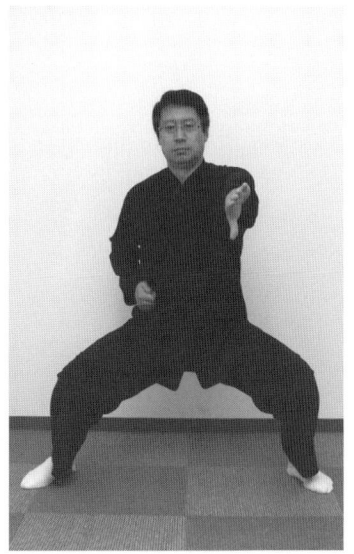

図49　　　　　　　図50　　　　　　　図51

(4)～(6) は (1)～(3) の動作要領と同じで、ただ左右が反対です。(図53～56)

(1)～(6) は一回として3回行います。

第三回の最後の動作に続いて、体重を右足に移し、左足を引いて併歩立位式にしながら両手を"掌"にしてからだの横に垂らします。目は前方に向けます。(図57)

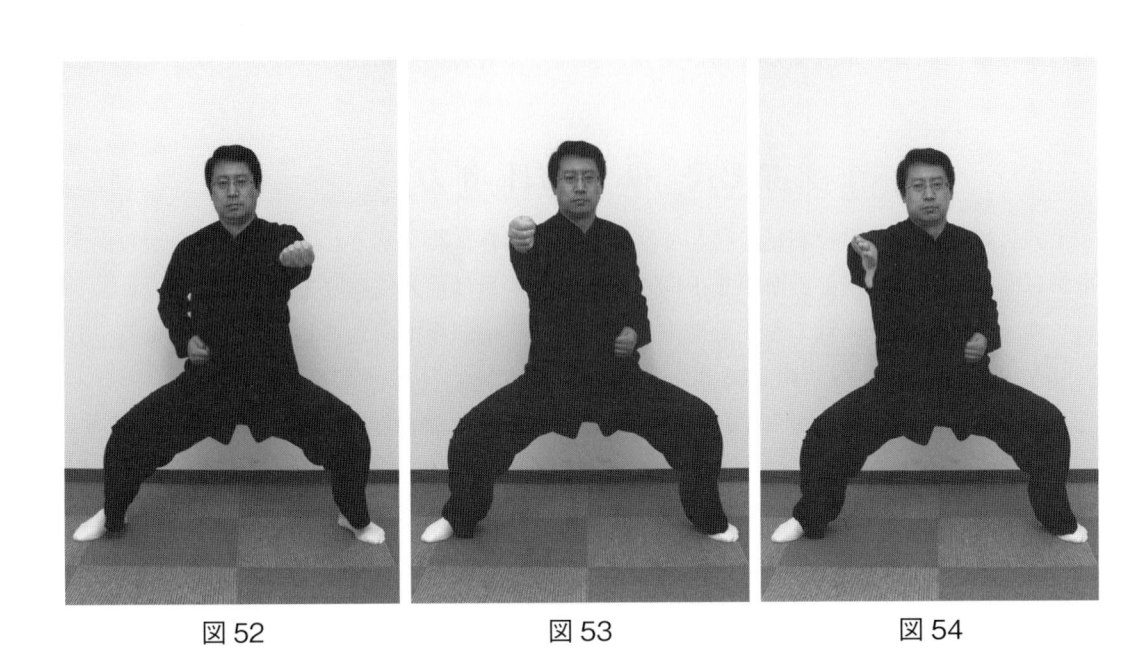

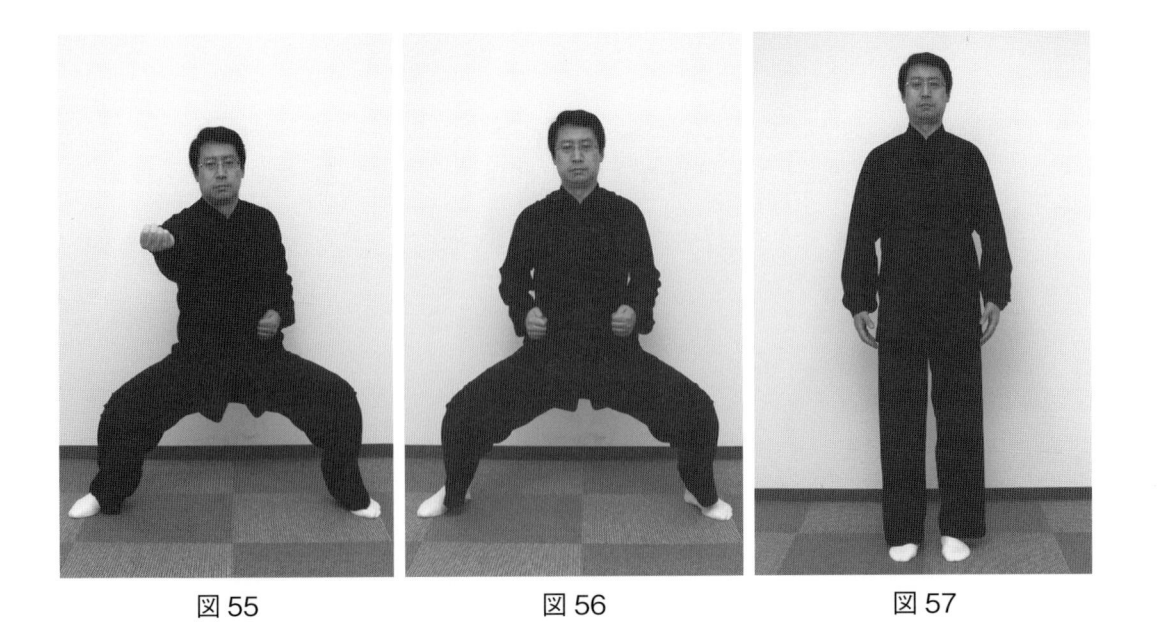

図52　　　　図53　　　　図54

図55　　　　図56　　　　図57

【動作要領】
(1) 拳を突き出すときに足指を曲げて下肢を安定させ、腕にやや強く力を入れて腰とわき腹を捻ります。拳を引き戻すときに腕を回し、手指を強く握ります。
(2) 馬歩の高さは自身の状況に合わせます。
【功理と効果】
(1) 中医学的には、肝と腎の働きを高める作用があり、筋と骨を増強する効果があります。
(2) 下肢筋、特に大腿筋を増強する効果があります。

第八式　背後七顛百病消

(1) 上式に続いて、両踵を持ち上げ、あごを軽く引き背骨を伸ばします。目は前方に向けます。このポーズでしばらく止めます。
(2) 両踵を落として軽く地面にぶつけ、目は前方に向けます。
　　(1)〜(2) を一回として7回行います。
【動作要領】
(1) 踵を持ち上げるときに百会穴を天に向かわせて背骨を伸ばし、足指を曲げて体のバランスを取ります。
(2) 踵を落とすときに奥歯を噛み締めます。
(3) 踵が地面にぶつかるときに全身をリラックスさせます。
【功理と効果】
(1) 中医学的には、足指の穴を刺激することは全身の経絡を調整する作用があり、血行改善効果があります。
(2) からだの平衡感覚を高めます。また、立ての振動は緊張緩和効果があります。

収　勢

(1) 上式に続いて、両手を内側に回して軽く外へ振り上げ、掌を後ろ向きにします。目は前方に向けます。
(2) 両肘を曲げて両手を下丹田に重ねます。目は前方に向けます。このポーズでしばらく止めます。
(3) 両手を自然に落として併歩立位式にします。
【動作要領】
　　自然呼吸、意識を丹田に集中し全身をリラックスします。
【功理と効果】
(1) 気功学には"錬精化気"と言う名言があります。意味は、身体を鍛えて気を化成する

ことです。練功によって出来た気は、気の源とする下丹田に収め備えます。
（2）運動による不良反応を予防し、心身両面をリラックスする効果があります。

3．八段錦の応用

（1）気功の基礎功法・入門篇として応用されます。
（2）頸椎症を体表する脊椎疾患を始め、運動系疾患の補助療法として応用されます。

第3節　六字訣

1．六字訣功法概述

　動功・六字訣は調息を主とする動功法です。悠々たる歴史を有する気功天地のなかで一つの代表格とも言える功法です。細く、長く、ゆっくりした呼気が本功法の最たる特徴です。また呼気に伴って "噓、呵、呼、嘶、吹、嘻" という六種類の発音を行います。これが "六字訣" という名前の由来です。
　この六種類の発音、つまり六種類の呼気法が、中医学的な臓腑に相応して、噓→肝、呵→心、呼→脾、嘶→肺、吹→腎、嘻→三焦のように関わり合っています。ですから動功・六字訣は、このような特定の呼吸方法によって気血の運行を調整し、臓腑の機能を高める功法となっています。
　現代西洋医学的に見れば、ゆっくりした呼気は交感神経の緊張を緩和し副交感神経の機能を高め、交感神経緊張によるさまざまな疾患に治療効果があります。それゆえに、六字訣は古くから一つの医学気功として応用されています。

（1）功法特徴

1．『発音口型、系統規範』─発音と口型は正しく標準規範です
　六字訣は呼気と同時に発音することによって気機を調整し、臓腑の機能を高める功法として、発音及び口型の正しさが要求されます。本功法では発音及び発音時の口型を詳しく説明しており、それの標準化、規範化を追求しています。
2．『吐納導引、内外兼修』─呼吸と動作を両方重視し、臓腑と肢体を共に鍛えます
　呼吸と発音を重視する一方、科学的、合理的に肢体の動作をも加えて、内の臓腑と外の

筋骨を共に鍛錬します。東晋（歴史年代）時の著名な医学者葛洪氏曰く："吐納（呼吸）の奥妙を知れば、これは行気と言い養生に足りる、屈伸（肢体の運動）の道理を知れば、これは導引と言い長寿に足りる。"まさにその通りです。

3.『舒緩円活、動静結合』—動作は伸びやかまた緩やかで、動と静のバランス取れています

　動作には筋肉関節の運動生理原理に従って、緩やかな弧線が多く採用されます。動作の流れは、ゆっくりとした呼吸に合わせて空を悠然に流れている雲のようで、滑らかかつ穏やかです。

　本功法は調息が力点に置かれるため、逆式腹式呼吸をお薦めしますが、無理をしてはいけません。ここでの動静結合は主に逆式腹式呼吸と自然呼吸のバランスを強調しています。動作に合わせて逆式腹式呼吸をする一方、無理をしないで楽な自然呼吸で行っても構いません。

4.『簡単易学、安全有効』—動作が簡単で憶えやすく、また効果的です

　本功法は、動作が簡単で覚えやすく、意念も単純で操作しやすいという特徴があります。また、交感神経緊張による諸疾患を始め、脂肪肝や慢性腸炎、慢性女性生殖器疾患などにも良い効果があります。

（2）練功要領

1.『口型正確、体会気息』—口型を正しくし、気流の流れを深く味わいます

　この六つの字を正確に発音するためには、口型を正しくすることが必要です。口型を正しく構えられれば、気流が滑らかに口腔を通して、内気及び相応臓腑を調整する作用を発揮します。

　ここで強調したいのは、長い歴史を持つ動功・六字訣は、新しい時代、ましてや国境を越え、言葉もまったく違う"新たな実践場"に導入されるに当たり、当然いろいろな問題点が現われます。

　現代西洋医学サイドから見れば、呼気をメインにするこの功法の主な効果としては、副交感神経の機能を高め、交感神経の緊張を緩和することです。六つの字の中国語発音は、日本語ではこれにぴったりと当てはまる発音がありません。特に初心者においては無理矢理に発音させると、余計な緊張を招きかねません。それは本功法の緊張緩和という主旨に反することになってしまいます。

2.『呼吸自然、微微用意』—呼吸に力まず、意念を忘れず、意念と呼吸を合わせます

　逆式腹式呼吸は、本功法の一つの特徴として強調されましたが、無理をしてはいけません。逆式腹式呼吸の方法を理解する上で、練習を重ねる内にそれを自然に会得して行くのが大切なのです。不自然に腹筋に力を入れて行うことは禁物です。無理に行なうと胸腹部

の違和感や頭重、頭痛、めまいなどの症状を起こすこともあります。また、食後は控えるべきです。

3．『動作舒緩、協調配合』─動作は緩やかで、呼吸と合わせます

　本功法の動作は、逆式腹式呼吸を楽に行うために設計されたのです。"動作＋呼吸"というのではなく、動作を呼吸と合わせるように要求されています。また、動作の振幅度、運動の量は、自身の状況に合わせて息苦しく感じないようにします。

4．『寓意于息、寓意于形』─意念は、なるべく単純なものにして呼吸と動作に合わせます

　ゆっくりした呼気に合わせて、気を上から下まで降ろすようにイメージすることは、本功法の主な意念活動です。初心者は意念が無くても構いませんが、呼吸と動作が上達してから意念を入れるように慣らしていきます。最後は、意念が一番上に立って動作と呼吸が意念に付いていけるようになります。

5．『循序漸進、持之以恒』─無理をせず徐々に上達していき、絶えず鍛錬していきます

　初心者はまず動作を憶え、動作を熟知してから呼吸に合わせるようにします。呼吸も自然呼吸から徐々に逆式腹式呼吸に変えていきます。動作が呼吸と一体化したら意念を入れてみます。意念・呼吸・動作の三位一体、いわゆる気功状態に入るのを目指します。

　また、気功療法は自己鍛錬の方法であり、鎮痛剤のような即効性はありません。効果は功の深まるプロセスの中に現われるのです。大切なのは絶えず鍛錬していくことです。

2．動作図解

予 備 勢

松静立位式：

　左足を左側に肩の幅開きます。膝を軽く曲げて、腰と股関節をリラックスさせます。下腹部を軽く引き、上肢は自然に身体の横に垂らし、指先を地面に向けます。手のひらを軽く凹ませて、手指を自然に開き、身体から横に15cmくらい離します。肩の力を抜いて腋下に少し空間を作ります。背骨を自然に伸ばし頭頂（百会穴）は天に向けます。下顎を軽く引き、口を少し開けて舌は軽く上顎に当てます。両目は軽く閉じて前下方に向けます。顔は微笑み気味にします。（図１）

【動作要領】
(1) 鼻で自然呼吸します。
(2) 心身ともリラックスさせます。

【よくある錯誤】
(1) 両膝を伸ばしすぎ或いは曲げすぎで、股関節と膝関節を緊張させます。
(2) 顔を上げ、胸を張り、目は正面前方に向けます。

【直す方法】
(1) 両膝を曲げ気味にし、下肢諸関節をリラックスさせます。
(2) 下あごを軽く引き、両肩を緩め、背骨を自然に伸ばします。

【功理と効果】
(1) 中医学的には、穏やかな心境は督脈と任脈を始め全身の経絡を暢通する作用があり、気血を巡らせる効果があります。
(2) 現代医学的には、心身ともリラックスする効果があります。

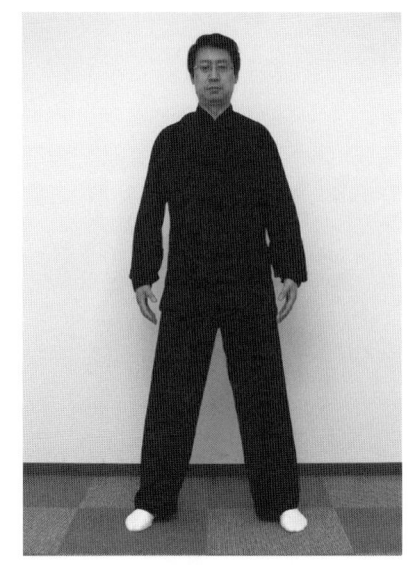

図1

起　勢

(1) 上式に続いて、両手は掌を上向きに指先を向き合わせて中丹田まで持上げます。目は前方に向けます。（図2）
(2) 両手を内側に回して掌を返し、ゆっくりと臍の前に降ろします。目は前方に向けます。（図3）
(3) 腰を軽く落としながら、両手は内側に回してゆっくりと外へ押し開いて両腕で円を作ります。（図4）
(4) 両手を外側回して掌を返します。（図5）
　　両膝を伸ばしながら、両手は親指を交叉して臍の上に重ねます。自然呼吸でしばらく安静にします。（図6）

【動作要領】
(1) 鼻で呼吸します。
(2) 手を持上げるときに吸気し、降ろすときまたは押し開くときに呼気します。

【よくある錯誤】
(1) 両手を持上げるときに胸を広げすぎで、肘を後ろに向けます。
(2) 両手を前へ押し開くときにお腹を前に出します。
(3) しばらく安静にするときに両腕が緊張し、お腹を抱えます。

図2　　　　　　　　図3　　　　　　　　図4

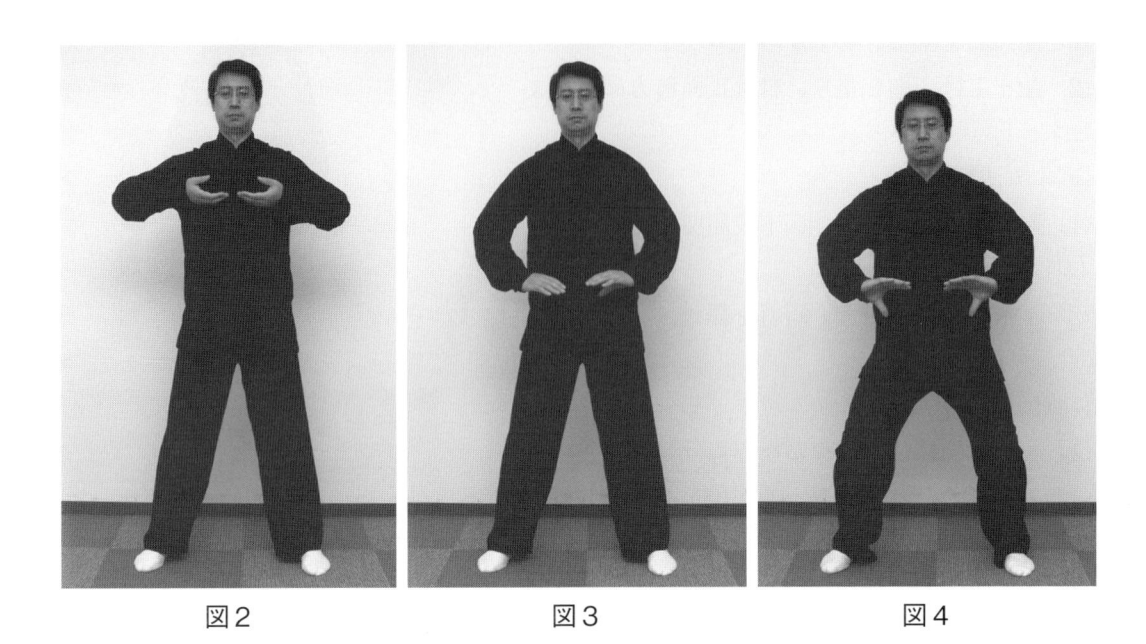

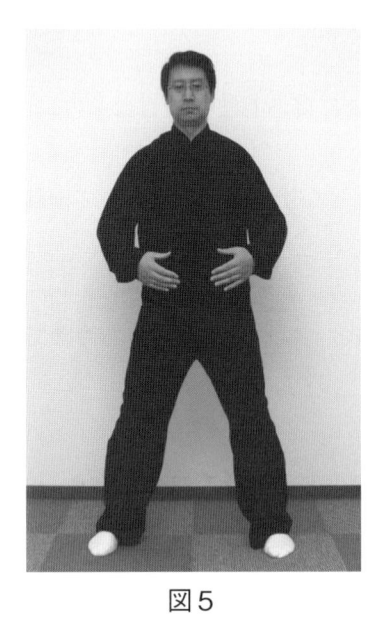

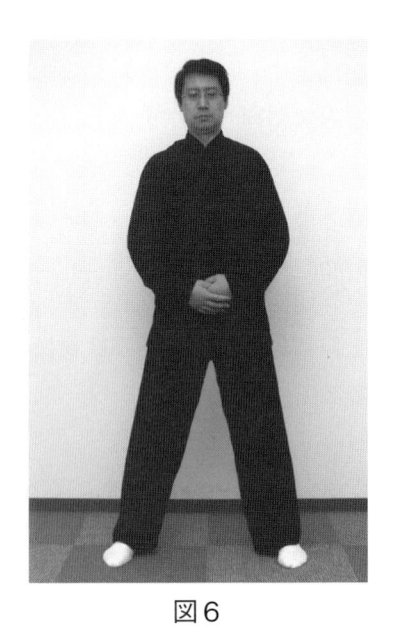

図5　　　　　　　　図6

【直す方法】
(1) 両手を持ち上げるときに両肘を軽く前へ寄せて胸を屈め気味にします。
(2) 両手を前へ押し開くときに、お尻を垂直に座らせます。
(3) 両肘を軽く開き、腋を空けます。
【功理と効果】
(1) 中医学的には、身体内の気の昇降開閉を調整する作用があり、気血を巡らせる効果があります。
(2) 現代医学的には、呼吸と腰膝などの関節を整える作用があり、心身ともリラックスさせて次の練習の準備運動になります。

第一式　噓字訣—疎肝理気

疎肝理気（１）
(1) 上式に続いて、両手を自然に開き、手の平を上に向けてわき腹に当てます。（図7）吸気に合わせて右手は手の平を上に向けて身体の前から右上方へ伸ばしながら左手は掌を返して手の平を下に向け、左股関節を通って体の正中線まで弧を描き、両足を動かさずに身体を左へ90度曲げます。目は右手の指す方向に向けます。（図8、図8側面）
(2) 呼気に合わせて、右手の掌を返して手の平を下に向け、身体の前を通って右の股関節まで弧を描きながら、左手も掌を返して手の平を上に向け、目の前まで（約30cm）弧

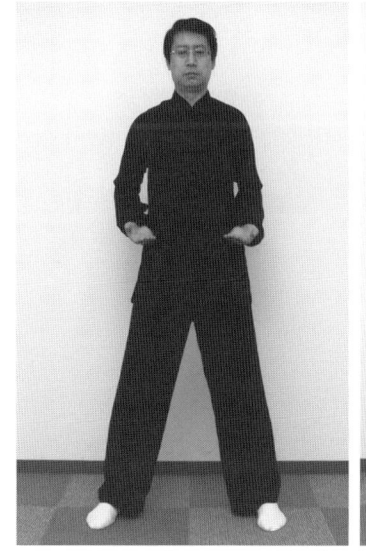

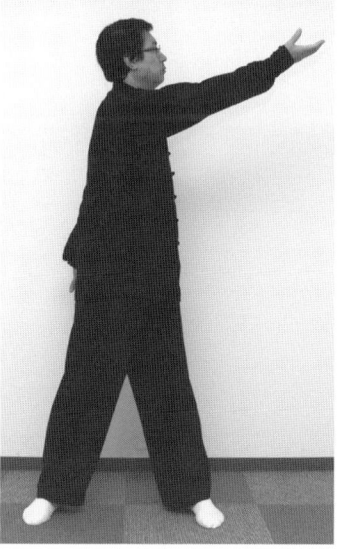

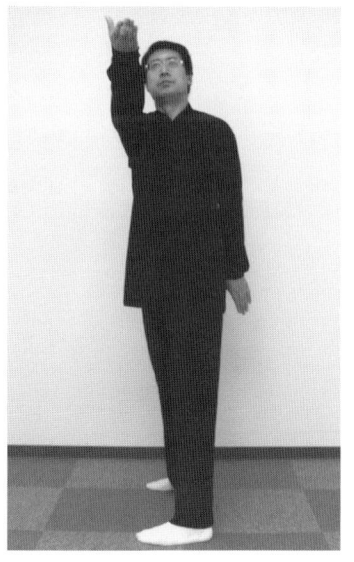

図7　　　　　図8　　　　　図8側

を描きます。同時に"嘘"を発音します。体を正面向きに目は正面前方に向けます。(図9)
(3) 吸気に合わせて、左手の手の平を上に向け右上方へ伸ばしながら、右手は手の平を下に向けて右の股関節を通って身体の正中線まで弧を描きます。両足を動かさずに身体を右へ90度曲げます。目は左手の指す方向に向けます。(図10)
(4) 呼気に合わせて、左手の掌を返して手の平を下に向け、身体の前を通って左の股関節まで弧を描きながら、右手も掌を返し手の平を上に向け、右の股関節を通って顔の前まで弧を描きます。同時に"嘘"を発音します。身体を正面向きに、目は正面前方に向けます。(図11)

　これで一回として6回繰り返します。

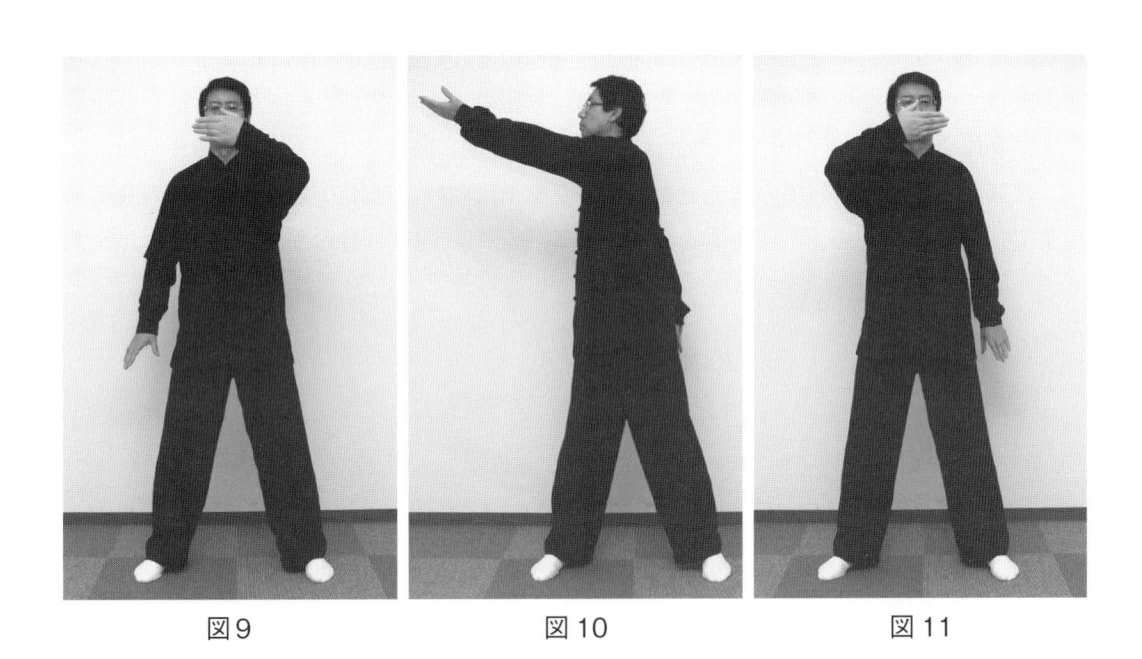

図9　　　　　　　　　図10　　　　　　　　　図11

疎肝理気（2）
　上式の最後の呼気に合わせて膝を軽く曲げます。
（1）式と同じ要領で、3回繰り返します。（図12、図13、図14、図15）

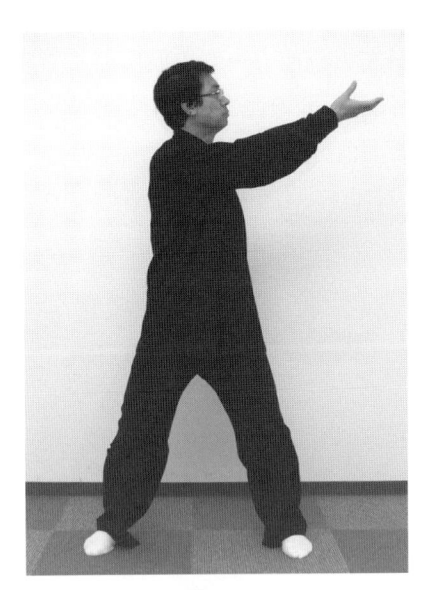

図12

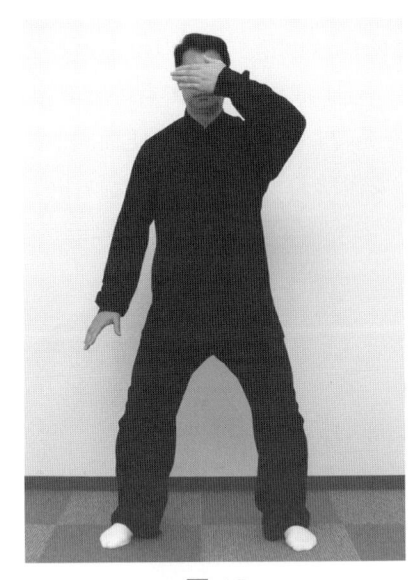

図13

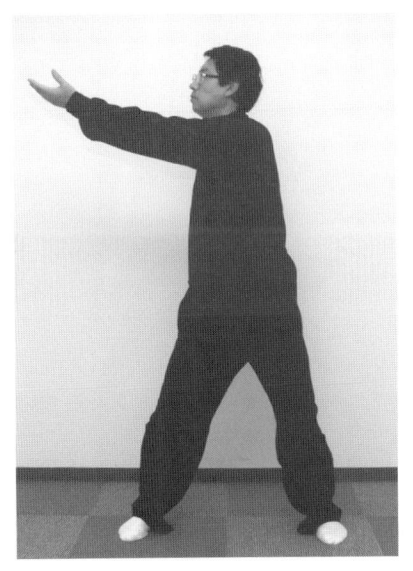

図14

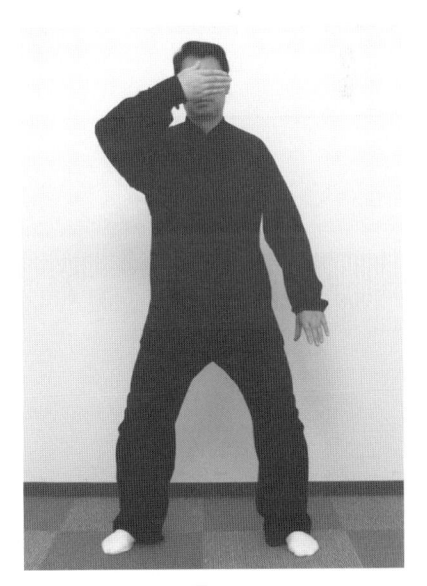

図15

疎肝理気（3）

（1）上式の最後の呼気に合わせて膝をもっと曲げます。吸気に合わせて、右手は掌を上に向けて、水平に前方→左方→左後方へ弧を描きながら、左手は掌を外側に向けて左股関節から右股関節まで弧を描きます。両足を動かさずに、右のかかとが見えるくらいに身体を捻ります。（図16）

（2）呼気に合わせて、右手の平を返して左後方→左方→前方→右の股関節まで弧を描きながら、左手は掌を返して右の股関節→左の股関節→顔の前まで弧を描きます。同時に"嘘"を発音します。身体を正面向きに、目は正面前方に向けます。（図17）

（3）動作要領は1と同じで、ただ動作の方向が反対です。（図18）

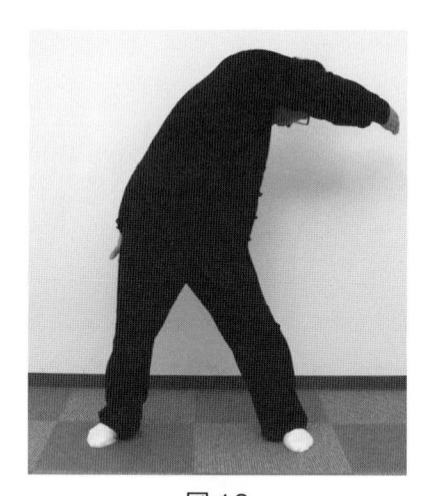

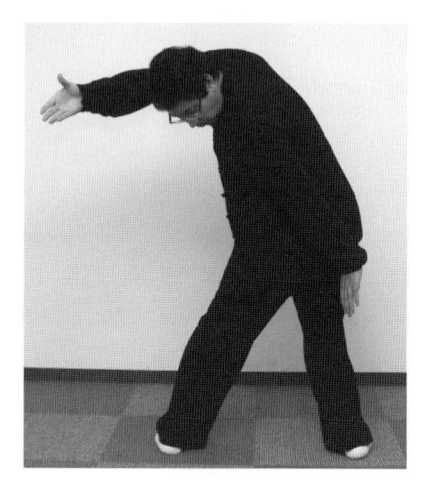

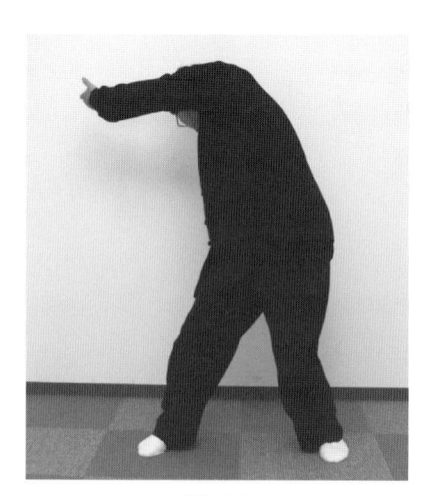

図16　　　　　　　　　　図17

図18　　　　　　　　　　図19

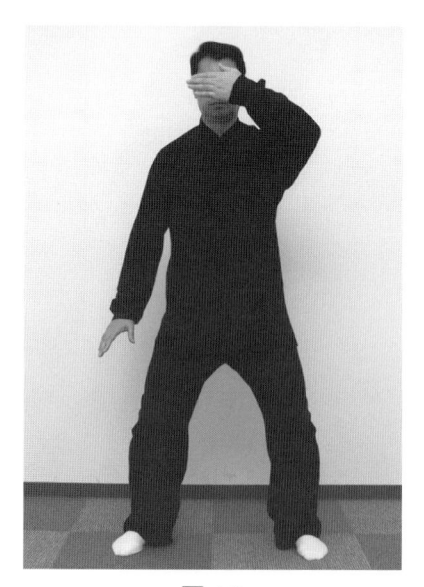

— 222 —

これを一回として3回繰り返します。

疎肝理気（4）

　上式の最後の吸気に合わせて膝を伸ばし、（2）式と同じ高さにします（図15同）。（2）式と同じ要領で3回行います。

疎肝理気（5）

　（4）式の最後の吸気に合わせて膝を伸ばし、（1）式と同じ高さにします（図11同）。

　（1）式と同じ要領で3回行います。

　（5）式の最後の呼気に合わせて、左手は身体の前を通って左わき腹まで弧を描きながら、右手は手の平を上向きに右わき腹まで持上げ、両手の指先を前方に向けます。身体を正面向きに、目は前下方に向けます。（図19）

【動作要領】
(1) 両手は吸気時に軽く力を入れます。
(2) 運動気感は背中にあります。
(3) 膝を曲げる角度は自身の状況に合わせて無理のないようにします。

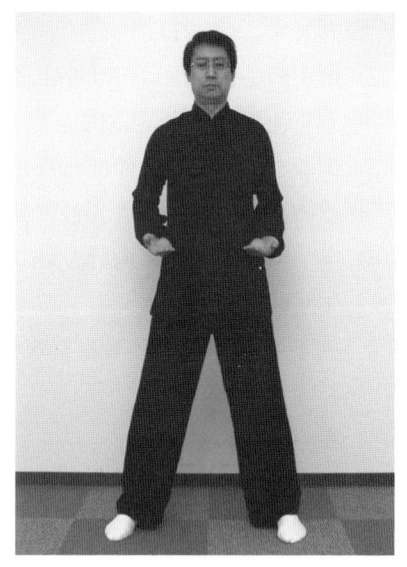

図19

【要領】
(1) 嘘字の発音方法
　　ゆっくりした呼気に合わせて発音します。口角を後ろへ引いて上下歯の間、歯と舌の間にわずかな間隙を空けて空気を間隙から吐き出します。
(2) 腕を伸ばすときに吸気し、手を引き戻すときに呼気します。息苦しく感じるときは自然呼吸をします。

【よくある錯誤】
(1) 手の伸出方向は斜前方にします。
(2) 上体を回すときに足も回して身体の重心が不安定となります。

【直す方法】
(1) 体を90度回し、手指は左（右）に向けます。
(2) 両足を動かさず、身体を垂直に保ったまま上体を回します。

【功理と効果】
(1) 中医学的には、肝臓の働きを高める効果があります。
(2) 現代医学的には、交感神経緊張を緩和する作用があり、全身の血行改善効果があります。また腰と膝関節を強化する効果もあります。

第二式　呵字訣―交通心腎

(1) 上式に続いて、両手はやや上げて指先を斜め下方に向けます。目は前下方に向けます。（図20）

腰を落としながら、両手は緩やかに斜め下方へ伸ばして肘を軽く曲げます。目は両手を注視します。（図21）

(2) 両手の小指をつけて掌を上向きに、臍の前で何かを掬っているように抱えます。目は掌心を注視します。（図22）

(3) 両膝をゆっくりと伸ばしながら、肘を曲げて両手を胸前に抱え上げ、両手の中指を下あごの高さまでします。目は前下方に向けます。（図23）

(4) 吸気に合わせて、両肘を外へ開いて掌を返し、手の甲を寄せ合わせて指先を下向きにします。（図24）

両手をゆっくりと下ろしながら、"呵"を発音します。目は前下方に向けます。（図25）

(5) 両手は臍の前に到ってから、腰を落としながら両手を内側に回して掌を外に向けて緩やかに前へ推し開き、両腕で円を作ります。目は前下方に向けます。（図26）

(6) 両掌を返して掌を上向きに、何かを掬うように臍の前に抱えます。目は掌心を注視します。（図27、28、29）

(7) 両膝をゆっくりと伸ばしながら、肘を曲げて両手を胸前に抱え上げ、両手の中指を下

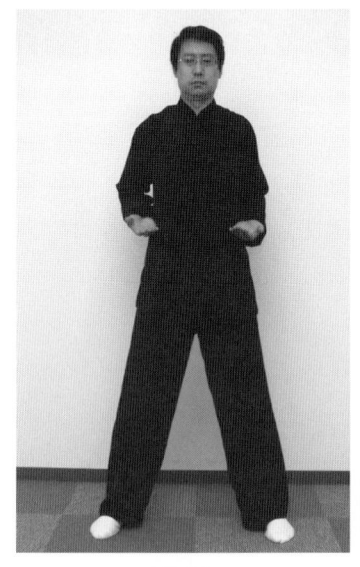

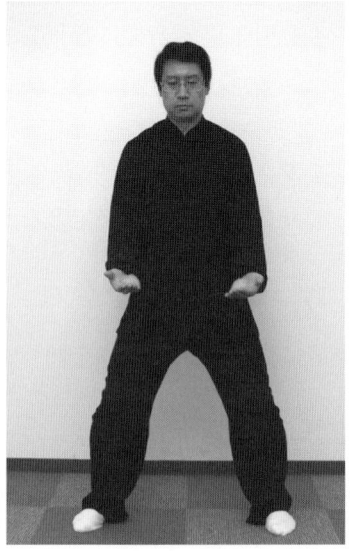

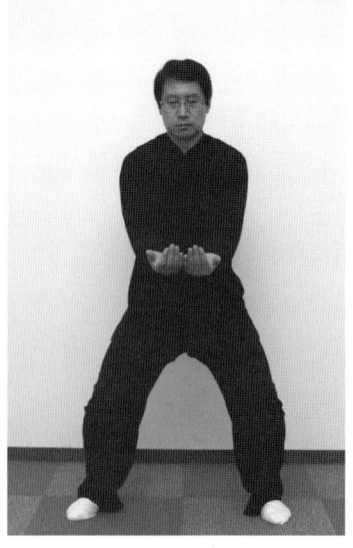

図20　　　　　　　図21　　　　　　　図22

― 実践編／第4章 動功法 ―

図23

図24

図25

図26

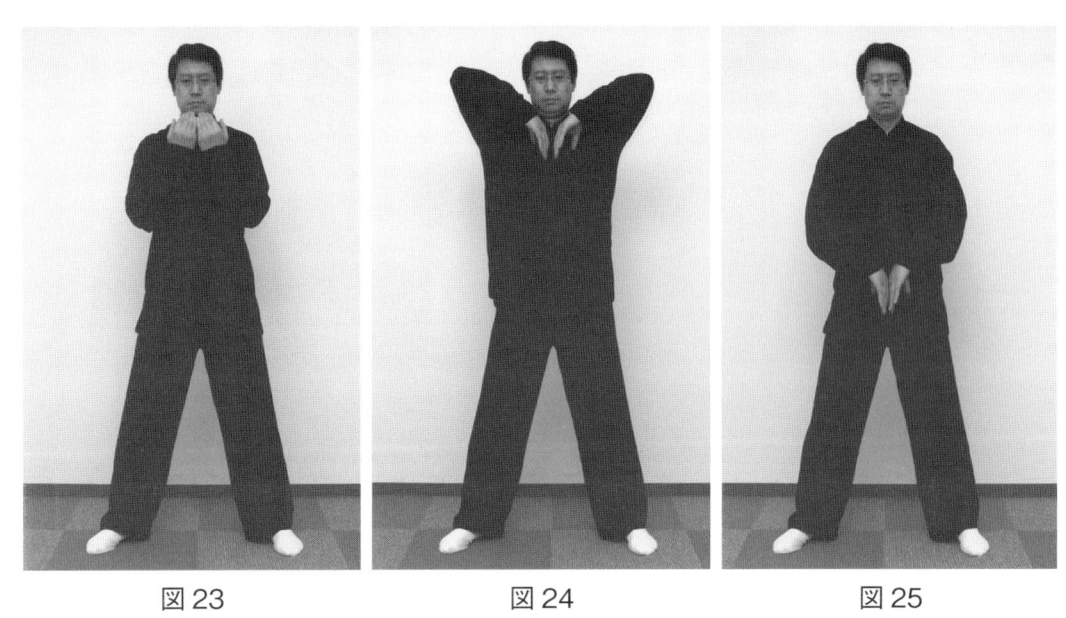

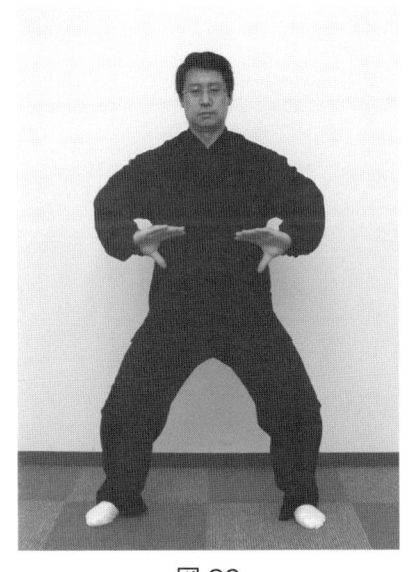

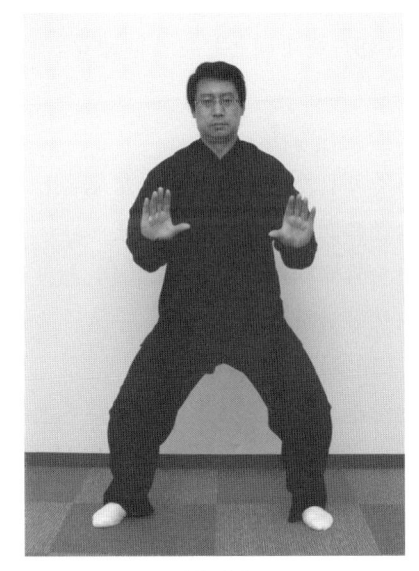

図27

― 225 ―

図28　　　　　　　　　図29

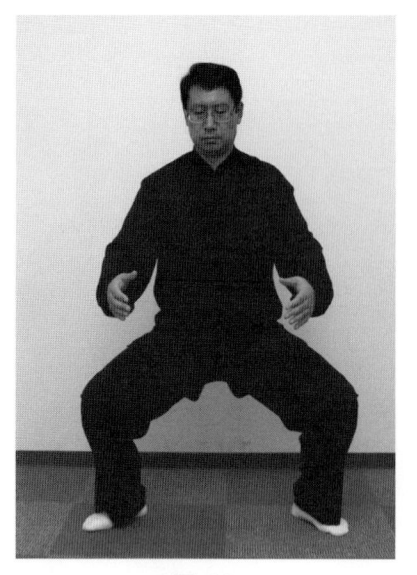

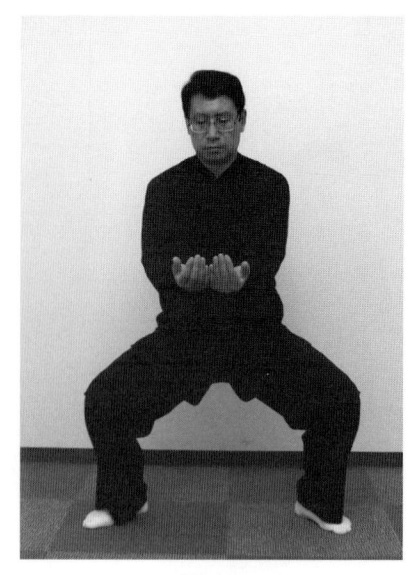

あごの高さまでにします。目は前下方に向けます。（図23同）
(8) 吸気に合わせて、両肘を外へ開いて掌を返し、手の甲を寄せ合わせて指先を下向きにします。（図24同）
　　両手をゆっくりと下ろしながら、"呵"を発音します。目は前下方に向けます。
　　(5)〜(8) を1回として4回繰り返します。

【要領】
(1) 呵字の発音方法
　　ゆっくりした呼気に合わせて発音します。舌を軽く上げて口腔の真中に置き、空気を舌と上顎の間隙から吐き出します。
(2) 両肘を外側へ広げるときに吸気し、手を下ろして押し開くときに呼気します。それ以外は自然呼吸をします。

【よくある錯誤】
(1) 両手を抱え上げるときに頭を持ち上げ、胸を広げます。
(2) 両手を下ろすときに膝を曲げます。

【直す方法】
(1) 目は前下方に注視し、胸を軽く屈めます。
(1) 両手を下ろすときに膝を曲げないようにします。

【功理と効果】
(1) 中医学的には、心臓の働きを高め、心火を降ろして腎水を温める作用があり、上の心

— 226 —

火を除去し、腎の陽気を温め補って下の寒気を除去する効果があります。
(2) 現代医学的には、交感神経緊張を緩和する、また上肢筋肉、関節を強化する効果があります。

第三式　呼字訣―補脾気

(1) 上式に続いて（図30）、両掌を返して掌を臍に向け、指先を向き合わせ、手指を自然に開き、左右掌心の距離は掌心から臍までの距離とほぼ同じにします。目は前下方に向けます。（図31）
(2) 両膝を緩やかに伸ばしながら、両手はゆっくりと臍前（約10cm）に抱えます。（図32）
(3) 腰を落としながら、両手は手の甲を外に向けてゆっくりと伸ばし広げていきます。同時に"呼"を発音します。左右掌心の距離を掌心から臍までの距離とほぼ同じにし、両腕で円を作ります。目は前下方に向けます。（図33）
(4) 両膝を緩やかに伸ばしながら両手はゆっくりと臍前に抱えます。（図34）
　　（3）～（4）を1回として5回繰り返します。

【要領】
(1) 呼字の発音方法
　　ゆっくり呼気に合わせて発声します。

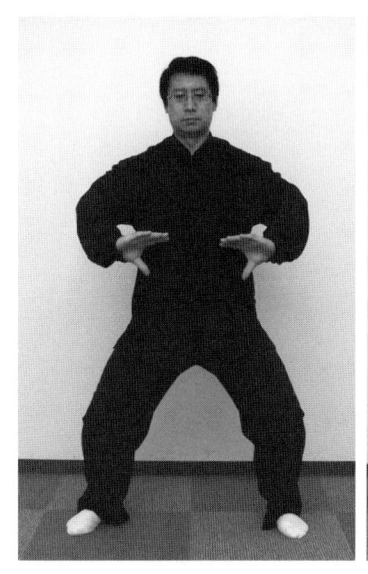

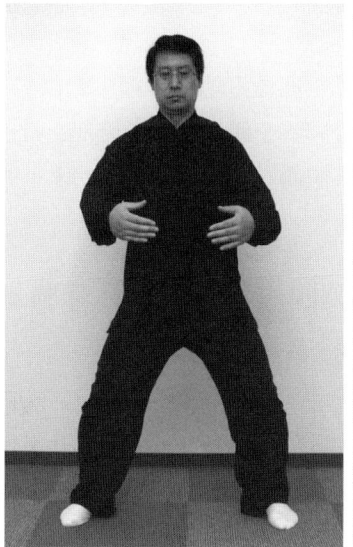

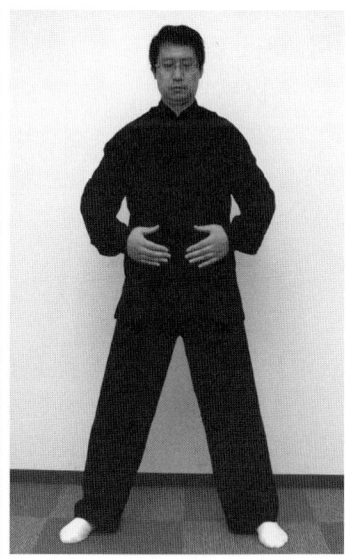

図30　　　　　図31　　　　　図32

図33　　　　　　　図34

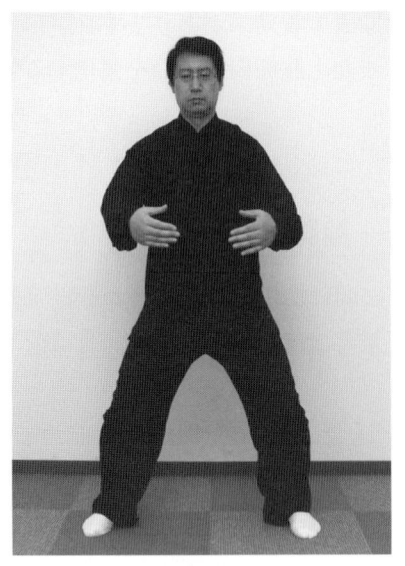

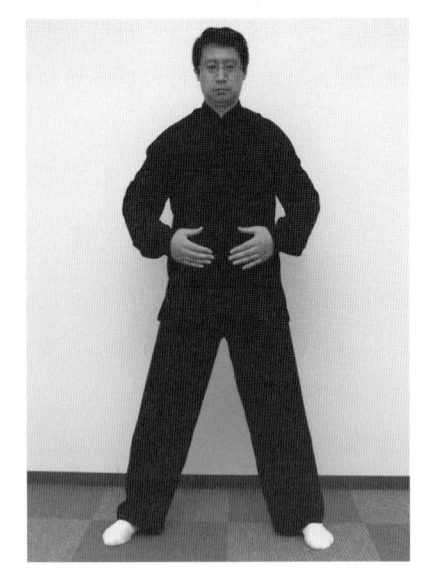

　　上下唇で円を作って空気を"円"から吐き出します。
(2) 両手を臍前に抱えるときに吸気し、両手を外へ伸ばし広げるときに呼気します。
【よくある錯誤】
　　両手を外へ伸ばし広げるときにお腹を前に出します。
【直す方法】
　　両手を外へ伸ばし広げるときにお尻を座らせます。
【功理と効果】
(1) 中医学的には、脾臓の働きを高める効果があります。
(2) 現代医学的には、交感神経緊張を緩和する、腹部を按摩する作用があり、交感神経緊張症候群や機能性便秘、腹部肥満などによい効果があります。

第四式　嘶字訣—降肺気

(1) 上式に続いて、両手は自然に下方へ落として掌を上に向け、指先を向き合わせます。目は前下方に向けます。
(2) 両膝を緩やかに伸ばしながら、両手はゆっくりと中丹田まで持ち上げます。目は前下方に向けます。（図35）
(3) 両肘を落としてわき腹に当て、両手は掌を向き合わせて脇の前で立てます。（図36）
　　胸を広げて吸気し、首を縮めて息をとめます。目は斜め上方に向けます。（図37）

― 実践編／第4章 動功法 ―

(4) 息を一気に吐き出すのに合わせて、手の付け根に力を入れて"山を倒す"ようにイメージし両手を推し出して、その後ゆっくりと前に伸ばしながら、"嘶"を発音します。肩を緩めて首を伸ばし、腰を軽く落とします。両手はゆっくりと前へ水平に伸ばします。(図38、39)

(5) 両掌を返して指先を向き合わせ左右掌心の距離を肩の幅にします。(図40、41)

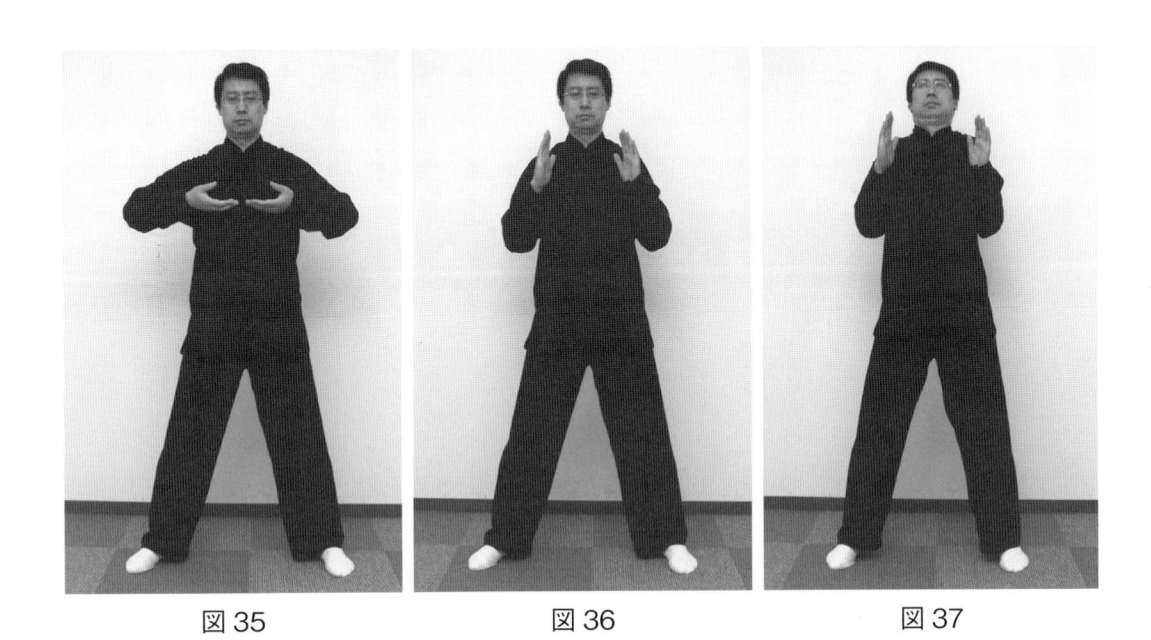

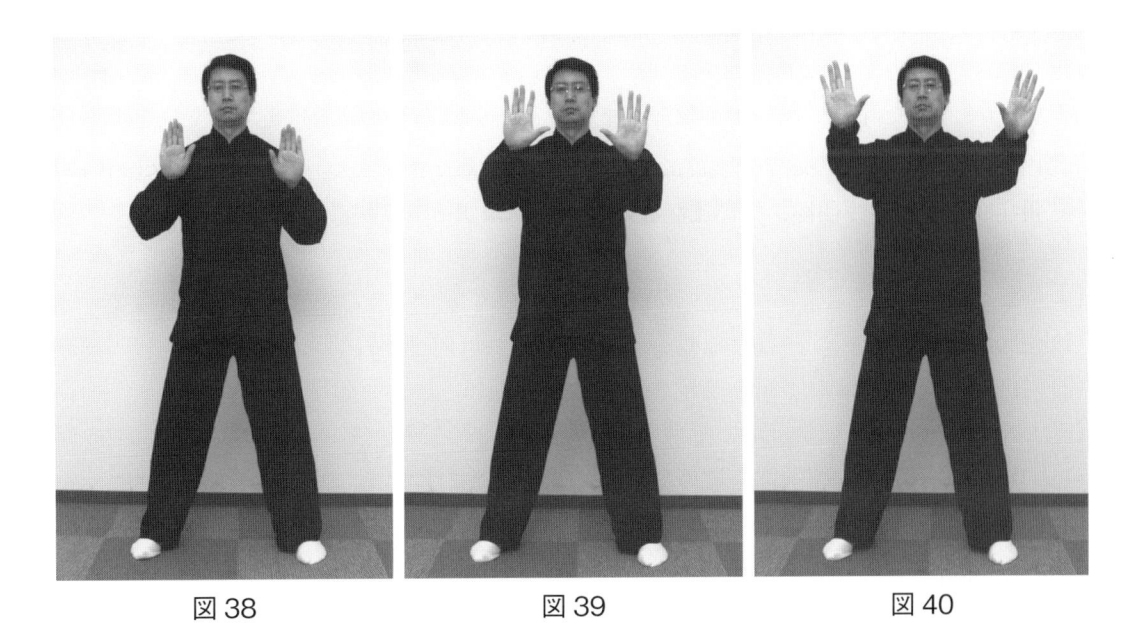

図35　　　図36　　　図37

図38　　　図39　　　図40

― 229 ―

図 41　　　　　　　　　　　　図 42

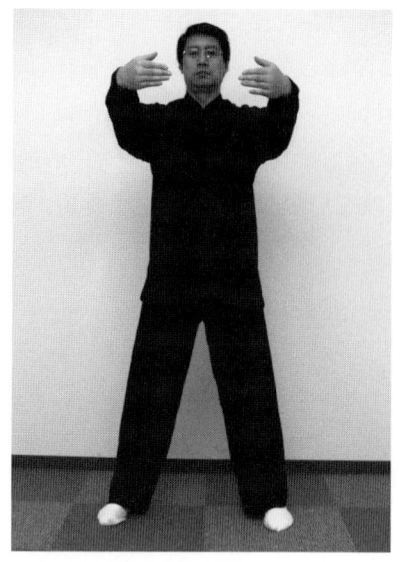

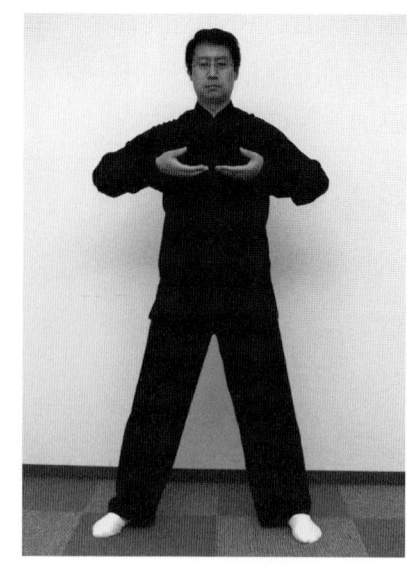

(6) 両膝を伸ばしながら、両手は両肘を曲げて手指を向き合わせ中丹田の前（やく 10cm）に引きます。目は前下方に向けます。（図 42）
(7) (3)式と同じです。
(8) (4)式と同じです。
　　(5)～(8)を1回として4回繰り返します。
【要領】
(1) 嘶字の発音方法
　　ゆっくりした呼気に合わせて発声します。舌先を軽く下の前歯に当て、空気を上下前歯の間隙から吐き出します。
(2) 胸を広げてから吸気し、手を押し出すときに一気に吐き出してその後ゆっくりと呼気します。
【よくある錯誤】
(1) 手を立て、胸を広げ、首を縮めるという三つの動作を同時にします。
(2) 首を縮めるのではなく頭を後ろへ倒します。
【直す方法】
(1) 手を立て→胸を広げ→首を縮めるように逐次にします。
(2) 首を縮めるときに下あごを軽く引きます。
【功理と効果】
(1) 中医学的には、肺の働きを高める効果があります。

(2) 現代医学的には、肺内気体交換の効率を高める、首や肩、上肢の筋肉、関節を強化する作用があり、気管支炎など肺疾患、頚椎症、肩凝り、五十肩などによい効果があります。

第五式　吹字訣—強壮腎気

(1) 上式に続いて、手首の力を緩めて指先を前向きに、掌を下に向けます。(図43)
(2) 両手を水平に左右へ開き、掌を斜め後方に指先を外に向けます。(図44)
(3) 吸気に合わせて両手は自然に弧を描いて掌を腰に当て、指先を斜め下方に向けます。目は前下方に向けます。(図45、46、46背)
(4) 腰を軽く落としながら、両手は自然に腰から臀部→大腿外側を通して滑り降し、両肘を曲げて臍の前に抱えます。同時に"吹"を発音します。(図47、48) 目は前下方に向けます。
(5) 両膝を緩やかに伸ばしながら、両手は腹部に当てて指先を斜め下方向きに、吸気に合わせて軽く押えながら腰まで移します。目は前下方に向けます。(図49、50、51)
(6) (4)式と同じです。

　　(5)～(6)を1回として4回繰り返します。

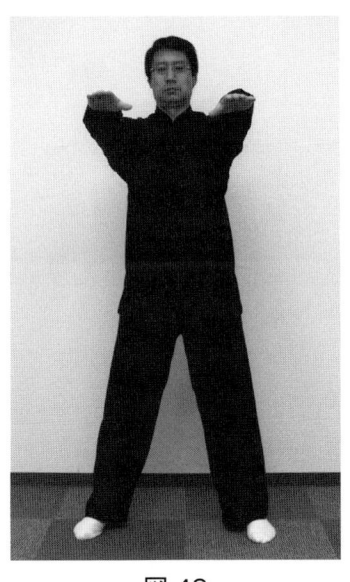

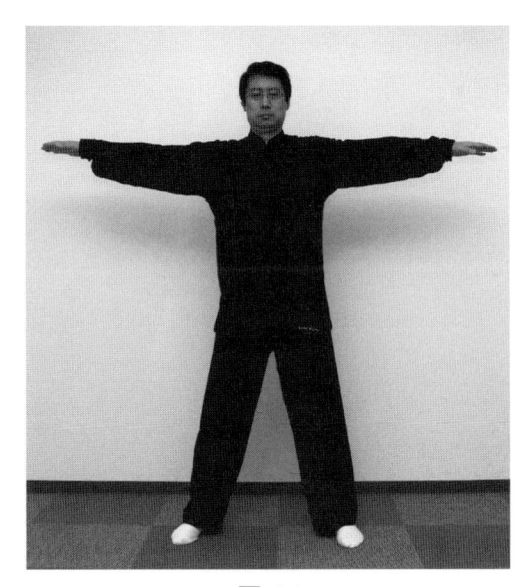

図43　　　　　　　図44

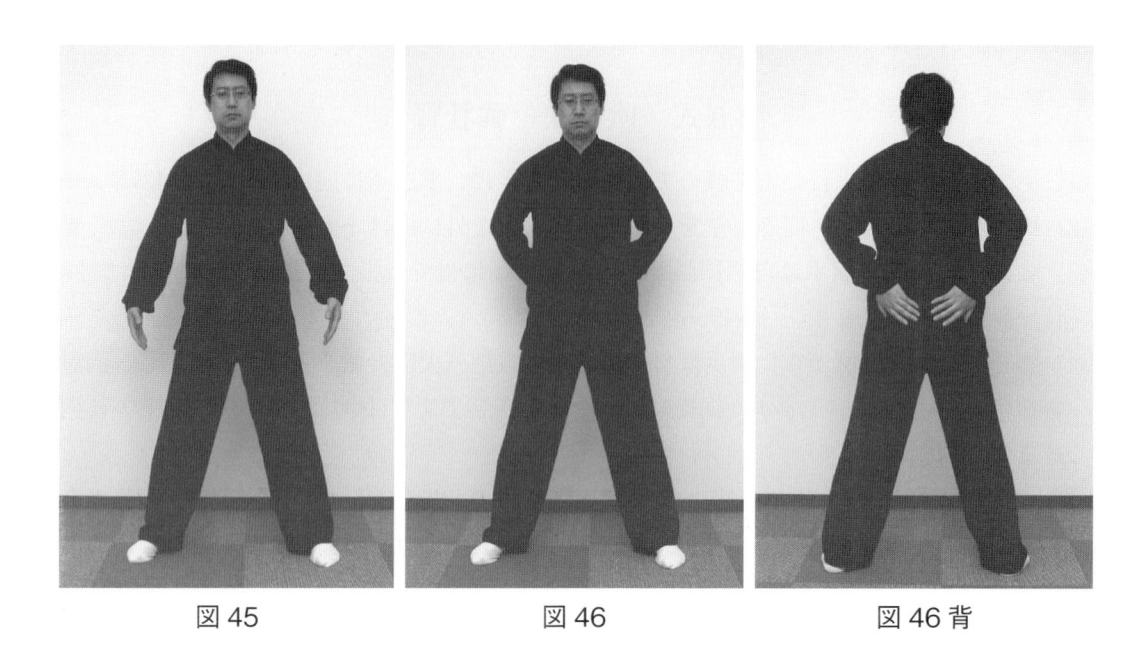

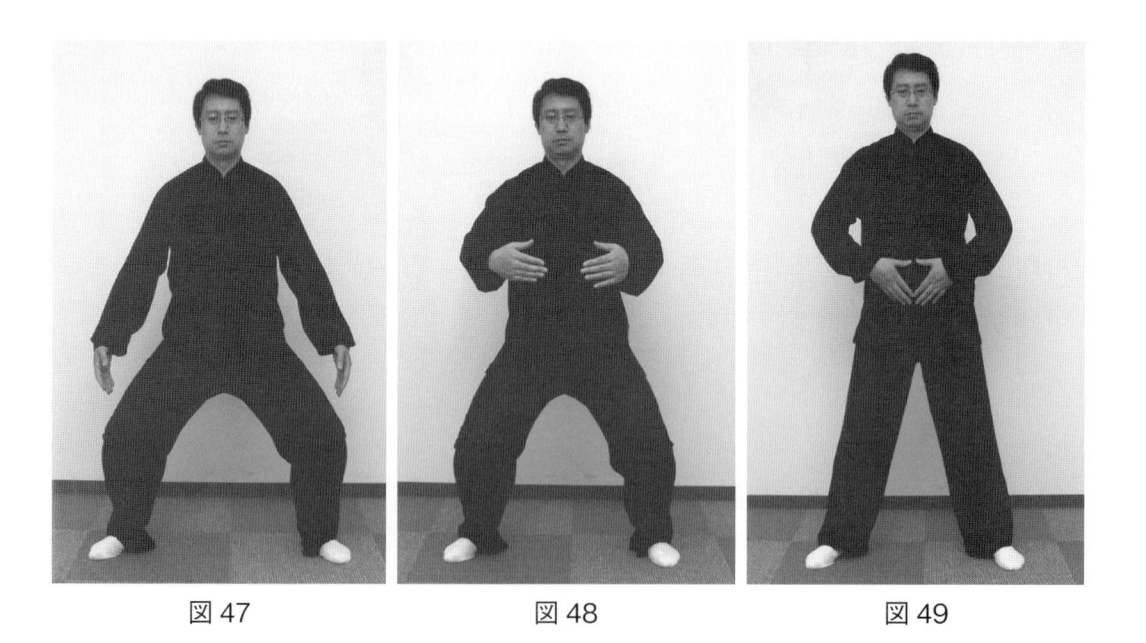

図 45

図 46

図 46 背

図 47

図 48

図 49

図50　　　　　　　　　図51

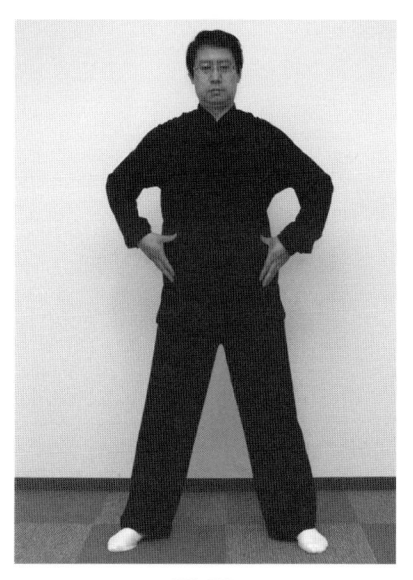

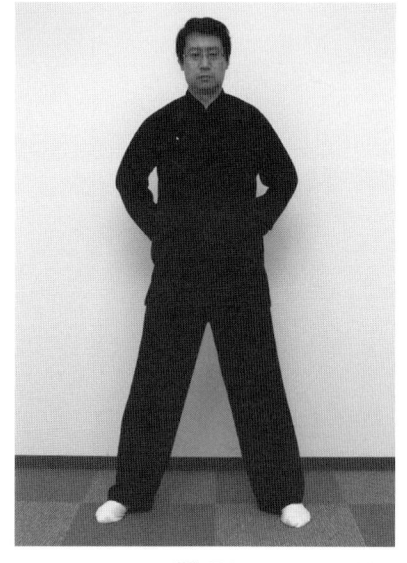

【動作要領】
(1) 吹字の発音方法
　　ゆっくり呼気に合わせて発声します。口角を後ろへ引いて奥歯を上下に相対し、空気を舌下から吐き出します。
(2) 手は帯脈を回すときに吸気し、手を滑り降す時に呼気します。

【よくある錯誤】
　両手を滑り降ろすときに、身体が硬く自然体になりません。

【直す方法】
　肩や腰、臀部を緩めて手を自然に落とします。

【功理と効果】
(1) 中医学的には腎臓の働きを高める効果があります。
(2) 現代医学的には交感神経緊張を緩和する、腹筋及び腰筋を強化する作用があり、交感神経緊張症候群や内臓下垂、筋弛緩性遺尿、腹部肥満などによい効果があります。

第六式　嘻字訣─疎通三焦

(1) 上式に続いて、両手を自然に下ろします。目は前下方に向けます。（図52）
両手は内側に回して手の甲を向き合わせ、掌を外向きに指先を下向きにします。目は両手を注視します。（図53）

図 52 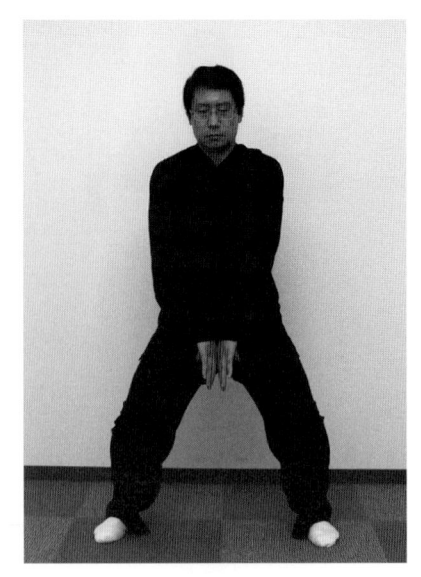　　　　　　　　　図 53

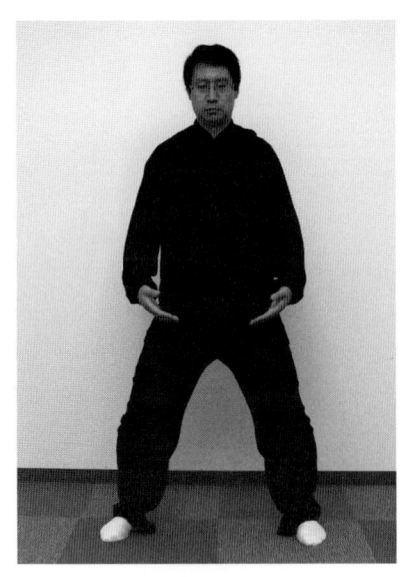

(2) 吸気に合わせて両膝を緩やかに伸ばしながら、両手を中丹田まで持ち上げます。(図54)

　　ゆっくりした呼気に合わせて両手は、顔の前で自然に左右へ開き、肘を軽く曲げて指先を斜め上方に向けます。目は前方に向けます。(図55)
(3) 吸気に合わせて両肘を曲げ、両手は顔の前を通って肩の高さまで下げて指先を向き合わせ掌を下に向けます。目は前下方に向けます。(図56)
(3) ゆっくりした呼気に合わせて腰をゆっくりと落としながら、両手もゆっくりと臍前まで降ろして(図57)、ここで左右の股関節の横(やく15cm)に開き、掌心を外に指先を下に向けます。同時に"嘻"を発音します。目は前下方に向けます。(図58)
(5) 両手の甲を向き合わせて臍前に寄せ、掌心を外に指先を下に向けます。目は両手を注視します。
(6) (2)式と同じです。
(7) (3)式と同じです。
(8) (4)式と同じです。
　　(5)～(8)を1回として4回繰り返します。
【要領】
(1) 嘻字の発音方法
　　ゆっくり呼気に合わせて発声します。奥歯を軽く噛み合わせて舌先を舌歯に当て、空気を舌と歯の間隙から吐き出します。

― 実践編／第4章 動功法 ―

図54

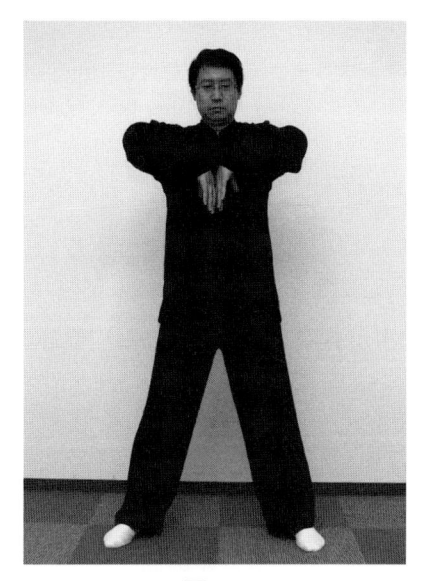

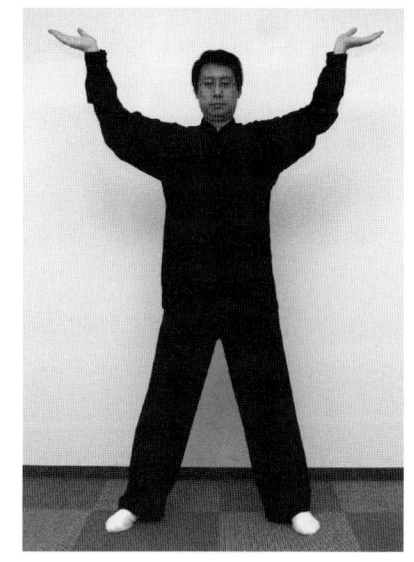

図55

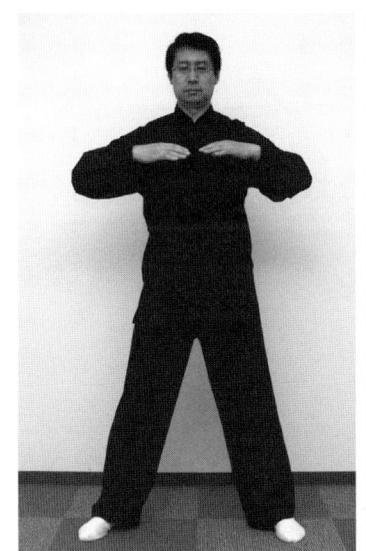

図56

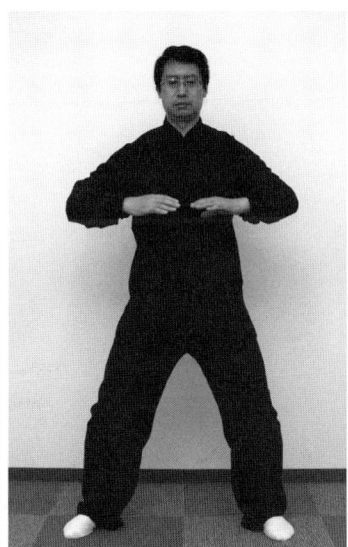

図57

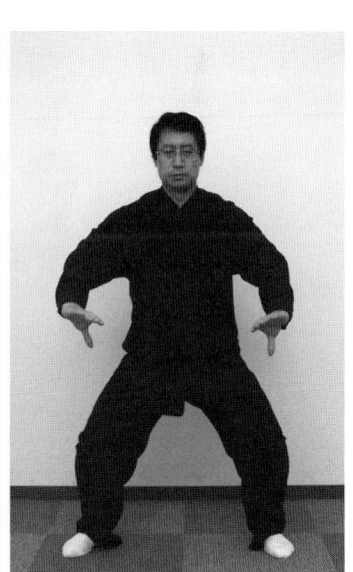

図58

(2) 手をV字上げるときに、手の付け根に力を入れてしばらく止めます。自然呼吸で息を楽にします。

【よくある錯誤】

(1)式では両手を自然に落とすときに両膝を伸ばします。

【直す方法】

両膝を曲げたまま両手を落とします。

【功理と効果】

(1) 中医学的には、三焦腑の働きを高める作用があり、身体の気機を調暢する効果があります。
(2) 現代医学的には、交感神経緊張を緩和する作用があり、交感神経緊張症候群によい効果があります。

収　勢

(1) 上式に続いて、両膝を伸ばしながら、両手を外側に回して掌を内向きに、ゆっくりと腹部へ抱えて臍の上に重ねます。しばらく休みます。目は前下方に向けます。（図59、60、61）
(2) 両掌で臍を中心に腹部を揉みます。時計回しに6回、反時計回しに6回行います。
(3) 両手を自然に身体の横に垂らします。目は前下方に向けます。（図62）

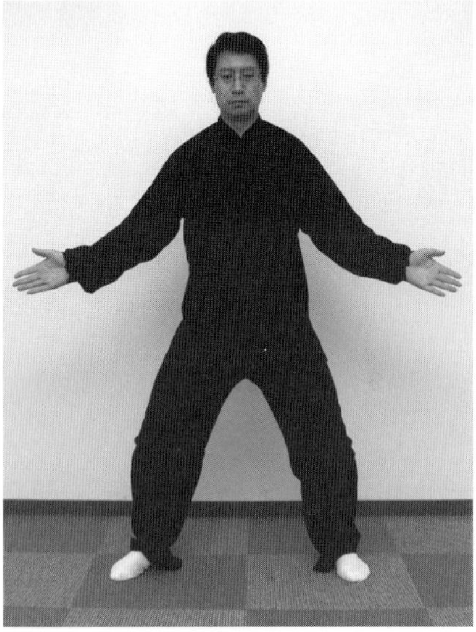

図 59 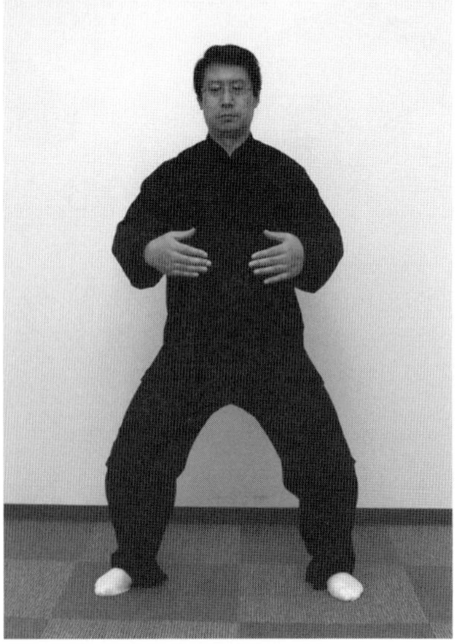　　　　　　　　　図 60

図61　　　　　　　　　図62

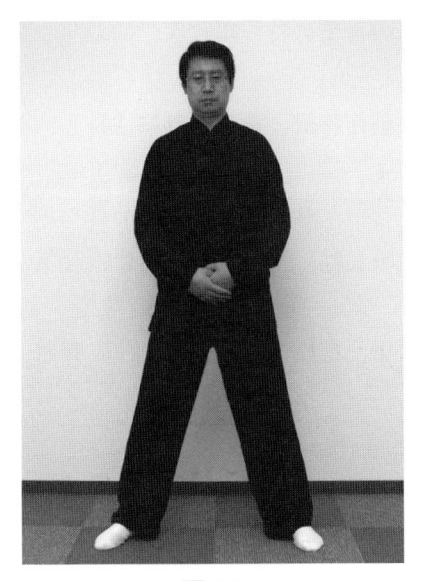

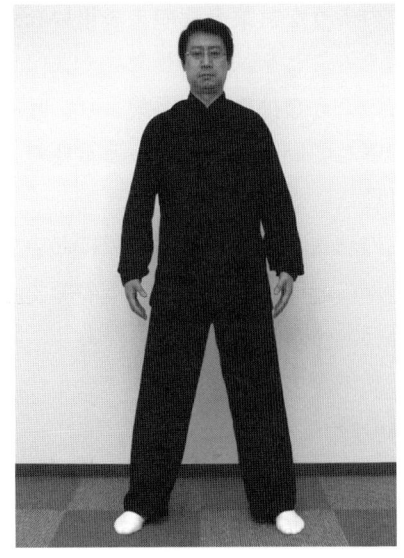

【動作要領】
　心身ともリラックスします。
【功理と効果】
(1) 中医学的には、気を下丹田に引き戻す作用があり、気の滞りや気ののぼせなどを予防できます。
(2) 現代医学的には、運動状態を安静状態に回復させる作用があり、尿酸などの老廃物の蓄積や血圧の上昇などの不良反応を予防する効果があります。

3．功理と応用

1．功理

　六字訣は非常に典型的な医学気功です。何故かというと、その功理は中医学の臓腑理論と密接に連携しているからです。
　哲学と実践経験が理論体系の中核となっている中医学は、現代科学の上に成り立っている現代西洋医学とはまったく異なる性格を持っており、現代科学に育てられた現代人にとっては、理解しにくい一面を持っています。例えば中医学的な言葉、"疎肝理気"や"強壮腎気"など四文字熟語が良く用いられますが、もしもこのような言葉を使わなければ、この功法の特徴、乃至その功法自体も成り立たないでしょう。この矛盾を解決するために、

筆者はこのような言葉をそのまま用いながら、その言葉の持つ現代医学的意味を分かりやすく説明することを試みました。

またこのような抽象的な言葉より、呼吸方法や動作特徴、意念活動に注目し、そこから功理を理解していくことがもっと重要だと思います。

①疎肝理気

この式の功法特徴として、呼吸においては『短吸長呼』─吸気が自然に、呼気がゆっくりと。動作においては背骨を捻るのです。

交感神経緊張を緩和する作用があり、緊張性頭痛、首筋の張り、肩こり、背痛、腰痛などに良い効果があります。

②交通心腎

この式の功法の特徴としては、呼吸において『短吸長呼』であり、意念において"昇降放松法"です。（静功・放松功を参考にして下さい）

交感神経緊張を緩和する作用があります。

③補脾気

この式の功法特徴として、呼吸においては『短吸長呼』であり、意念においては"集散放松法"です。（静功・放松功を参考にして下さい）

交感神経緊張を緩和する作用と腹部按摩作用があり、胃もたれ、便秘または下痢、腹部膨満感などの消化系疾患に効果があります。

④降肺気

この式の功法の特徴として、呼吸においては『呼吸停閉』であり、動作においては呼吸に従う『快推慢伸』です。

呼吸筋、特に横隔膜の筋力を増強する作用と肺臓内の気体交換時間を延長する作用があり、呼吸系の機能を高めます。喘息や慢性気管支炎、気道過敏症、慢性貧血などに良い効果があります。また『快推慢伸』という動作は肩頚部および上肢の血行改善作用があります。

⑤強壮腎気

この式の功法の特徴として、動作においては逆式呼吸に伴う『提肛調襠』─下腹部及び陰部の筋肉の収縮・弛緩運動です。

下腹部や陰部、肛門などの筋力を増強する作用があり、小腸及び子宮のヘルニヤ、脱肛、遺尿などに予防及び治療効果があります。また、下肢血行改善作用があり、冷え性や膝関節症、下肢むくみなどに良い効果があります。

⑥調暢気機

この式の功法の特徴として、呼吸においては『短吸長呼』であり、意念においては"昇降放松法"です。

交感神経緊張を緩和する作用があります。

要するに、動功・六字訣の最も重要な特徴は、逆式腹式呼吸及び『短吸長呼』という呼

吸法です。現代科学の研究によって実証されたように、この呼吸法には優れた自律神経調節作用があります。人体はおよそ60兆個の細胞から作られた"共同体"であると言われています。この共同体のコントローラーがまさにこの自律神経です。ですから、気功による自律神経調節作用のなかにいろいろな可能性が秘められているのです。

また、逆式腹式呼吸は、腹内に横に位置している"横隔膜筋"と"骨盤底筋"を鍛えて、呼吸機能の強化及び骨盤内の臓器下垂、筋弛緩性遺尿、女性下腹部肥満などに良い効果があります。

2．応用

《基礎編》P 87 の表を参考にして下さい。

第4節　易筋経（えききんきょう）

1．易筋経概述

　易筋経は、伝説によれば達磨和尚が中国の河南省にある少林寺で伝授された健身法です。易は変化することを意味し、筋は筋肉、筋腱、関節などを指しています。"これをやれば筋入れ替わるほどの効果が現れる"と、本功法の素晴らしさを強調しているのです。易筋経は調身を力点に置く功法です。本功法には以下の特徴があります。

1．『動作舒展、伸筋抜骨』—動作は伸びやかで、筋骨をやや強く捻ります

　本功法の一番の特徴は、ユニークな捻り方です。上半身を捻るときには脊柱を回しながら、四肢を捻るときには腰を回しながら行います。つまり直線ではなく弧線で、捻りながら伸ばす、伸ばしながら捻るという筋肉及び関節の生理学的特徴に合わせた捻り方をしています。筋腱、靭帯、関節に安全性が高く、とても気持ちよく行われるのです。

2．『動静相兼、協調美観』—収縮と弛緩のバランスがよく、動作優美

　動と静、剛靭と柔軟のバランスがよく、剛のところではしっかりと力を入れて、柔のところではゆっくりと力を緩めます。動作は、上下と左右のバランスがよく、直線と弧線が合理的に運用されているため、外観的には非常に美しく見えます。

3．『対抜牽拉、重在脊柱』—"争力"（反方向に引っ張ること）を上手く運用し、力点は脊柱に置かれています

　脊柱は、ことば通りに人体を支える柱です。脊柱は椎骨、靭帯、椎間板などから形成され、上半身の体重を支え脊神経を保護する重要な働きを担っています。脊柱の旋転及び屈伸運動により、脊神経が刺激され神経系の調節機能が高められます。本功法における主な

運動形式は、腰を軸にする脊柱の旋転屈伸です。例えば第五式"九鬼抜馬刀勢"における脊柱の左右対称的な旋転、第十一式"打躬勢"における脊椎骨を上下に逐次曲げる上体前屈、第十二式"掉尾勢"における上体90度前屈状態下の首尾同向側屈伸などは、いずれも脊柱を中心にする旋転屈伸運動です。

2．功　法

（1）基本手型

1．握固
　親指を薬指の付け根に当て他の四指を握ります。（図1）
2．荷葉掌
　五指を真っ直ぐ伸ばし、開きます。（図2）
3．柳葉掌
　五指を開かず伸ばします。（図3）

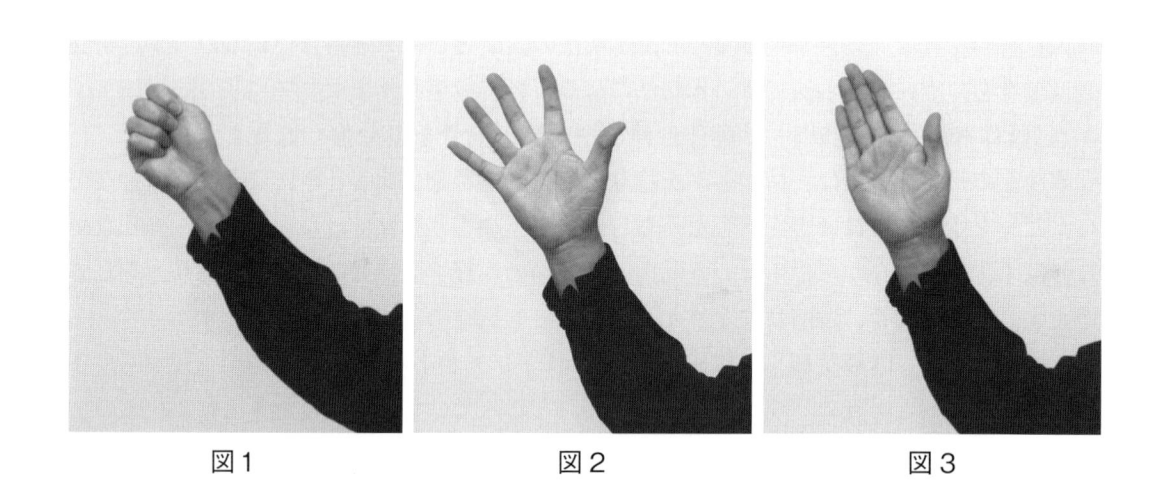

図1　　　　　　図2　　　　　　図3

― 実践編／第4章 動功法 ―

4．竜爪
五指を伸ばし開き、親指、人差し指、薬指、小指を内側に引きます。（図4）

5．虎爪
五指を開き、球を握るように第一、第二指関節を曲げます。（図5）

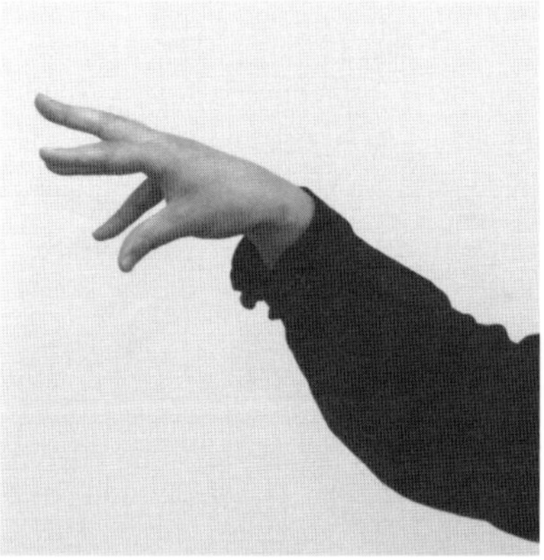

図4 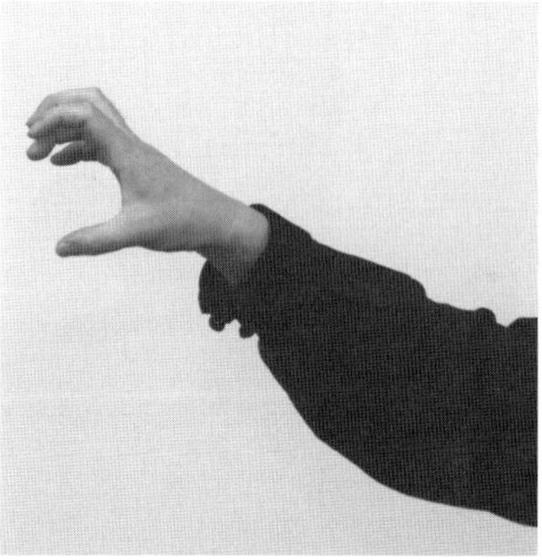　　　　　図5

（2）基本歩型

1．弓歩
両足を前後に肩幅の1.5倍に開き、前足の膝を曲げて膝と足先を上下相対し、大腿を斜め下方に向けます。後足を自然に伸ばし、足裏全体を地面に着けます。両足先を軽く内側に回します。（図6）

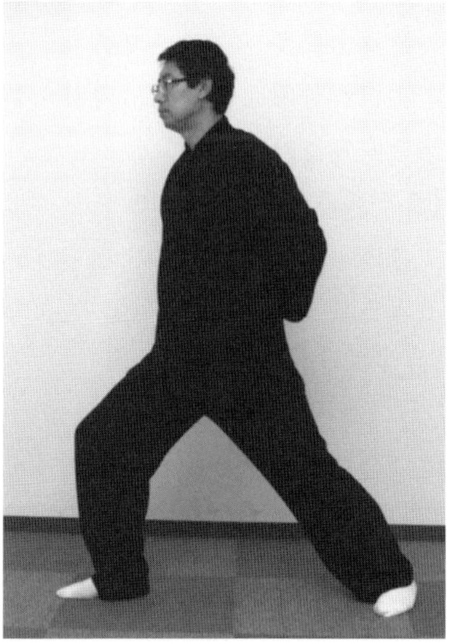

2．丁歩
両足を左右に10〜20cm開き、両膝を軽く曲げ、左（右）足踵を上げて爪先を地面に着け右（左）足傍に置きます。右（左）足裏全体を地面に着けます。（図7）

3．馬歩
両足を左右に足長の3倍開き、上体を真っ直ぐ伸ばし、腰を落として大腿を斜め下方に向けます。（図8）

図6

図7　　　　　　　　　　図8

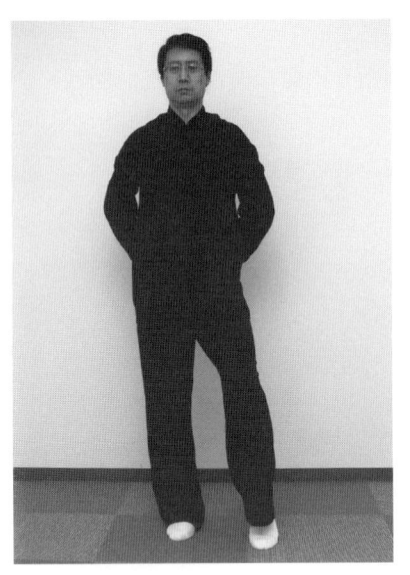

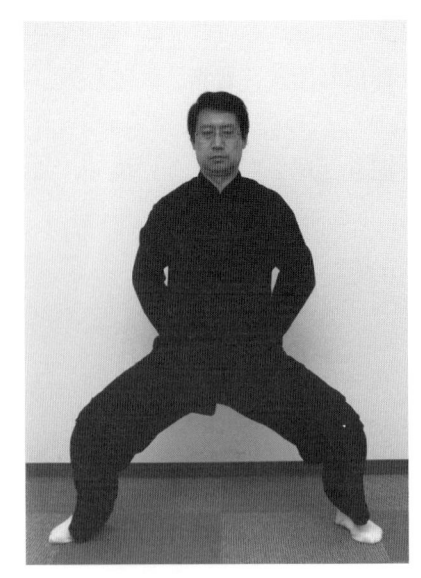

予 備 勢

　両足を揃えて自然に立ち、両手は自然に身体の横に垂らします。下あごをわずかに引き、百会穴を意識し首を伸ばし、舌を軽く上顎に当て、口を自然に閉じて、目は前方に向けます。併歩立位式と言います。（図9）

【動作要領】
　全身をリラックスさせ、背骨を自然に伸ばします。自然呼吸し、意識は身体の内の世界に置き情緒を安定させます。

【よくある錯誤】
　身体が緊張し自然体にならず、雑念が多く集中できません。

【直す方法】
　心という"目"で身体を見つめて微調整し、徐々に練習のことに集中していきます。

【功理と効果】
　緊張を緩和し、心身ともリラックスさせます。

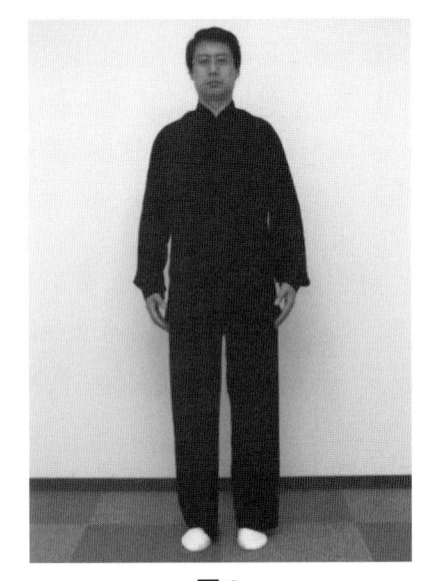

図9

第一式　韋駄献杵第一勢

(1) 体重を右足に移し、左足を肩幅に開き、両膝を曲げ気味にします。両手を自然にからだの横に垂らします。開歩立位式と言います。（図 10）
(2) 両手は肘を伸ばして掌を向き合わせ指先を前向きに、肩の高さまで上げます。（図 11）
(3) 両肘を曲げて手を中丹田の前に引き、合掌して指先を前上方 30 度に向けます。目は前下方に向けます。この　ポーズでしばらく停めます。（図 12）

【動作要領】
(1) 肩の力を抜いて腋を空けます。
(2) 情緒を安定させます。

【よくある錯誤】
　肩をそびやかし、或いは肩と肘を緩めすぎて肘をわき腹に当てます。

【直す方法】
　腋下に玉子を挟んでいるように腋を空けます。

【功理と効果】
(1) 中医学的には、神を内に引き収めることによって気を落ち着かせる作用があり、身体の気機を調整し気血を巡らせる効果があります。
(2) 現代医学的には、情緒を安定させて脳の神経—体液調節軸の働きを調節する作用があり、血液循環改善や疲労解除などの効果があります。

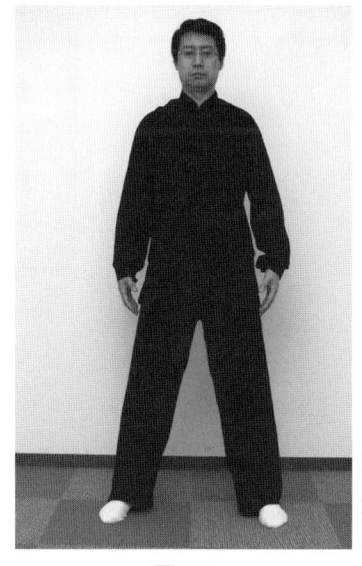

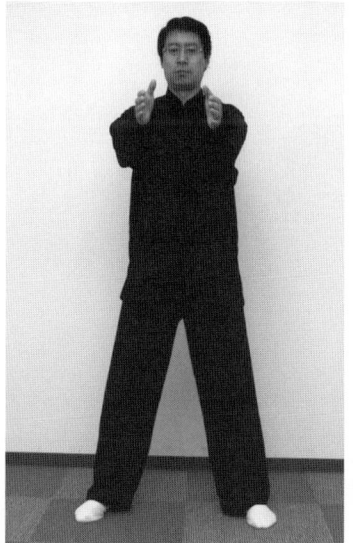

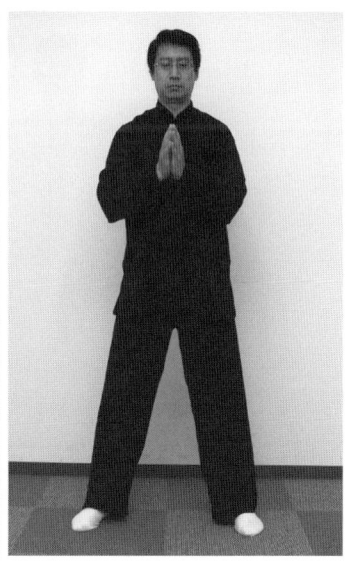

図 10　　　　　図 11　　　　　図 12

第二式　韋馱獻杵第二勢

(1) 上式に続いて、両肘を肩の高さまで上げて指先を向き合わせ、掌を下向きにします。（図13）
(2) 両掌を前へ伸ばして掌を下向きに指先を前向きにします。（図14）
(3) 両腕を水平に左右へ開き、掌を下向きに指先を外向きにします。（図15）
(4) 五本の指を自然に寄せ付けて手を立てます。目は前下方に向けます。（図16）

【動作要領】
(1) 手を立てるときは、掌の付け根に力を入れてやや強く外へ押します。
(2) 手を立てるときに、足の指先は床を撮みます。
(3) 自然呼吸し、意識を身体の感覚に置きます。

【よくある錯誤】
　両腕を左右へ開くときに、水平を保てません。

【直す方法】
　両腕を自然に伸ばしていきます。

【功理と効果】
(1) 中医学的には、上肢の内側にある心肺の経絡を刺激する作用があり、気血の巡りを促進する効果があります。
(2) 現代医学的には、上肢神経を刺激し、肩関節周囲の筋肉を強化する作用があり、上肢の痛み、痺れなどによい効果があります。

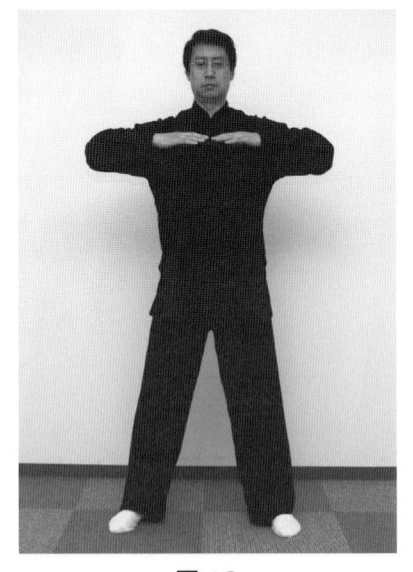

図13　　　　　　　　　図14

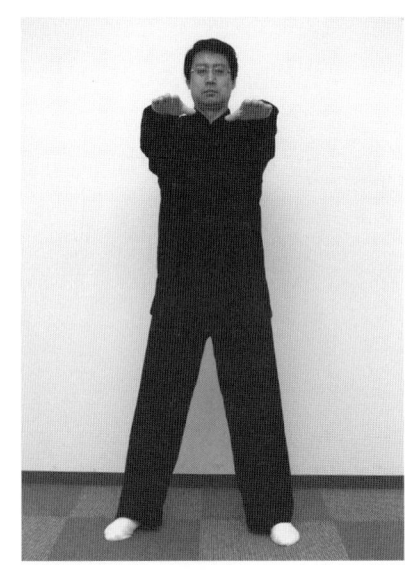

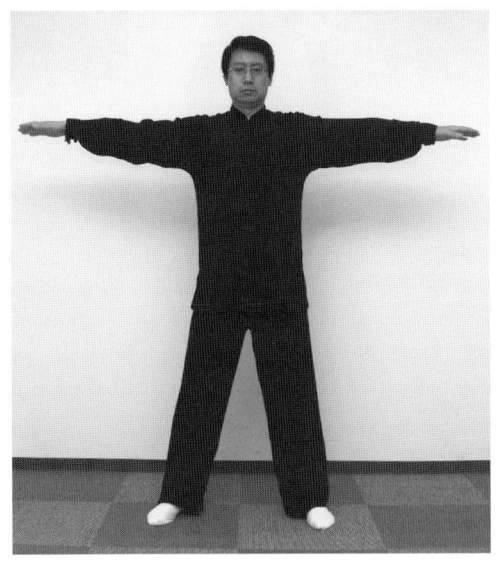

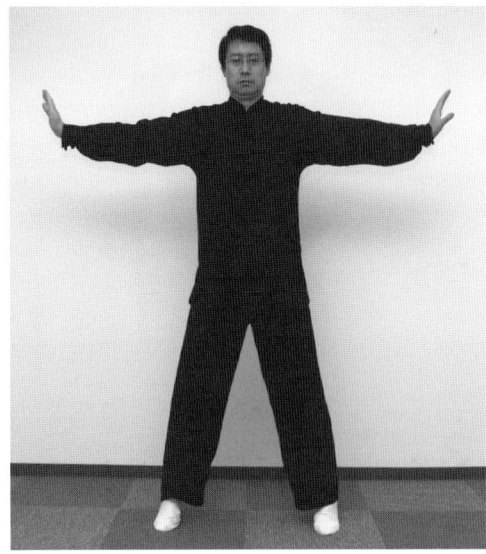

図 15   図 16

第三式　韋馱獻杵第三勢
<small>うえ だ けん ちょ だい さん せい</small>

(1) 上式に続いて、手首の力を抜いて両腕を水平に胸前（約10cm）に引き戻し、掌を下向きにします。目は前下方に向けます。（図17）（図13同）
(2) 両手を内側に回して掌を返して両耳の下に置き、指先を向き合わせ、両肘を開いて肩の高さにします。（図18）
(3) 爪先立ちをしながら、両手は頭上へ伸していき、掌を上向きに肘を伸ばし、あごを軽く引き舌を上顎に当て、歯を噛み締め、目は前下方に向けます。（図19）
(4) このポーズでしばらく停めます。

【動作要領】
(1) 爪先立ちをするときに、両手は何かの重量物を持っているように上へ伸ばしていき、背骨を真直ぐに伸ばします。
(2) お年寄りや虚弱者では踵を上げる高さを自身の状況に合わせます。
(3) 両手を上へ伸ばす時に頂辺前部の中央にある"天門穴"が両手の甲を注視しているようにイメージします。呼吸は自然呼吸にします。

【よくある錯誤】
(1) 両手を上へ伸ばすときに肘を曲げます。
(2) 顔を上げます。

図18 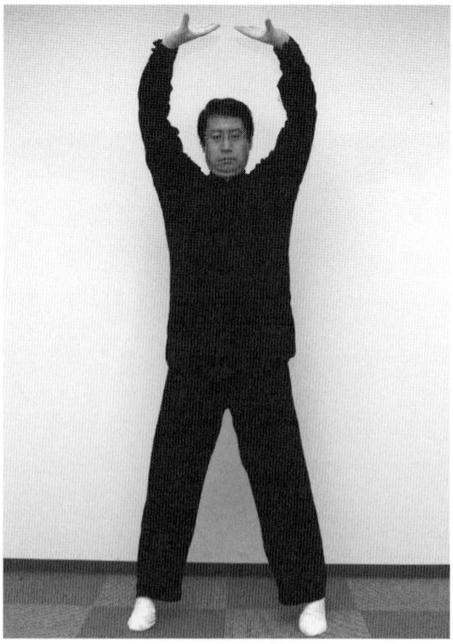　　　　　　　　　　図19

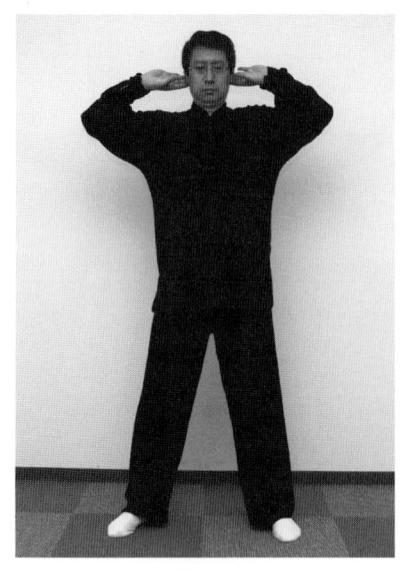

【直す方法】
(1) 両手は上へ伸ばすときに、両腕で頭を挟むのを意識して肘を伸ばします。
(2) 目ではなく"意念"で両手を注視します。

【功理と効果】
(1) 中医学的には、上、中、下三焦及び手足三陰経を調整する作用があり、五臓六腑の働きを高める効果があります。
(2) 現代医学的には、上下肢筋肉を強化し、全身の血液循環を促進する効果があります。

第四式　摘星換斗勢

1．左摘星換斗式

(1) 上式に続いて、両踵をゆっくりと着地させながら、両手は何かを採るように拳を握って拳心を外向きに（図20）、続いて拳を掌に変え全身をリラックスさせ、目は前下方に向けます。膝を屈めて身体を左回ししながら、右腕は体前から左股関節の横まで振り下げ、左手は体側から後ろへ振り下げて手の甲を左腰（命門穴）に当てます。目は右手を注視します。（図22、23）

(2) 膝を伸ばし身体を正面向きに戻しながら、右手はおでこを通して頭の右上方に上げ、手首の力を抜いて肘を軽く曲げ、掌心を下向きに指先を左向きに、中指の先が肩と相対します。左手の甲を命門穴に当て、意識を命門に置きます。目はまず右手を注視していき、姿勢を定めてから右掌心を注視します。（図24）このポーズでしばらく停めます。

― 実践編／第4章 動功法 ―

3～6回繰り返します。
両腕を自然に体側に伸ばします。(図25)

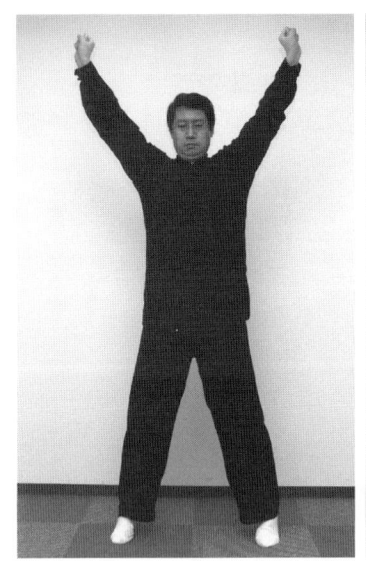

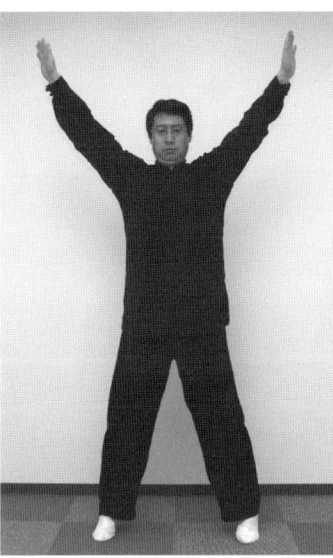

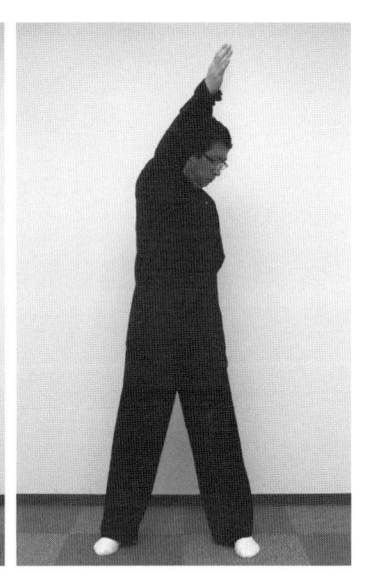

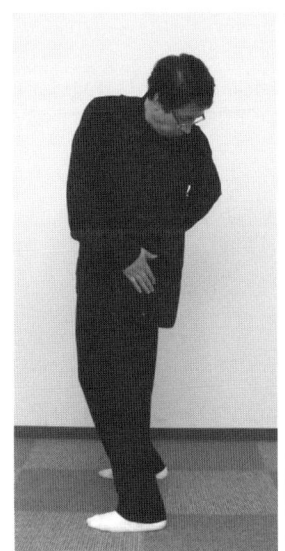

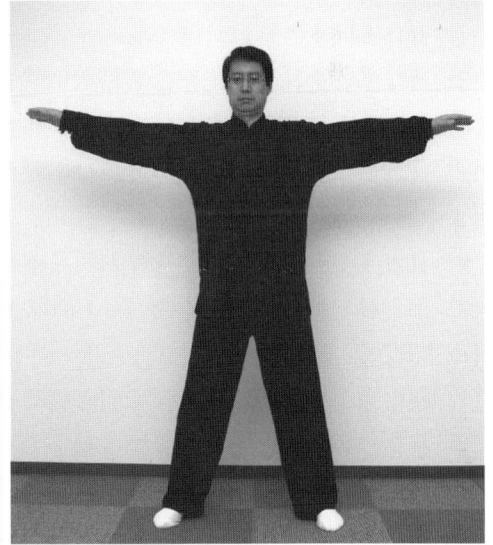

図20　　　　　図21　　　　　図22

図23 側 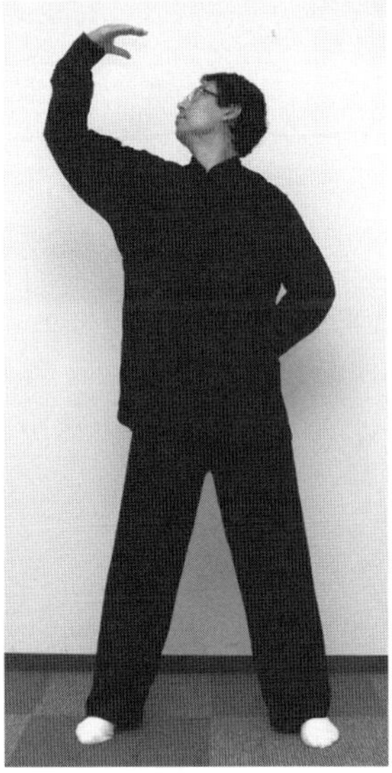　　　図24　　　　　図25

2．右摘星換斗式

右式は左式の動作要領と同じで、方向だけは反対です。（図26、27）

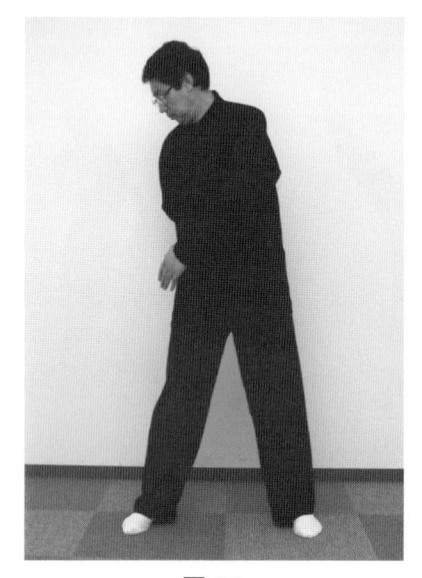

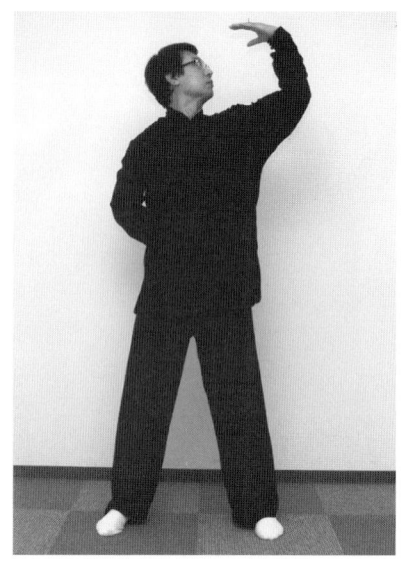

図26　　　　　　図27

【動作要領】
(1) 身体を回すときは、腰で肩をリードし、肩で腕をリードします。
(2) 目は掌心を注視し、意念を命門に置き、目と掌心と命門の三者を一直線にします。呼気するときに命門からの気を掌心に届くようにイメージします。
(2) 首或いは肩に持病がある方では、動作の幅度を小さくします。

【よくある錯誤】
(1) 目が掌心を注視するときにお腹を前へ出します。
(2) 手と腰の動きを上手く合わせられません。

【直す方法】
(1) 腰の力を抜いてお腹を軽く引き締めます。
(2) 身体の余計な力を抜いて腰の動きでリードします。

【功理と効果】
(1) 中医学的には、腰にある命門穴を刺激する作用があり、腎を強壮し、延年益寿する効果があります。
(2) 現代医学的には頸や肩、腰などを牽引する作用があり、頸椎症や五十肩、腰背痛などによい効果があります。

第五式　倒拽九牛尾勢(だおじえきゅうぎゅうびせい)

1．右倒拽九牛尾勢

(1) 上式に続いて、両膝を軽く屈めて体重を右足に移し、左足を左後方（約45度）へ一歩下げ、右踵をやや内側に回し右膝を曲げて右足弓歩となります。同時に、左手は内側に回して前へ→下へ弧を描いて後ろへ伸ばし、小指から親指まで逐次に曲げて拳を握り拳心を上向きに、右手は肩の高さまで弧を描き、小指から親指まで逐次に曲げて拳を握り拳心を上向きにします。目は右拳を注視します。（図28）

(2) 体重を後ろへ移して左膝を屈め、腰を右回しながら右手を外側に回し肘を曲げて手前へ引き、左手を内側に回し肘を曲げて腰へ引きます。目は右拳を注視します。（図29）

(3) 体重を前へ移して右足弓歩となり、両腕の力を抜いて右手は前へ、左手は後ろへ伸ばします。目は右拳を注視します。（図30）

　(2)～(3) を一回として、3～6回繰り返します。

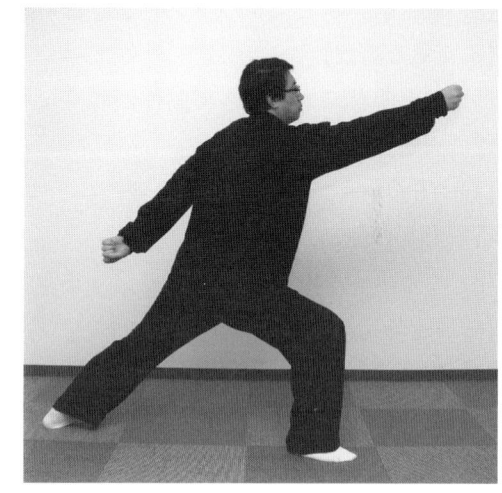

図28 側

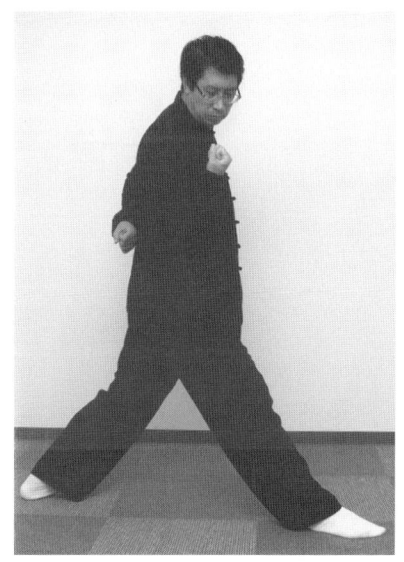

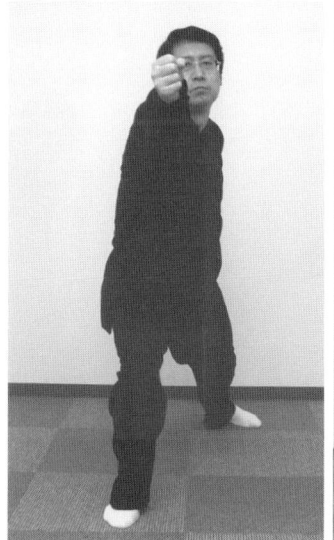

図29 側　　図30　　図31

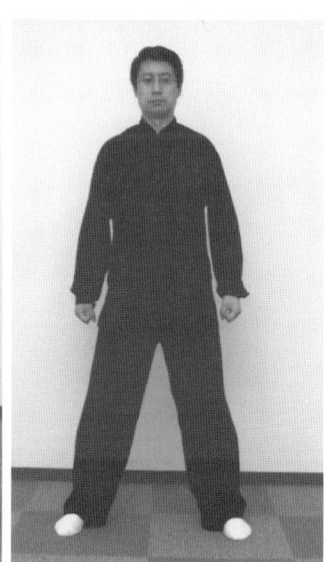

(4) 体重を右足に移し、左足を引き戻して開歩立位式にします。同時に両手は自然に体側に垂らします。目は前下方に向けます。（図31）

2．左倒拽九牛尾勢

左式は右式の動作要領と同じで、方向だけは反対です。（図32、33、34）

【動作要領】

(1) 腰で肩をリードし、肩で腕をリードし、牛と綱引きをしているようにイメージして力を両上腕に入れます。
(2) 腰を回すときに腹部の力を抜きます。
(3) 硬と軟、鋼と柔をバランスよく行います。

【よくある錯誤】

(1) 力を手首に入れすぎて動作が硬くなります。
(2) 両腕の捻りが不十分。

【直す方法】

(1) 力を上腕に入れます。
(2) なるべく拳心を外向きまで捻ります。

【功理と効果】

(1) 中医学的には、主に背部にある心肺の経絡を刺激する作用があり、心肺の働きを高める効果があります。
(2) 現代心理学的にはほぼ全身の筋肉を捻る作用があり、筋力を強化し、四肢末端及び軟組織の血行改善効果があります。

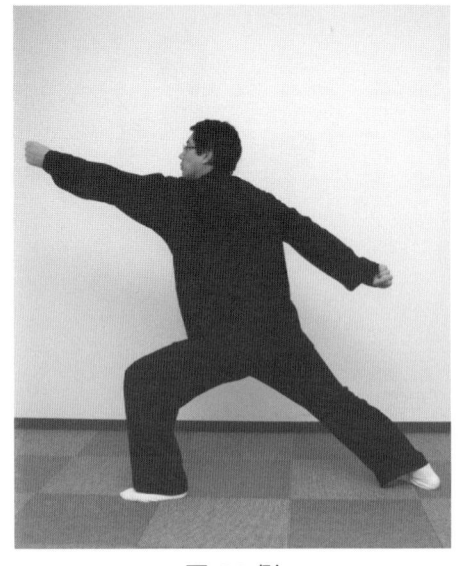

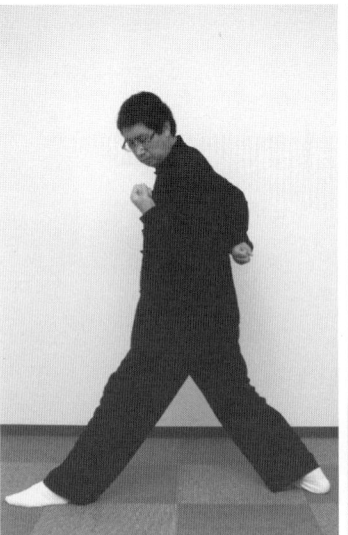

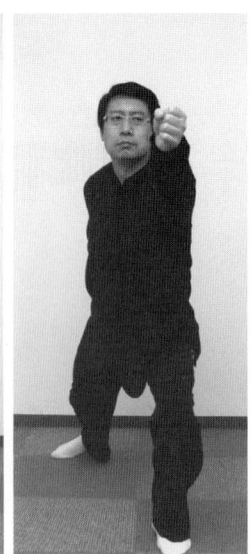

図32 側　　　　　図33 側　　　　　図34

第六式　出爪亮翅勢(しゅっちょうりょうちせい)

(1) 上式に続いて、体重を左足に移し、右足を引き戻して開歩立位式となります。両腕を体側から肩の高さまで振り上げて掌心を前向きに（図35）、正面に抱え（図36）、両肘を曲げて腋の前（雲門穴）に引いて柳葉掌に変え、掌心を向き合せて指先を上に向けます。目は前下方に向けます。（図37）

(2) 吸気に合わせて胸と肩を広げ、呼気に合わせて肩の力を抜いて両腕をゆっくりと前へ伸ばしていき、手は柳葉掌から徐々に荷葉掌に変え、掌心を前向きに指先を上向きにします。"山を倒す"ように手に力を入れて、目はだんだん円くします。（図38、39）

(3) 手首の力を抜いて、肘を曲げ、腋の前に引いて柳葉掌となります。目は前下方に向けます。（図40、40側、41）

　　(2)～(3)を1回として6回繰り返します。

【動作要領】
(1) 手を伸ばすときは"内勁"（主に腹筋と腰筋からの力）を徐々に腕に入れます。そのために"まず窓を押し開けるように、ついに山を倒すように"イメージすることが必要です。
(2) 手型の変化をはっきりします。

【よくある錯誤】
(1) 肩と胸を充分に広げません。
(2) 手を伸ばすときに"内勁"を使わず、前へ推すだけにします。

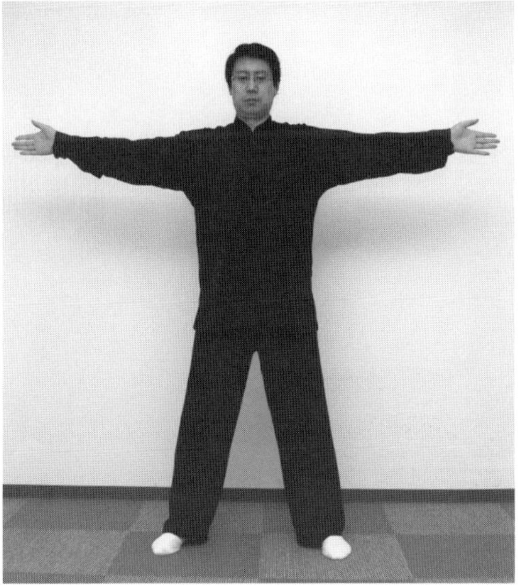

図35　　　　　　　　　　図36

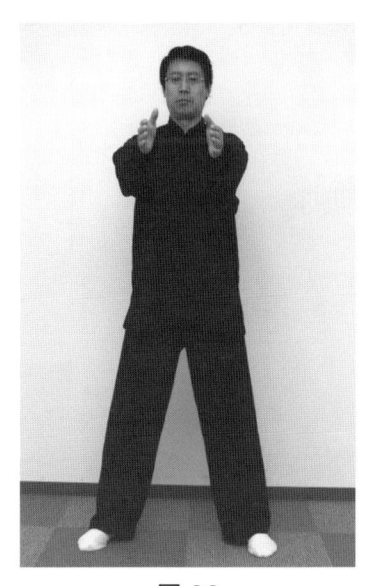

図 37 図 38 図 39

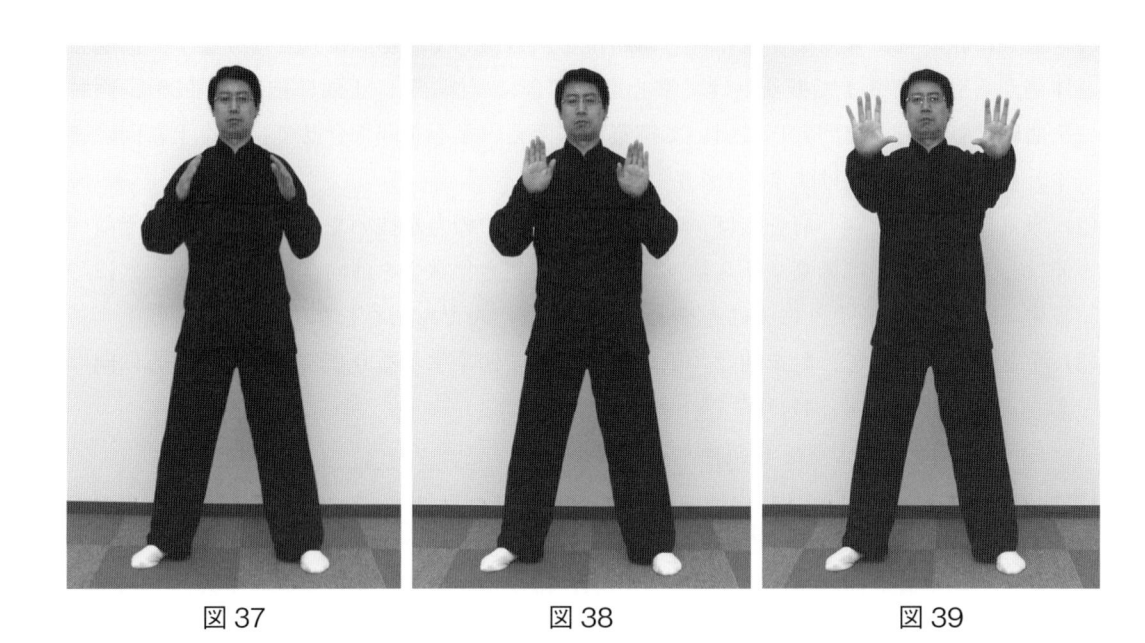

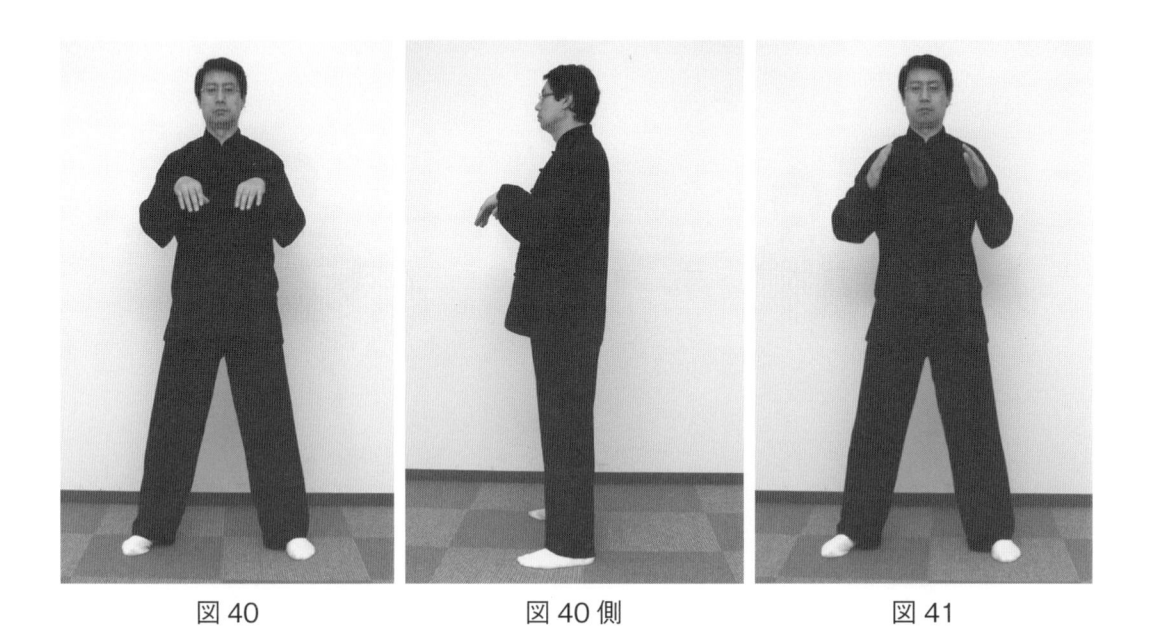

図 40 図 40 側 図 41

(3) 呼吸を力みすぎます。
【直す方法】
(1) 両肩甲骨を内側へ引き寄せます。
(2) 意念、呼吸、動作を三位一体にします。
(3) 呼吸を意識せず自然に行います。
【功理と効果】
(1) 中医学的には、肺の経絡を刺激する作用があり、肺臓の働きを高める効果があります。
(2) 現代医学的には、上半身全体の筋力を増強する効果があります。

第七式　九鬼抜馬刀(きゅうきばまどう)

1．右九鬼抜馬刀

(1) 上式に続いて、腰を右に90度回しながら、右手を外側に回して掌心を上向きに、左手を内側に回して掌心を下向きにします。（図42、42側）続いて両手を同時に内側に回して、右手は腋下を通し後ろへ伸ばして掌心を外向きに、左手は胸前を通し前上方へ伸ばして掌心を外向きにします。（図43、43側）上体を左側に回しながら、右手は頭の前上方まで弧を描き、肘を曲げて後頭部を通して掌心を左耳に当て、左手は体の左側から後ろへ弧を描き、肘を曲げて手の甲を上背に当てて指先を上向きにします。頭をやや右に回して右手中指で耳の殻を圧します。目はまず右手を注視し、姿勢を定めたら左後方に向けます。（図44、45）

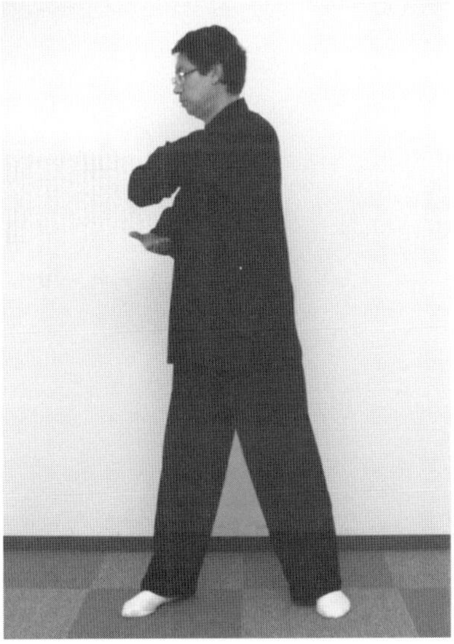

図42 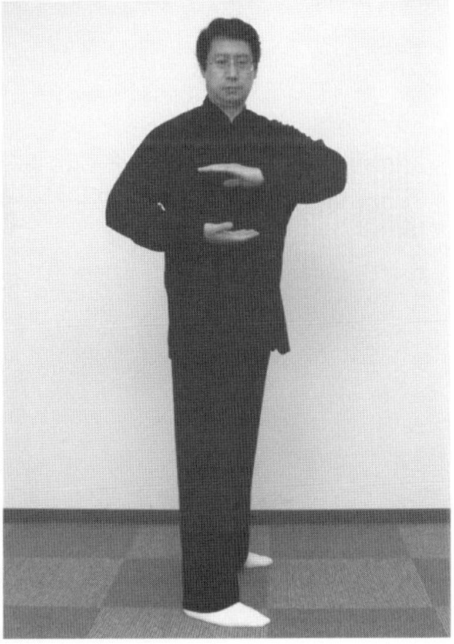　　　　　図42側

(2) 身体を右に回し、肘を外側に回して胸を広げ、目は右を注視します。しばらく停めます。（図46）
(3) 両肘を屈め、同時に上体を左に回しながら、右肘を内側に回し胸を屈め、左手は脊柱に沿ってできるだけ押し上げます。目は右踵を注視します。しばらく停めます。（図47）

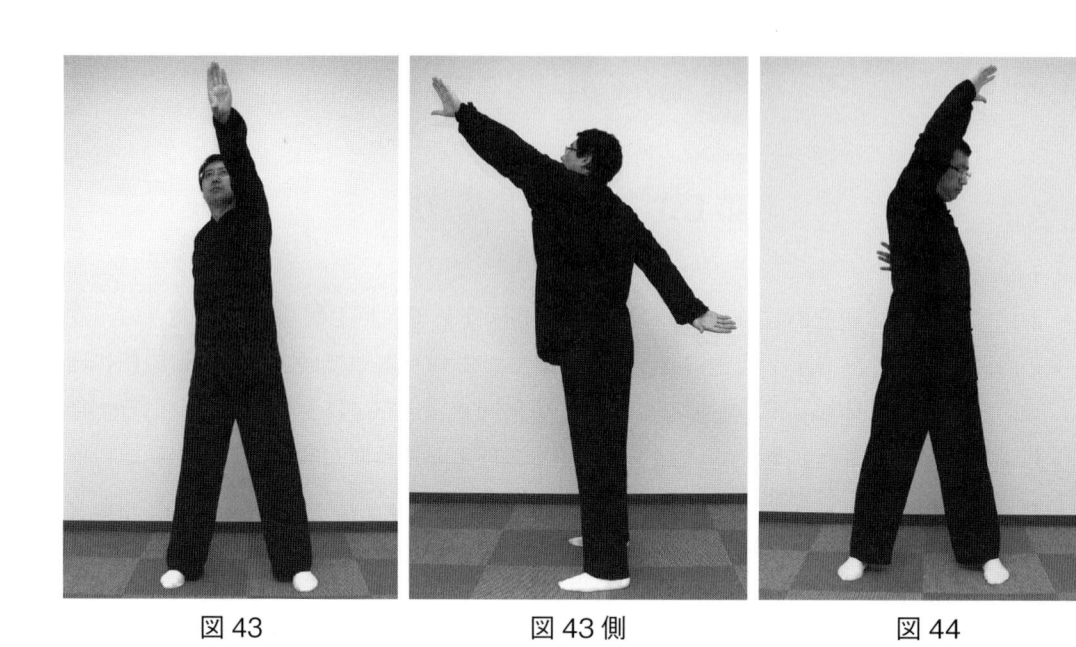

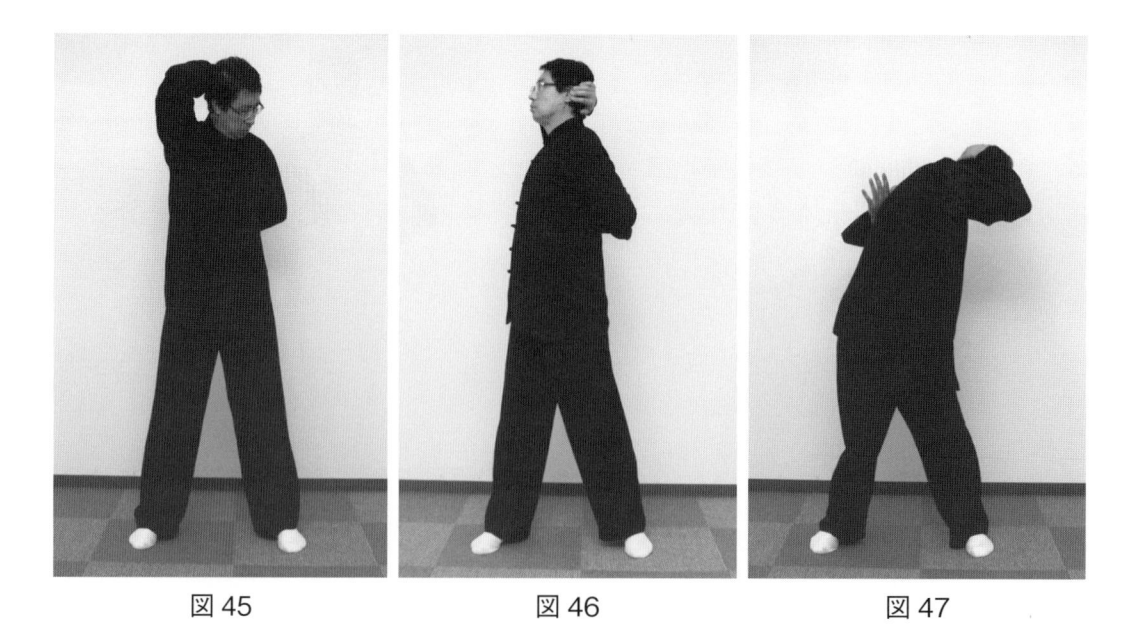

図43　　　　　　　　図43側　　　　　　　　図44

図45　　　　　　　　図46　　　　　　　　図47

(4)〜(6) を1回として3回繰り返します。
(4) 膝を伸ばして体を正面向きに、右手は頭上を通して右へ肩の高さに下げて掌を下向きに、同時に左手は体側から肩の高さまで上げて掌を下向きにします。目は前下方に向けます。（図48）

2．左九鬼抜馬刀勢
左式は右式の動作要領と同じで、ただ方向が逆です。（図49、図50、51）

【動作要領】
(1) 余計な力を抜いて回したり、曲げたりします。
(2) 胸を広げるときに自然吸気、胸を屈めるときに自然呼気します。
(3) 頚椎疾患や高血圧などでは動作の幅度を小さくします。

【よくある錯誤】
(1) 上体を曲げるときに背中にある手の力を抜きます。
(2) 上体を曲げるときに体重を片足に置きます。
(3) 背骨全体ではなく、首だけを曲げます。

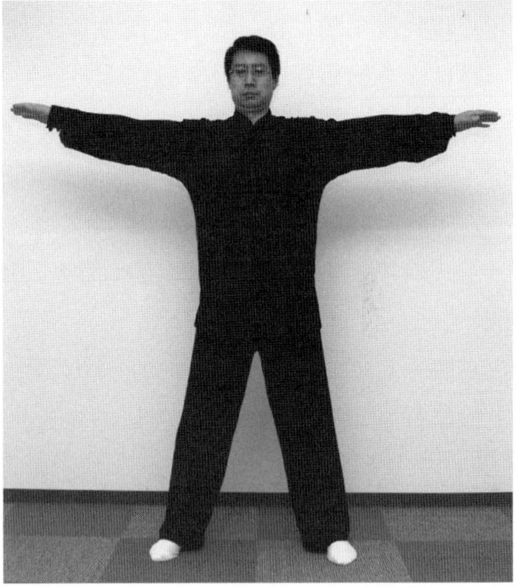

図48

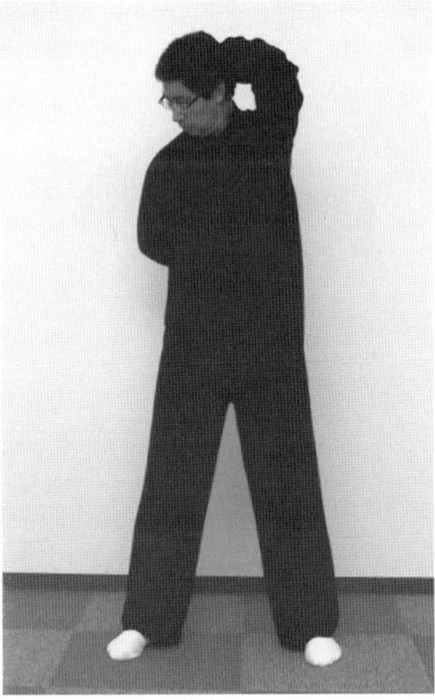

図49 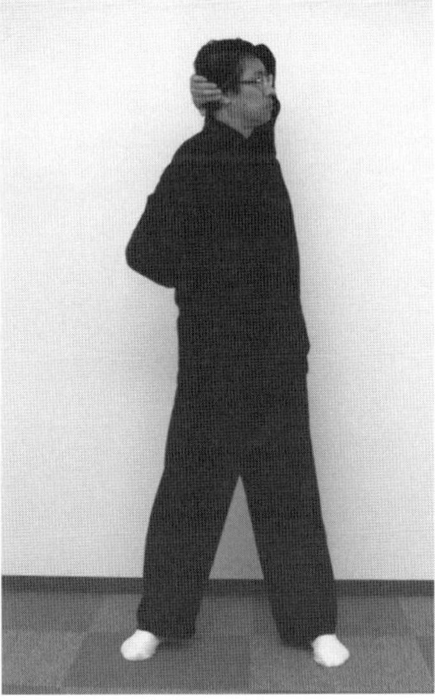　　　図50 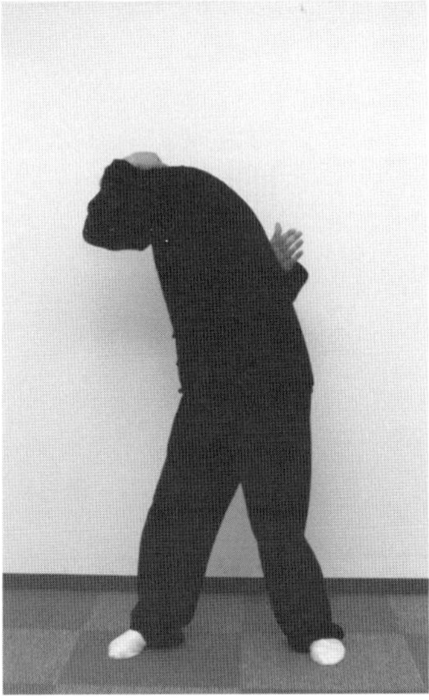　　　図51

【直す方法】
(1) 上体を曲げるときに、後ろの手はできるだけ押し上げます。
(2) 体重を均等に両足に置きます。
(3) 背骨全体を意識し、感じながら身体を捻ります。
【功理と効果】
(1) 中医学的には督脈、任脈を刺激する作用があり、先天の腎気と後天の脾気を強壮し、人体正気を補う効果があります。
(2) 現代医学的には、背骨を捻りながら脊柱を引っ張る、とても合理的な牽引法として、頚椎症を始め脊椎疾患全般によい効果があります。

第八式　三盤落地勢（さんばんらくちせい）

上式に続いて、左足を少し左へ開き、両掌を上向にします。目は前下方に向けます。（図52）

(1) 膝を曲げてゆっくりとしゃがみながら、肩の力を抜いて掌を返して、両手は股関節の横に押さえて掌心を下向きに指先を外向きにします。目は前下方に向けます。（図53）同時に"ヘー"を発音し、吐き切ったときに舌先を上下前歯の間に当てます。

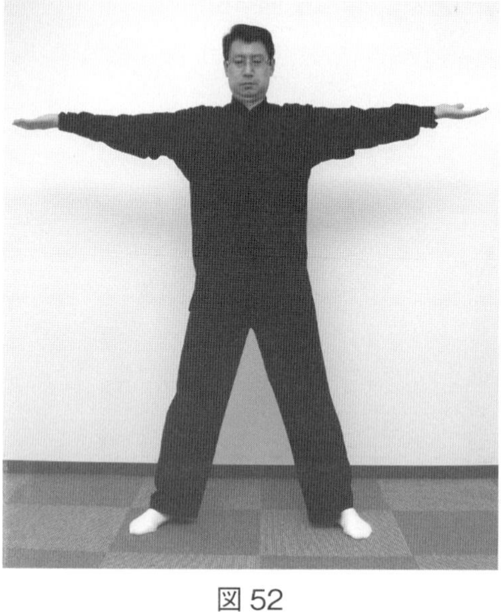

図52 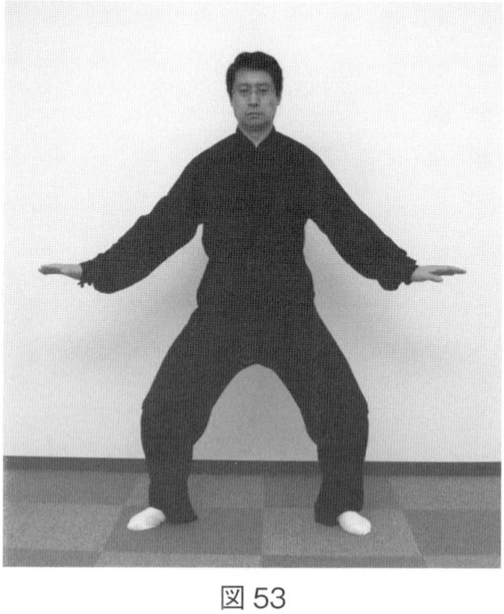　　　　　　　　　　図53

― 実践編／第4章 動功法 ―

(2) 掌を返し、両肘をわずかに曲げ、肩の高さまで持上げながら膝を伸ばします。目は前方に向けます。(図54、55)

　(1)〜(2) を1回として3回繰り返します。第一回は膝を軽く曲げ（図56）、第二回は膝を90度曲げ（図57）、第三回は完全にしゃがみます。（図58）

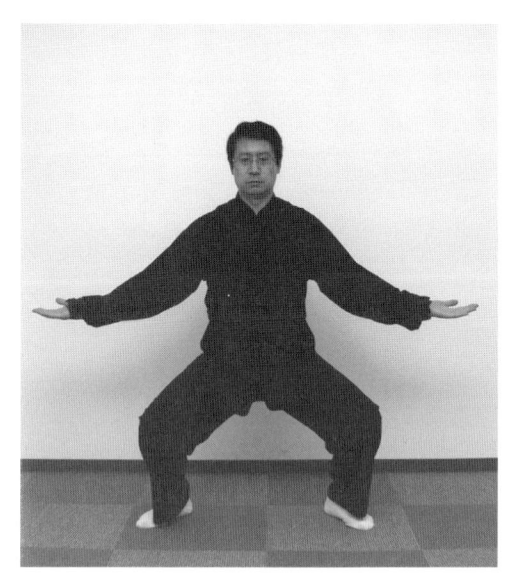

図54

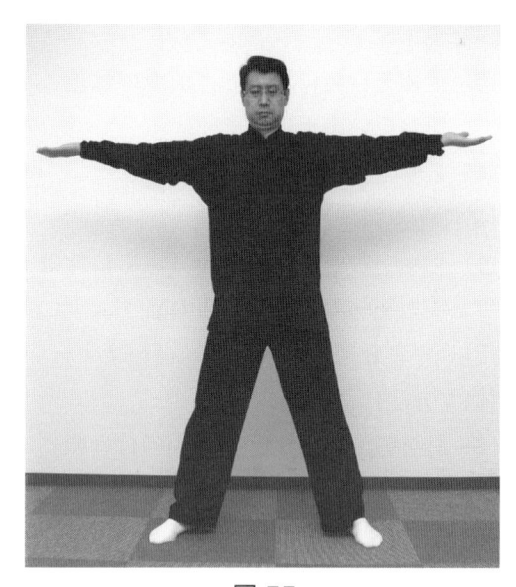

図55

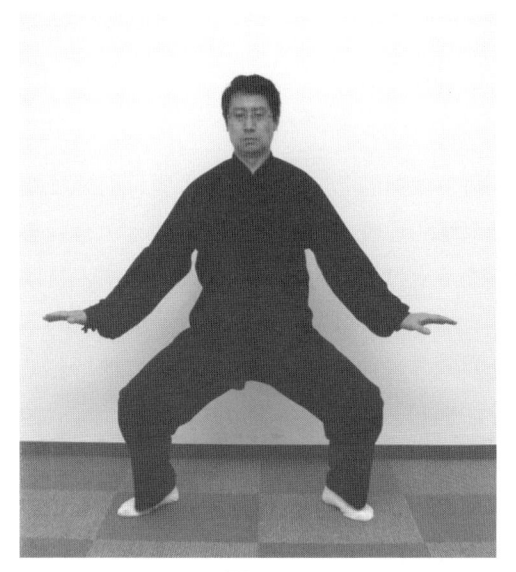

図56

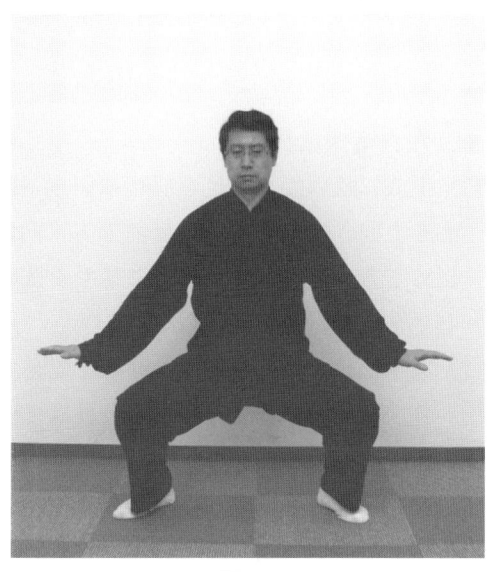

図57

【動作要領】
(1) しゃがんでいくときに、腰の力を抜いて、膝を外へ開き、手の付け根で風船を抑えているようにイメージします。
(2) 膝を曲げる角度は自身の状況に合わせます。
(3) 上体を自然に伸ばし、前或いは後ろに傾かないようにします。
(4) 必ず"へ"を発声します。

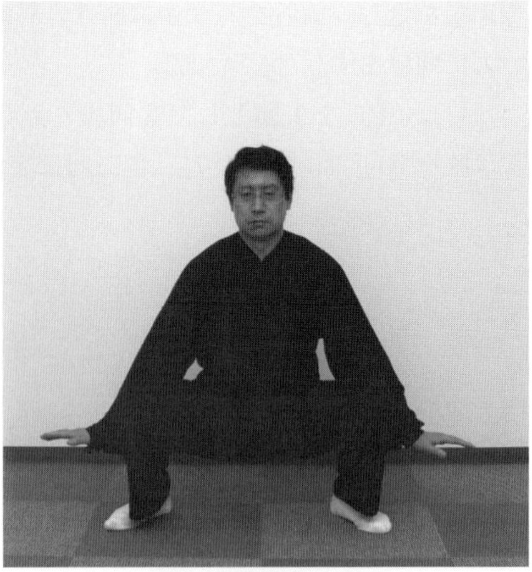

【よくある錯誤】
(1) しゃがむときに、腕を真直ぐに伸ばして力を腕の内側面に入れます。
(2) "へ"を発音するのを軽視します。

図58

【直す方法】
(1) 肘を軽く曲げて、力を手の付け根に入れて両掌は水平に下へ押えていきます。
(2) "へ"の発音を大事にし、腹筋を収縮させます。

【功理と効果】
(1) 中医学的には、"心腎相交、水火既済"―陰陽を調整する作用があり、腎の機能を高める効果があります。
(2) 現代医学的には、大腿筋を始め下肢の筋肉、関節を強化する効果があります。

第九式　青竜探爪勢
せいりゅうたん　ちょ　せい

1．左青竜探爪勢
(1) 上式に続いて、左足を肩幅に引き（図59）、両手は握固し、両拳をわき腹に引いて拳心を上向きにします。目は前下方に向けます。（図60）続いて右拳を掌に変え、右腕を斜め下方へ伸ばしてから肩よりやや低いところまで上げ、掌心を上向きにします。目は右手を注視します。（図61、62）
(2) 右手は肘と手首も曲げ、竜爪に変えて指先を左向きに顎の下から左へ水平に伸ばしていき、腰を左に90度回します。目はまず右手を注視し、右手の指す方向に向けます。（図63、64）
(3) 腰を左前方へ曲げながら、右手は竜爪を掌に変え（図65）、左腿外側に沿って左足の外側面（或いは膝）まで押さえていきます。（図66）腰を左前から右前へ回し、手は水平に弧を描き、手首を外側に回して掌心を前向きに握固します。目は右手を注視します。

― 実践編／第4章　動功法 ―

（図67、68）
(4) 上体を立てながら右手をわき腹に引き上げて拳心を上向きにします。目は前下方に向けます。（図69）

図59

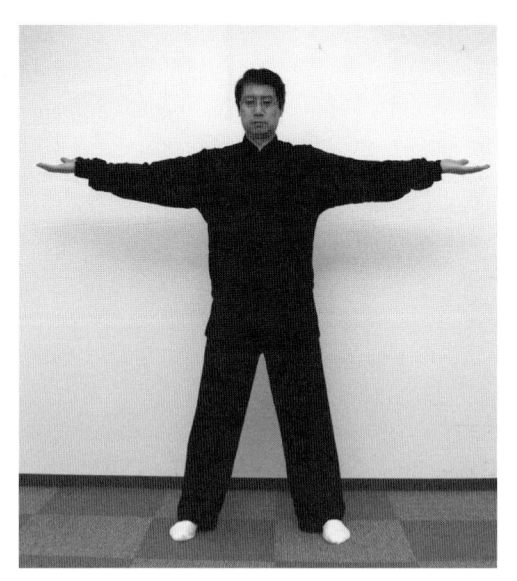

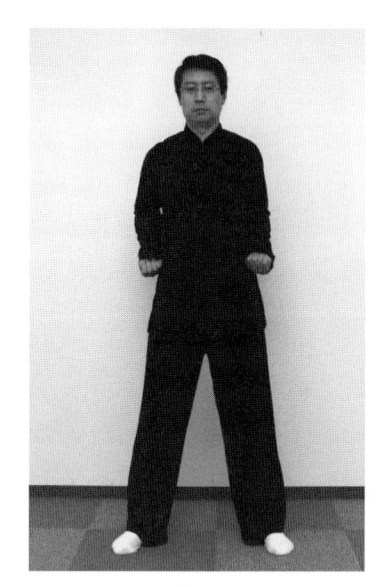

図60

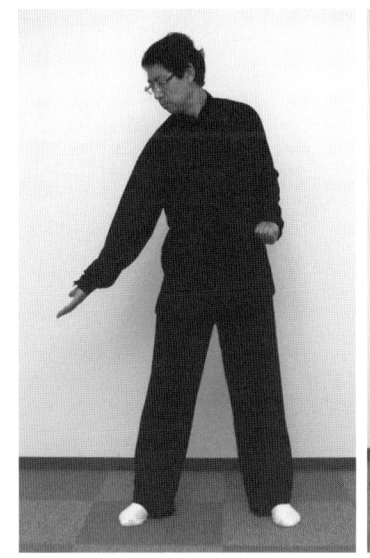

図61

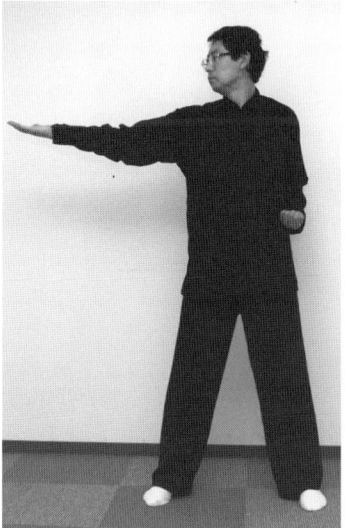

図62

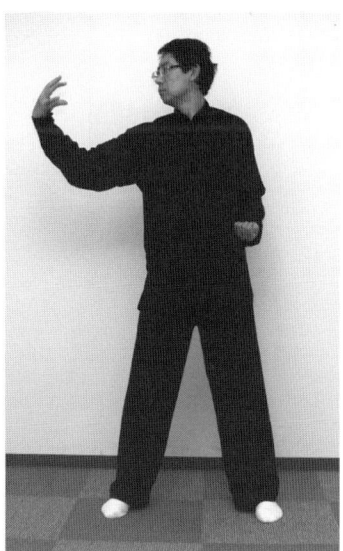

図63

図64　　　　　　　　　図65　　　　　　　　　図66

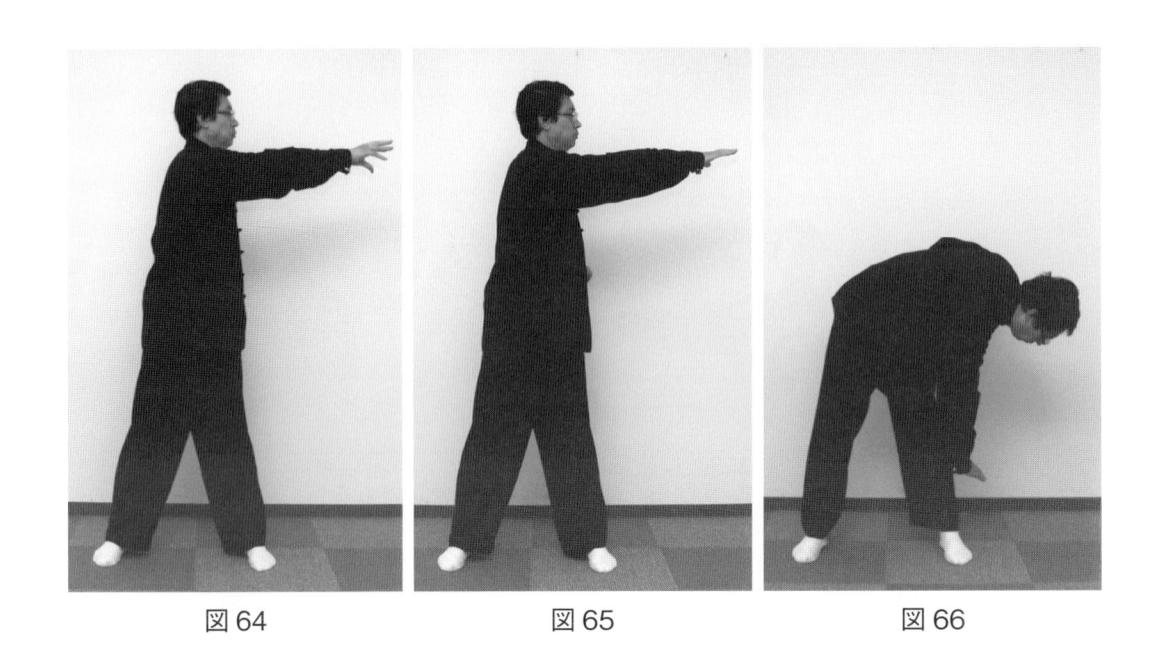

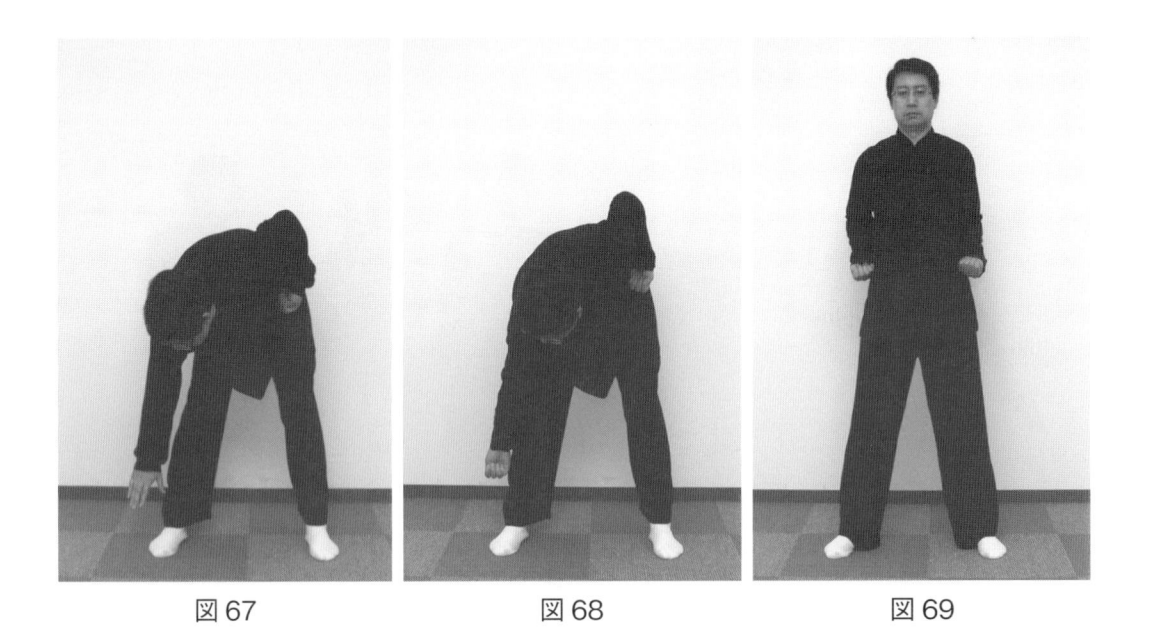

図67　　　　　　　　　図68　　　　　　　　　図69

2．右青竜探爪勢

　右式は左式の動作要領と同じで、ただ方向は逆です。（図70 〜 74）

【動作要領】

(1) 上腕に力を入れて腕を伸ばします。

図70

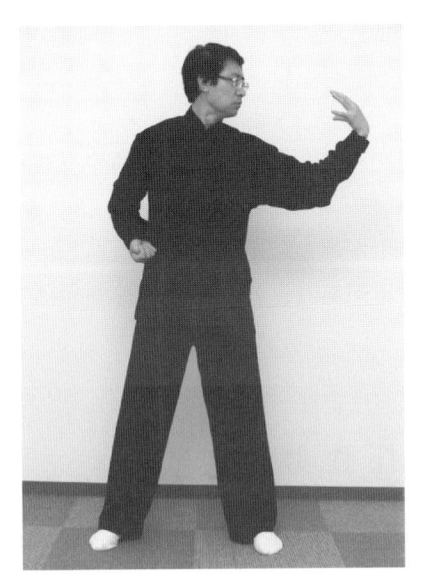

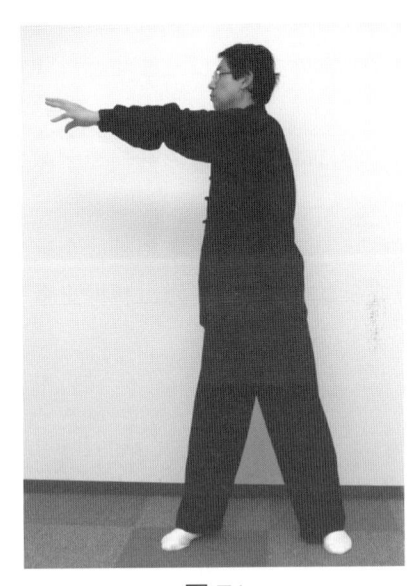

図71

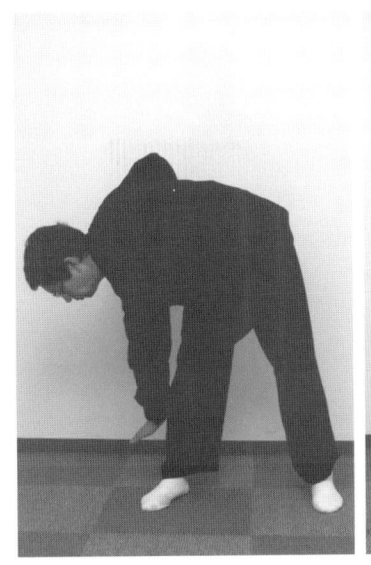

図72

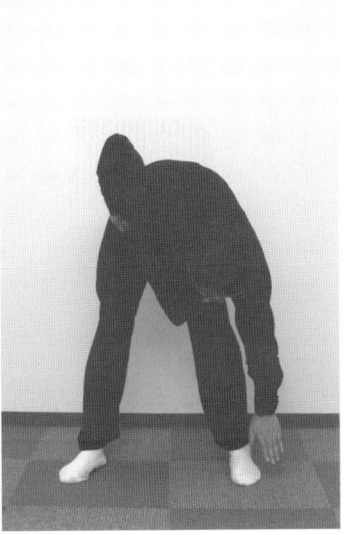

図73

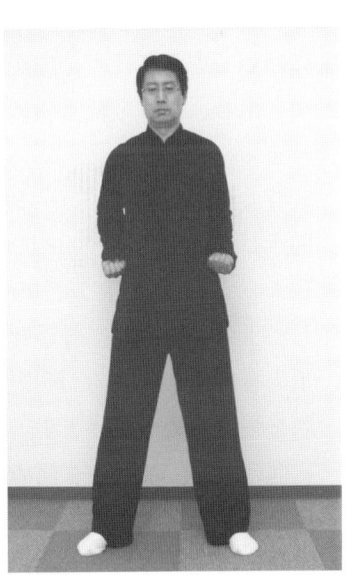

図74

(2) 目は手の動きを注視し、意念は"爪心"に置きます。

(3) 腰を曲げる角度は自身の状況に合わせます。

【よくある錯誤】

(1) 腰を曲げるときに、重心が不安定で膝も曲げます。

(2) 手型の変化を軽視し、手指を曲げます。

【直す方法】

(1) 腰を曲げる角度は自身状況に合わせて、膝を伸ばします。

(2) 力強く五本の指を伸ばします。

【功理と効果】

(1) 中医学的には、肝と腎の経絡を刺激する作用があり、肝腎の働きを高める効果があります。

(2) 現代医学的には、手指末梢神経を刺激する作用があり、脳血循環を促進し、運動神経反射機能を高めます。また、腰椎を牽引する作用があり、腰痛や坐骨神経痛によい効果があります。

第十式　臥虎扑食勢

1．左臥虎扑食勢

(1) 上式に続いて、右足を内側に45度回し、左足を右足の内側に引いて丁歩となります。同時に体を左側に（約90度）回します。目は左前方に向けます。（図75）

(2) 左足は前へ一歩（約60cm）踏み出して左足弓歩となりながら、両拳を腋下へ持上げ、内側に回して虎爪に変え、虎が餌を捕るように前へ突き出し、両肘を軽く屈めます。目は前方に向けます。（図76）

(3) 背骨の屈伸（腰椎から胸椎まで）に従って、両手は下へ→後ろへ→上へ→前への順で円を描きます。（図77、78、79）続いて上体を落として手の指先を床に着かせ、後腿は膝を曲げて爪先を着地し、前腿は踵を少し上げ、腰を緩め、胸を張って顔を上げます。目は丸くして前上方に向けます。しばらく停めます。（図80、80側）

(4) 立ちながら両手は握固しわき腹に当て、体重を右足に移して左足を内側に135度回し、体重を左足に移して身体を右側に（約180度）回し、

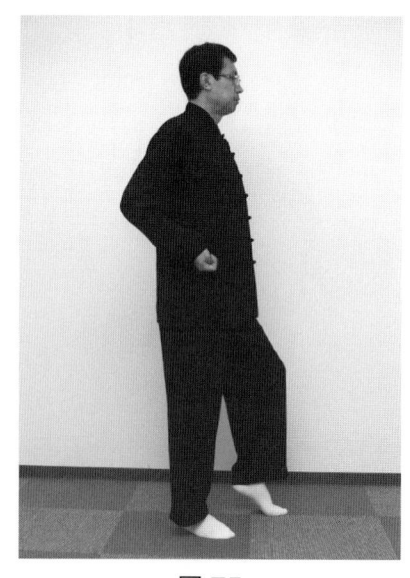

図75

― 実践編／第4章 動功法 ―

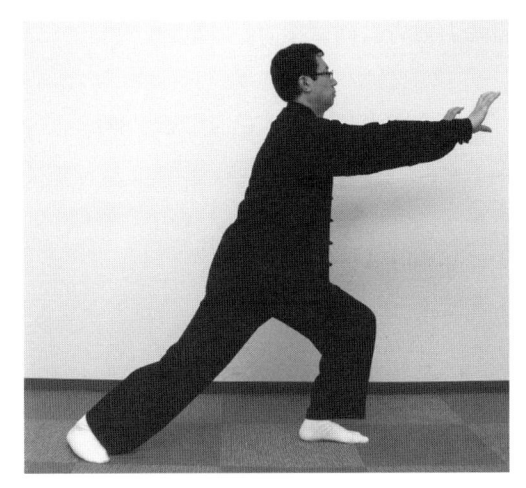

図76

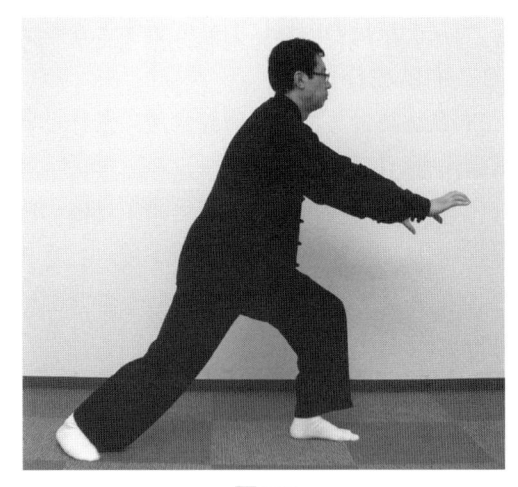

図77

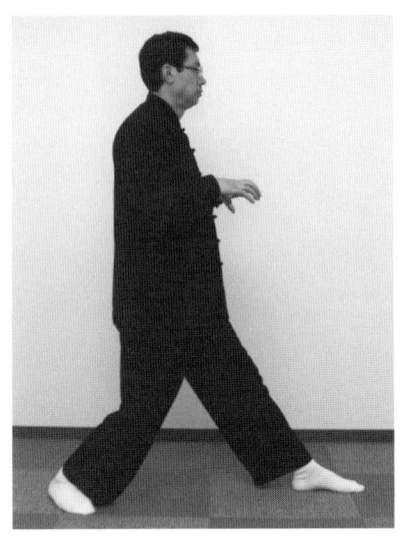

図78

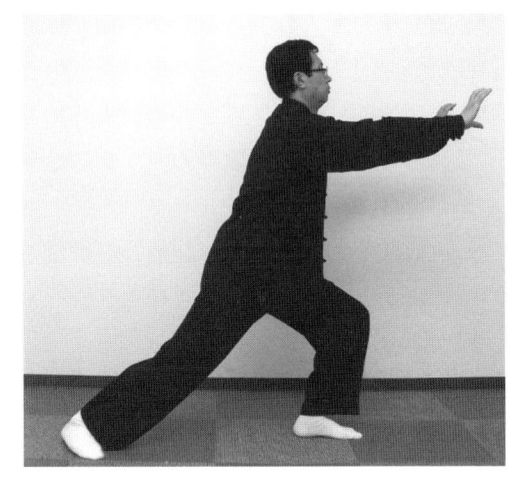

図79

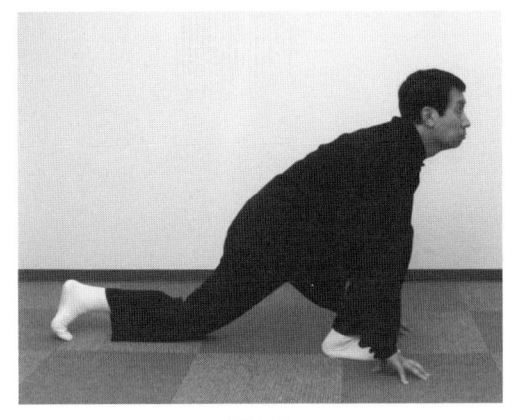

図80

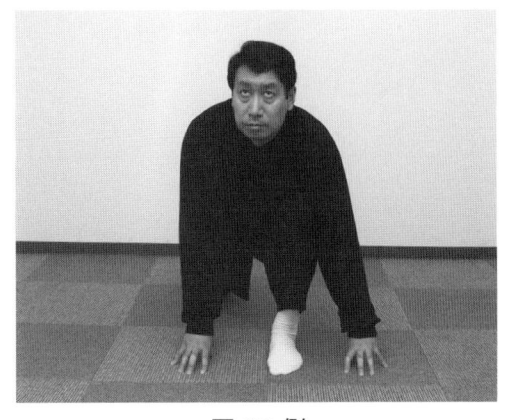

図80 側

― 263 ―

右足を左足の内側に引いて丁歩となります。目は右前方に向けます。(図81)

2．右臥虎扑食勢

右臥虎扑食勢は左臥虎扑食勢の動作と同じで、ただ方向が反対です。(図82、83)

【動作要領】
(1) 背骨の屈伸運動に従って両手は縦の円を描きます。
(2) 顔を上げるときに、上体を反らして力を指先に届かせます。
(3) お年よりなどは、両手が膝を押さえても構いません。

【よくある錯誤】
(1) 上体を落とすときに、肩をそびやかし、胸を屈めます。
(2) 虎爪には指先に入れる力が不十分。

【直す方法】
(1) 背骨を伸ばし、目は前上方に向けます。
(2) 指先に力を入れて五本の指で円を作ります。

【功理と効果】
(1) 中医学的には、任脈を始め、人体の陰経を調整する作用があり、陰陽のバランスを整える効果があります。
(2) 現代医学的には、腰、腿筋及び筋腱を牽引する作用があり、筋力増強及び柔軟性を高める効果があります。

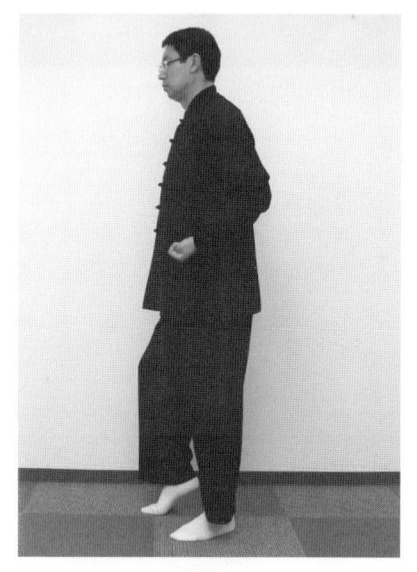

図81

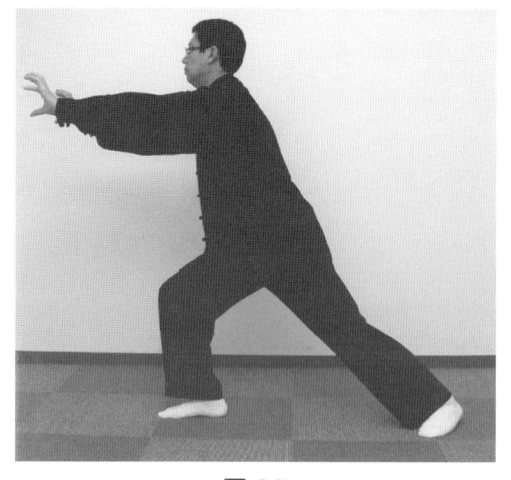

図82

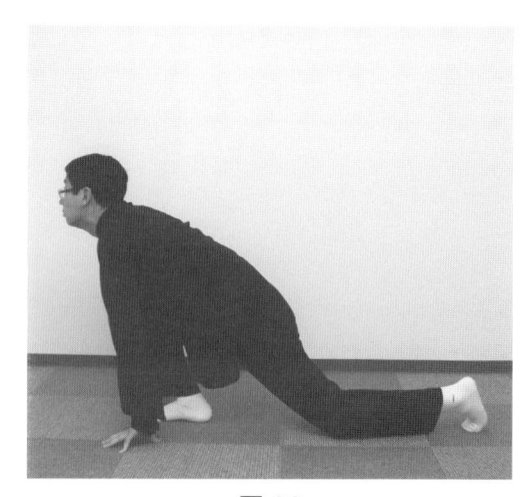

図83

第十一式　打躬勢(だきゅうせい)

(1) 上式に続いて、立ちながら体重を左足に移し、右足を内側に90度回し左足を右へ引いて開歩立位式となります。同時に両手は身体の横から掌を上向きに持上げて後頭部に当て、指先を向き合わせます。"鳴天鼓"（保健功・鳴天鼓）を7回行い、身体をリラックスさせます。目は前下方に向けます。（図84、85）

(2) 両膝を曲げず肘を広げ、背骨を上から下までつまり頸椎から仙骨まで、ゆっくりと一つ一つを引っ張って曲げていきます。目は足先を注視します。しばらく停めます。（図86、86側）

(3) 下から上までつまり仙骨から頸椎まで逐次に伸ばして背骨を真直ぐにします。目は前下方に向けます。（図87）

　(2)〜(3) を1回として3回繰り返します。ただ、上体の前屈度はだんだん高くしていきます。第一回目は90度以下に、第二回目は90度に、第三回目は折り曲げにします。（図88、89、90）

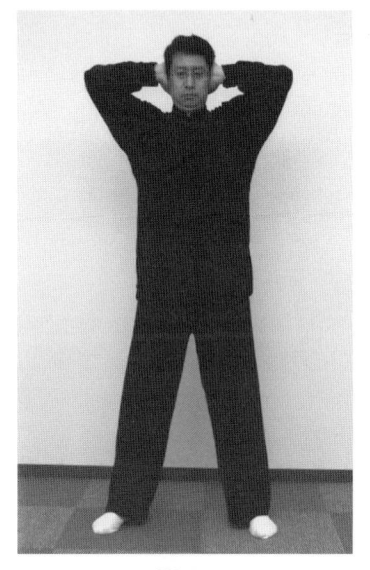

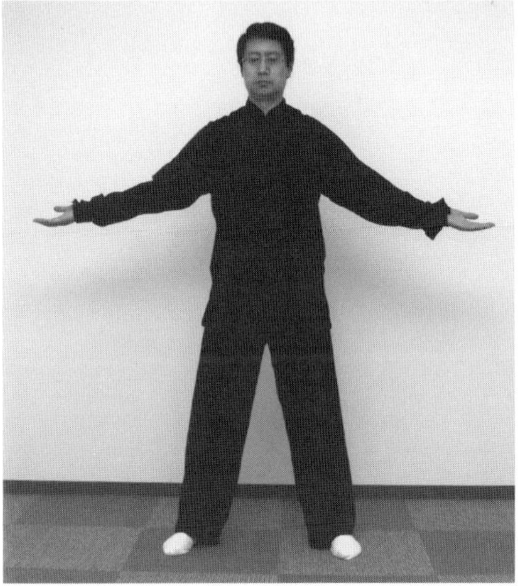

図84　　　　　図85

図86　　　　　　　　図86 側　　　　　　　　図87

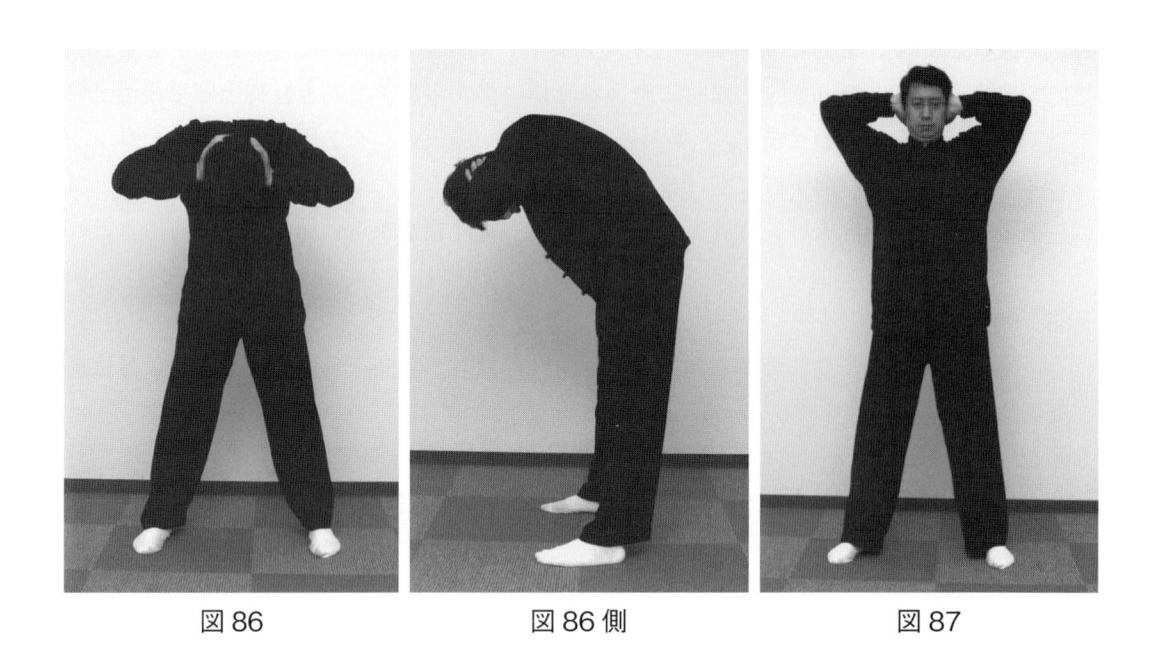

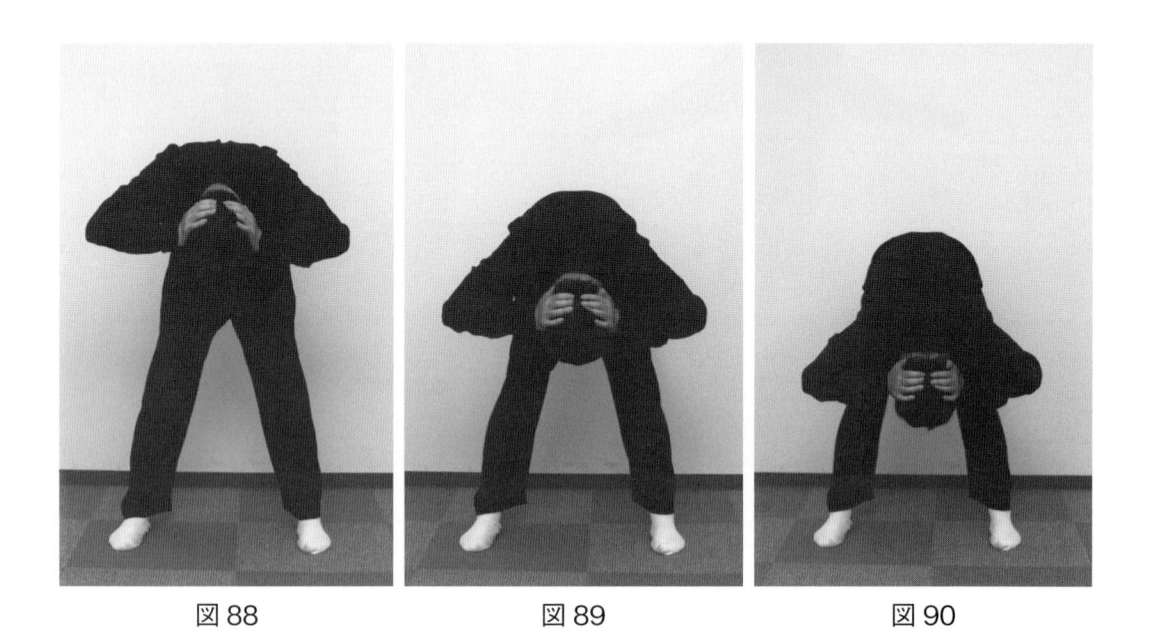

図88　　　　　　　　図89　　　　　　　　図90

【動作要領】
(1) 膝を曲げてはいけません。
(2) お年寄りなどは、前屈度を小さくします。
【よくある錯誤】
(1) 前屈時に膝を曲げる速度が早すぎます。
(2) 腰だけを曲げます。
【直す方法】
　最初から足先を注視し、背骨を意識しながら行います。
【功理と作用】
(1) 中医学的には、督脈の経絡を刺激する作用があり、人体の陽気の働きを高めます。
(2) 現代医学的には、縦の方向から脊椎を牽引、調整する作用があり、脊椎疾患によい効果があります。

第十二式　吊尾勢

　上式に続いて、上体を起こし、両手はスピーデイーに耳から離します（抜耳）。（図91）両手を自然に前へ伸ばして（図92）、十指を交叉し、掌を内側に向けます。肘を軽く曲げて掌を返し、前へ伸ばします（図93）。肘を曲げて掌を返し胸前に引き（図94）、腰を緩め、顔を上げたまま両手はゆっくりと下方へ押さえていきます。目は前方に向けます。（図95）

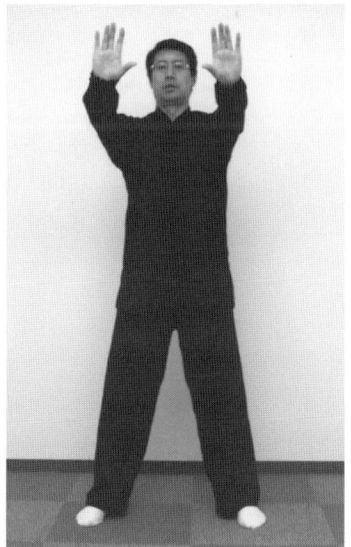

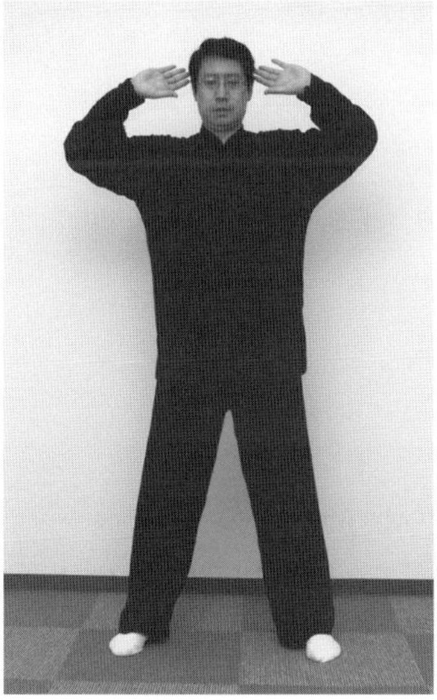

図91　　　　　　　　図92 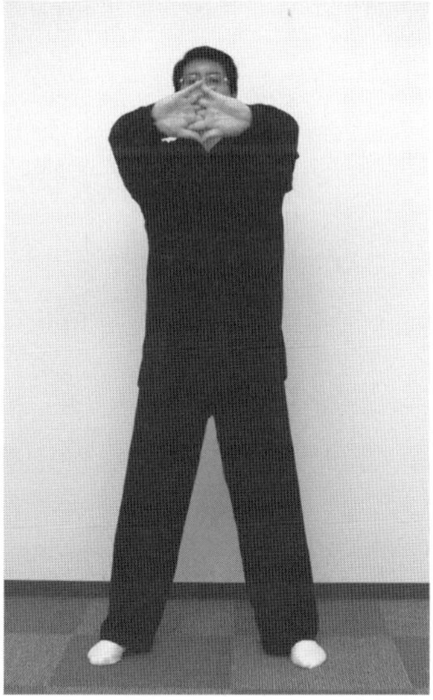　　　　　　　　図93

(1) 頭を左後方へ回しながらお尻を左前方へ捻ります。目は左股関節の方向に向けます。（図96）
(2) 両手をそのままにして、頭を正面に戻します。目は前方に向けます。（図97）
(3) 頭を右後方へ回しながらお尻を右前方へ捻ります。目は右股関節の方向に向けます。（図98）
(4) 両手をそのままにして、頭を正面に戻します。目は前方に向けます。（図99）（同97）
　　(1)～(4) を1回として3回繰り返します。

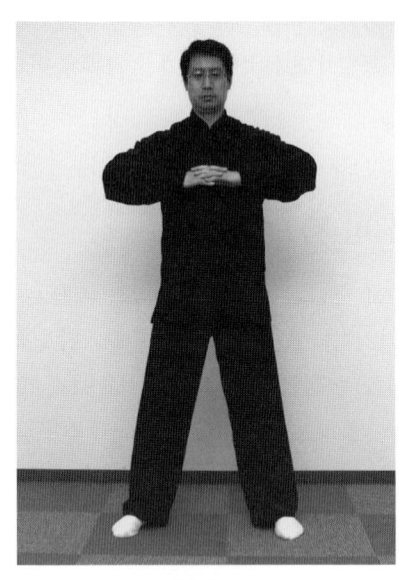

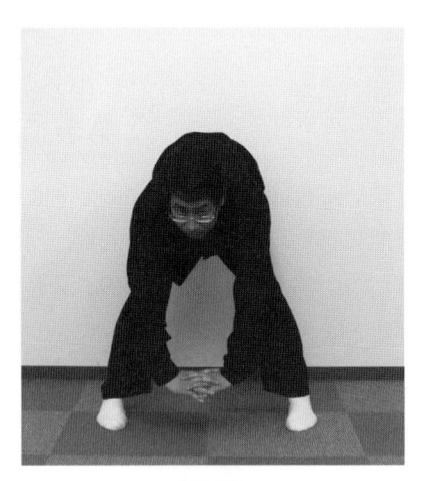

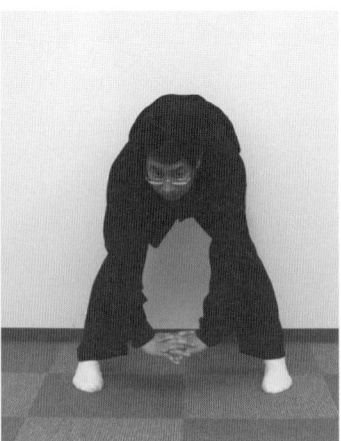

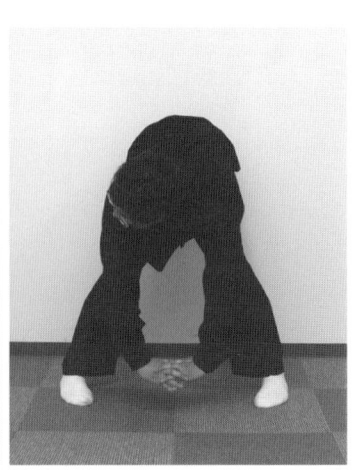

図94　　　　　　　　　図95

図96　　　　図97　　　　図98

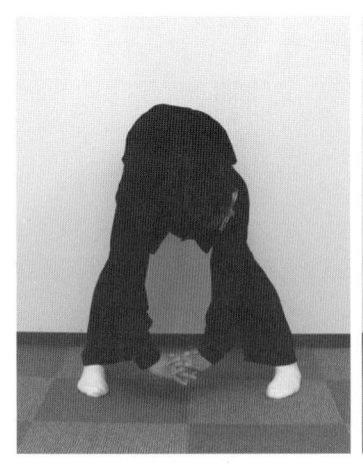

【動作要領】
(1) 頭とお尻を同じ方向へ捻ります。
(2) お年寄りや高血圧、脊椎病の方などは腰を曲げる深さは自身状況に合わせます。
(3) 心と言う目で体を内視し、脊椎の状態を感じながら捻る力を調整します。
【よくある錯誤】
　捻るときに、頭とお尻を逆の方向にします。
【直す方法】
　手を動かさずに臀部を意識しながら頭と同じ方向へ捻ります。
【功理と作用】
(1) 中医学的には、督脈と任脈の経絡を刺激する作用があり、筋力増強と気血調和の効果があります。
(2) 現代医学的には、横の方向から脊椎を牽引する作用があり、脊椎疾患を始め、緊張性背、腰痛などによい効果があります。

収　勢

(1) 上式に続いて、両手を自然に離し、ゆっくりと上体を起こしながら両手は掌を上向きに、身体の横から頭の上に上げ、肘を軽く曲げて掌を返します。目は前下方に向けます。（図100、101、102）
(2) 肩を緩め、肘を曲げて、両手は顔、胸前を通って下丹田まで下ろします。目は前下方に向けます。（図103）
　　(1)～(2)を3回繰り返します。第三回目は両手を下丹田に重ねてしばらく止めます。両腕を緩めて自然に体の横に垂らし（図104）、左足を引いて併歩立位式となります。目は前方に向けます。（図105）
【動作要領】
(1) 手を下ろすときに意念は気を上丹田から湧泉穴まで下ろしていきます。
(2) 自然呼吸。
【よくある錯誤】
(1) 手を上げるときに顔をもたげます。
(2) 無理に深呼吸をします。
(3) 手を下ろすときに手首に力を入れます。

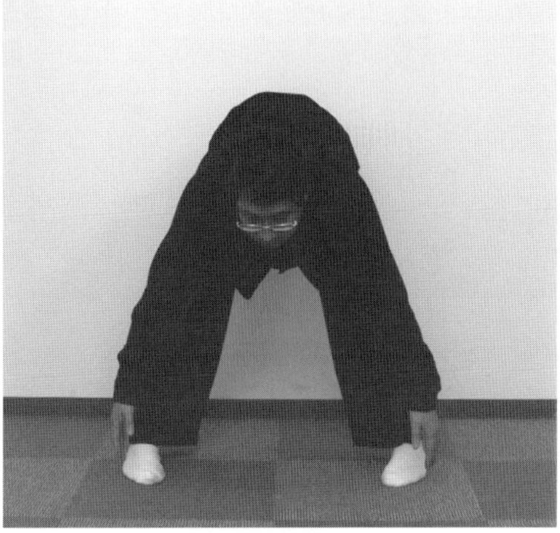

図100

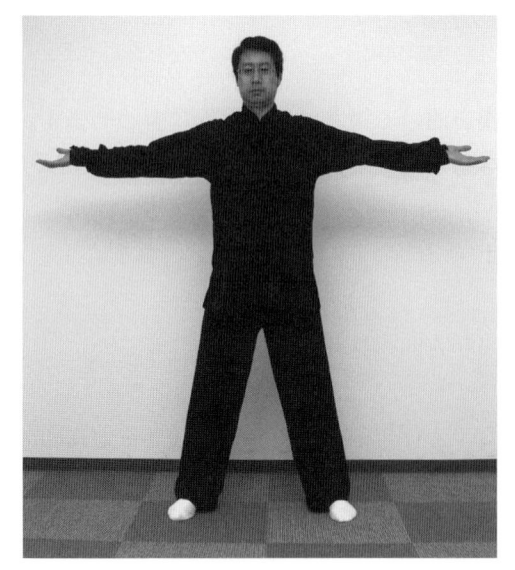

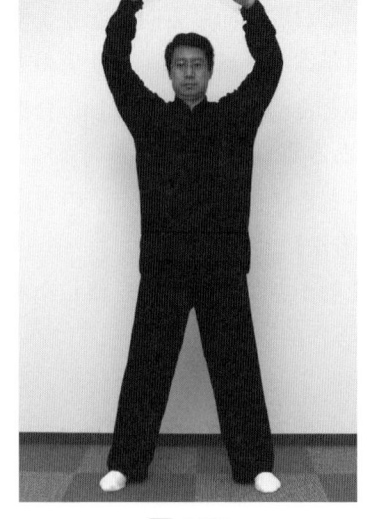

図 101

図 102

図 103

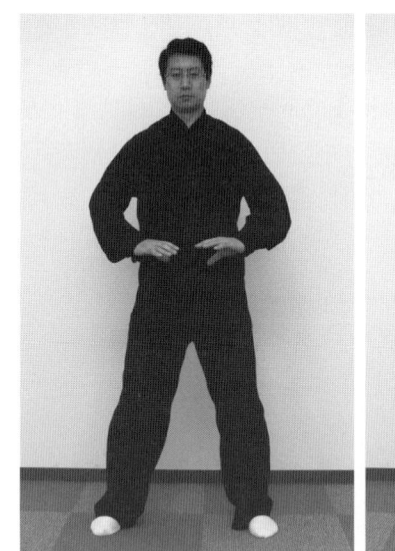

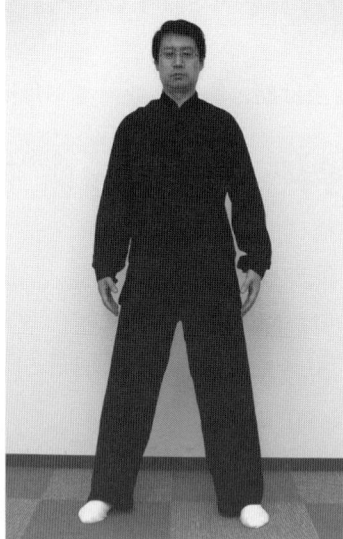

図 104

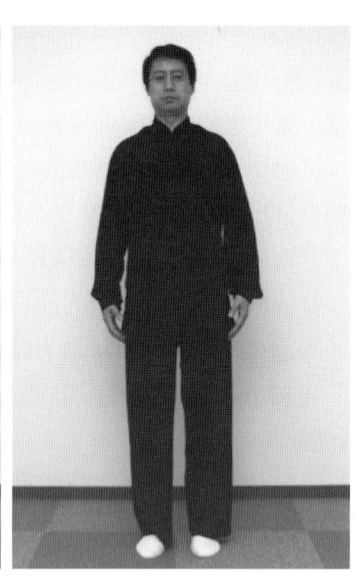

図 105

【直す方法】
(1) 目は前下方に注視します。
(2) 呼吸より意念を大事にします。
(3) 腕の力を緩めます。
【功理と作用】
(1) 中医学的には、気を下丹田に引き戻す作用があり、気血を調和する効果があります。
(2) 現代医学的には、運動状態を安静状態に回復する作用があり、呼吸や心動、血行を平穏させ、血圧の上昇や運動による老廃物の蓄積などを予防する効果があります。

第5節　五禽戯（ごきんぎ）

1．五禽戯概述

　五禽戯は虎、鹿、熊、猿、鳥という五種動物の動作特徴及び意識特徴を模倣する功法です。史書記載によると、この功法は漢代の名医華佗氏により創られたものです。長い歴史の中で、五禽戯には多種の流派が出現しましたが、"動物の動作と神態を模倣する"という基本的特徴が変わることはありませんでした。本功法には以下の特徴があります。
1．『安全易学、左右対称』─動作が簡単で分かりやすく、覚えやすく、左右のバランスも良いです
　本功法は、五禽戯の古代功法及び各種流派を総合分析し、その基本理念を継承する上で、できる限り動作を簡単化して中高年の皆さんにおいても、分かりやすく、憶えやすいように工夫しました。ただ、簡単化といっても動作自身の"深み"を無くすことはありません。例えば"虎挙"という動作の手型の変化は、撑掌→屈指→拗拳という三つの動作に細かく分解されています。この細かいところを体得すれば、"虎挙"という動作の"深み"を十分味わうことができるのです。また、動作は左右のバランスが取れて身体を全面に鍛えることができます。
2．『引伸肢体、動諸関節』─脊柱を始め手足の関節まで鍛えます
　脊柱と腰を軸に、上半身を前後、左右に屈伸したり、捻ったりすることを通して、脊柱の関節、筋肉を始め、四肢及び全身の筋肉、関節を鍛えることができます。また、わざと動物の動作を模倣し、普段はあまり動かさない筋肉群を動かすことにより、全身筋力の増強及び末梢循環の改善に役立てます。

３．『以意領気、外引内導』──意念では動物の神態（意識特徴）を模倣し、外的には肢体を導引し内的には気血を巡らせます

　五禽戯は外的には動物の動作を模倣し、内的には動物の神態をも模倣します。虎劇では虎の威猛さ、鹿劇では鹿の安らかさ、熊劇では熊ののろまさ、猿劇では猿の機敏さ、鳥劇では鳥の伸びやかさを表現し、このような意念のリード下でユニークな運動を行い、筋肉の強健、関節の柔軟気血の調和を図ります。

４．『動静結合、練養相兼』──外動内静、外静内動を重視します

　本功法は、一式を終ったらしばらく站桩を行うという"静のスペース"を入れています。これは、一つにはしばらくの安静を通して身体を休めますし、もう一つには動物の意識特徴に合わせて意念を転換するためです。外見的に静かには立っているが内的には意識が動いている、いわゆる外静内動です。

２．手型、歩型、平衡

（１）基本手型

１．虎爪
　五本の指を開き、第一、二関節を曲げ、指先に力を入れて円を作ります。（図１）

２．鹿角
　親指を立て、人差し指と小指を伸ばし、中指と薬指を曲げます。（図２）

３．熊掌（空拳）
　五本の指を曲げて親指を人差し指の爪に当て、"中空"の拳を握ります。（図３）

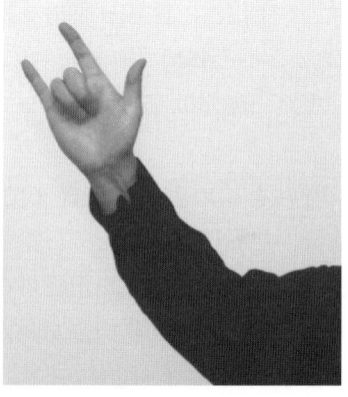

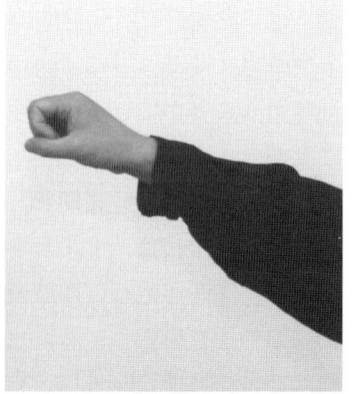

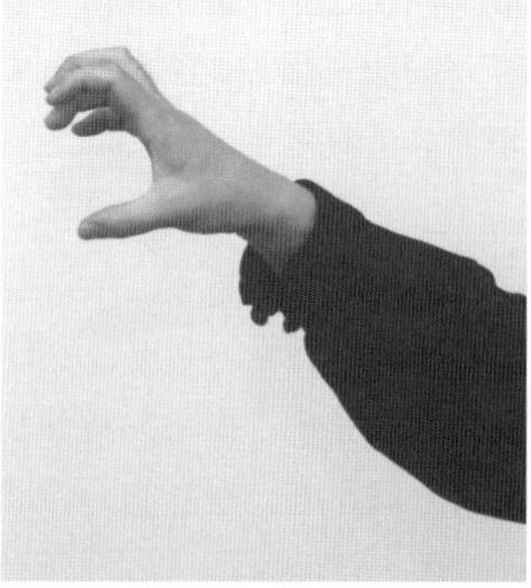

図１　　　　　　　図２　　　　　　　図３

4．猿鈎
五本指の指腹を摘み合わせ、手首を屈めます。（図4）

5．鳥羽
五本の指を伸ばし、中指と薬指を軽く倒します。（図5）

6．握固
親指を薬指の付け根に当て、他の四指を握ります。（図6）

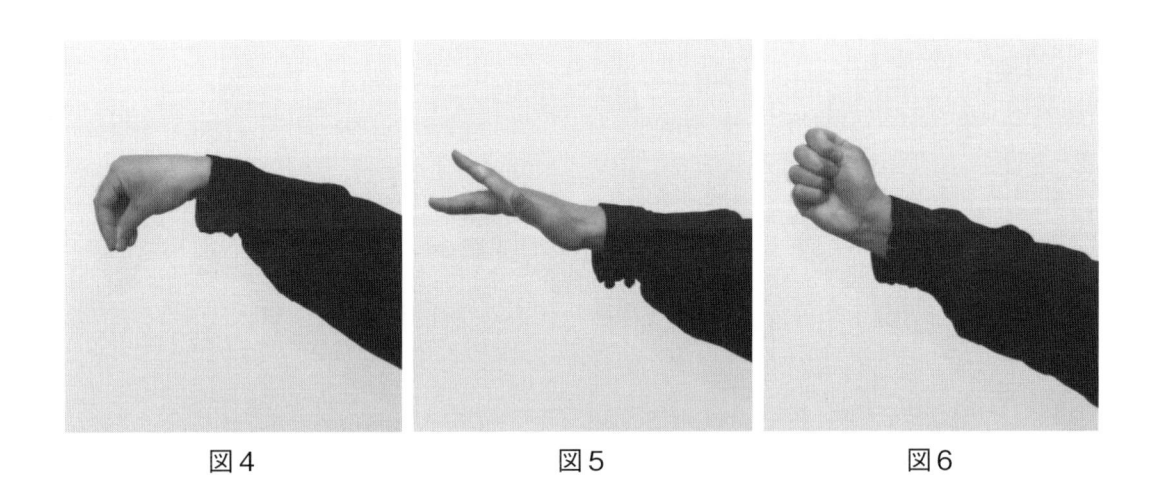

図4　　　　　　　　図5　　　　　　　　図6

（2）基本歩型

1．弓歩
　両足を前後に一歩（やく60cm）開き、前足は膝を曲げて膝が爪先と上下相対し、足先をわずかに内側に回し、後足は自然に伸ばし、足裏をしっかり着地させ、足先を僅かに内側に回します。（図7）

2．虚歩
　右（左）足を前に一歩（約30cm）開き、爪先を上げ、膝を曲げ気味にします。左（右）足は左前方に向け、膝を曲げて腰を軽く落とし、お尻が踵と上下に相対します。体重を左（右）足に置きます。（図8）

3．丁歩
　両足を左右に15cm開き、両膝を屈めて腰を軽く落とし、左（右）足の踵を上げて爪先を着地させ右（左）足の横に置き、右（左）の足裏をしっかり着地させます。（図9）

図7　　　　　　　　　図8　　　　　　　　　図9

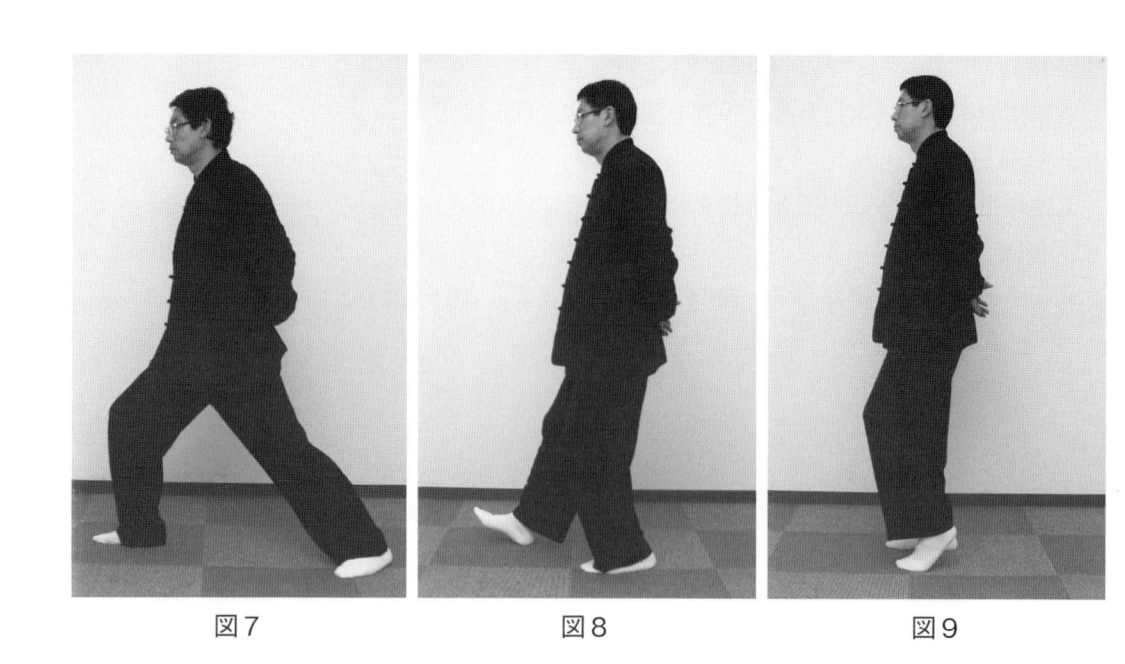

（3）平衡

1．提膝平衡
　左（右）腿を真直ぐに立て、背骨を自然に伸ばします。右（左）膝を曲げて持ち上げ、下腿を自然に垂らして爪先を下方に向けます。（図10）

2．後挙腿平衡
　右（左）足を真直ぐに立て、左（右）足を伸ばして体後から持ち上げ、足首を伸ばして爪先を下方に向けます。（図11）

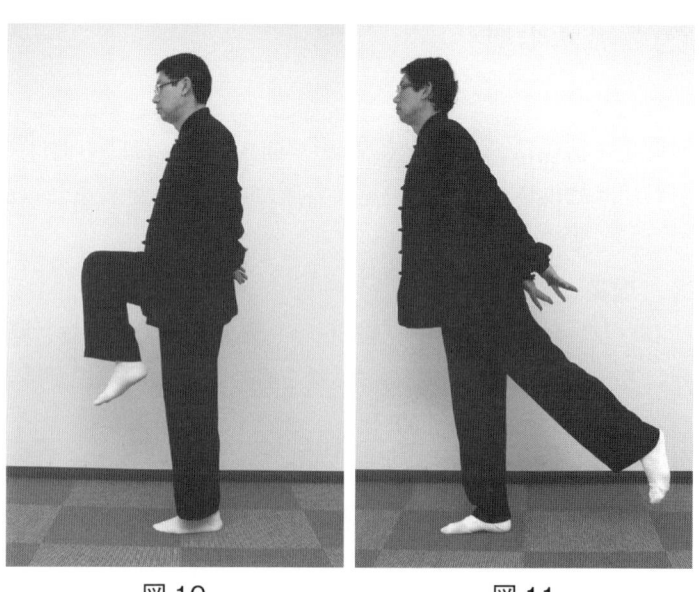

図10　　　　　　図11

― 実践編／第4章 動功法 ―

3. 功 法

予 備 勢

(1) 併歩立位式（図12）
(2) 開歩立位式（図13）
(3) 両肘を軽く曲げ、指先をやや斜めに向き合わせて体前から中丹田まで持ち上持ち上げます。（図14）
(4) 両掌を返してゆっくりと下丹田まで下ろします。目は前方に向けます。（図15）
　　(3)～(4)を2回繰り返し、両手を自然に体の横に垂らします。（図16）（図13同）

【動作要領】
(1) 意念は労宮穴に置き、緩やか滑らかにします。
(2) 手を持ち上げるときに吸気、手を下ろすときに呼気。

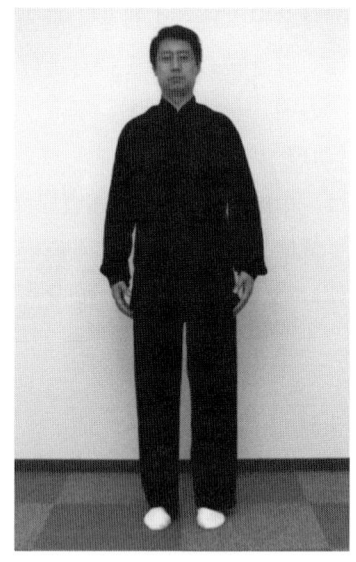

図12

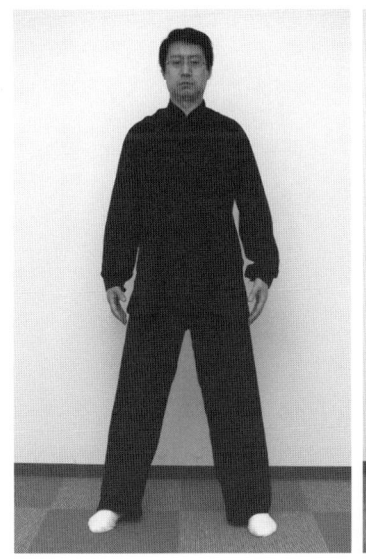

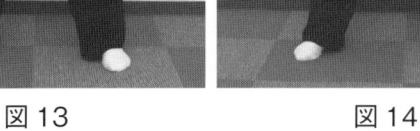

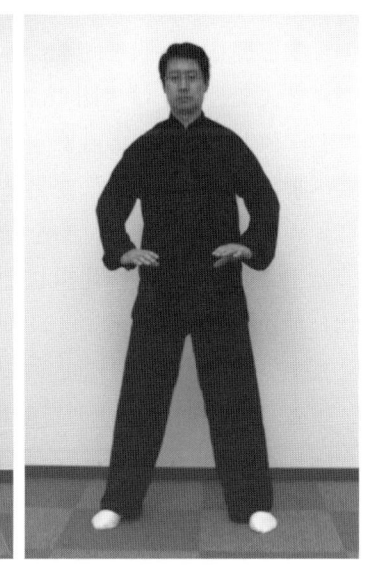

図13　　　図14　　　図15

【よくある錯誤】
(1) 左足を開くときに両膝を伸ばしすぎて身体が左右に揺れます。
(2) 手は上下に直線を描き、肩と肘に余計な力を入れます。

【直す方法】
(1) 足を開く前にまず両膝を軽く曲げ、体重を右足に移してから左足を持ち上げてゆっくりと左へ持って行き、爪先から先に着地します。
(2) 肩を緩めて手を持ち上げ、肘を垂らして手を下ろします。手は直線ではなく、弧線（縦の円）を描きます。

【功理と効果】
(1) 中医学的には、清気（身体に良い気）を採り入れ、濁気（身体に良くない気）を排し、気機（気血を巡らせる機構）を調整する作用があり、心神を安定する効果があります。
(2) 現代医学的には、心身ともリラックスする効果があります。

第一戯　虎戯

虎戯は虎の猛威を表現する功法です。虎の凶猛さは"虎視眈々"という虎の目に表され、虎威は虎の鋭く且つ強靭な"爪"に表されています。

第一式　虎拳

(1) 上式に続いて、両掌を下向きにし、十本の指を力強く開いて虎爪に変えます。目は両手を注視します。（図17）
(2) 両手を外側に回しながら小指から逐次に曲げて拳を握り、拳眼を向き合わせて体前から肩の高さまで持ち上げ（図18）、ここで手指を伸ばし、何かを持っているようにイメージし頭の上へ挙げていき、虎爪に変えます。（図19）
(3) 両手を外側に回して拳を握り、拳眼を向き合せます。目は両手を注視します。
(4) 何かを持っているようにイメージし両拳を肩まで引き下ろし、ここで掌に変え（図20）下丹田の前に下ろし、十本の指を力強く開いて掌を下向きにします。目は両手を注視します。（図21）

　　(1)～(4) を1回として3回繰り返します。その後、両手を自然に身体の横に垂らします。目は前方に向けます。（図22）（図13同）。

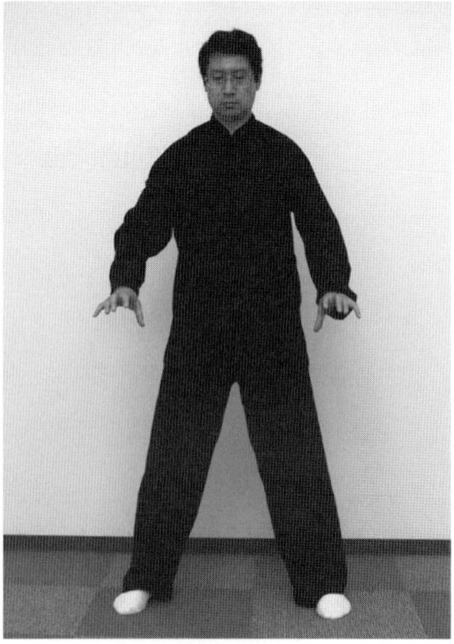

図17

― 実践編／第4章 動功法 ―

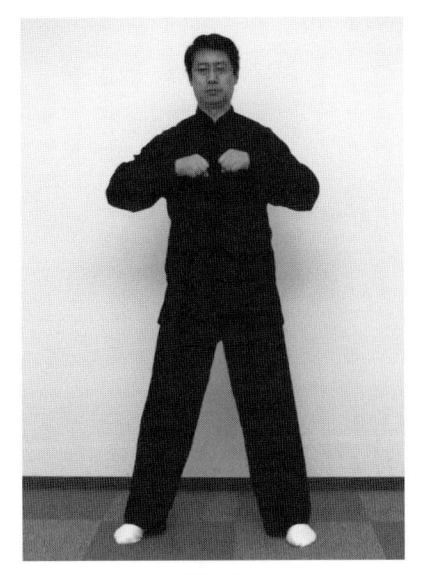

図18

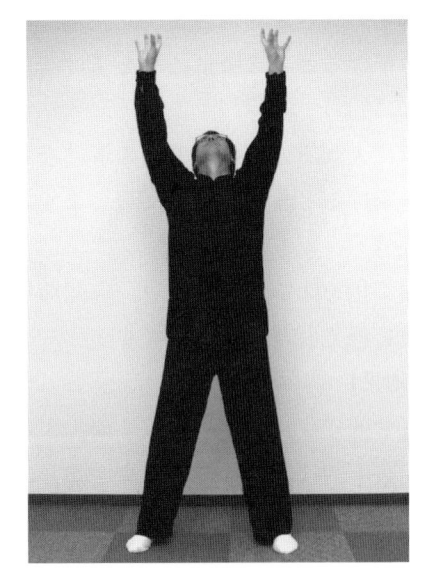

図19

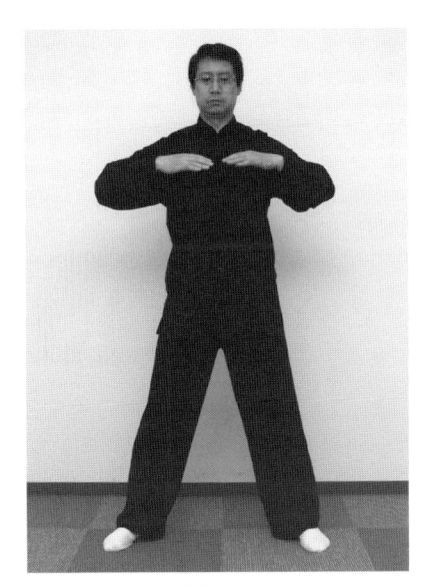

図20

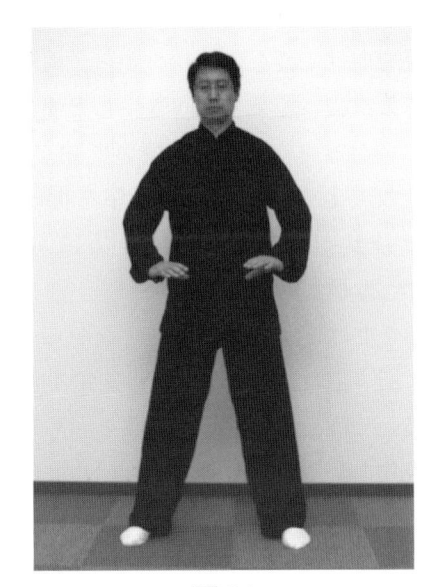

図21

【動作要領】
(1) 虎爪は力強くします。
(2) 目は手の動きを注視します。
(3) 手を挙げるときに吸気、手を下げるときに呼気。

【よくある錯誤】
(1) 手指に入れる力不足で虎爪の形になりません。
(2) 手を挙げるときに上体を反らします。

【直す方法】
(1) 力強く指を開いてから第一、二関節を曲げます。
(2) お腹を軽く引き手を挙げます。

【功理と効果】
(1) 中医学的には、三焦の気機を調暢する作用があり、気血を巡らせる効果があります。
(2) 現代医学的には、手の握力を増強し、脳供血改善する効果があります。

第二式　虎扑(こぶ)

(1) 上式に続いて、両手は空拳を握り、肘を曲げて両拳を肩の前に引き上げます。（図23）
(2) 両手は空拳から虎爪に変えて上へ→前へ弧を描きながら上体を前へ勢いで屈め、顔を挙げて腰を緩めます。目は前方を注視します。（図24、24側）
(3) 両膝を曲げて腰を落としながら、両手は膝の横まで弧を描いて掌を下向きにします。目は前下方に向けます。（図25）続いて膝を伸ばし、上体を反らしながら両手は空拳を握って中丹田まで引き上げます。目は前上方に向けます。（図26、26側）
(4) 左膝を曲げて左腿を引き挙げながら両手を耳の横に引き上げます。（図27）左足を前へ一歩踏み出して踵を着地させ、右膝を屈めて左足虚歩となりながら上体を前へ軽く屈め、両手は虎爪に変えて膝の横に突き出します。目は前下方に向けます。（図28）上体を持ち上げ、左足を元に引き戻して併歩立位式となります。目は前方に向けます。（図29）

(5)〜(8)は(1)〜(4)の動作要領と同じで、

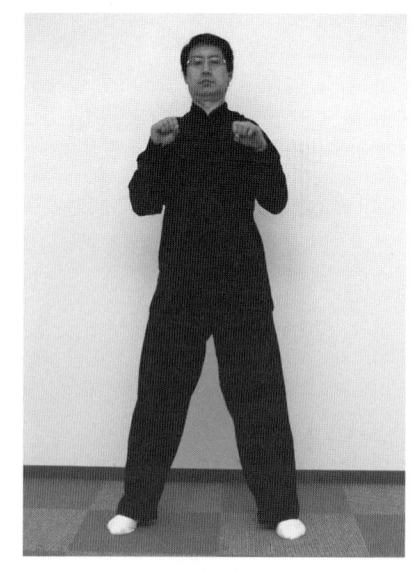

図23

- 278 -

― 実践編／第4章 動功法 ―

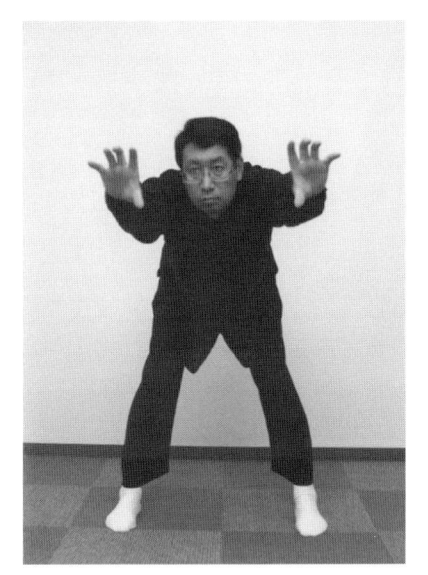

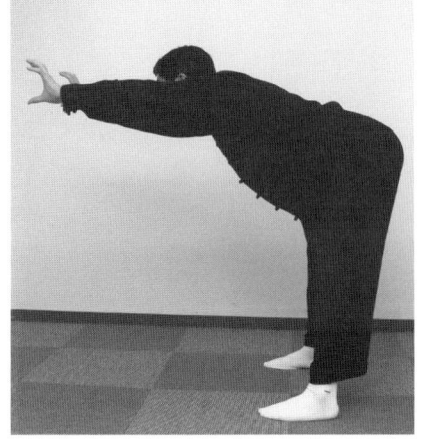

図24　　　　　　　　　　図24側

図25　　　　　図26　　　　　図26側

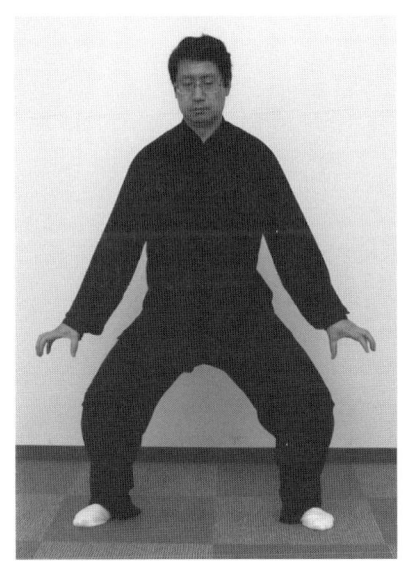

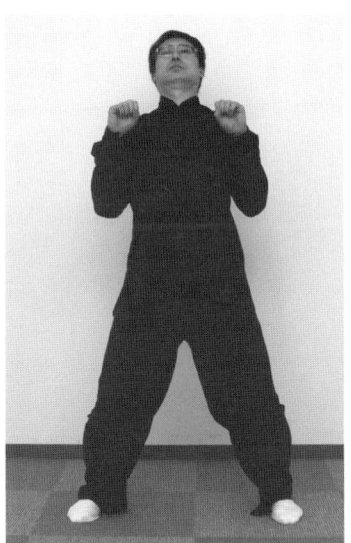

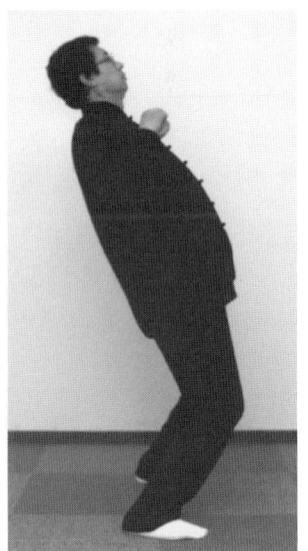

― 279 ―

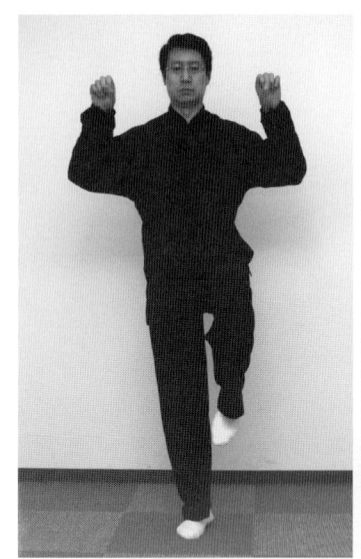

図27 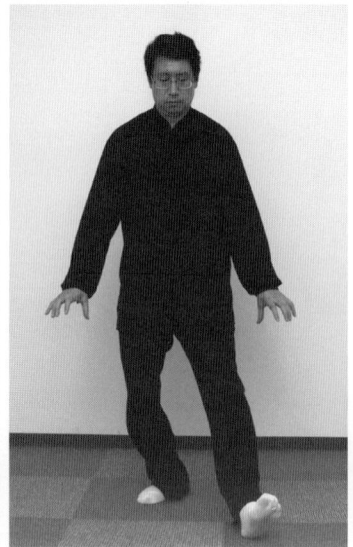　　　　　　　　　図28 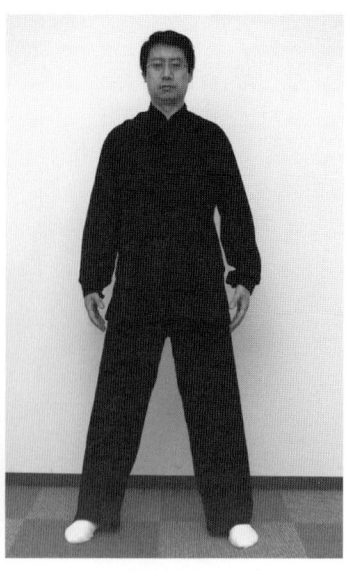　　　　　　　　　図29

ただ左右が逆です。(図30 〜 36)
　(1)〜(8) を1回繰り返します。続いて両肘を軽く曲げ、指先を斜め前方に向けて体前から中丹田まで持ち上げます。目は前方に向けます。(図37) 両掌を返してゆっくりと下丹田まで下ろし、自然に身体の横に垂らします。目は前方に向けます。(図38)

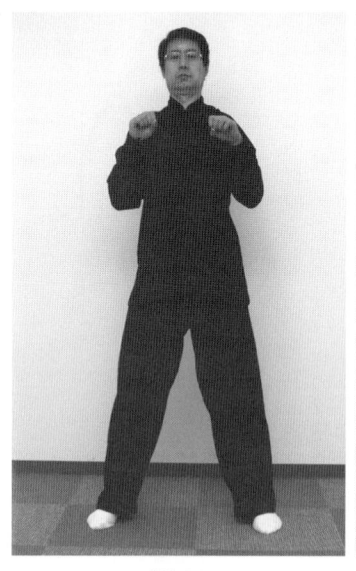

図30　　　　　　　　　図31　　　　　　　　　図32

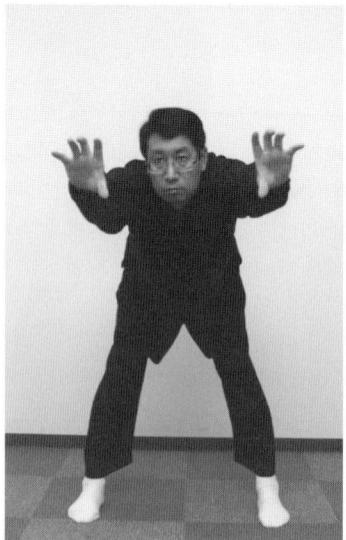

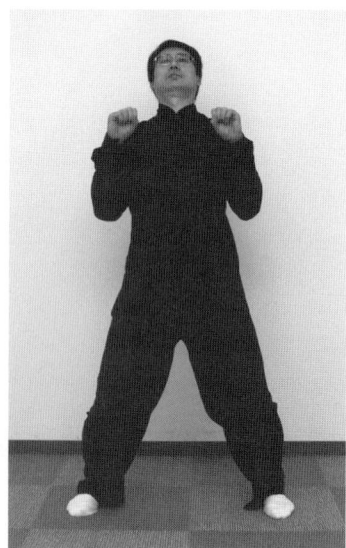

− 280 −

― 実践編／第4章 動功法 ―

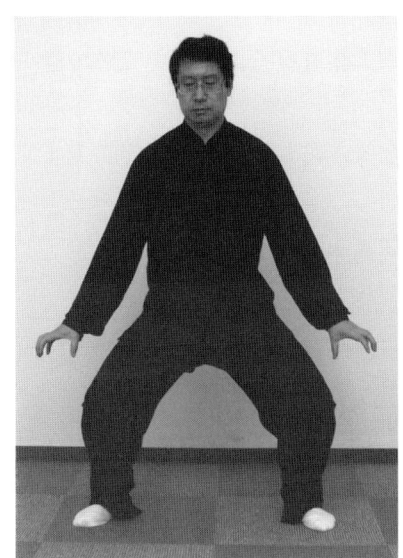

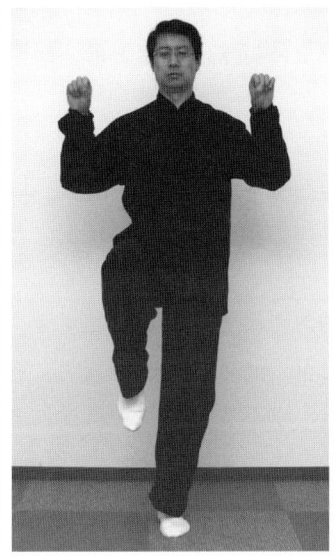

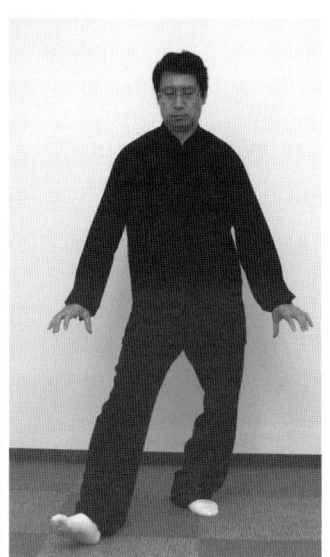

図33

図34

図35

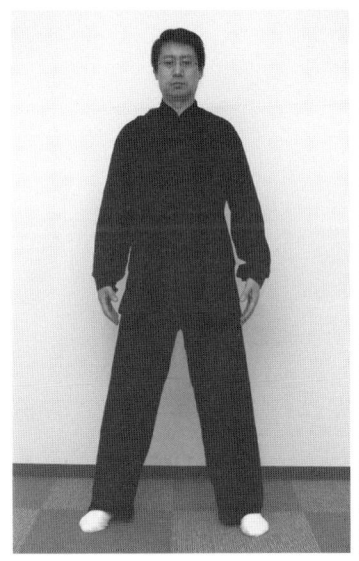

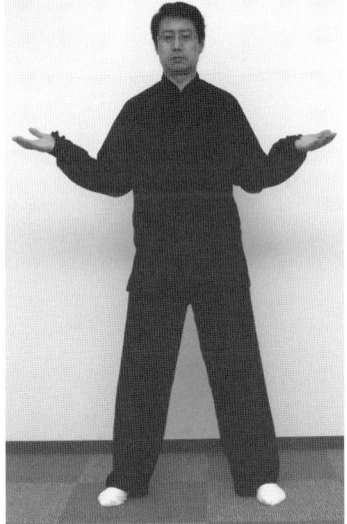

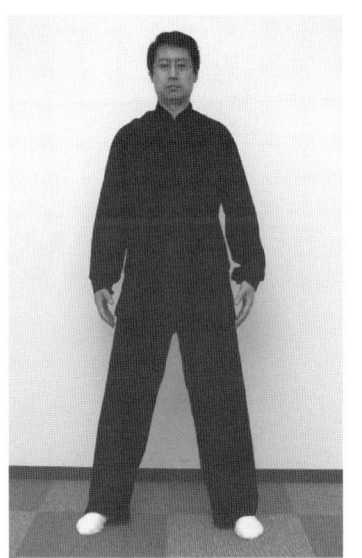

図36

図37

図38

【動作要領】
(1) 上体前屈の時に、両手はできるだけ前へ伸ばし、お尻を後上方へ上げて脊柱を充分に伸ばします。
(2) 上体を反らすときに、膝を伸ばす→お腹を前へ出す→上体を軽く倒すという順で滑らかに行います。
(3) 動作3では、快速呼気に合わせてスピーディーに手を突き出し、丹田の気を指先まで届くように虎の威猛を表現します。
(4) お年寄りや虚弱者では動作の振幅度を自身状況に合わせます。

【よくある錯誤】
(1) 手型の変化を軽視し、剛と柔の変化を無くします。
(2) 手の動きは脊柱の屈伸に合わせることができず、脊椎を充分に伸展できません。
(3) 虚歩のポーズは身体の重心が不安定で左右に揺れます。

【直す方法】
(1) 手型の変化を大事にし虎爪の"剛"と空拳の"柔"を充分に表現します。
(2) 上体を反らすときに肘を後へ寄せます。
(3) 足を適当に左（右）斜めに踏み出します。

【功理と作用】
(1) 中医学的には、督脈と任脈を刺激する作用があり、陰陽を調整し、経絡を疎通し、気血を流暢する効果があります。
(2) 現代医学的には、腰椎を始め脊椎関節の柔軟性を高める作用があり、構造性腰痛、背痛などによい効果があります。

第二戯　鹿戯（しかぎ）

鹿は"角けんか"と"よく走る"という二つの天性を持っています。それを充分に表現するためには、動作の伸びやかさと軽やかさが要求されます。

第三式　鹿抵（るてい）

(1) 上式に続いて、両膝を軽く屈めて体重を右足に移し、左足は右足の内側を通して左前方に一歩踏み出し、踵を着地して左足虚歩となりながら、両手は空拳を握って右へ肩まで振り出します。目は右手を注視します。（図39）
(2) 体重を前へ移し、左膝を曲げ、左足先を外側に回し、足裏をしっかり着地させ、右足を伸ばして足裏をしっかり着地させます。同時に身体を左側へ曲げながら両手は鹿角に変えて掌を外向きに、上へ→左へ→後へ弧を描き、左手は肘を曲げて肘を左腰に当て、下腕を水平に伸ばして指先を左後方に向け、右手は前頭部の上で左後方へ伸ばして掌心

― 実践編／第4章　動功法 ―

を外向きに指先を後に向けます。目は右踵を注視します。（図40、40側）続いて体を右側に回し、左足を引き戻して開歩立位式にしながら、両手は上へ→右へ→下へ弧を描き、空拳を握って股関節の前に下げます。目は前下方に向けます。（図41）

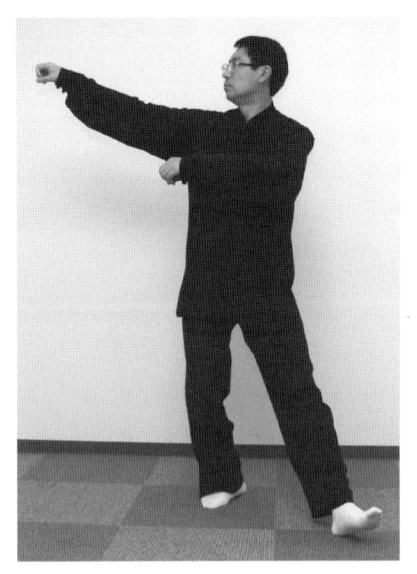

図39

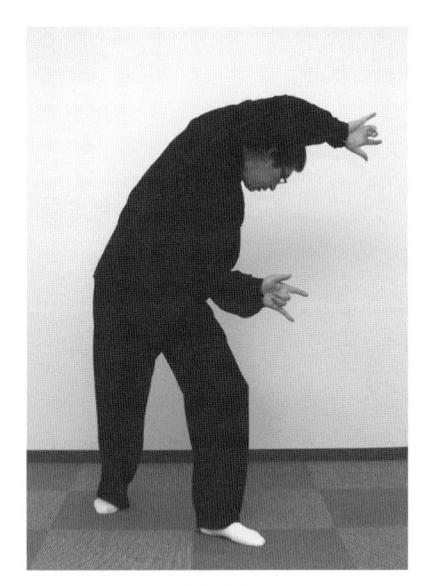

図40

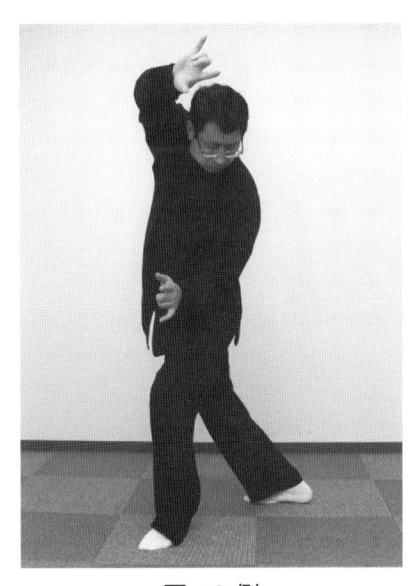

図40側

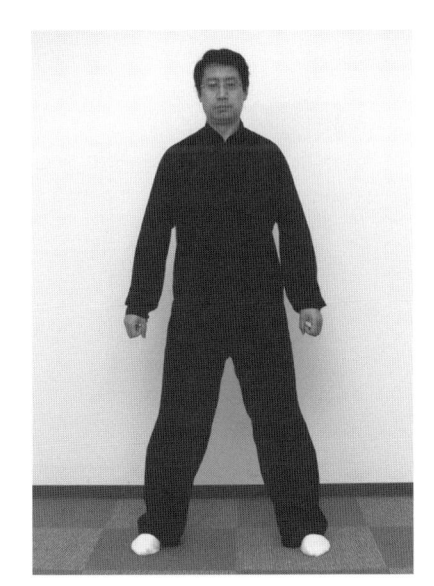

図41

(3)〜(4) は (1)〜(2) の動作要領と同じで、ただ左右が逆です。(図42、43、44)

　(5)〜(8) は (1)〜(4) と同じです。(1)〜(8) を 1 回繰り返します。

【動作要領】
(1) 身体を捻るときに、腰は片方を縮ませ、片方を伸ばします。
(2) 両足をしっかり着地させて下半身を固定します。
(3) 両手を振り出すときに吸気、腰を捻るときに呼気。

【よくある錯誤】
(1) 身体を捻るときに、上体を前へ屈めすぎます。
(2) 捻りが不充分で踵まで見えません。

【直す方法】
(1) 後足の踵をしっかり着地させます。
(2) 体重を前足に移して膝をやや深く曲げ、上の手をやや強く後下方へ伸ばします。

【功理と効果】
(1) 中医学的には、『腰為腎之府』—腰は腎の所在する場であり、腰を捻ることによって

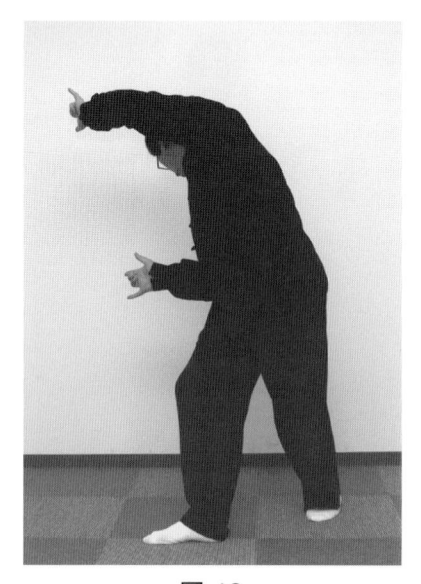

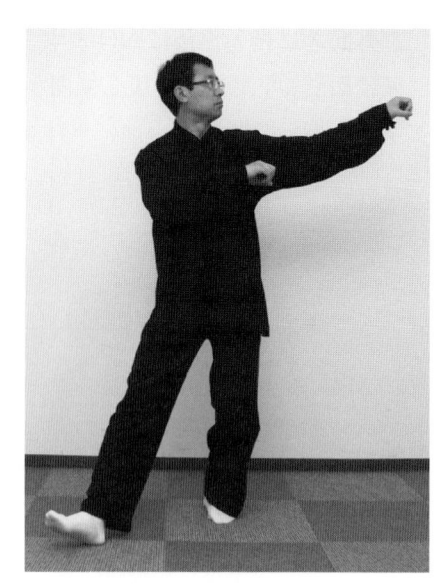

図 42

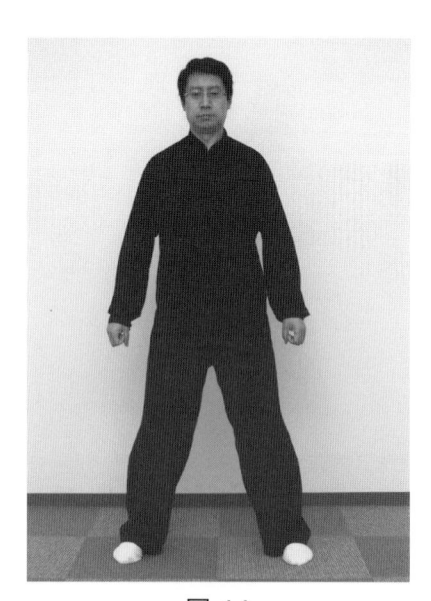

図 43　　　　　図 44

腎を補い、また筋骨を強健にすることができます。
(2) 腰の片方を縮ませ、片方を伸ばして身体を捻ることは、脊柱を弧状に牽引する作用があり、脊椎疾患に良い効果がある他、背腰筋の増強及び腹、臀部のダイエット効果もあります。

第四式　鹿奔(るぼん)

(1) 上式に続いて、左足を前へ一歩（やく60cm）踏み出し、膝を曲げ、右足を伸ばして左弓歩となりながら、両手は空拳を握って肩の高さまで振り上げ、手首を屈めて拳心を下向きにします。目は前方に向けます。（図45）
(2) 左膝を伸ばして足裏を着地させ、右膝を曲げ、頭を前へ倒し背を屈め、お腹を引いて体重を後ろへ移しながら、両手は内側に回して手の甲を向き合せ、鹿角に変えて前へ伸ばします。（図46、46側）
(3) 体重を前へ移し、背を伸ばし、右膝を伸ばし、左膝を曲げて左足弓歩となりながら、肩の力を抜いて、両手を外側に回し、鹿角を空拳に変えて拳心を下向きにします。目は前方に向けます。（図47）
(4) 左足を引き戻して開歩立位式に、両手は自然に身体の横に垂らします。目は前方に向けます。（図48）
　(5)〜(8)は(1)〜(4)の動作要領と同じで、ただ左右が逆です。（図49〜52）
　(1)〜(8)をもう1回繰り返します。続いて両肘を軽く曲げ、指先を斜め前方に向け

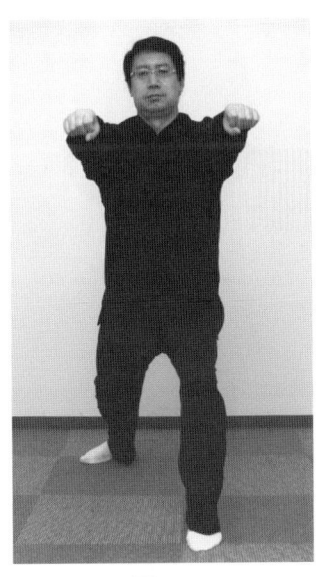

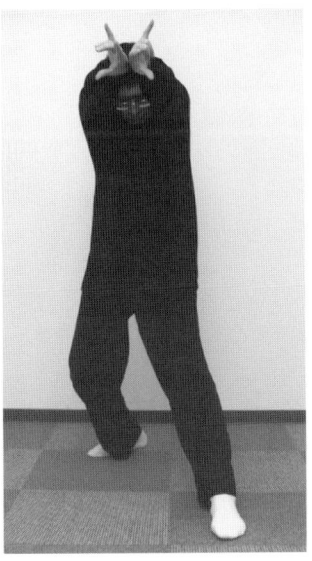

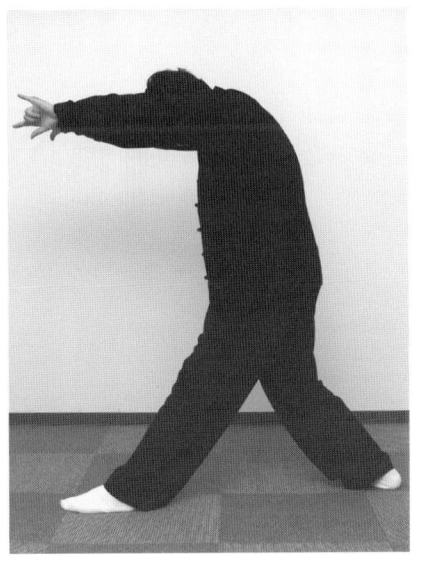

図45　　　　　　　図46　　　　　　　図46側

図 47　　　　　　　　図 48　　　　　　　　図 49

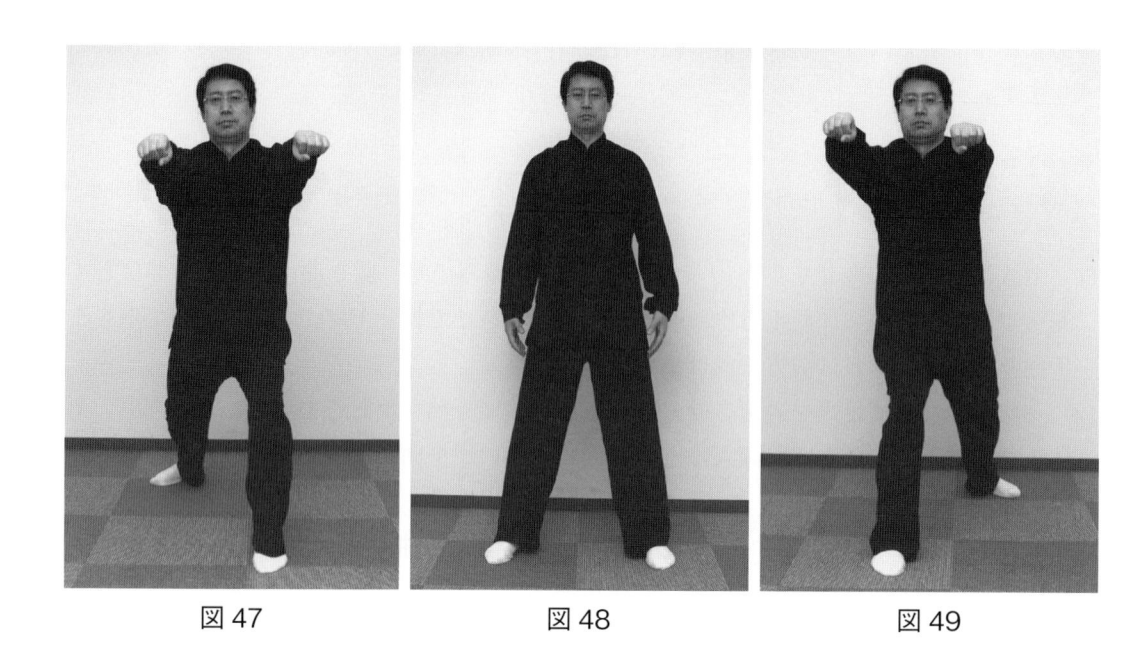

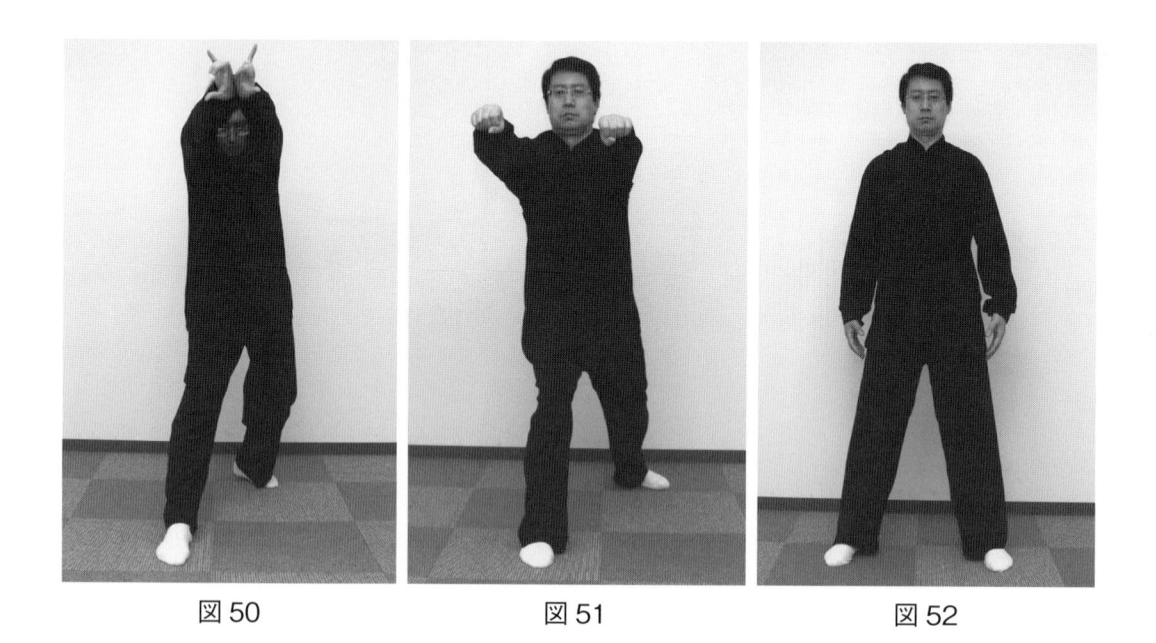

図 50　　　　　　　　図 51　　　　　　　　図 52

て体前から中丹田まで持ち上げます。
　目は前方に向けます。(図53) 両掌を返してゆっくりと下丹田まで下ろし、自然に身体の横に垂らします。目は前方に向けます。(図54)

【動作要領】
(1) 足を踏み出すときは、軽やかに弧を描きます。
(2) 動作2では、腰を落とし、両腕を内側へ回すことによって背部を横に引っ張り(横弓)、首を前へ伸ばし、お尻を座らせることによって背骨を縦に引っ張ります(縦弓)。
(3) 体重を後ろへ移すときに吸気、体重を前へ移すときに呼気。

【よくある錯誤】
(1) 前に踏み出した足が後ろの足と直線となり、重心不安定で身体が揺れます。
(2) 明らかな"横弓"と"縦弓"が出来ません。

【直す方法】
(1) 足を肩の正面前方に踏み出して両足の間に適当な幅を取ります。
(2) 両腕の内側に捻る力を強めて、頸を前へ伸ばすのに対してお腹を後へ引きます。

【功理と効果】
(1) 中医学的には、督脈にある命門穴、大椎穴を刺激する作用があり、督脈の経気を巡らせて人体の陽気を振るわせる効果があります。
(2) 現代医学的には、脊椎及び肩部を横と縦の両方向より牽引する作用があり、頸椎症や五十肩、脊椎側彎曲、背腰痛などに良い効果があります。

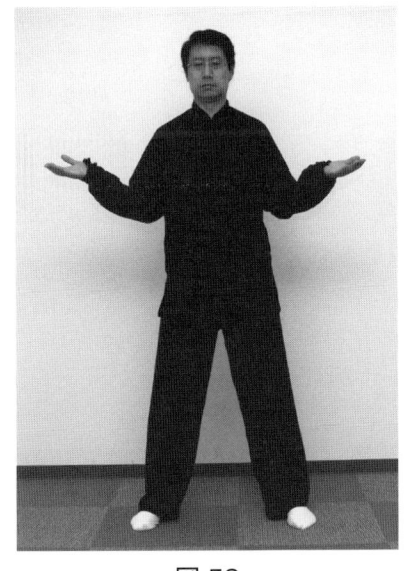

図53　　　　　　　図54

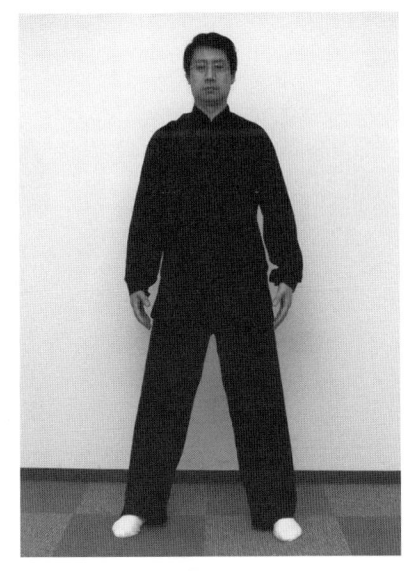

第三劇　熊戯(くまぎ)

　熊は鈍重安穏、また敏捷巧妙という二重天性を持っています。それを表現するためには、動と静、のろまと敏捷、剛と柔をバランス良く、松静自然に行うことが要求されます。

第五式　熊運(しゅんうん)

(1) 上式に続いて、両手は空拳を握って拳眼を向き合せ、下腹部に垂らします。目は手を注視します。（図55）

(2) 腰と下腹部を軸にして時計回しに上体を揺れ回しながら、両手は右脇腹→上腹→左脇腹→下腹の順に円を描きます。目は上体の揺れ回しに従います。（図56〜59）

　(3)〜(4) は (1)〜(2) と同じです。

　(5)〜(8) は (1)〜(4) の動作要領と同じで、ただ左右が逆です。（図60〜63）続いて、両手は自然に伸ばして身体の横に垂らします。目は前方に向けます。（図64）

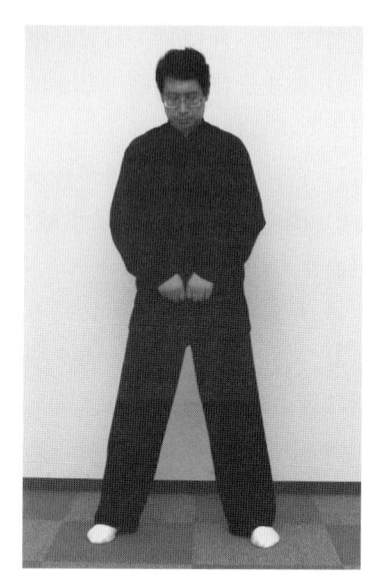

図55

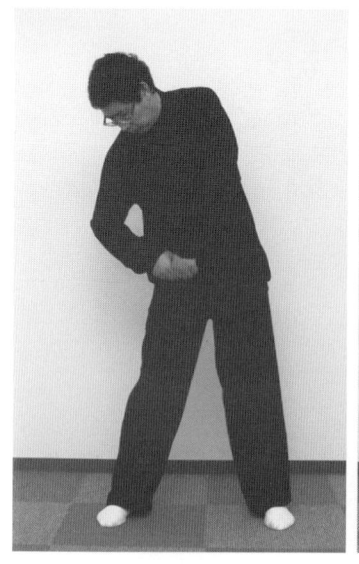

図56　　　図57 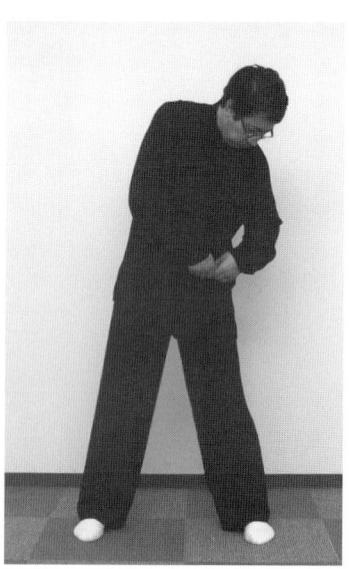　　　図58

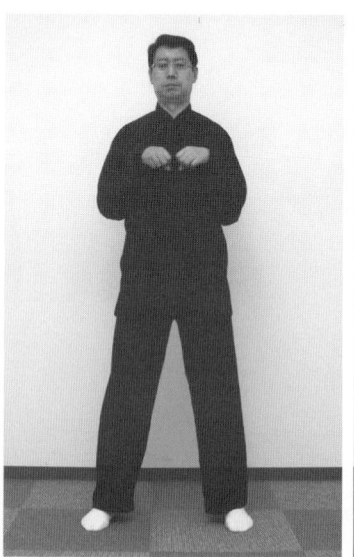

― 288 ―

― 実践編／第4章 動功法 ―

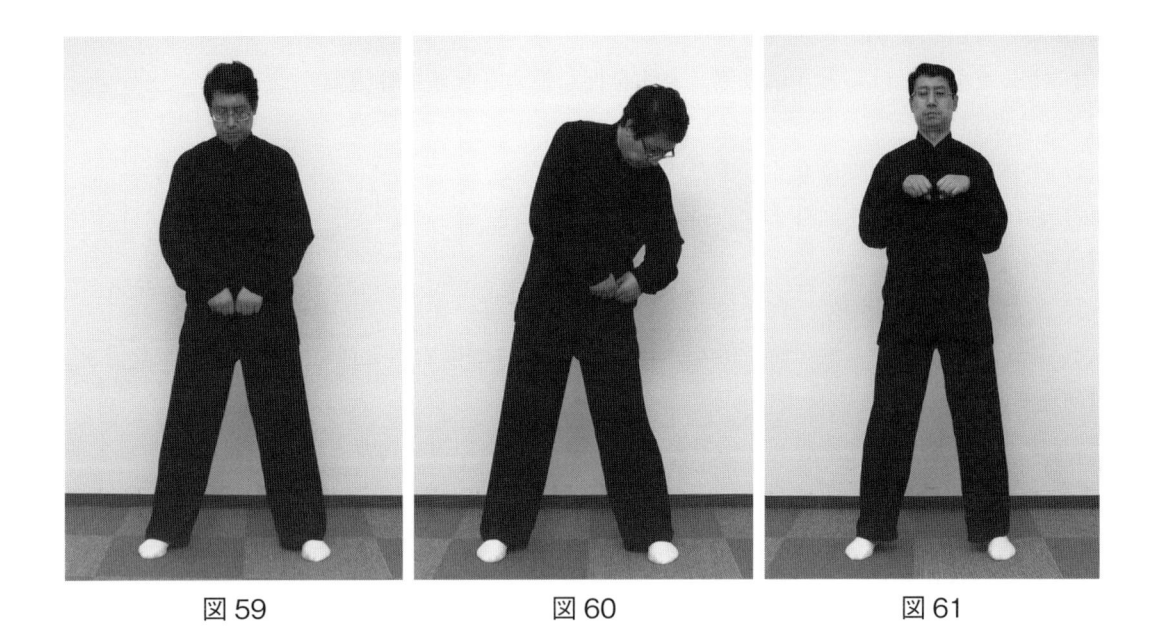

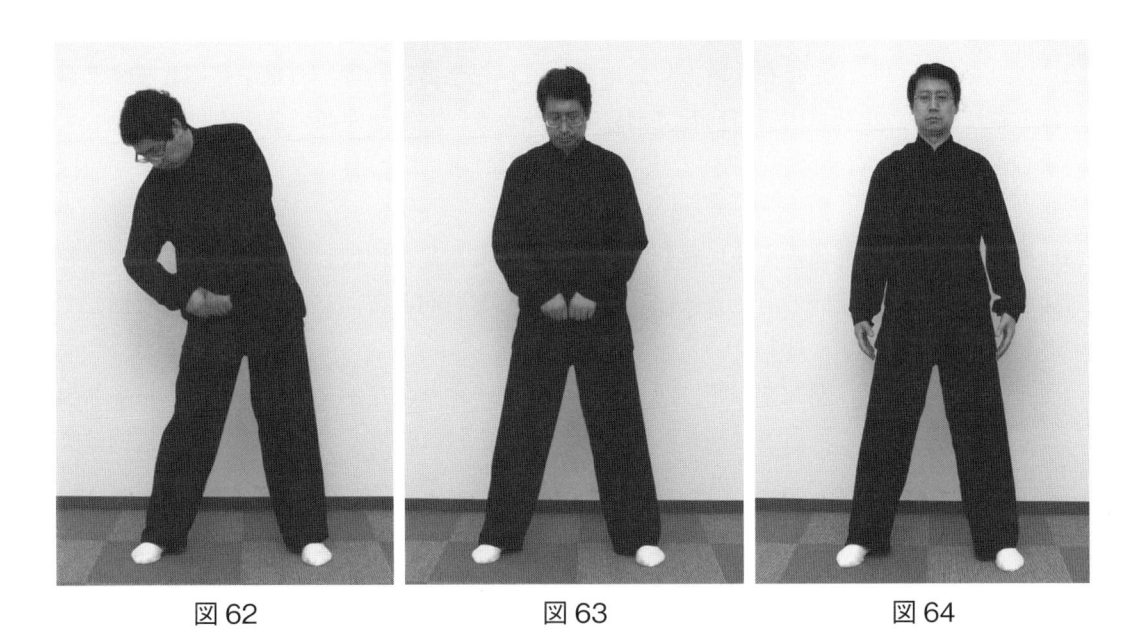

図 59

図 60

図 61

図 62

図 63

図 64

【動作要領】
(1) 両手は自然に上体の揺れ回しに従います。
(2) 意守丹田します。
(3) 上体を引き上げるときに吸気、上体を押し縮めるときに呼気。

【よくある錯誤】
(1) 上体の揺れ回しではなく、手だけを回します。
(2) お尻を軸に身体を回します。

【直す方法】
(1) 肩と肘の力を抜いて、両手は上体の揺れ回しに従います。
(2) 膝を曲げないでお尻を相対的に固定し、上体だけが縦の円を描くように揺れ回します。

【功理と効果】
(1) 中医学的には、両脇腹にある肝の経絡を刺激する作用があり、疏肝理気及び脾胃を強健する効果があります。
(2) 現代医学的には胸、腹部を按摩する作用があり、消化機能促進及び腹部肥満を防治する効果があります。

第六式　熊晃（しゅんほん）

(1) 上式に続いて、体重を右足に移し、左股関節を引き上げて膝を軽く曲げながら、両手は空拳を握ります。目は左前方に向けます。（図65）
(2) 体重を前へ移し、左足を左前方に着地させて足先を前に向け、右足を伸ばします。身体を右に回し、左腕を内側に回して前に寄りかかり、左手を左膝の前上方に振り出して拳心を左向きに、右手は後へ振り出して拳心を後に向けます。目は左前方に向けます。（図66）
(3) 身体を左に回して体重を後に移し、右足を曲げて左足を伸ばし、腰を左へ捻って肩を揺れ回し、右手を左膝の前上方に揺れ回して拳心を右向きに、左手を体後に揺れ回して拳心を後に向けます。（図67）
(4) 身体を右に回し、左腕を内側に回して前に寄りかかり、左手を左膝の前上方に振り出して拳心を左向きに、右手は後へ振り出して拳心を後に向けます。目は左前方に向けます。（図68）

(5)〜(8) は (1)〜(4) の動作要領と同じで、ただ左右が逆です。（図69〜72）

(1)〜(8) をもう1回繰り返してから、左足を前に引いて開歩立位式に両手は自然に体側に垂らします。続いて両肘を軽く曲げ、指先を斜め前方に向けて体前から中丹田まで持ち上げます。目は前方に向けます。（図73）両掌を返してゆっくりと下丹田まで下ろし、自然に身体の横に垂らします。目は前方に向けます。（図74）

― 実践編／第4章 動功法 ―

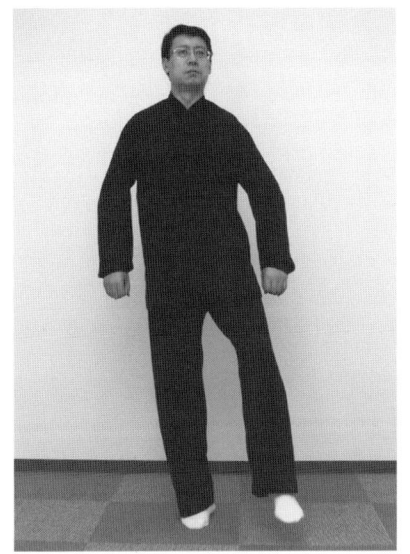

図65

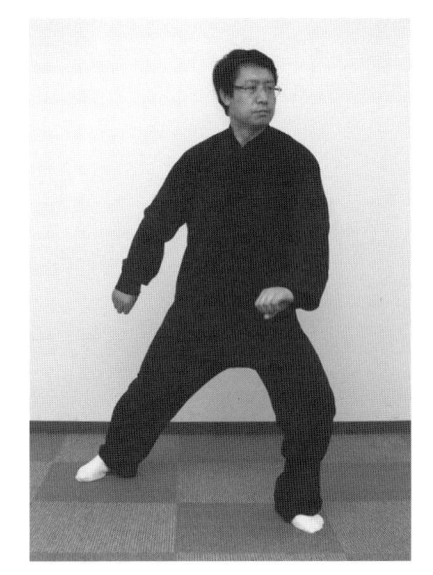

図66

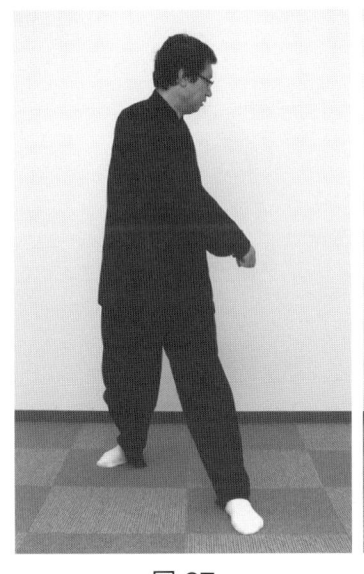

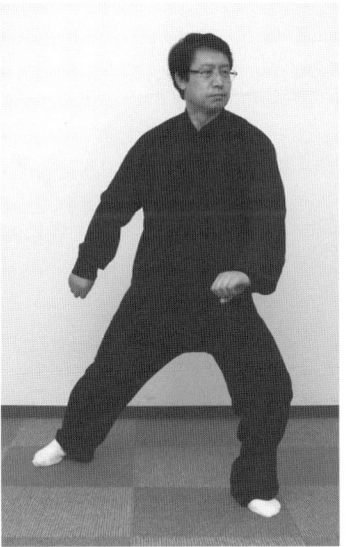

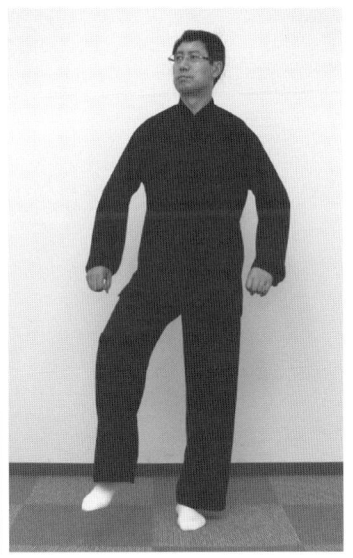

図67

図68

図69

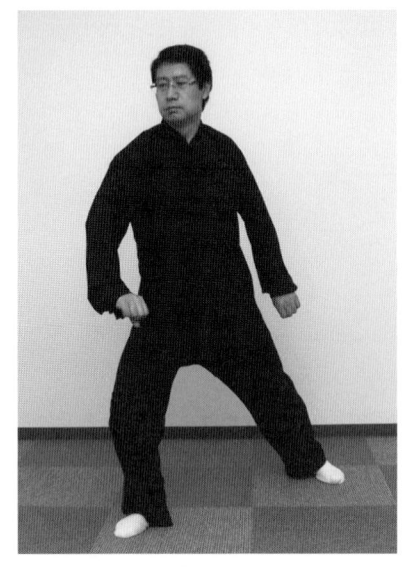

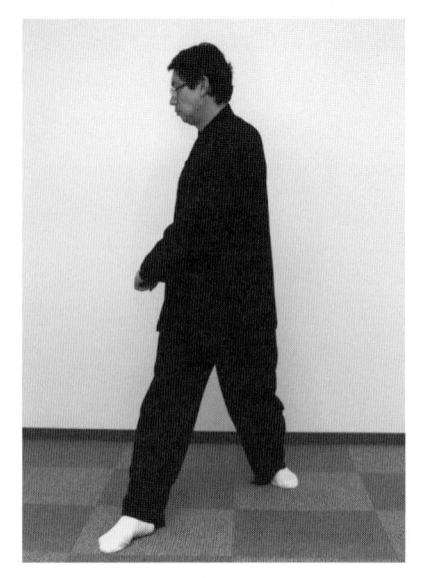

図 70

図 71

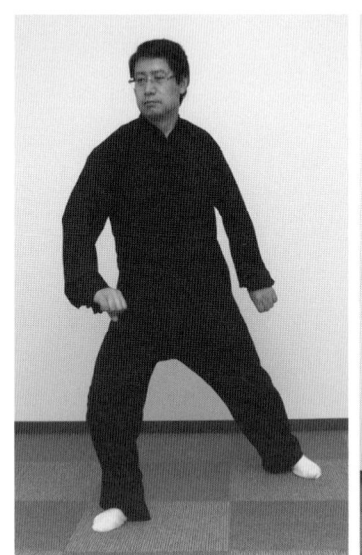

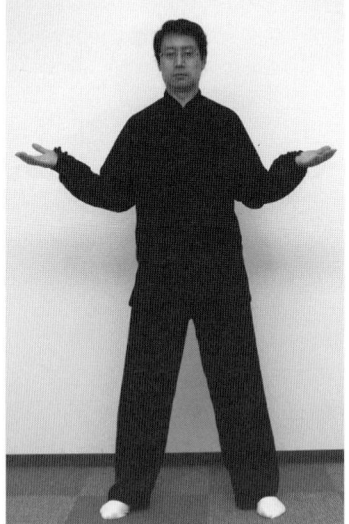

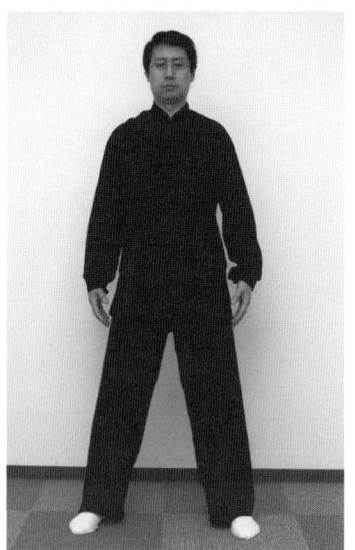

図 72

図 73

図 74

【動作要領】
(1) 腰の力で腿を引き上げます。
(2) 足を前に踏み出すときに、足間の幅を肩幅よりやや大きくし、足はしっかりと床を踏んで、震動の波が股関節まで伝わるようにします。熊の鈍重の一面を表現します。

【よくある錯誤】
(1) 腿を引き上げるときに、股関節を引き上げるのではなく、膝を曲げて下腿だけを持ち上げます。
(2) 足を前に踏み出すときに、足の前部だけは床を踏んで、震動感が股関節まで届けません。

【直す方法】
(1) 両肩を水平に保ち、膝の力を抜いて腿を引き上げます。
(2) 足裏全体で着地し、踝と膝の力を抜いて震動が股関節まで届くようにします。

【功理と効果】
(1) 中医学的には、脇腹にある肝の経絡を刺激する作用があり、血行改善の効果があります。
(2) 現代医学的には、下肢筋肉、関節を強化する効果があります。

第四戯　猿戯（さるぎ）

猿は、"好動"と"機敏"という天性を持っています。猿の活発に、また機敏に動きまわる姿を表現する一方、気功における穏やかな一面を失わないように、動と静のバランスが要求されています。

第七式　猿提（えんてい）

(1) 上式に続いて、両手は体前で指を開き（図75）、手首を屈めて猿鈎にします。（図76）
(2) 両手を中丹田まで引き上げ、両肩をそびやかし、下腹及び陰部を引き締めながら、両踵を上げ、頭を左に90度回します。目は左に向けます。（図77、77側）
(3) 頭を正面に回し、肩、と下腹、陰部を緩め、踵を下げ、手指を伸ばして指先を向き合わせます。目は前方に向けます。（図78）
(4) 両手をゆっくりと下丹田まで下ろして身体の横に垂らします。目は前方に向けます。（図79）
　　(5)〜(8) は (1)〜(4) の動作要領と同じで、ただ左右が逆です。（図80〜84）
　　(1)〜(8) をもう1回繰り返します。

【動作要領】
(1) 猿鈎をするときは、ややスピーディー的に行います。

図 75 図 76 図 77

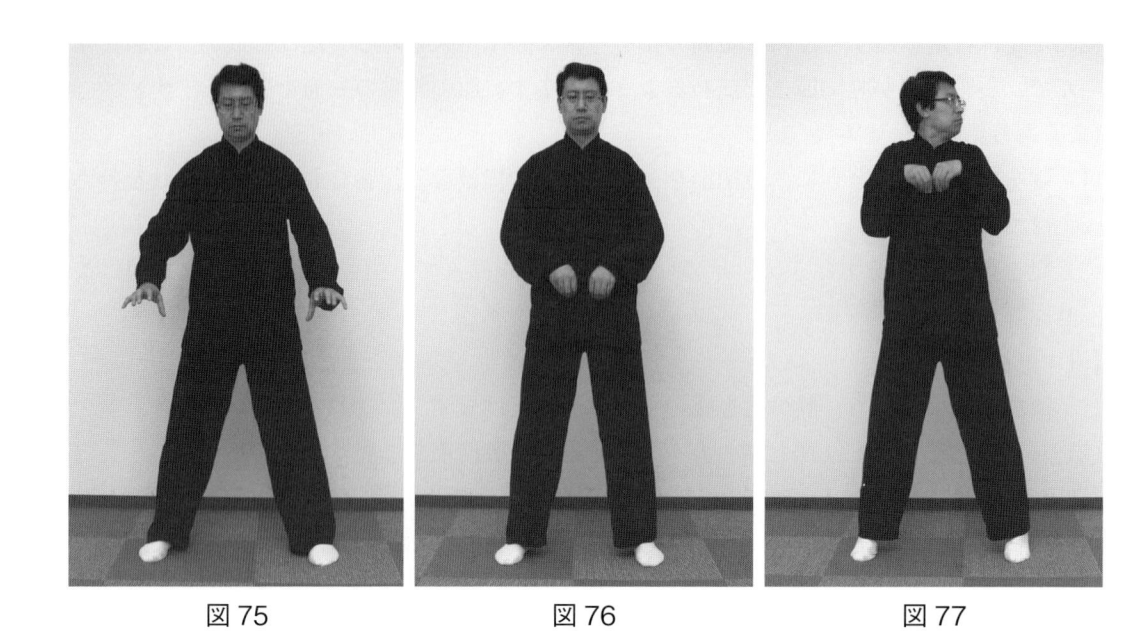

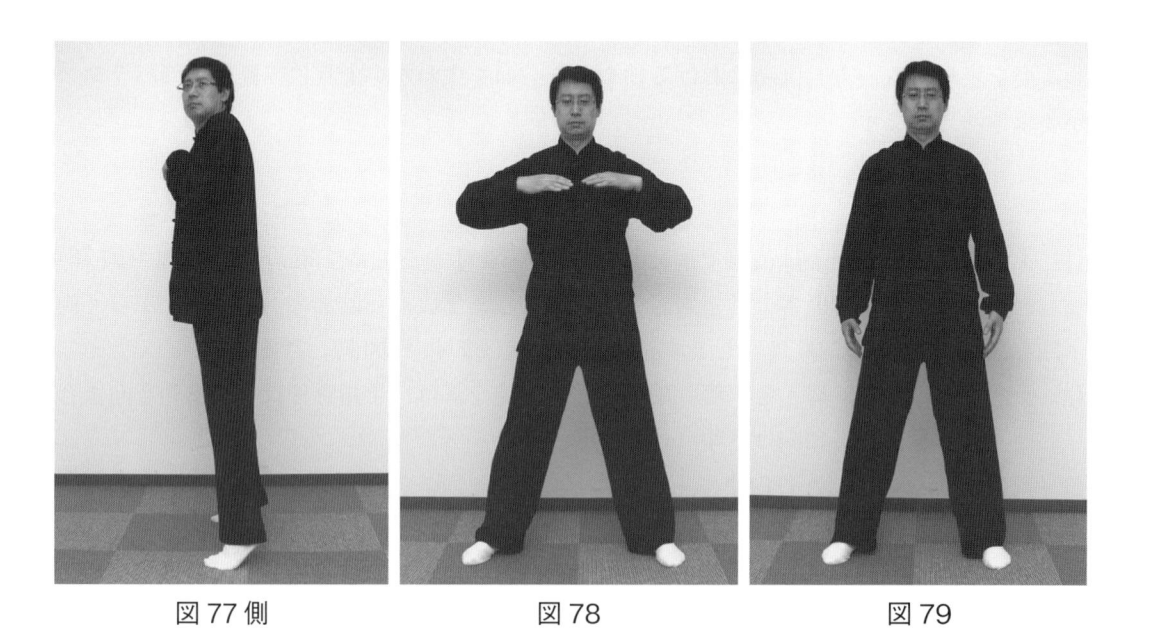

図 77 側 図 78 図 79

− 294 −

― 実践編／第4章 動功法 ―

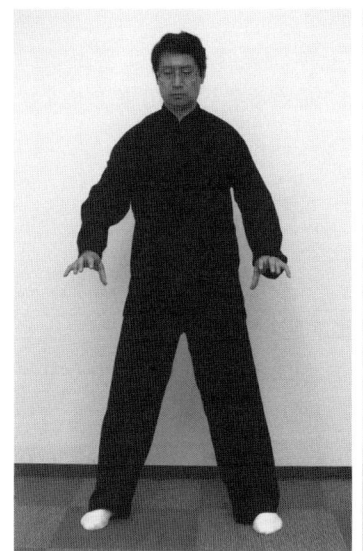

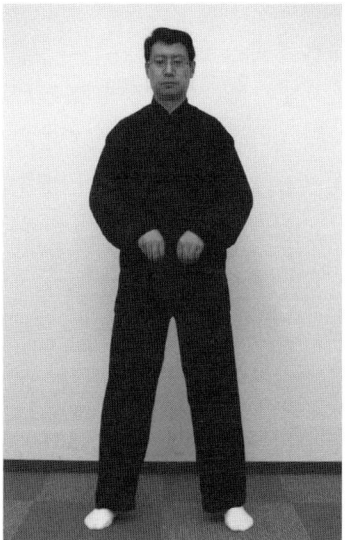

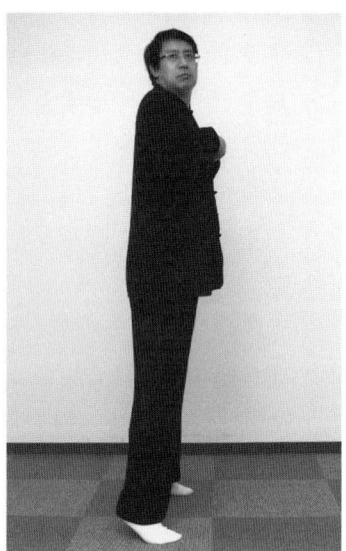

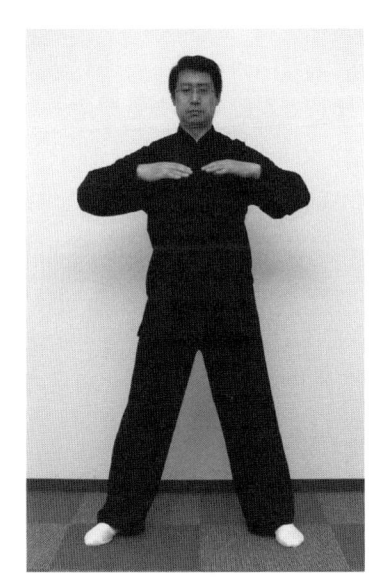

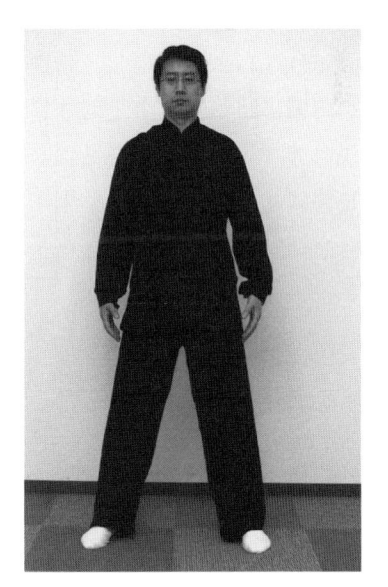

図80　　　　　　　　図81　　　　　　　　図82

図83　　　　　　　　図84

(2) 肩→下腹→陰部→踵→の順で身体を持ち上げます。
(3) 両手を引き上げるときに吸気、両手を下ろすときに呼気。

【よくある錯誤】
(1) 踵を上げるときに前後に揺れます。
(2) 肩を上へそびやかす力が足りず、胸、背及び上肢を充分に縮めることが出来ません。

【直す方法】
(1) 百会穴を意識して何かを突き上げるように踵を上げます。
(2) 肩をやや高くそびやかして、中丹田を中心に胸と背を充分に縮めます。

【功理と効果】
(1) 中医学的には、人体の"神"の働きを高める効果があります。
(2) 現代医学的には心臓や肺臓及び頚動脈を按摩する作用があり、脳供血を促進する効果があります。また、下肢筋肉、とくに足指筋力を増強し、身体の平衡力を高めます。

第八式　猿摘（えんてき）

(1) 上式に続いて、左足を左後方に一歩下げて爪先を床に着かせ、膝を曲げて体重を右足に移しながら、左手は猿鈎に変え、肘を曲げて左脇腹に当て、右手は右前方へ自然に振り出して掌を下向きにします。（図85）
(2) 体重を後へ移し、左膝を曲げて腰を落とし、右足を左足の内側に引いて右足丁歩となりながら、右手は体前から左上方へ頭の横まで弧を描いて掌心をこめかみ（太陽穴）に向けます。目は右手を注視し、動作を定めたら右前上方に向けます。（図86）
(2) 右手を内側に回して掌を下向きに、身体の横を通して左股関節まで押えます。目は右手を注視します。（図87）右足は右前方に一歩（約60cm）踏み出し、体重を前へ移して右足を伸ばし、左足の爪先を床に着かせながら、右手は体前から右上方へ肩よりやや上まで弧を描いて猿鈎に変え、左手は前へ、上へ伸ばして猿鈎に変えます。目は左手を注視します。（図88）
(4) 体重を後ろへ移し、左手は猿鈎から握固に変え、右手は猿鈎から"掌"に変えて自然に体前に下ろします。（図89）続いて左膝を曲げて腰を落とし、右足を左足の内側に引いて爪先を床に着かせ右足丁歩となりながら、左手は左耳の横で手指を開き掌を上向きに、右手は左肘下まで弧を描き左肘を支えるようにします。目は左手を注視します。（図90）

　　(5)～(8)は(1)～(4)の動作要領と同じで、ただ左右が逆です。（図91～96）

　　(1)～(8)をもう1回繰り返してから、左足を少々左へ開いて開歩立位式となりながら、両手は自然に身体の横に垂らします。（図97）続いて両肘を軽く曲げ、指先を斜め前方に向けて体前から中丹田まで持ち上げます。目は前方に向けます。（図98）両掌を返し

― 実践編／第４章 動功法 ―

てゆっくりと下丹田まで下ろし、自然に身体の横に垂らします。目は前方に向けます。(図99)
【動作要領】
(1) 目線は手の動きに従い、猿の機敏さを表現します。

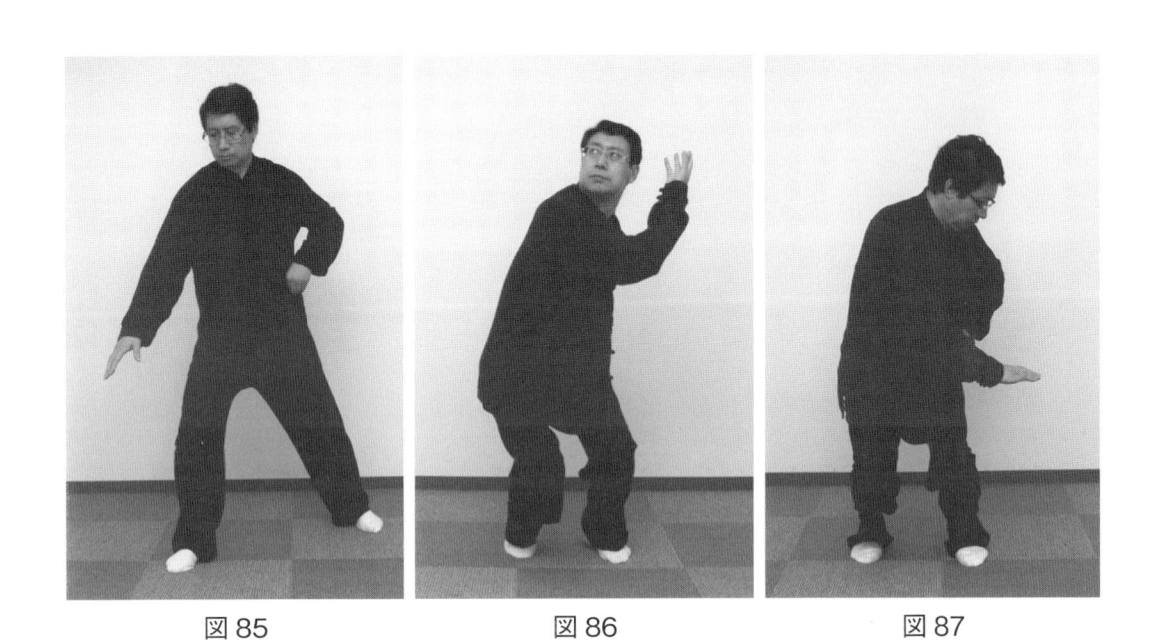

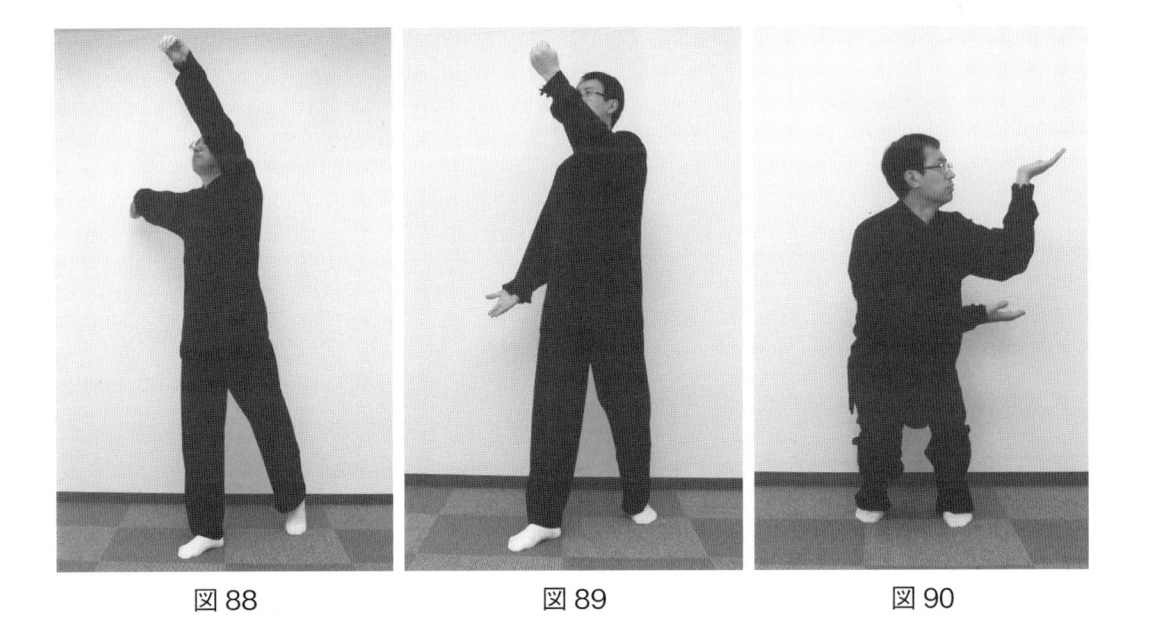

図85   図86   図87

図88   図89   図90

図91　　　　　　　　図92　　　　　　　　図93

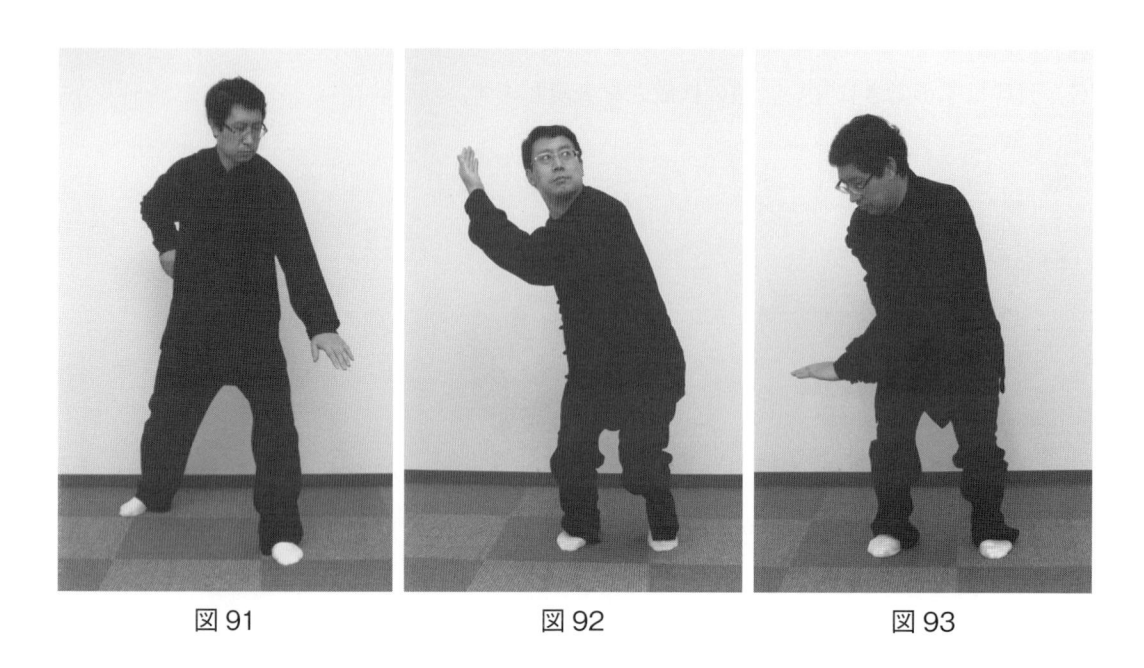

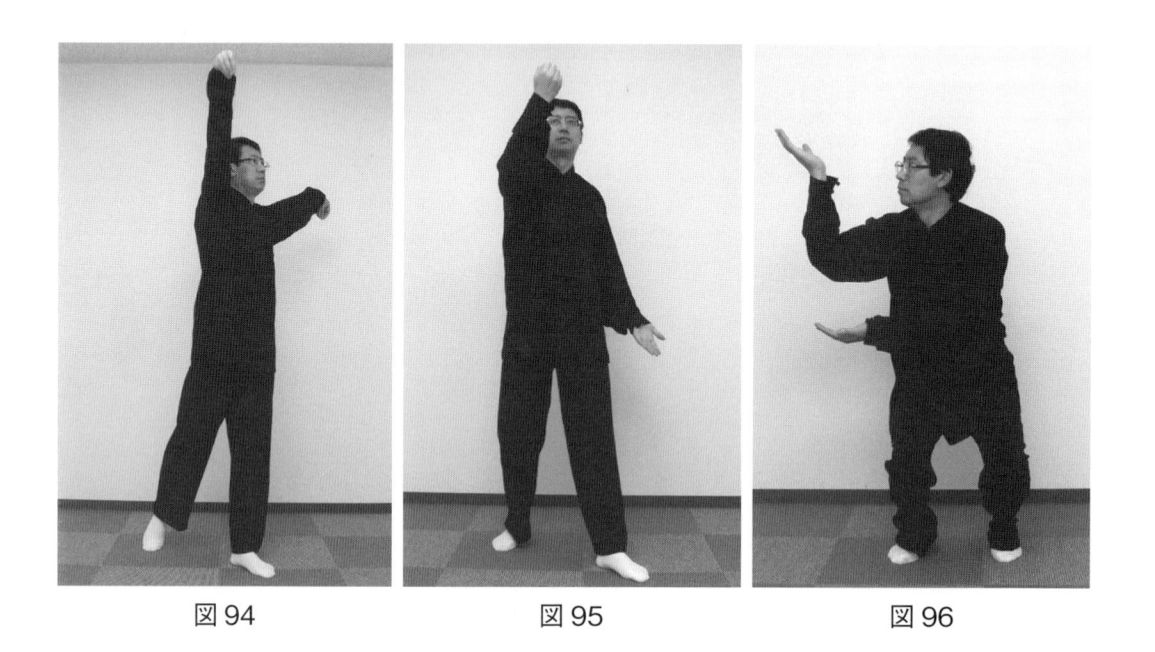

図94　　　　　　　　図95　　　　　　　　図96

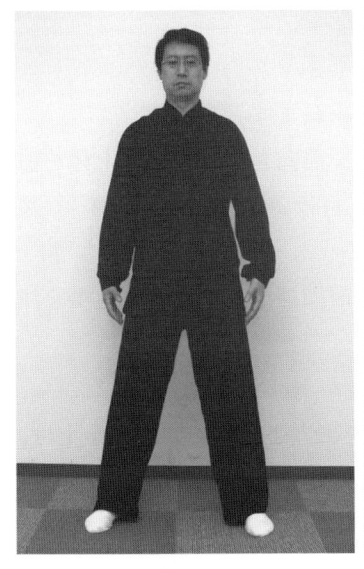

図97	図98	図99

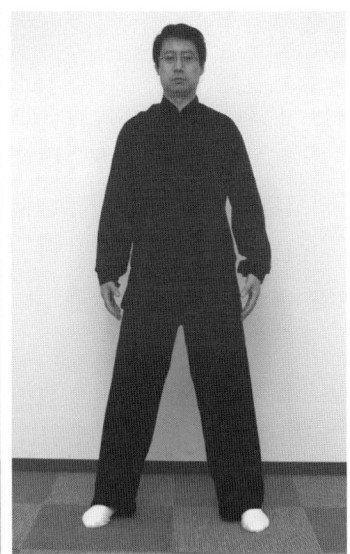

(2) しゃがむときに身体が縮こまります。手型の変化は正しくスピーディーにします。
(3) 猿の機敏さを表現するが、誇張し過ぎないように行います。

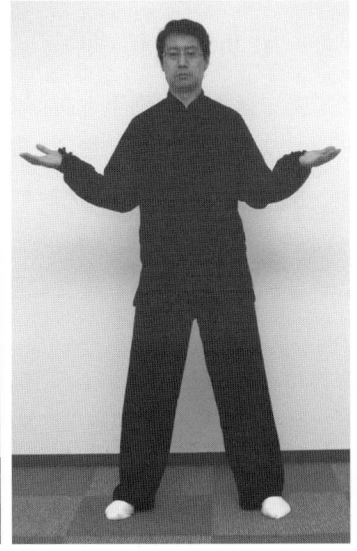

【よくある錯誤】
(1) 手、足の動作が協調性に欠けます。
(2) 何かを採るように上へ行く手は弧線ではなく、直線を描きます。

【直す方法】
(1) しゃがむときに、肘を曲げ上腕を身体に寄せます。両手を伸ばすときに、後腿がしっかり床を踏みます。
(2) 弧線を意識して行います。

【功理と効果】
(1) 中医学的には、神の働きを高める効果があります。
(2) 現代医学的には、活発な手指と頚部の運動が神経系を刺激する作用があり、反射神経の敏捷性を高める効果があります。

第五劇　鳥戯(とりぎ)

　鳥戯は鶴を真似る功法です。鶴は"昂然挺抜"と"悠々自適"の天性を持っています。それを表現するために、伸びやか、また軽やかな動作と穏やかな心境と合わせて、動と静、硬と軟をうまく組み合わせることが要求されます。

第九式　鳥伸(ちょうしん)

(1) 上式に続いて、両膝を曲げて腰を落とし、両手を腹前で重ねます。(100)
(2) 両手を頭の前上方に持ち上げて掌を下向きに、指先を前向きにします。上体を前に傾け、肩を上げ、頚を縮め、胸を広げ、腰を緩めます。目は前下方に向けます。(図101、101側)
(3) 両膝を曲げて腰を落としながら、両手は重なるままに腹前に押さえます。目は手を注視します。(図102)
(4) 体重を右足に移し、右足を伸ばし、左足も伸ばして体後から持ち上げていきながら、両手は左右に開いて鳥羽に変え、斜め後方へ振り上げて掌を上向きにします。顔を上げ、頚を伸ばし、胸を広げ、腰を緩めます。目は前方に向けます。(図103、103側)

　(5)～(8) は (1)～(4) の動作要領と同じで、ただ左右が逆です。(図104～107)

　(1)～(8) をもう1回繰り返してから、開歩立位式にします。目は前方に向けます。(図108)

【動作要領】
(1) 体前に重なる手の高さは、自身の状況に合わせます。
(2) 手を上げるときに頚、肩、お尻が収縮し、手を下げるときに弛緩します。二者を良い加減にして行います。
(3) 両手は後ろへ振り上げるときに、上体を上へ伸ばしながらやや後ろへ反らします。

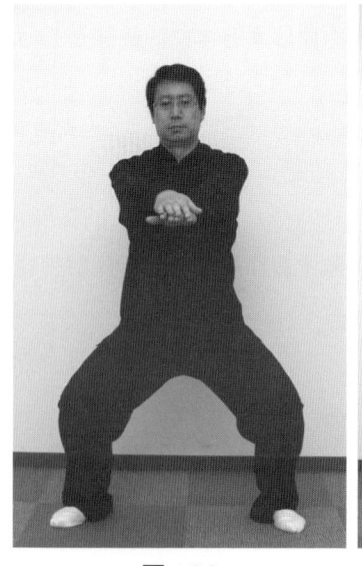

図100　　　図101　　　図101側

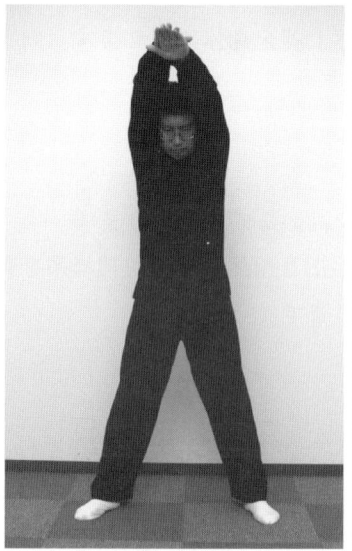

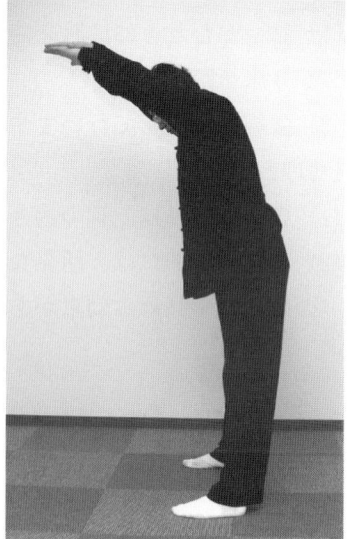

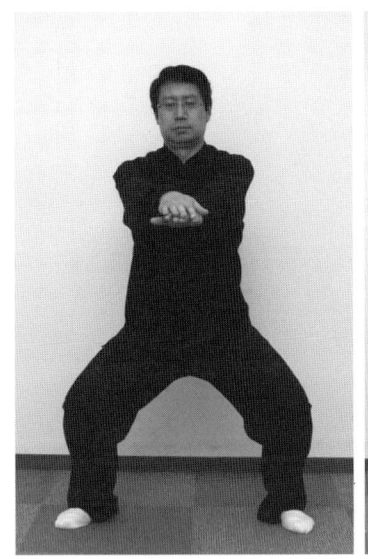

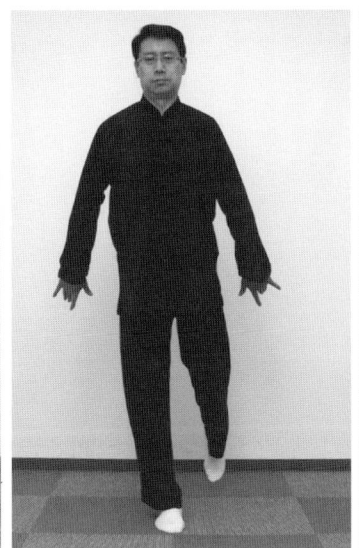

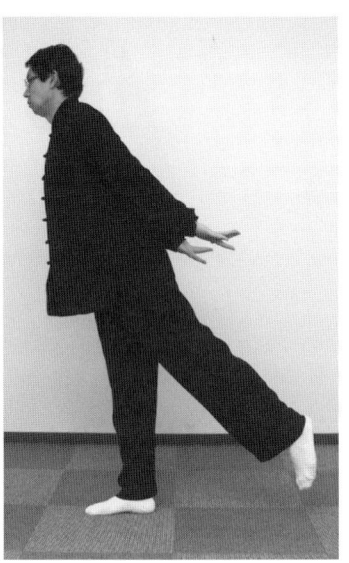

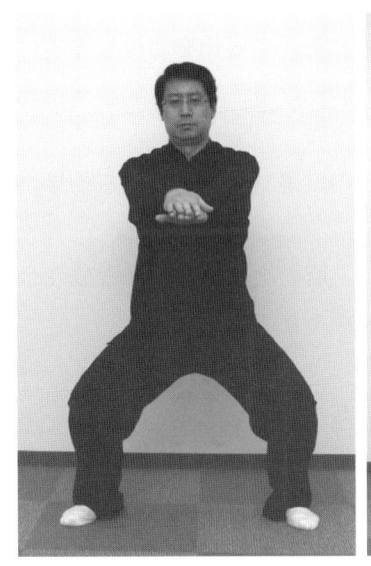

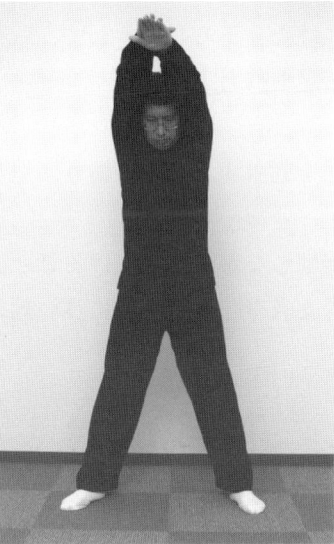

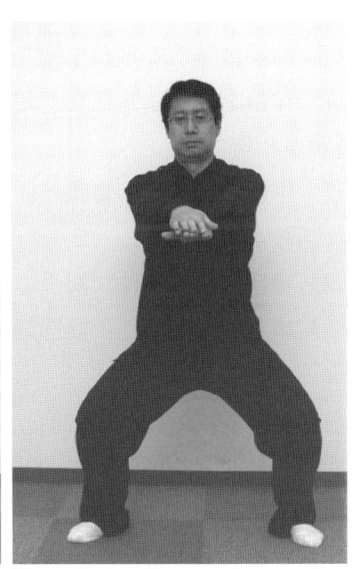

― 実践編／第4章 動功法 ―

図102　　　　　　　　　図103　　　　　　　　　図103 側

図104　　　　　　　　　図105　　　　　　　　　図106

図 107　　　　　　　　　図 108

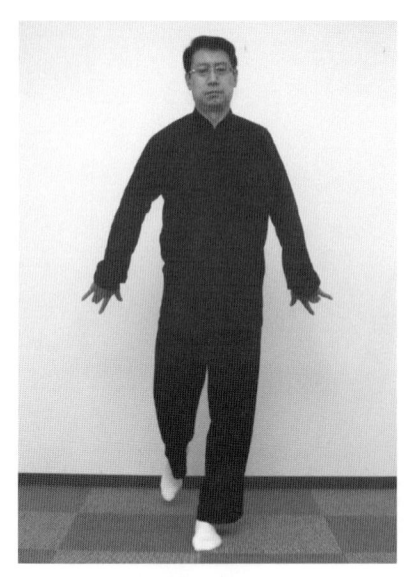

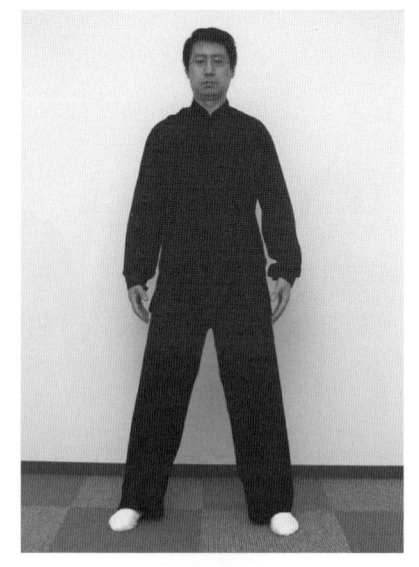

【よくある錯誤】
(1) 収縮と弛緩のバランスがうまく取れません
(2) 重心の不安定で揺れます。
【直す方法】
(1) 両手は体前で重ねて持ち上げたり下ろしたりして、収縮と弛緩の変化を会得します。
(2) 体重をしっかり移してから足を持ち上げます。
【功理と効果】
(1) 中医学的には、督脈と任脈を刺激する作用があり、全身の陰陽気血を調整する効果があります。
(2) 現代医学的には、両手を伸ばしながら持ち上げることは、胸腔を拡大し、呼吸機能を高める作用があり、慢性気管支炎や肺気腫などに良い効果があります。

第十式　鳥飛（ちょうひ）

　上式に続いて、両膝を軽く曲げ、両手は腹前で抱えて掌を向き合せ指先を下斜めに向けます。目は前下方に向けます。（図109）
(1) 右膝を伸ばし、左膝を曲げて持ち上げ、下腿を自然に垂らして爪先を下向きにしながら、両手は鳥羽に変え、左右へ開いて肩よりやや上まで持ち上げ、掌を下向きにします。目は前に向けます。（図110）

― 実践編／第4章　動功法 ―

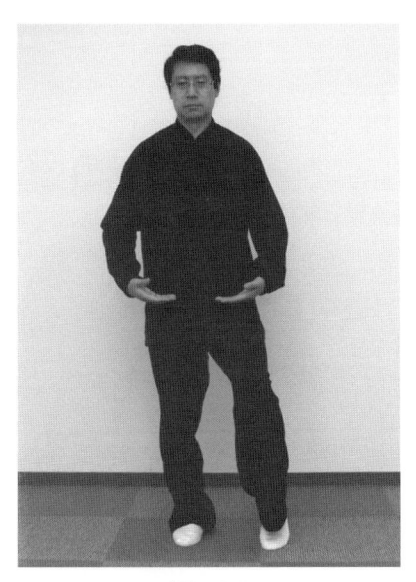

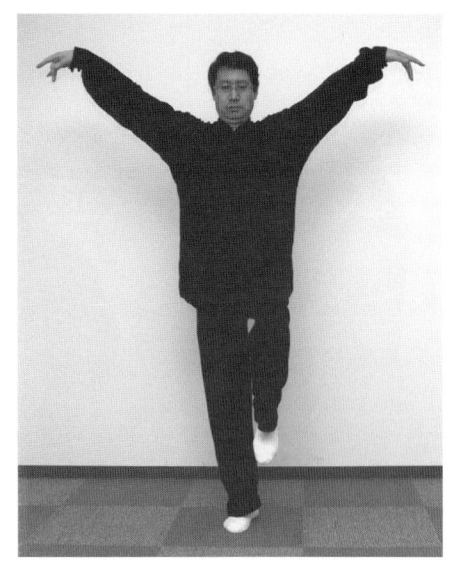

図109　　　　　　　　　図110

(1) 左足を右足の横に下ろして爪先を床に着かせ、両膝を屈めます。同時に両手を腹前に下ろして掌を向き合わせ指先を斜め下に向けます。目は前下方に向けます。(図111)

(3) 右膝を伸ばし、左膝を曲げて持ち上げ、下腿を自然に垂らして爪先を下向きにしながら、両手は鳥羽に変え、身体の横から頭上に持ち上げて手の甲を向き合わせ、指先を上向きにします。目は前方に向けます。(図112)

(4) 左足を右足の横に下ろして爪先を床に着かせ、両膝を屈めます。同時に両手を腹前に下ろして掌を向き合わせ指先を斜め下に向けます。目は前下方に向けます。(図113)

　(5)～(8)は(1)～(4)の動作要領と同じで、ただ左右が逆です。(図114～117)

　(1)～(8)を1回繰り返してから、両肘を軽く曲げ、指先を斜め前方に向けて体前から中丹田まで持ち上げます。目は前方に向けます。(図118)

両掌を返してゆっくりと下丹田まで下ろし、自然に身体の横に垂らします。目は前方に向けます。(図119)

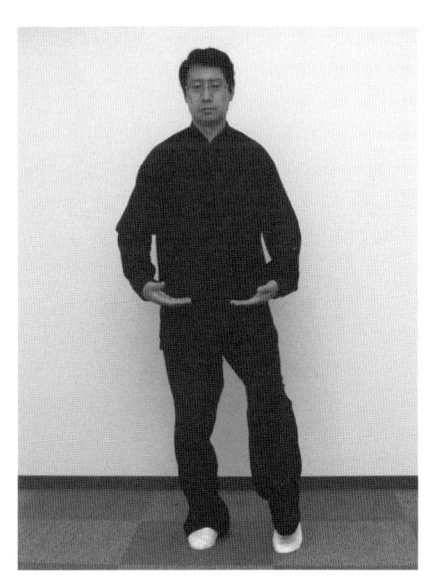

図111

― 303 ―

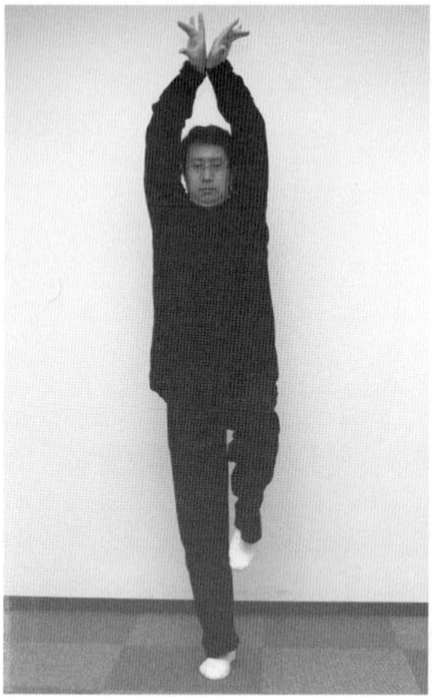

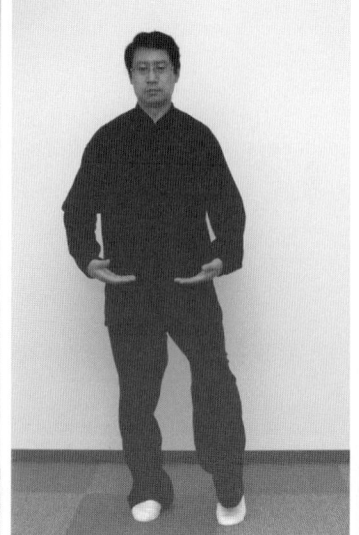

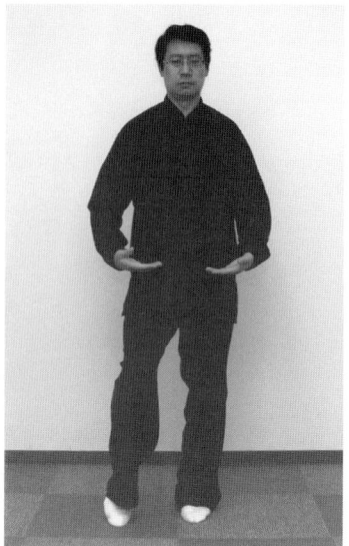

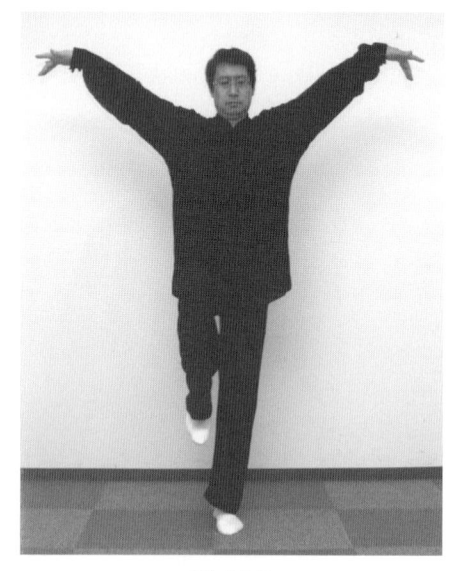

図 112　　　　　　　図 113　　　　　　　図 114

図 115 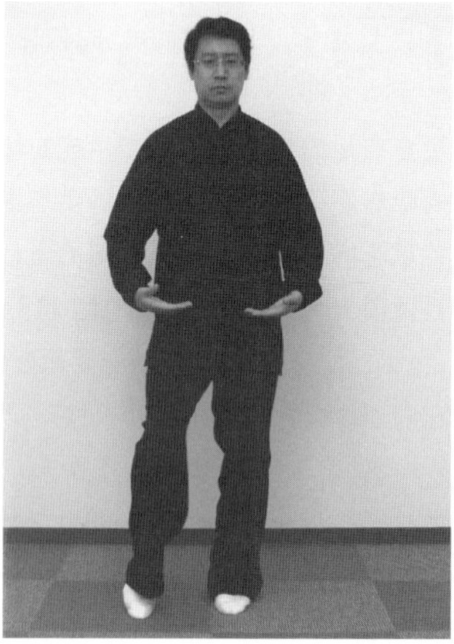　　　　　　　図 116

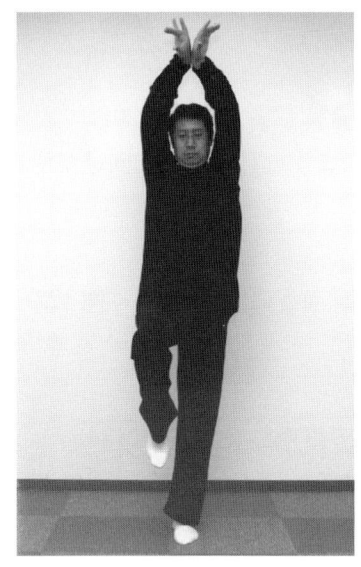

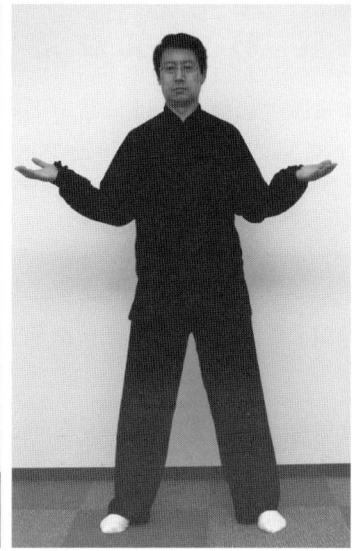

― 実践編／第4章　動功法 ―

図112　　　　　　　　　図113 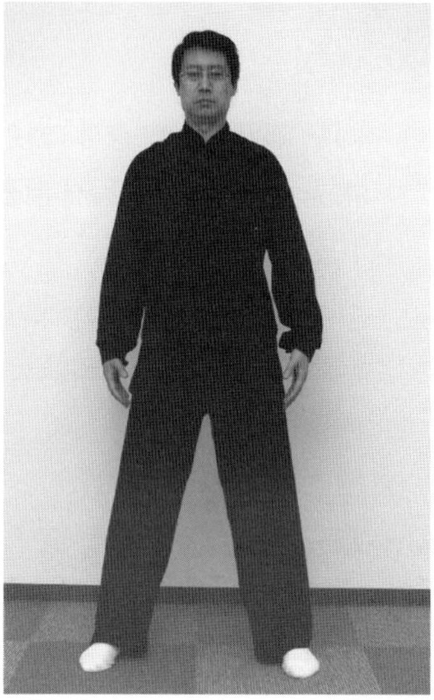　　　　　　　　　図114

【動作要領】
(1) 手を持ち上げるときに、動作の振幅度を大きくにして胸の両側を広げ、下ろすときに胸の両側を押えます。
(2) 手、足を協調して行います。
(3) 手を上げるときに吸気、手を下ろすときに呼気。

【よくある錯誤】
(1) 両腕を硬く伸ばし、上下に振ります。
(2) 身体が緊張し重心が不安定で左右に揺れます。

【直す方法】
(1) 肩の力を抜き、肘を緩め、手首をぶら下げるように両腕を持ち上げ、肩の力を抜き、肘を緩め、手の付け根が何かを押えているように両腕を下ろします。
(2) 吸気に合わせて百会穴を意識して両腕を持ち上げ、ゆっくりした呼気に合わせて腰とお腹を緩めて両腕を下ろします。

【功理と効果】
(1) 中医学的には、肺の経絡を刺激する作用があり、肺の働きを高める効果があります。
(2) 現代医学的には、胸腔を按摩する作用があり、肺臓の換気機能を高める効果があります。また片足直立運動は身体の平衡力を増強する効果があります。

収　勢　引気帰元
　　　　　　　いん き き げん

(1) 両掌を上向きに身体の横から頭上に持ち上げて掌を下向きにします。（図120）
(2) 指先を向き合わせ、体前からゆっくりと下丹田まで降ろします。目は前方に向けます。（図121）

　　　(1)～(2)を2回繰り返します。

(3) 両手は腹前で水平に弧を描いて掌を向き合わせます。目は前方に向けます。（図122）
(4) 両手の親指を交叉して下丹田の上に重ねます。目を半眼に、ゆっくりと呼吸し、意守丹田します。（図123）
(5) 数分後、目を開けて両手を合掌し、胸前で温かくなるまで摩擦します。（図124）
(6) 手で顔をマッサージします。
(7) 両手は頭の頂辺、耳後、胸前を通して自然に身体の横に垂らします。目は前方に向けます。（図125）
(8) 左足を右に引いて爪先を床に着かせ、足裏全体を床に着いて併歩立位式となります。目は前方に向けます。（図126）

【動作要領】
(1) 両手を下ろすときは、身体の余計な力を抜いてリラックス感を足裏まで届くように行います。意念は、気を上から下へ下ろして行きます。
(2) 両手は腹前で弧を描くときは、気を丹田に取り入れるという意念に合わせて何かを抱

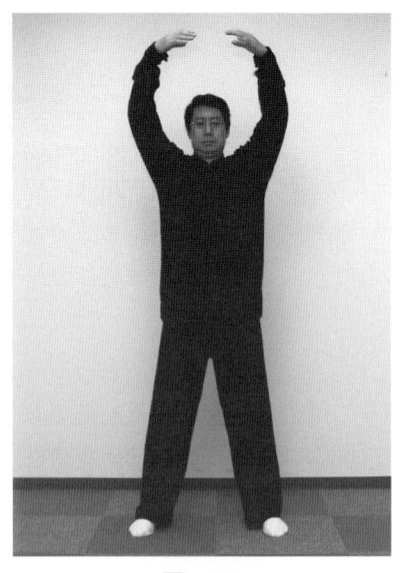

図120　　　　　　　　　図121

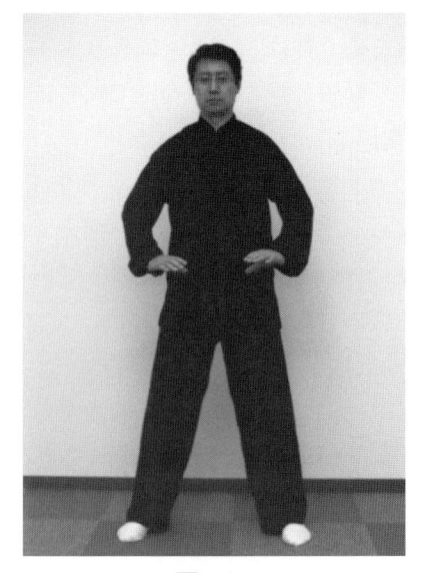

— 実践編／第4章 動功法 —

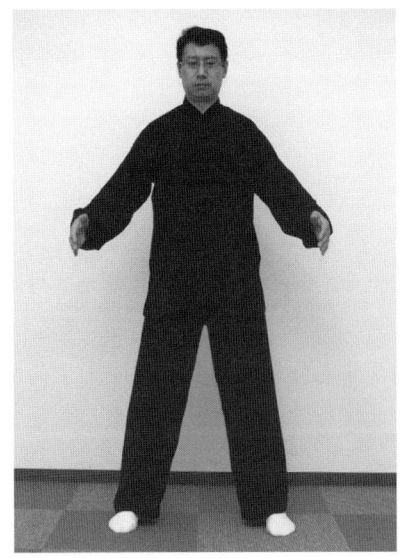

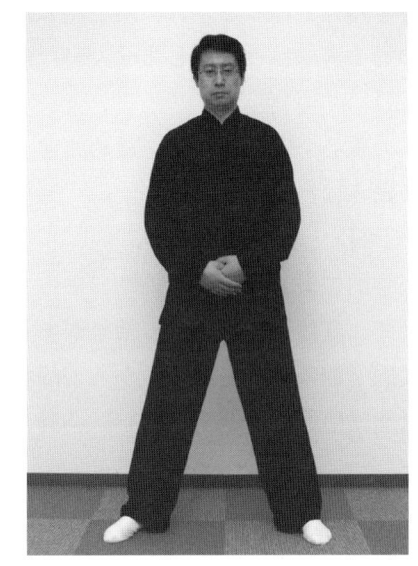

図 122

図 123

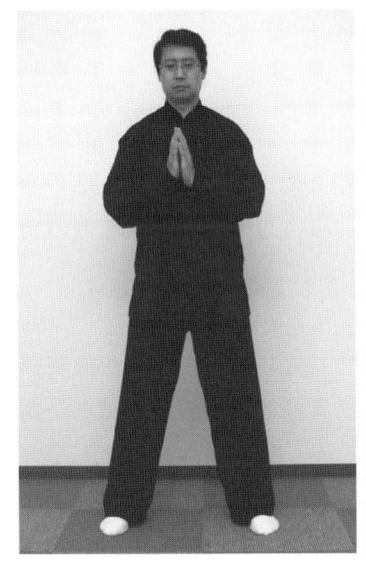

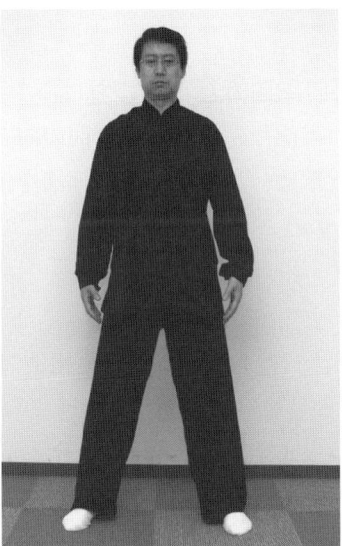

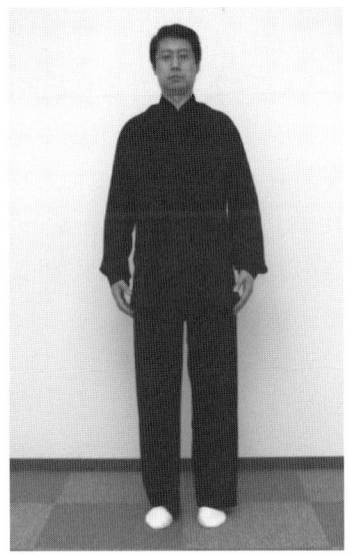

図 124

図 125

図 126

え込むようにします。
【よくある錯誤】
(1) 両手を持ち上げるときに、肩と胸に余計な力を入れます。
(2) 手の通る道ははっきりしません。
【直す方法】
(1) 身体の重心を固定し、肩を緩めます。
(2) 手の動きは意念に合わせます。
【功理と効果】
(1) 中医学的に引気帰元は、練功によって得た内気を外気とともに気の源—下丹田に納めることで、身体を元気付ける効果があります。
(2) 現代医学的には、運動状態から安静状態へ回復する作用があり、血圧の上昇や運動による老廃物の蓄積などを予防し、心動、呼吸、血流を安静にさせる効果があります。

第6節 五行掌（ごぎょうしょう）

1．五行掌の意味と練習要領

1．五行掌の意味

"五行"とは、中国伝統医学の陰陽五行理論における"五行学説"のことを指します。五行学説は、人体の五臓六腑の機能や、個々の臓腑間の内在関係、臓腑と経絡の内在関係を説明する理論体系です。五行掌は、この臓腑経絡理論を活用した典型的な医学気功の功法です。"掌"とは、手掌と足掌のことを言いながら、この功法における手、足関節の動きの大切さをも強調しています。

2．練習要領

五行掌練習の要領としては、"松静自然"や"鋼柔相済"、"持之以恒"などの一般要領以外に、"循序漸進"という点が特に強調されています。つまり練習は、調身→調息→調心の順に段階を分けて進んでいきます。

第一段階においては、まず調身を重点に置き、姿勢と動作を身に付けます。呼吸は自然呼吸をします。調身には、三つのポイントがあります。①上半身を"立身中正"にします。②手足に"気感"を感じるようにやや強く力を入れます。③丹田に力を入れて、身体の重心を歩形の変化に合わせて、猫のように軽やかにします。

第二段階においては、調身を熟達する上に、呼吸を適当に入れます。呼吸は動作に合わ

せて腹式呼吸或いは逆式腹式呼吸に慣らしていきます。

　第三段階においては、動作と呼吸に合わせて適当に意念を入れます。五行掌の調心活動は"経絡行気"です。つまり吸気に合わせて内気を経絡の末端から臓腑（中心部）に流すように、呼気に合わせて内気を臓腑から経絡の末端に流すようにイメージします。ただ、ここで言う経絡は、必ずしも教科書に書いてある通りではありません。場所的には、腕の内側と腿の内側にすれば結構です。

2．功　法

予備勢

松静立位式

　両足は肩の幅に開いて立ちます。膝を曲げ気味にして腰と股関節をリラックスさせます。下腹部を軽く引き、両手は自然に身体の横に垂らし、指先を地面に向けます。肩の力を抜き、腋に少し空間を作ります。背骨を真直ぐ伸ばし、下顎を軽く引いて頭頂（百会穴）を天に向けることを意識し、口は少し開いて舌を軽く上顎に当てます。両目は半眼にして前下方に向け、頬は微笑み気味にします。

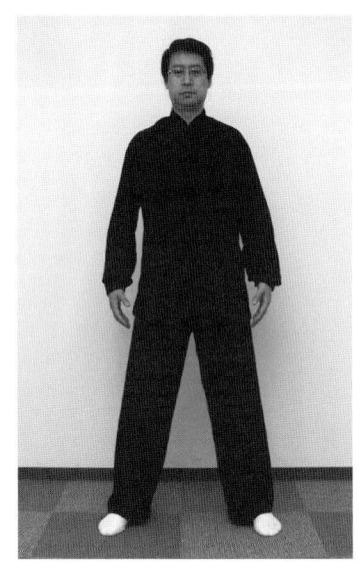

図1

起　勢

(1) 上式に続いて、吸気に合わせて両掌を身体に向けて頭の前上方まで持ち上げて掌を下に向けます。目は前下方に向けます。（図2）
(2) 呼気に合わせて、両掌を下向きに左右へ開きながら肩まで降ろし、そのまま腰を落とします。意念は気を頭頂から身体の後面を通って足の裏（湧泉穴）まで降ろすようにイメージします。目は前下方に向けます。（図3）
(3) 吸気に合わせて、膝を伸ばしながら両手の掌を返し頭の上まで持ち上げ、手の平を下に向けます。（図2同）
(4) 呼気に合わせて、両手は顔の前を通って中丹田まで降ろしてから腰をゆっくりと落としながら両手をへそまで降ろし、ここで両手首を内側に回し掌を前下方に向けて軽く前へ押します。意念は気を頭頂から身体の前面を通って足の裏（湧泉穴）まで降ろすようにイメージします。目は前下方に向けます。（図4）

(5) 吸気に合わせて、両掌を返し、手掌を身体に向け指先を向き合わせます。膝を伸ばしながら両手を頭の前上方に持上げて掌を下に向けます。目は前下方に向けます。(図2同)
(6) 動作は (2)式と同じで、ただ意念は気を頭頂から頭の側面→肩→腕→手の平（労宮穴）まで降ろすようにイメージします。
(7) 動作は (3)式と同じです。
(8) 呼気に合わせて、両手は顔と胸の前を通って下丹田までおろし、左手を下にして下丹田に重ねます。意念は気を頭頂から下丹田まで降ろすイメージで。（図5）

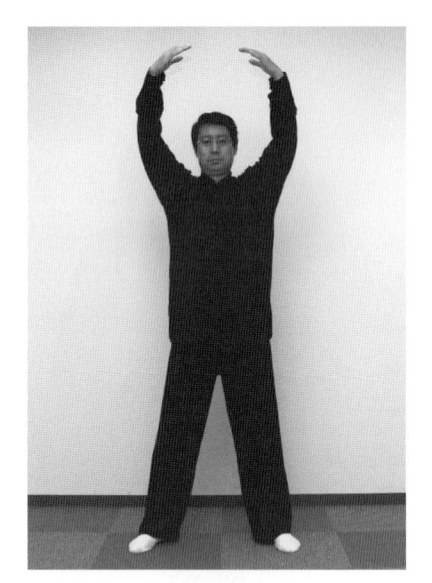

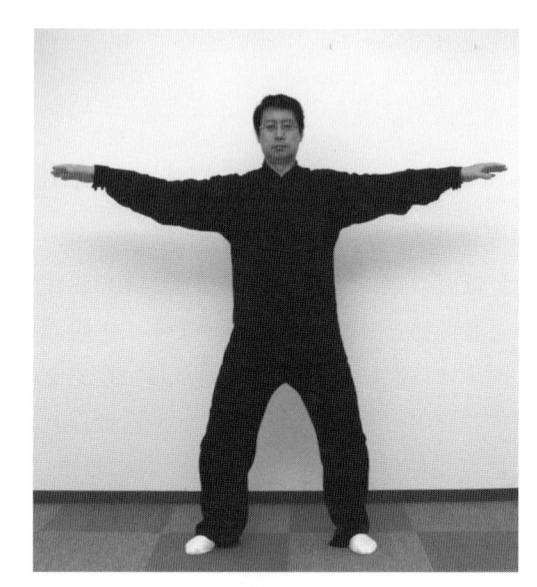

図2　　　　　　　　図3

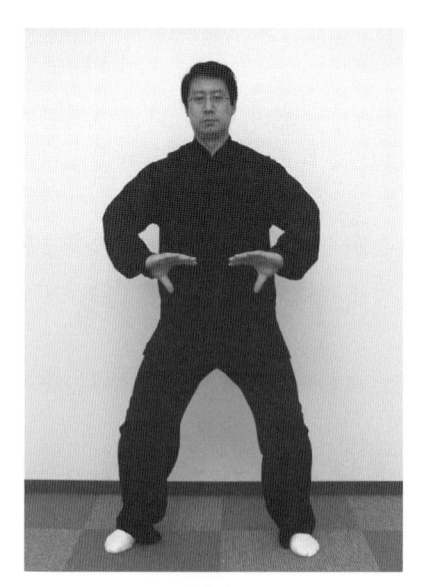

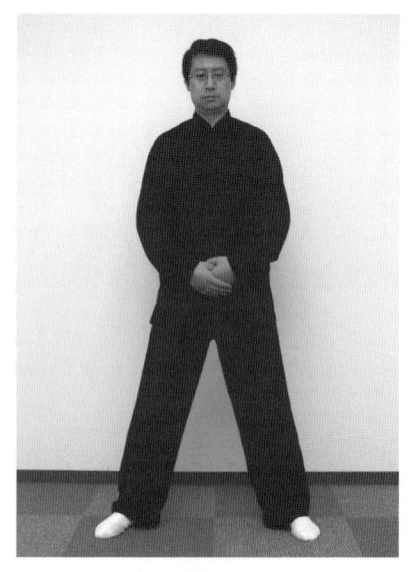

図4　　　　　　　　図5

【要領】
(1) 呼吸は逆式腹式呼吸にします。
(2) 意念は"三線放松法"にします。放松功を参考にして下さい。

推 法
（すい　ほう）

(1) 上式に続いて、腰を軽く落としながら両手は、手首を内側に回し掌を前下方に向け、前へ押してからすぐ掌を返します。膝を伸ばしながら手首を軽く曲げ掌を上向きに、指先を向き合わせて下丹田の前で何かを持っているように構えます。（図6）
(2) 鼻吸気に合わせて両手を中丹田まで持ち上げながら左足を持ち上げます。同時に内気を両足の親指（大敦穴）から大腿の内側（肝の経絡）に沿って、両乳の下（期門穴）まで上昇するようにイメージします。（図7）
(3) ゆっくりした呼気に合わせて、両手は手首を内側に回し掌を前向きに、指先を上に向けて左前方へ伸ばしながら、左足を左前方へ一歩（約50cm）踏み出し左前弓歩となり、体重を左足に置きます。同時に内気を"肝の経絡"に沿って戻します。（図8）
(4) 息を楽にしてから、両手は掌を返し指先を向き合わせて下丹田に下ろしながら、左膝を伸ばし、右膝を曲げ、お尻を座らせて体重を右足に移します。（図9）
(5) 吸気に合わせて、左足の親指を上へ曲げながら両手は、中丹田まで持ち上げます。同時に内気を両足の親指（大敦穴）から大腿の内側（肝の経絡）に沿って、両乳の下（期

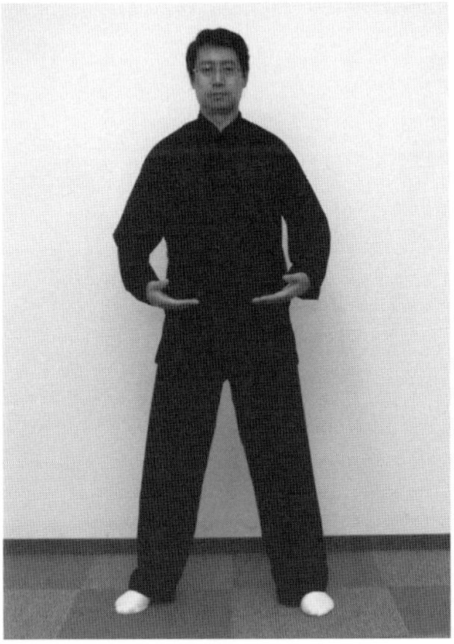

図6 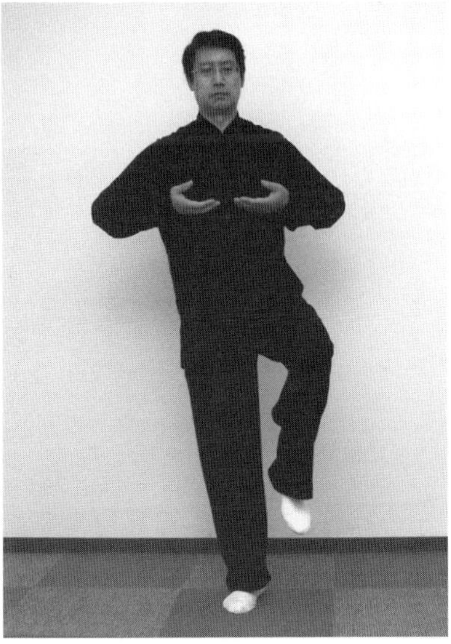　　　　　　　　図7

門穴）まで上昇するようにイメージします。
(6) (3)式と同じです。
　　(5)～(6)式を4回繰り返します。
　　同じ要領で、"右式"を行います。（図10～13）

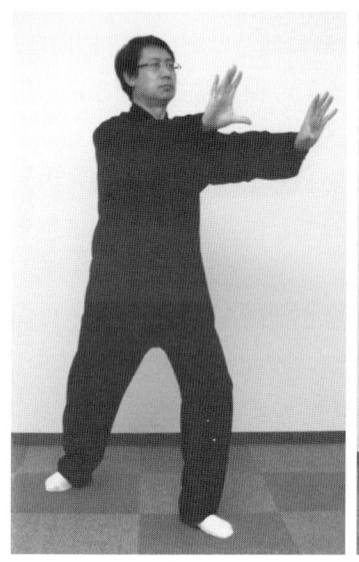

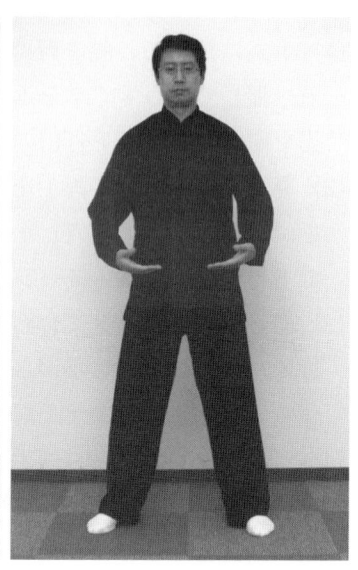

図8 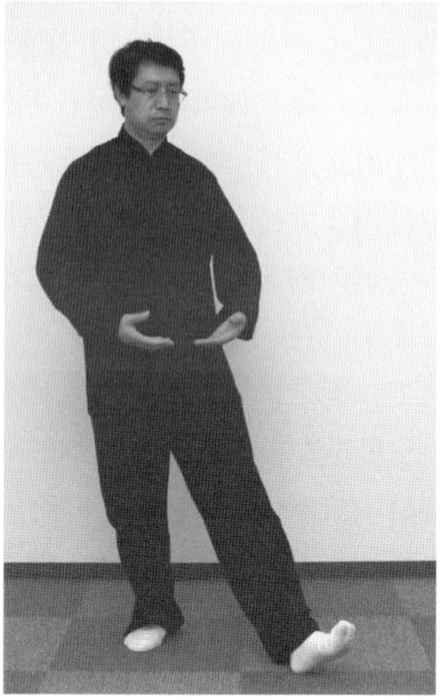　　　　　　　　　図9　　　　　　　　　図10

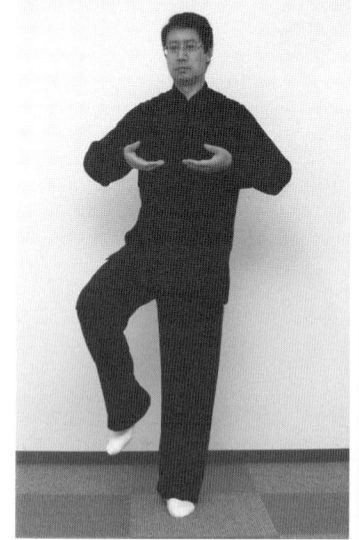

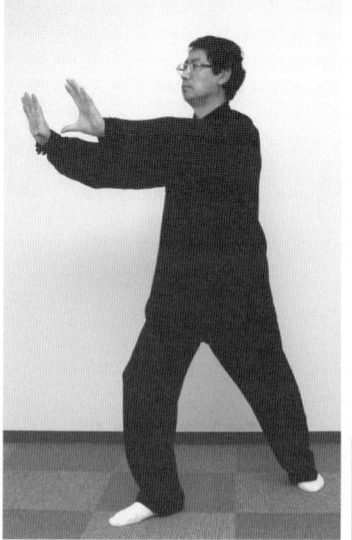

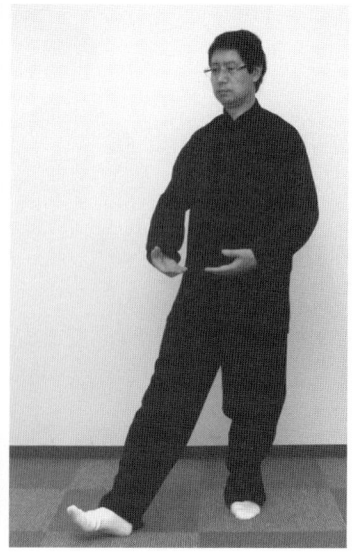

図11　　　　　　　　図12　　　　　　　　図13

【要領】
(1) 動作はゆっくりにします。呼吸は無理せず動作と意念に合わせます。目は手を注視します。
(2) 指先に気感を感じるように力強く手首を立てます。
(3) 吸気時に足の親指を上げ、呼気時にゆっくりと下ろします。

【功理と効果】
(1) 中医学的には、肝臓の経絡を疎通する作用があり、肝気上逆や肝陽上亢による諸疾患に応用できます。
(2) 現代西洋医学的には、交感神経緊張を緩和する作用があり、自律神経機能失調による諸疾患に応用できます。

拓　法
（たく　ほう）

(1) 上式に続いて、右足を引き戻して開歩立位に、両手は下丹田の前に構えます。(図14)
(2) 右足を45度内側に回し、鼻吸気に合わせて、両手を中丹田まで持ち上げながら、左足を持ち上げます。同時に内気を両手の小指から腕の内側の"心の経絡"に沿って胸中に集めるようにイメージします。
(3) 呼気に合わせて、左脚を左側に一歩（約60cm）踏み出し踵を先に着地し左弓歩となりながら、両手を左へ押し出します。(図15) 続いて両手は左前方から右前方へ弧を描きながら、左足を45度内側に回し、右足を90度外側に回して左弓歩から馬歩に変えます。(図16～図17) 息を止めたまま、手首を外側に回して掌を上向きに、手指を向き合わせて下丹田へ下ろしながら腰を落とします。同時に内気を胸中から"心の経絡"に沿って手の小指に戻すようにイメージします。(図18)
(4) 吸気に合わせて、右足と両手を一緒に持ち上げます。同時に内気を両手の小指から腕の内側（尺側後縁）の"心の経絡"に沿って、胸中に集めるようにイメージします。
(5) (3)式の要領と同じで、ただ方向が反対です。
　　(2)～(5)を1回として3～5回繰り返します。

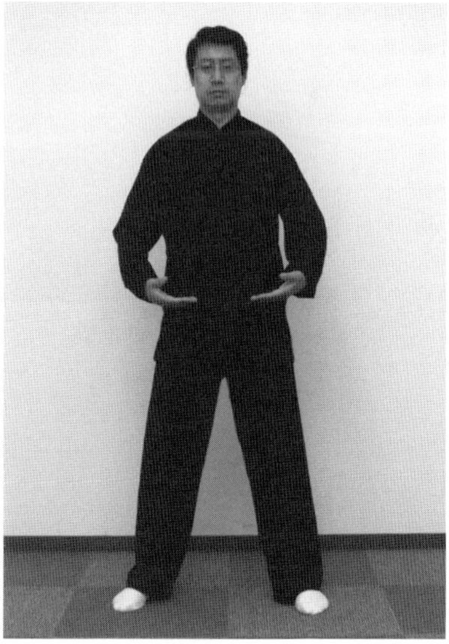

図14

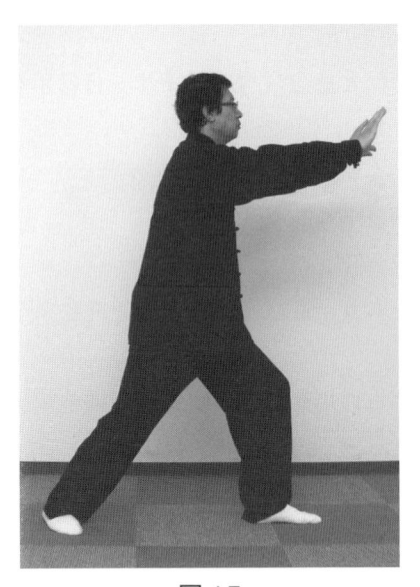

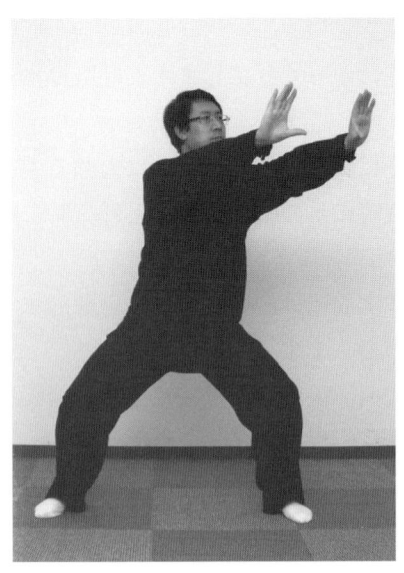

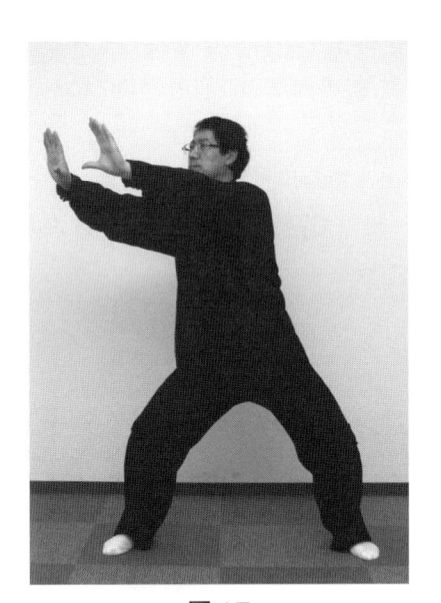

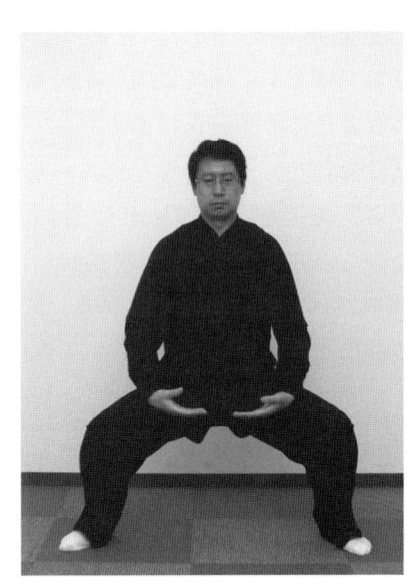

図15　　　　　　　　　　図16

図17　　　　　　　　　　図18

【要領】
(1) 足を回すときに、踵を軸にします。
(2) 足の向きを微調整し身体の平衡を保ちます。
(3) 膝を曲げる角度は、個人の身体状況に合わせます。

【功理と効果】
(1) 中医学的には、心臓の経絡を疎通する作用があり、"心火上炎"や"心神不安"など病症に良い効果があります。
(2) 現代西洋医学的には、交感神経緊張を緩和する作用があり、交感神経緊張による諸疾患に応用できます。また、下肢の筋力を増強する効果があります。

雲法（うんほう）

(1) 上式に続いて、膝を伸ばしながら右足を開歩立位に引き戻し、両手を下丹田の前まで持ち上げます。（図19）
(2) 吸気に合わせて、左膝を曲げ爪先を地面に向けて左脚を最大限に持ち上げながら、左手は指を伸ばし、肘を曲げて掌を内向きに、右へ、上へ、目の前まで弧を描き、右手は後下方に向けます。同時に、内気を左足親指から脚の内側（正中）の"脾の経絡"に沿って、臍中まで流すようにイメージします。（図20、図21）
(3) 呼気に合わせて、左足を下ろしながら、左手は左へ、下へ、股関節の横まで弧を描きます。同時に内気を臍中から"脾の経絡"に沿って足の親指へ戻すようにイメージします。目は左手を注視します。（図22）
(4) (2)式と同じ要領で右側を行います。（図23、図24）
(5) (3)式と同じ要領で右側を行います。（図25）
　　(2)〜(5)を1回として5回繰り返します。

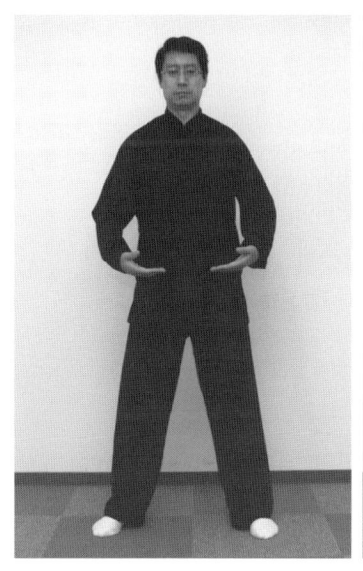

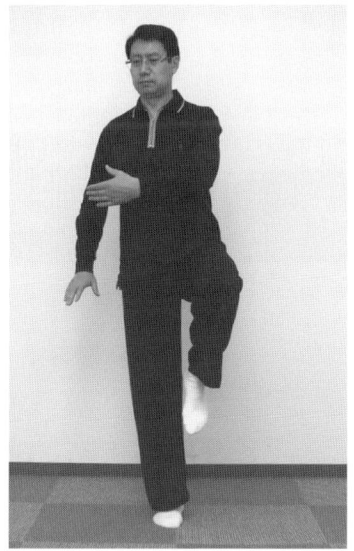

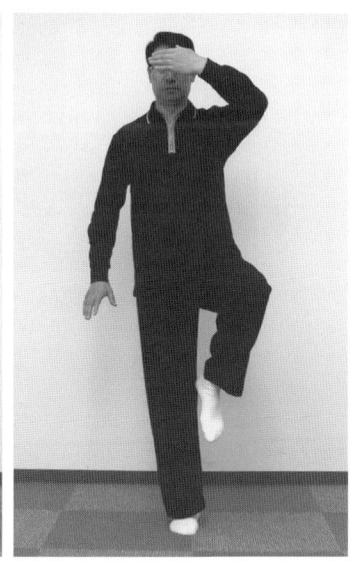

図19　　　　　図20　　　　　図21

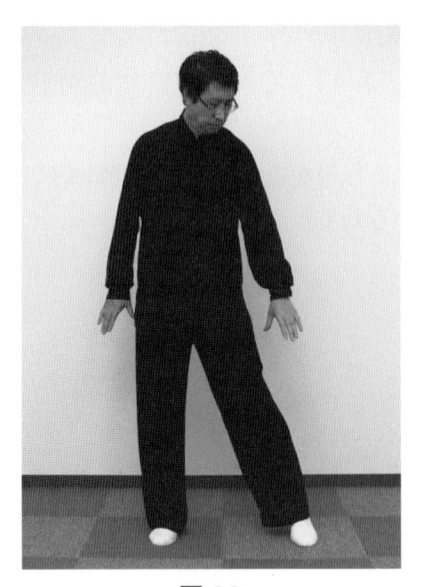

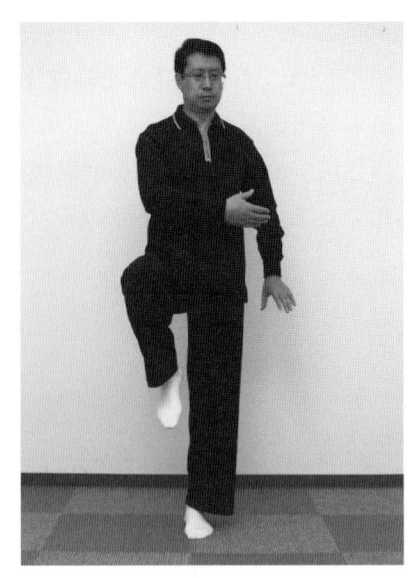

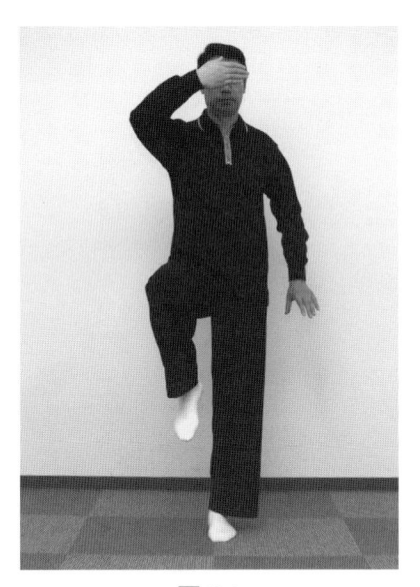

図 22　　　　　　　　　　図 23

図 24 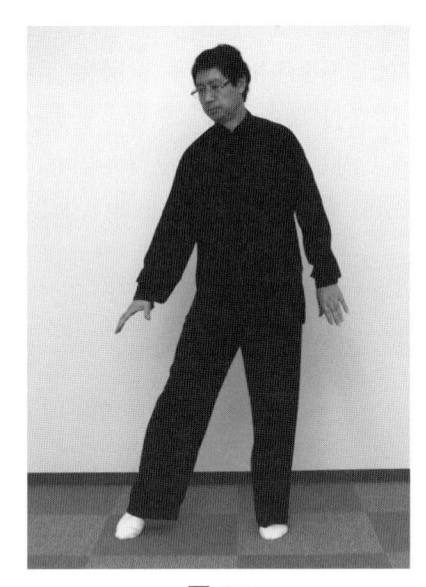　　　　　　　　　　図 25

【要領】
(1) まず座位で手、目、頭の協調性を訓練し、熟練してから立位にします。
(2) 吸気時に脚をできるだけ高く持ち上げ、呼気時にゆっくりと下げて爪先から先に着地します。

(3) 丹田に力を入れて、身体のバランスを保ちます。

【功理と効果】

(1) 中医学的には、脾臓の経絡を疎通する作用があり、"脾陽不振"による慢性下痢や"脾気虚弱"による四肢無力などを改善する効果があります。
(2) 西洋医学的には、交感神経緊張を緩和する作用があり、交感神経緊張による諸症状を改善する効果があります。また、動体神経を高める作用があり、身体の平衡感覚が高められ、めまいや神経性遺尿、過敏性腸症候群などを改善する効果があります。

捏　法
ねつ　ほう

(1) 上式に続いて、右足を下ろして開歩立位に、両手は下丹田の前にまで持ち上げます。（図26）左足を左前方に一歩（約80cm）踏み出して左前弓歩となり、身体の重心を左足に置きます。同時に左手は左前方へ伸ばして掌心を上向きに、五本の指を力強く撮み、右手は肘を曲げて中丹田まで持ち上げ、掌心を下に向け、五本の指を力強く撮みます。両腕を肩と一直線にします。（図27）
(2) 吸気に合わせて、左膝を伸ばし、右膝を曲げ、お尻を後方へ座らせて体重を右足に移しながら、左肘を曲げ、右腕を伸ばし、両手が上下交差するときに、"撮み"を"掌"に変え、手の甲を向き合わせて中丹田まで引きます。同時に、内気を手の親指から腕の内橈側（前縁）の"肺の経絡"に沿って胸中に集めるようにイメージします。（図28、図29）

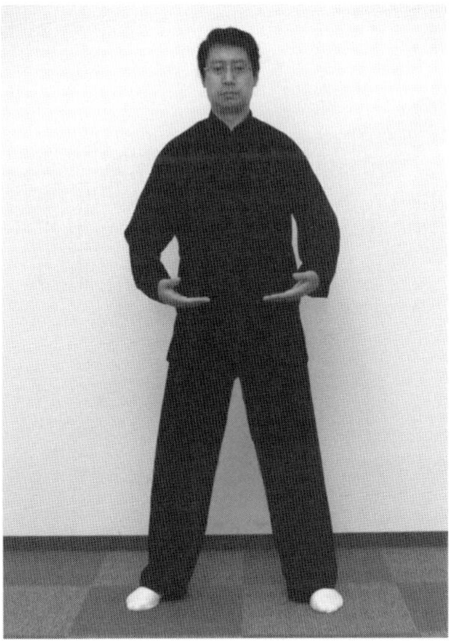

図26 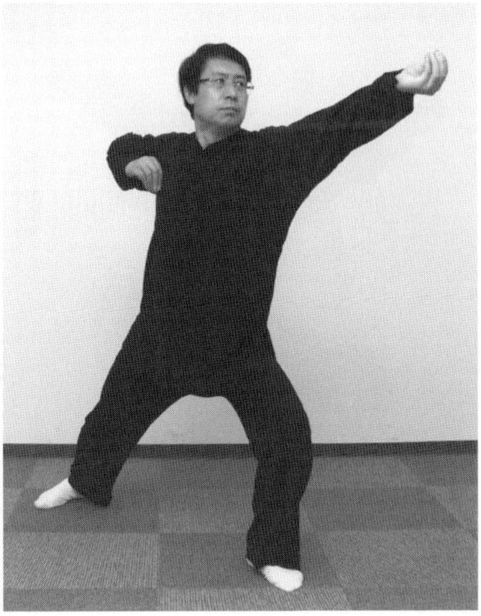　　　　　　　　　図27

(3) 呼気に合わせて、両手は"掌"から"撮み"に変えて、左腕を伸ばし、右肘を曲げます。同時に、内気を胸中から"肺の経絡"に沿って手の親指に送り出すようにイメージします。目は左手を注視します。(図30)

(2)〜(3)を1回として5回繰り返します。

続いて同じ要領で、右式を6回行います。(図31〜33)

図28

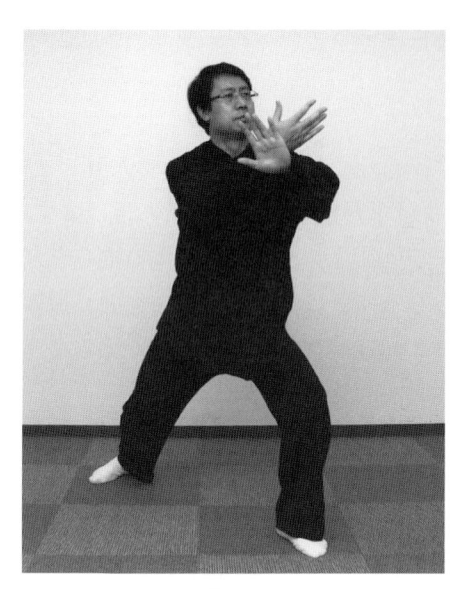

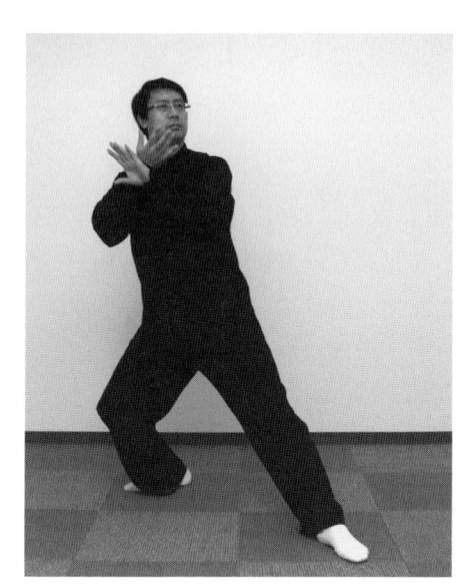

図29

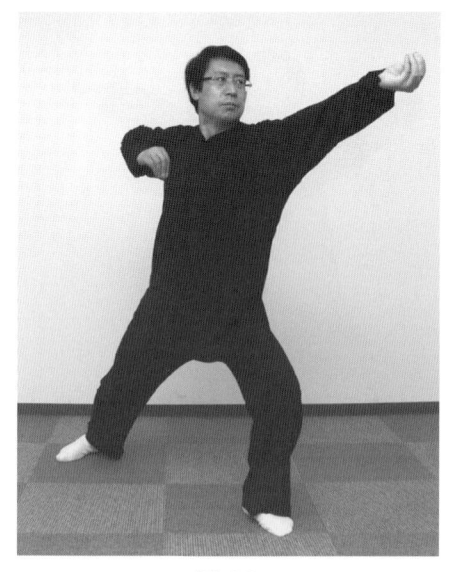

図30

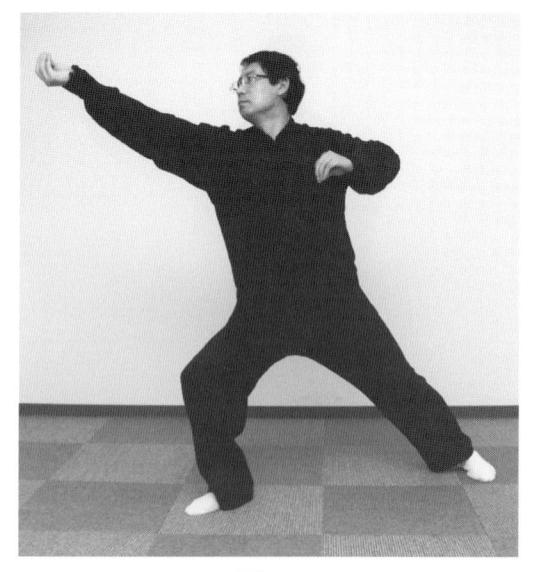

図31

図32 　　　　　　　　　図33

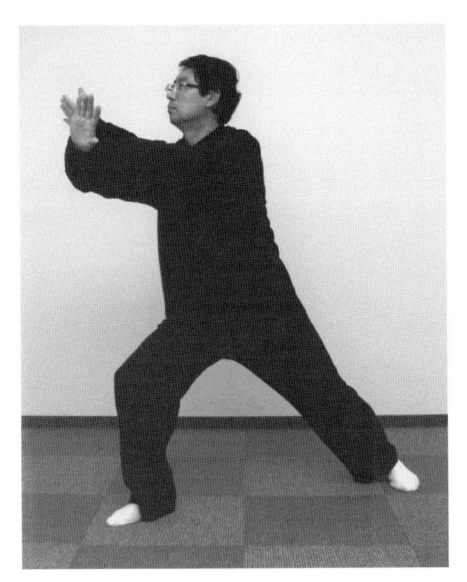

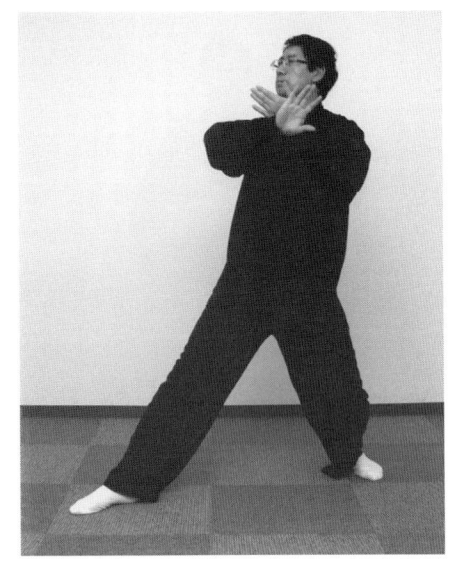

【要領】
(1) まず座位で手の動作を練習し、熟練してから立位に変えます。
(2) 吸気時にお尻を座らせて上半身を水平に引き、呼気時に両手を最大限に伸ばして胸を広げます。

【功理と効果】
(1) 中医学的には、肺臓の経絡の疎通作用があり、"肺気虚弱"による咳や咳痰、胸痛などに効果があります。
(2) 西洋医学的には、交感神経緊張を緩和する作用があり、交感神経緊張による諸症状を改善する効果があります。また胸腔及び呼吸筋を牽引する作用があり、呼吸機能を高める効果もあります。

摸法
もほう

(1) 上式に続いて、右足を引き戻して開歩立位に、両手を下丹田の前まで持ち上げます。(図34)
(2) 左脚を左前方に一歩（約60cm）踏み出し、左前弓歩となり、身体の重心を左足に置きます。両手は肘をやや曲げて、掌心を地面に向け、手先を前方に向けて下腹部の前に構えます。(図35)
(3) 吸気に合わせて、左足の爪先を上げて左膝を伸ばし、右膝を曲げお尻を後へ座らせて

図 34　　　　　　　　図 35

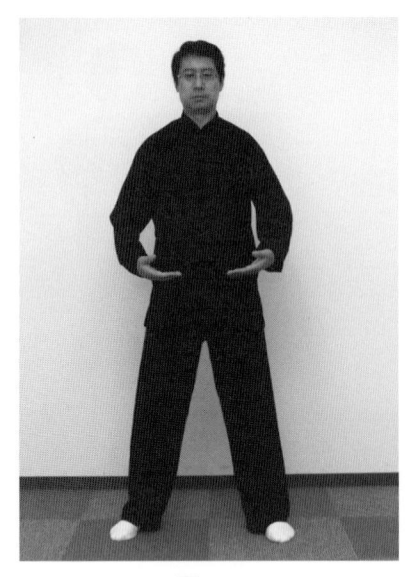

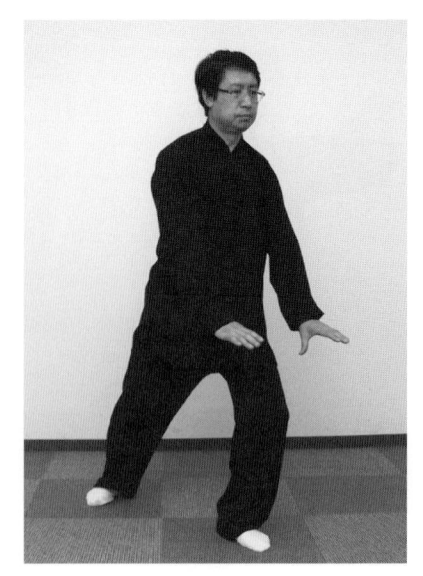

　体重を右足に移しながら、両手は時計回しに左前方から右前方へ、右方へ弧を描きます。同時に内気を足底にある"湧泉穴"から脚内側（後縁）の"腎の経絡"に沿って、腰中に引き集めるようにイメージします。目は両手を注視します。（図36）
(4) 呼気に合わせて、左足の爪先を下げて左膝を曲げ、右膝を伸ばして体重を左足に移しながら、両手は指を伸ばし、手のひらで"物を磨り潰す"ように右方から左方へ、前方へ弧を描きます。同時に内気を腰中から"腎の経絡"に沿って湧泉穴に送り出すようにイメージします。目は両手を注視します。（図37）
　　(3)～(4)を1回として5回繰り返します。
　　続いて同じ要領で右式を6回行います。（図38～40）

【要領】
(1) 背筋を自然に伸ばし、立身中正にします。
(2) 両手の高さは臍を越えないようにします。
(3) 吸気時に足指を伸ばし、呼気時に手指を伸ばします。

【功理と効果】
(1) 中医学的には、腎臓の経絡を疎通する作用があり、腎気虚弱による下端冷え性や腹痛、慢性腰痛などに効果があります。
(2) 西洋医学的には、交感神経緊張を緩和する作用があり、交感神経緊張による諸症状に効果があります。下半身の筋力を増強する作用があり、腰椎関節や股関節、膝関節疾患に効果があります。

― 実践編／第4章 動功法 ―

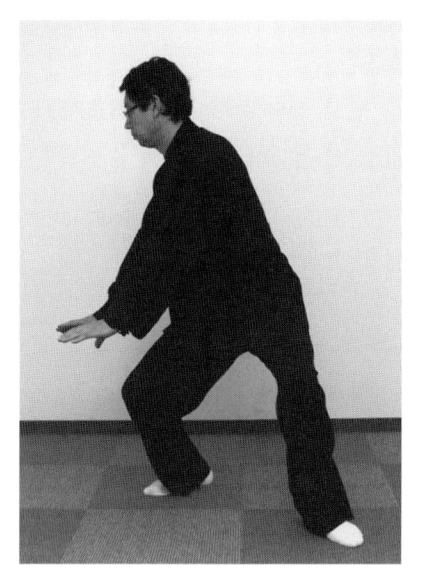

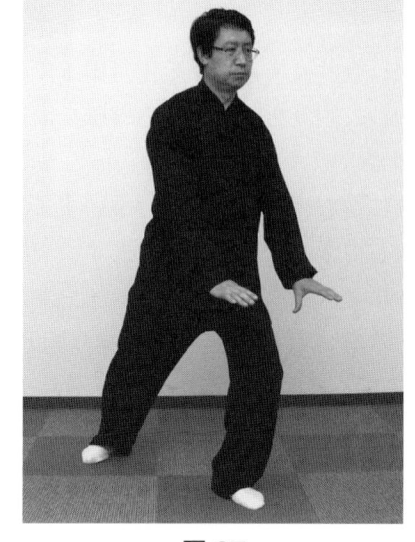

図36

図37

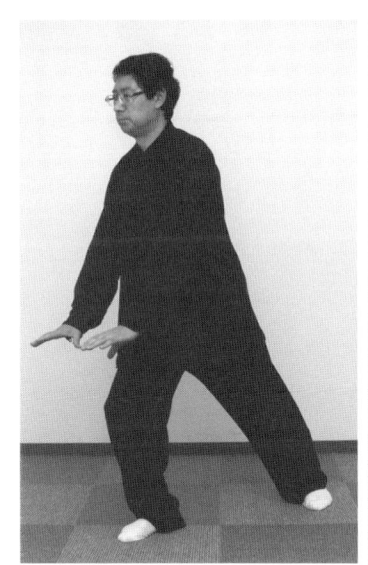

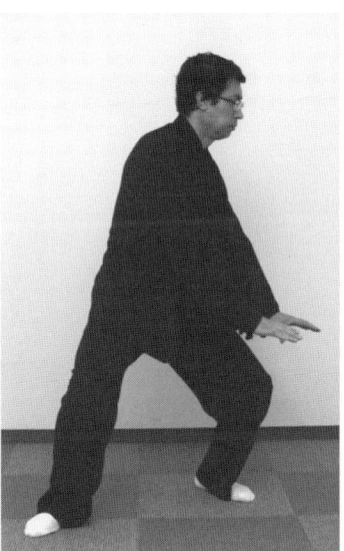

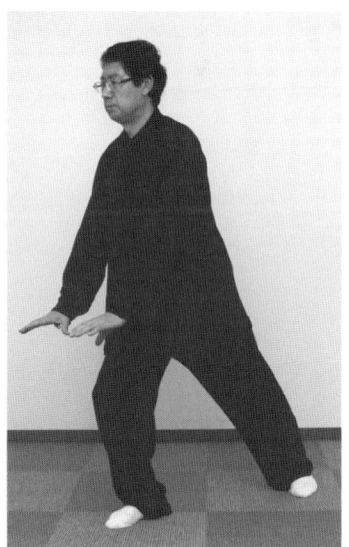

図38

図39

図40

収 功
しゅう こう

(1) 上式に続いて、右足を引き戻して開歩立位に、両手を下丹田の前に構えます。(図41)

(2) 吸気に合わせて、両手を中丹田まで持ち上げ、ここで合掌して上丹田まで持ち上げます。同時に、内気を下丹田から督脈を沿って上丹田に上昇するようにイメージします。(図42、図43)

(3) 呼気に合わせて、両手は合掌のままで臍に下ろし、内側に回して左右へ開き、再び外側に回して掌心を上向きにします。同時に内気を上丹田から任脈に沿って下丹田に下ろすようにイメージします。(図44、図45)

　　(2)〜(3)を1回として3回繰り返してから、両手を下丹田に重ね合わせます。内気を下丹田に納めるようにイメージします。このポーズで自然呼吸を9回します。(図46)

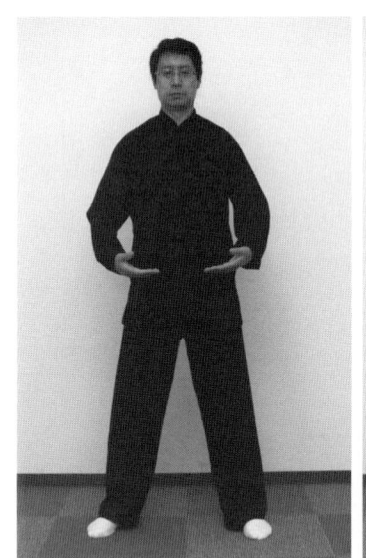

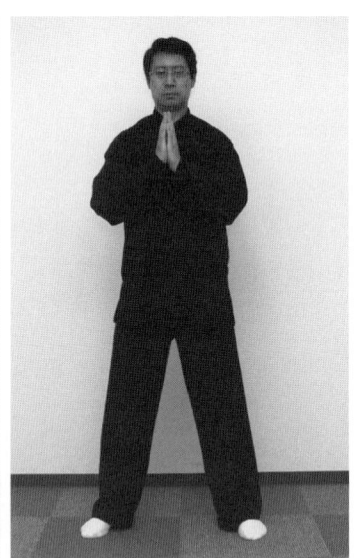

図41　　　　　図42 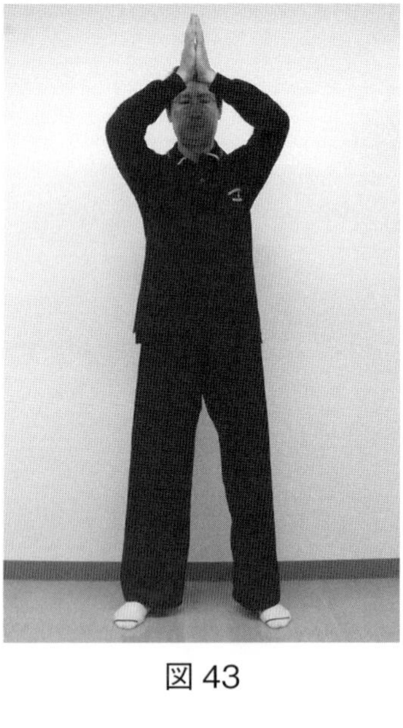　　　　　図43

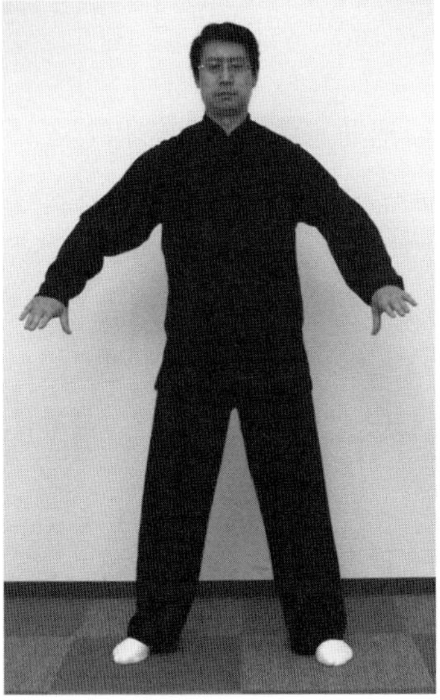

― 実践編／第4章 動功法 ―

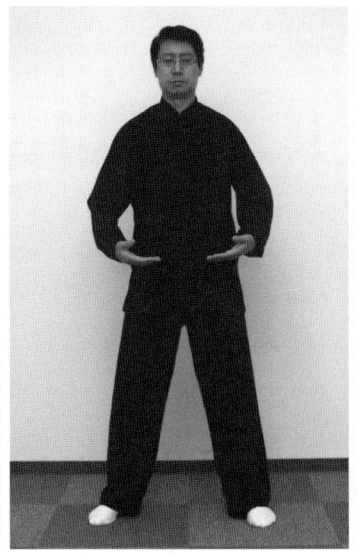

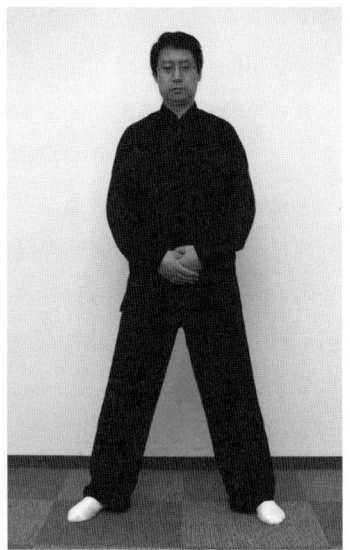

図44　　　　　　　　図45　　　　　　　　図46

3．功法特徴と応用

1．功法特徴

　五行掌は中医学の経絡理論を活用する典型な医学気功です。本功法には以下三つの特徴があります。
　①動作が伸びやかで、手足指の刺激を重視します
　五行掌の動作は簡単で憶えやすく、伸びやかで筋肉と関節の伸展性、柔軟性を鍛えます。また、手足指の動作が多く、脳に良い刺激を与えます。
　②逆式腹式呼吸に"短吸長呼"
　自然な逆式腹式呼吸を伸びやかな動作に合わせて、胸腔及び腹腔を緩やかに按摩することにより、内臓の血液循環を改善し、代謝機能を高め、内臓脂肪のうっ積を予防できます。
　また、ゆっくりした呼気によって交感神経緊張を緩和する作用があり、交感神経緊張による諸疾患に良い効果があります。
　③経絡行気を採用しています
　意念は、吸気時に内気を経絡の末端から当経絡に沿って臓腑（中心部）に引き集め、呼気時に内気を臓腑から当経絡の末端まで送り出すようにイメージするという"経絡行気"を採用しています。臓腑だけではなく、臓腑に相応する経絡の気血を巡らせる作用があり

ます。
２．応用

　五行掌は一つの典型的な医学気功で、臨床においては一つの補助療法として応用しています。この功法の特徴を発揮し、以下の諸病症にお薦めます。

　①交感神経緊張による諸疾患

　西洋医学で言う"交感神経優位"は、中医学の言葉に言い換えれば『上実下虚』または『陰虚陽亢』となります。自律神経失調症を始め、不安神経症や高血圧症など、およそ現代疾病の八割と言われる諸疾患がそれと関連しています。詳しくは基礎編Ｐ87の表を参考にして下さい。

　②肥満或いはメタボリック・シンドローム

　本功法の逆式腹式呼吸という特徴を発揮して、腹部肥満の予防及び治療に応用できます。

　③認知症の予防

　五行掌は手足を刺激する動作が多く、それを発揮して脳を活性化し、認知症の予防に応用できます。

治療編

慢性病、難病の手探りとして

第1章　気功治療概論

本章は気功療法の特徴、応用範囲、治療原則、治療方法という四つの内容を紹介します。

第1節　気功療法の特徴と応用範囲

1．気功療法の特徴

　気功療法は中国医学中の一つの療法としても、薬物療法及び鍼灸療法とは異なる一面を持っています。以下四つの特徴があります。

（1）全体性

　手術療法や薬物療法、放射線療法などの一般性療法が局部の疾患或いは症状を治すことによって身体の全体機能を回復させるのに対して、気功療法は調心、調息、調身というアプローチを用いて身体全体の機能を高めることによって病気を治癒することになります。これは気功療法の全体性特徴です。

　気功における調心、調息、調身という三つの要素はどれも身体全体機能を高めるものです。調心は入静操作を通して心を安静にさせ、結果的には神経系の調節機能が増強され、身体が元気になります。調息はゆったりした腹式深呼吸操作によって、自律神経機能を始め、内分泌系、免疫系の機能も増強され、身体が元気になります。調身も同じ、軽い運動或いは特定の姿勢の鍛錬によって身体の運動系を始め、循環系、呼吸系及び内分泌系の機能が高められ、身体が元気になるのです。

　また、気功の全体調整作用には"双向調節"という特徴があります。例えば放松功では、高血圧症に降圧作用を発揮する一方、低血圧症に昇圧効果が現われます。降圧剤のように血圧を一方的に下げるのと異なって昇と降の双向性を有することから、気功には全体的、

総合的調整作用があるという真実を読み取れるのです。

（2）自主性

治療というと、その多くは医者の技術或いは薬物の効果に頼るものになり、いわゆる他者頼りになってしまいます。気功治療の場合はこれと正反対に治療者が患者自身なのです。主に補助療法として応用されている気功療法は、その適応症としては機能性障害や慢性疾患、難病などで、これらの疾患に対して現代医学的方法或いは他者頼りの治療では満足のいく効果を得るのが極めて困難で、残される一手が自己頼りの治療なのです。

現実を見ると悲しいことに、この一手が多くの患者さんに無視されています。これはいけません。なぜならばこれからは自ら予防だけではなく、自らの治療という時代がやって来るのです。どんな病気に罹っていても、自己治癒という信念を捨てず可能な限り生命力を高めていくことを最後まで堅持して行かなければなりません。

（3）自然性

自然性とは、練功は自身の情況に合わせて無理をしないことです。気功体操の動作は、簡単で憶えやすくやりやすいものが多いです。功法や練習時間、場所などは自身の情況に合わせて自由に決めて楽しくやれば結構なのです。この自然性も、心身ともリラックスさせ治癒力を高める大切なポイントです。

（4）綜合性

気功は動功にしても静功にしても、調心、調息、調身を三位一体にすることが要求され、気功の効果が主に三調の綜合効果であると考えられます。またその他に、音楽、新鮮な空気、日光、自己按摩、飲食睡眠の調節なども、それなりの治療作用が有るのです。現代医学的に見れば、気という言葉は実に人体機能の代名詞であります。つまり人体機能を高めるすべての方法は皆気功と言えます。運動療法、心理療法、音楽療法、按摩療法などに加え、調食—薬膳、調眠—薬枕なども気功療法なのです。

2．気功療法の適用範囲及び禁忌症

1．気功療法の適用範囲

気功治療の適用範囲は、気功療法の特徴及び治療方法と関わっており、気功療法の適応症には以下の特徴があります。

①慢性疾患

気功療法は主に自主鍛錬によって身体の全体機能を高めて治癒を図るアプローチですか

ら、速効性は期待できません。
　②心身関連
　気功は動静結合して心身両面を調整するものですから、心身相関性疾患に適します
　③老化関連
　人体の老化は脳から始まります。気功は優れた脳健康法ですから老人病の治療に役立ちます。
　④難病
　現代医学で有効な手段を見つけられない場合は、手探りとして気功療法が用いられています。
　現代中国では、二十世紀50年代より病院の中で気功科が開設され、百余りの疾患に対して気功療法が行われており、有益な経験と成果を収めてきました。以下は、西洋医学的な疾病分類方法に基づいて各系統中の代表性疾患を取り上げておりますので、参考にして下さい。

呼吸系：慢性気管支炎、肺気腫、初期間質性肺炎、肺性心臓疾患、気管支喘息、気管支拡張症、慢性胸膜炎など。
循環系：高血圧症、虚心症、慢性拡張性心筋症、慢性心不全、不整脈など。
消化系：逆流性食道炎、慢性胃炎、消化管潰瘍、胃下垂、大腸神経症、慢性大腸炎、機能性便秘、慢性肝障害、脂肪肝など。
泌尿系、生殖系：男性インポテンスと射精障害、慢性腎炎、慢性膀胱炎、慢性尿道炎、遺尿症など。
内分泌、代謝系：バセドウ病、橋本病、糖尿病、高脂血症、単純性肥満、高尿酸血症、など。
神経、精神系：自律神経失調症、不安神経症、過食症、拒食症、冷え性、重症筋無力症、顔面神経麻痺、三叉神経痛など。
運動系：頚椎症、肩凝り症、腱鞘炎（テニス肘やバネ指）、脊柱管狭窄症、椎間板ヘルニヤ、膝関節症、腰腿痛、筋萎縮症、など。
婦人科：月経不順、月経困難症、不妊症、更年期障害、子宮内膜症、子宮下垂、張力性遺尿（くしゃみや咳など）、慢性盆腔炎など。
耳鼻咽喉科：緑内障、耳鳴り、慢性鼻炎、歯周病、口内炎、近眼、慢性咽頭炎、舌違和感或いは舌痛など。
難病：膠原病、再発癌或いは転移癌、アレルギー性疾患など。

２．気功療法の禁忌症

　調心つまり心をコントロールすることが気功の最も重要な部分ですから、統合失調症や重症うつ病、重症人格障害などの精神疾患は気功療法の禁忌症となります。

第2節　気功療法の弁治原則

　"弁治"の"弁"は弁証或いは弁別、分別という意味が含まれています。西洋医学の診断と同じことを言っているのですが、中国医学に特有な言葉として今もそのまま使用されています。その原因は、中国医学の弁証と西洋医学の診断の間に、いくつかの区別があるからです。例えば、西洋医学の診断では病因と病理の共性を重視するのに対して、中国医学は個人の体質を重視しています。

　気功療法は中国医学の一部分として中国医学の弁治原則を継承しています。ただ、気功治療は薬物療法及び鍼灸療法とは異なる一面を持っているので独自な弁治原則があるわけです。

1．気功治療の形成と発展

　気功治療というアプローチは古人たちの自己保健から生まれたものと考えられます。例えば炎熱の夏では身体をリラックスさせ、ゆったりと深呼吸を行なうことにより、熱さをしずめて涼しく感じるようになります。このことから、ゆっくりした呼吸が熱を瀉する（排出する）効果があるということが分かり、気功の開法（瀉法）を定めたわけです。また、肩凝りや頭痛、目眩などの身体上部症状に対してはゆっくりした呼気で緩和できることから、気功の降気法を定めたのです。寒冷の冬には、吸気後にしばらく息を止めて同時に気を丹田に納め込むようイメージすることによりからだが温められたことから、気功の合法を定めたのです。

　また、怪我した部位に向けて息を吹くことにより痛みが緩和されることが、原始の外気療法を定めるきっかけであったかもしれません。

　このような本能的、零細的な個別経験は長い歴史の中で繰り返し応用、実践されついに臓腑の機能を調整する役割のある《六字訣》、経絡を調整する《易筋経》《五禽戯》、気を降ろす《放松功》などのいわゆる"套路功法"が生まれたわけです。

　いままで民間で養生法として伝承されていた気功は、やがて二十世紀50年代より病院の中に取入れられ、一つの療法として多種疾患の治療に試みられるようになりました。

2．西洋医学の診断と中医学の体質弁証の結合

　ここで言う診断は西洋医学の診断で、弁体は中国医学による体質分別を指します。"結合"

の意味は、両者を両立し併用することです。

（1）西洋医学の診断に基づいて気功治療を行う

　病院中の気功治療は、その多くは西洋医学診断に基づいて行われています。
　自己鍛錬を中心とする気功治療は、病名及び病態をきちんと把握することが、指導者においても患者においても大変重要なのです。功法の選択や運動量の大小、練習時間の長短などは、うまく患者の身体状況に合わせないと良い効果を得られません。とりわけ気功指導者サイドにおいては医学基本知識、基本素養が要求されます。例えば、腰椎ヘルニヤという病気に対して気功療法がとてもよい効果を示しています。しかし、急性期或いは活動期において一番大切なことは安静にさせることで、動功は控えるべきです。無理をしたら逆に炎症を悪化させるのですから。回復期にも、まずてんとう功を行って炎症反応が完全に落着いてから動功法へ移行していきます。このような疾患に対しては、まず西洋医学の検査、診断を参考にし、病因病理及び病態を充分把握した上で治療を実施することが望まれます。

（2）体質弁別に基づいて気功治療を行う

　西洋医学の診断名は、ある病理状態を定義するものとして使用されています。病名はその人の病理状態を反映できるものの、その人の体質は反映できません。例えば同じ名前の癌、または同じ療法を受けていても、治癒できる人もいればなかなか助けられない人もいるのです。原因は何処にあるのでしょうか？答えは体質の差です。気功療法の究極の目的は体質改善ですから、中国医学的な体質弁別方法による体質パターンの確立、またそれに従う治療が大変有益なのです。これは弁体治療と言い、西洋医学の対症療法の不足を補うことができるのです。

1．陰陽、動静、昇降、開合、補瀉の運用

　陰陽は宇宙の中のすべての物事に存在している対立性質を説明する言葉として、中国医学に幅広く使われています。病は陰陽同士の"過""不足"によって起きたものとして、動静や昇降、補瀉などの対立性質のアプローチを用いて陰陽の"過""不足"を修正し、身体のアンバランスを取り戻して病を治します。

　①陰陽
　　ア、意念
　　　陽性意念：熱、火、夏の日、赤色、動的‥‥‥
　　　陰性意念：寒、氷、冬の日、ブルー、静的‥‥‥
　　イ、呼吸
　　　吸は陽を補う、呼は陰を補う。
　　ウ、動作、姿勢

向上、向外の動作は陽気を昇す、向下、向内の動作は気を降ろす。立位は滋陰する、盤坐は陽を補う。

②動静
　ア、意念
　　動的意念は陽を補う、静的意念は陰を補う。
　イ、呼吸
　　速い呼吸は陽気を昇す、ゆっくりした呼吸は陰を補う。
　ウ、動作
　　動功は陽を補って熱を生ずる、静功は陰を補って熱を瀉する。

③昇降
昇降は主に内気と呼吸気の流動方向を指しています。
　ア、呼吸
　　吸気は内気が上昇し、呼吸気が下降する。
　　呼気は内気が下降し、呼吸気が上昇する。
　イ、動作
　　手は中丹田の上方へもっていく時に内気上昇する、手は下丹田の下方へもっていくと内気下降する。

④開合
開合は主に内気の流動方向を指しています。
　ア、意念
　　内気を中心部から末梢へ巡らせることは開で、反対は合である。
　イ、呼吸
　　吸気時、内気が末端より中心部へ流動することは合で、反対は開である。
　ウ、動作、姿勢
　　向上、向外の動作は開で、向下、向内の動作は合である。立位は開で、盤座は合である。

⑤補瀉
補は正気（真気）を補うことで、瀉は邪気（致病因子）を排出することである。
　ア、意念
　　陽性意念は陽気を補い、陰性意念は陰気を補う。温熱を思うと寒邪を去り、氷雪を思うと熱邪を去る。
　イ、呼吸
　　吸気相を延長すると寒邪を去り、呼気相を延長すると熱邪を去る。
　ウ、姿勢
　　臥位または座位は気を補い、立位は"上実"（緊張）を去る。

2．体質分類と気功養生

A　平和質（安定質）

平和質とは、身体内外、心身両面において優れた自然調整力を持つ体質です。

ア、体形特徴：中肉健壮。

イ、心理特徴：自己と他人、主観と客観のバランスを取れる穏やかな心性。

ウ、外見及び自我感覚特徴：髪が多い、髪の質が良い、両目有神—目がきらきらし目つきも良く、気の利くという良い精神状態を言う。唇色紅潤、顔の血色が良くつやがある。嗅覚が良い、味覚正常、精力旺盛、疲労感が少ない、温度変化に強い、睡眠良好、食欲、性欲、排便正常。

　　舌診：舌体紅潤、舌苔薄白。

　　脈診：強さが適度。

エ、環境適応力：強い。

オ、発病傾向：少ない。

【気功養生】

ア、調食："五味調和"—雑食を摂り偏食を避ける。"四季調補"—季節に合わせて食物を摂る。春はほうれんそう、セロリ、竹の子など。夏は緑豆、冬瓜、苦瓜、キュウリ、萌やしなど。秋は山芋、牛蒡、天草など。冬は肉類、生姜、ニラ、大蒜など。

イ、調眠：一日に6〜7時間、夜11時前に就寝する。

ウ、動功：易筋経、五行掌など。

ウ、静功：一般静功法、站桩功など。

平和質を持つ人は、僅かしかいません。長寿者にはこの体質が多く見られます。

B　気虚質

気虚質とは、心身両面において気力が弱い体質を指します。

ア、体形特徴：筋肉の量が少ないか筋肉が緩む。

イ、心理特徴：性格内向、情緒不安定、気が小さく冒険或いは困難を避ける。

ウ、外見特徴及び自我感覚：髪は艶がない、両目無神、顔色が薄黄色か白っぽい、唇の血色が良くない、汗を掻きやすい、声が小さい。めまい或いはくらくらする、集中力がない、忘れっぽい、倦怠感、息苦しい、下痢か軟便。

　　舌診：舌体は薄赤色、舌縁に歯の跡が付く。

　　脈診：細い、力を感じない。

エ、環境適応力：寒さにも熱さにも弱い、ストレスを感じやすい。

オ、発病傾向：風邪を引きやすい、慢性化傾向、内臓下垂など。

【気功養生】

ア、調食：蛋白質を豊富に含有する魚、牛乳など、新鮮野菜、小量肉類。小量晩酌—漢方昇脈薬酒。

イ、調眠：一日７～８時間。過眠を避ける。
ウ、動功：八段錦、六字訣。教室練功は一功法でも良い。
エ、静功：座椅子か盤座。呼吸は内養功の硬式呼吸法と自然呼吸を薦める。意念は陽性意念を中心に。

この体質では、気力があまり無いため仕事や学習などを周りに合わせるのが大変な苦労になります。人と比べずマイペースで結構です。無理をすると病気に罹ります。

C　陽虚質

陽虚質とは、身体面における運動や温熱、勃起などの陽気の一面が弱い体質です。

ア、体形特徴：筋肉が緩む、肌が白く、肥満っぽい。
イ、心理特徴：性格内向が多く見られる。
ウ、外見特徴及び自我感覚：薄毛か脱毛症、顔色が黄色い、艶がない。まぶたが腫れぼったい、目の周りにクマがかかる、唇色が暗い。冷え性、温かい食べ物が好き、精神不振、多眠。
　　舌診：舌体が大きい、舌縁に歯の跡が付く。
　　脈診：沈遅（深く沈んで分かり難い）
エ、環境適応力：寒さに弱い、冬より夏に過ごしやすい。湿邪に罹りやすい。
オ、発病傾向：水液代謝障害―痰が多い、水腫、下痢など。内分泌機能低下によるインポテンツ、不妊症など。

【気功養生】

ア、夏でも冷たい食べ物を避ける。身体を温めてくれる大蒜やニラ、ねぎ、生姜、羊肉など。少量晩酌―人参鹿茸酒。
イ、調眠：一日の睡眠は８時間まで過眠を避ける。
ウ、八段錦、六字訣。教室練功は一功法でも良い。
エ、静功：座椅子か盤座を薦める。意念は陽性意念を中心に。呼吸は内養功の硬式呼吸法と自然呼吸。

この体質は、疲れやすいため平素の動きが少ないです。その結果で周りに"怠け者"と呼ばれることがあります。しかし、体質は体質ですからマイペースで行きましょう。

D　陰虚質

陰虚質とは、心身両面に安静、水分、下降などの陰気の一面が弱い体質です。

ア、体形特徴：痩せか中肉が多く見られる。
イ、心理特徴：性格外向、せっかち。
ウ、外見特徴及び自我感覚：顔色が赤っぽい、唇が乾く。鼻腔、口腔が乾きやすい、冷たいものが好き、くらくらする、耳鳴り、夜に手足の掌面がほてる、ドライアイ、便秘、小便濃い、性欲旺盛、多夢、寝付き悪い。
　　舌診：舌体が暗紅い、舌苔が少ないか乾燥。

脈診：弦数（やや硬い感じ、脈拍が速い）
エ、環境適応力：熱さ、乾燥に弱い、春夏より秋冬が過ごしやすい。精神ストレスを感じやすい。
オ、発病傾向：交感神経緊張症候群、歯周病などの慢性炎症性疾患、耳鳴り、緑内障、高血圧、狭心症など。

【気功養生】
ア、調食：辛いものやコーヒー、紅茶などを控える、お酢類やヨーグルトなどの酸味食物を多めに。
イ、調眠：規則正しく夜11時前に就寝する、就寝前に精神刺激を避ける、一般静功法・座椅子30分間を行う。途中覚醒の場合は呼気を数える。
ウ、動功：六字訣、易筋経、五行掌。教室練功では二功法を行う。
エ、静功：站桩功。呼吸は内養功の軟式呼吸法。

この体質では、過度思考に従って動をしすぎて静が不足がちになる。興奮しやすく睡眠障害を起す。男性では性生活をほどほど控えるべきでしょう。

E　瘀血質

瘀血質とは、体内を流動している血液、水液が滞りやすい体質を指します。
ア、体形特徴：無い。
イ、心理特徴：抑うつ的、イライラする、集中力が無い、健忘。
ウ、外見特徴及び自我感覚：髪は艶がなく、脱毛が多い、目の周りにクマが付く、顔は黒っぽく色素斑が多い、唇が紫か黒っぽい、肌が乾燥しシワが多い、疼痛が起こりやすい、冷え性、女性では月経痛、生理不順、血の塊が多い、不正出血。
　　　舌診：舌体に黒斑、舌下静脈曲脹。
　　　脈診：渋滞（流暢感が無い）
エ、環境適応力：寒さに弱い。
オ、発病傾向：出血性疾患、高脂血症、虚血性心臓病、脳卒中、関節炎など。

【気功養生】
ア、調食：夕食は腹六分目に、動物性脂肪のかわりに玉子や魚、牛乳にする。新鮮野菜を多めに摂り、のどが渇かなくても水分を充分に摂る。少量晩酌―漢方紅花人参酒。
イ、調眠：就寝前に一般静功法を30分行う。
ウ、動功：教室練功では、二功法を行う。個別動作に気をつける。
エ、静功：座椅子或いは站桩功、呼吸は内養功軟式呼吸法。

運動は体液循環を促進する最も良い方法です。また、自我按摩法も体液循環及び疼痛緩和に役立つのです。

F　痰湿質

痰湿質とは、糖質や脂質などの栄養成分を貯め易く、老廃物質を出し難い体質を指します。

ア、体形特徴：肥満。
イ、心理特徴：性格温厚、忍耐強い。
ウ、外見特徴及び自我感覚：顔は脂っぽく、脂汗をかく、まぶたが腫れぼったい、疲れやすい、痰が多い、胸苦しい、下痢傾向、身体が重い。
　　舌診：舌体肥大、舌縁に歯の跡が付く。舌苔：白くて厚い。
エ、環境適応力：湿熱季節（梅雨）に過ごし難い。
オ、発病傾向：糖尿病、動脈硬化、泌尿系疾患、女性では生理不順、不妊症など。

【気功養生】
ア、調食：最も重要で、メタボリック・シンドロームの治療という章を参考にして下さい。
イ、調眠：過眠を避けるために、眠い時にストレッチするか手足の指をやや強く刺激する。
ウ、動功：易筋経、五行掌。教室練功では、2功法を行う。
エ、静功：站桩功。

この体質では少食多動が養生の根本です。

G　湿熱質

湿熱質とは、主に水液を余分に溜めやすい体質を指します。

ア、体形特徴：小太り。
イ、心理特徴：性格外向、せっかち。
ウ、外見特徴及び自我感覚：目充血、顔は脂っぽく、ニキビが出来やすい、口はねばねば苦い、口臭、のど乾きやすい、食欲旺盛、いらいらする、便秘、小便の量が少なく、臭い、男子では睾丸が湿っぽく、女子ではおりものが多い。
　　舌診：舌体が暗赤、舌苔が厚くて黄色い。
　　脈診：滑らかと感じる、頻脈もある。
エ、環境適応力：熱さに弱く、春夏より秋冬に過ごしやすい。
オ、発病傾向：歯周病、蓄膿症、アレルギー性皮膚炎、脂漏性皮膚炎など。

【気功養生】
ア、調食：辛い食べ物を控える、夕食では野菜サラダを先に食べて腹六分目にする、お酒を戒める。
イ、調眠：規則正しく睡眠をとる。
ウ、動功：易筋経、五行掌。教室練功では二功法を行う。
エ、静功：站桩功、一般静功法・座椅子。呼吸は内養功軟式呼吸法を中心に。

この体質では、基礎体温が高く、旺盛な代謝に伴って過酸化が起こりやすいです。運動は過酸化を抑える最良の"薬"です。

H　気鬱質

気鬱質とは、気分障害を起こしやすい体質です。
ア、体形特徴：痩せが多く見られる。
イ、心理特徴：不安がち。
ウ、外見特徴及び自我感覚：不平不満、感傷憂愁の話が多い、身体面の不定愁訴。
　　舌診、脈診：特に無い。
エ、環境適応力：精神ストレスに弱い、曇り雨の日に症状が悪化する。
オ、発病傾向：精神疾患。

【気功養生】
ア、調食：一日三食を堅持し偏食を避ける。
イ、調眠：就寝前に站桩功を30分行う。
ウ、動功：教室練功では、二功法を行う。
エ、静功：站桩功、一般静功法・座椅子

ここで強調したいことは、中医学的体質分類は経験的な方法によるもので、百パーセント一致するものではないということです。個人差が大きいため、自分に合うものを参考にすれば結構です。

また、同じ人に二パターン或いは二パターン以上が重なることもあります。例えば、気虚＋陽虚、陰虚＋湿熱、陰虚＋瘀血など。パターンが重なれば重なるほど体質不良になりやすく、病気に罹ったら慢性化しやすいです。

3．病と人と環境との統合

前にも述べたように気功治療は自己調整を中心とする療法です。治療者が良い処方を出すためには、患者の病状以外にその人の性別、年齢、職業、生活習慣及び練功時間と関わる一年中の春夏秋冬、一日中の朝午晩夜、練功場所、方位（身体向き）などの相関因子を綜合的に配慮する必要があるのです。

（1）人に合わせる

1．性別

一般的に、男性は陽に属し動を好んで陽気を損傷しやすいため、静功を多めに行うべきでしょう。また、重症疾患の回復期には性生活を控えるべきです。女性は陰に属し静を好んで凝り性に罹りやすいので、日常生活中に動功を積極的に行うべきです。妊娠或いは生理中は激しい運動を控え、垂直にしゃがむ時に"へ"の発音をして尿漏れを防ぎます。

2．年齢

一般的には、お年寄りは陰に属し気血が滞りやすくなり、軽い動功法向きです。青壮年は陽に属し、動に余りがあり静が不足がちですから静功を多く行うべきです。

3．生活習慣

デスク・ワークに従事する方は、運動不足になりがちですから動功、てんとう功を薦めます。肉体労働の方は座椅子法或いは盤座法を取り合わせるべきでしょう。

（2）時に合わせる

季節的には、春夏は陽に属し熱邪が陰液を傷めますので、静功を多く取り合わせて身体の陰を養います。反対に秋冬は陰に属し寒邪が体内の陽気を傷めますから、動功を多く取り合わせて身体の陽を養います。

一日中にも陰陽の変化があるのです。子時～己時（前日の23時～午前11時）は陽に属し六陽時と言いますが、午時～亥時（午前11時～夜23時）は陰に属し六陰時と言います。陽時の動功は陽気を高めるが、陰時の静功は陰を補います。てんとう功の場合は、六陽時の練功は陽気を助けるが六陰時の練功は陰液を滋します。

また、気功は生き物のように時代の歩みに合わせなければなりません。人の遺伝子が現代生活習慣に追い付かないために、高脂血症やアレルギー性疾患、癌などのいわゆる生活習慣病が多発しています。このような新しい時代病にどう対処するべきかは、気功療法の新たな課題となっています。快食、快眠、軽い運動という健康の3本柱を重視する気功は生活習慣病の予防及び治療に大いに役立つのですが、今までの功法だけではまだまだ不十分です。気功の基本理念を継承する上で新しい功法を開発することはますます重要となるでしょう。

（3）場に合わせる

中国では南方と北方の気候は全く違いますが、日本でも北海道と沖縄の気候は随分異なるようです。寒いところ或いは寒い季節には動功を多く取り合わせるが、熱いところ或いは暑い季節には静功を多く取り合わせるべきです。また、六字訣功の中国語発音は日本人にとって難しいため、緊張を避けるために無理に要求しなくても結構でしょう。

気功療法は多因子による綜合療法ですから、練功の場所はなるべく空気新鮮、温度適宜、周囲安静のところを選びましょう。

練功中の身体向き（方位）も重視するべき一面です。人体では前面が陰に属し背面が陽に属します。陽気を補うためには背面を太陽に向けるが、陰気を補うためには前面を太陽に向けます。春に東方、夏に南方に向くと陽を補うが、秋に西方、冬に北方に向くと陰を補うことになります。

練功方位については古人が沢山の経験を残してくれました。勿論、科学的な検証が必要

ですが、軽視するべきではないと思います。例えば人体解剖学上では、前面と背面の脂肪の量、血液循環、汗腺の分布などは全く違います。背中が冷やされると風邪を引くが、前面が多少冷やされても風邪を引くことがありません。地球上のすべてのエネルギーは太陽がくれた恵みですから、練功方位と日光の関係も一つの重要課題です。

第3節　気功療法

　気功治療は、気功治療者（気功師）が気功学知識を用いて患者或いはクライアントに医学的援助を提供することです。そのゆえ気功治療者の側には医学及び気功学両方面の修養が要求されています。現代中国では、気功治療はほとんど病院内で行われているので、気功治療者は多くの場合中国医学を取り扱う中医師です。
　気功療法には、内治法、外治法、気功整体という三つの内容が含まれています。

1．内治法

　気功師が練功方法を患者に教えて、患者の自己鍛錬を通して病気を治す方法は内治法と言い、気功治療の主要方法です。

（1）気功処方
　気功師が患者の症状や体質、生活環境などを全体的に把握する上で、その人に最適な功法を選択します。これは医者の薬物処方と似ているので、気功処方と言います。気功処方には以下三つのポイントがあります。

1．功法選択
　現時点での功法選択は、てんとう功や易筋経、六字訣などの古典功法をメインにしています。古典功法は歴史があり、成熟性、安全性、有効性の多方面において信頼に値するものですから、首選にするべきでしょう。
　しかし、古典功法の数は限られており、錯綜複雑の現代疾患に対して対応し切れないのが現状です。気功三調の基本原理及び気功治療の基本的特徴を遵守する上で、臨床実践経験を活用しながら新しい功法を考案しても良いのです。本書のメダボリック・シンドロームの治療に応用される功法は、このようないわゆる"新編"功法です。

２．操作基準

操作基準とは、治療効果を引き出すための適度な練功時間、頻度、周期、練功反応を指します。

①練功反応：練功中の体全体の温熱感、唾液分泌、心身愉快などの心身反応です。
②練功時間：一回の練習時間を指します。30～60分。
③練功頻度：前回と今回の間隔時間を指します。4～12時間。
④練功周期：持続練功の回数を指します。30回～終生。

３．注意事項

①練功中の注意事項。
②栄養を適度に摂取すること。
③十分に睡眠を取ること。
④精神的、肉体的なストレスを避けること。

（２）内治法実際

１．団体練功（教室練功）

教室練功は最も良い気功内治法です。内治法の真髄とは功法を使いこなすということです。そのために気功基礎理論の学習、理解、功法の練習、記憶、功法要領の把握、気感の体得など、どれも大切にしなければなりません。"悟る"という言葉は、繰り返しやる内にやっと分かることを言っていると思います。繰り返しの教室練功を通して功法の真髄まで悟っていくことこそ、自己治癒のアプローチを手に入れることになるのです。

１クラスの人数を10～30名にし、練功は週に１～２回実施します。

治療者は必ずメンバーと一緒に練功し、常にメンバーの心身情況や練功水準、治療効果などを確認しなければなりません。ＤＶＤなどの映像の使用は一定の参考になるものの、これだけでは功を深めることが出来ませんし、一定の危険性もあるのでなるべく避けるべきです。

２．個別指導

教室練功では、常用功法しか行われないので、メンバー個々人の具体的情況まで対応できるものではありません。個人の病態、体質及び生活環境などを綜合的に考えた上での適切な個別指導が必要なのです。

2．外治法

（1）外治法の概念

外治法とは、気功治療者が自己の内気を患者へ放出し、それで病気を治す方法です。歴史上、これを"布気"（気を配ること）と言います。

現代科学による研究では、外気治療の主なメカニズムは外気治療という特有なやり方による暗示作用、イコール心理作用ですが、一定の物理作用をも否定できません。

（2）外治法の実際

1．気功師の気感訓練

理論上または一般的には気功師がまず一般性気感（温熱感）を体得する必要があるのです。これは長年亘って練功した結果であり、一朝一夕にはできるものではありません。治療時、この一般性気感を強くさせ、意念と呼吸（主に呼気）の力を合わせて内気を手心に集め、労宮穴より放出します。

2．治療部位の選択

①疾病或いは症状がある部位。

②相関穴位

例えば、高血圧→湧泉、腹部疾患→足三里、体質強壮→命門など。

③三丹田（前後）

気功学では上丹田が神を蔵する神の海、中丹田が気を蔵する気の海、下丹田が精を蔵する精の海としています。三丹田の外気治療作用は、上丹田→神を養う、中丹田→気を補う、下丹田→精を補うとしています。

上丹田適応症：集中力低下、気分障害、睡眠障害、健忘、精神不振、脳貧血感、めまいなど。

中丹田適応症：倦怠感、胸苦しい、胸痛、原因不明の咳、息苦しい、咽喉異物感など。

下丹田適応症：男子インポテンツ或いは性機能異常、女子原因不明の不妊症、機能性生理痛、腹痛、下腹部冷え性、過敏性大腸炎、潰瘍性大腸炎など。

3．外気治療の時間と頻度

一回治療時間：15分。

頻度：週1～2回。

（3）外治法の注意事項

外治法の主なメカニズムは暗示作用と微弱な物理作用と思われます。一部精神、心理疾患や心身症、不安障害、乃至癌性恐怖などには良い効果が見られることもある一方、器質

性疾患或いは慢性機能性障害に対してはさほど効果がないと考えられます。

1．効果判断
　効果の判断は客観的検証が必要ですが、実施困難例が少なくありません。その場合は患者の自我感覚に頼るほか仕方がありません。五回行って効果が無いと思う場合は、他の方法を考えましょう。

2．治療者の心身管理
　治療者は必ず科学的、人道的な心持で治療に当たるべきです。内気の放出は治療者の相当のエネルギーが消耗されますから、自身の健康情況に注意し、頻繁な釈放を避けるべきでしょう。

3．神秘化してはいけない
　二十世紀八十年代に中国で起きた第二次気功ブームでは、外気治療が神秘化され社会問題まで起こしてしまい、気功という立派な健康法に壊滅的な打撃を与えました。この悲惨な教訓を忘れてはいけません。

3．気功整体

　気功整体とは、気功学の理念を按摩療法に取り入れる新興中医学療法です。気功整体にも多種流派があります。ここで紹介するのは、筆者が長年の中医学臨床経験と気功講習経験を生かして独自考案した、行気を中心とする整体方法—"王氏行気整体法"です。

（1）行気整体法の意味

　鍼灸、按摩法のメカニズムは、体中の経穴を刺激して気血の巡りを促進することによって病気を治すということです。このような療法では、施術者が一方的に治療を行い、患者は受身となり治療活動に参加しません。

　行気整体法の場合は、気功学の行気というアプローチを活用し、施術者だけではなく患者をも治療活動に参加させます。これで脳神経緊張緩和作用が一層高められ、交感神経緊張による諸疾患に良い効果を示しています。

（2）行気整体法の実際

1．接触性行気整体法
　施術者が指圧しながら患者の呼吸と意念を指圧動作に合わせるように誘導します。（図1）

　①降気法
　　作法：患者を背もたれの無い椅子に座らせて、治療者が立位します。

主な適応症：頭痛、めまい、耳鳴り、肩凝り、首筋張り、上背痛など。
　②横行気法
　　作法：患者が床上でうつぶせになり、治療者が立位します。
　　主な適応症：背痛、腰痛、坐骨神経痛、体調不良、疲労解除など。
２．非接触性行気整体法
　治療者は患者の正面に立って、患者の身体と接触せずに、手振りをしながら患者の呼吸と意念を誘導します。（図２）
　①降気法
　　作法：患者を椅子に座らせて、治療者が患者正面の１メートル先に立ちます。
　　主な適応症：交感神経緊張症候群。
　②臓腑行気法
　　作法：患者を座椅子かベッドの上で仰向けにし、治療者が患者正面の１メートル先に立ちます。
　　主な適応症：胸部→心、肺系疾患、胸膜炎など。上腹部→消化系疾患。下腹部及び腰部→泌尿系、生殖系疾患、内分泌疾患、身体強壮など。

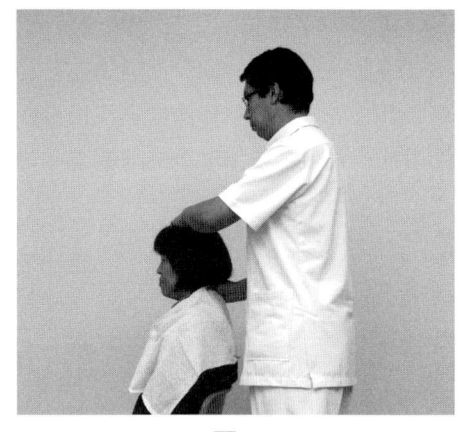

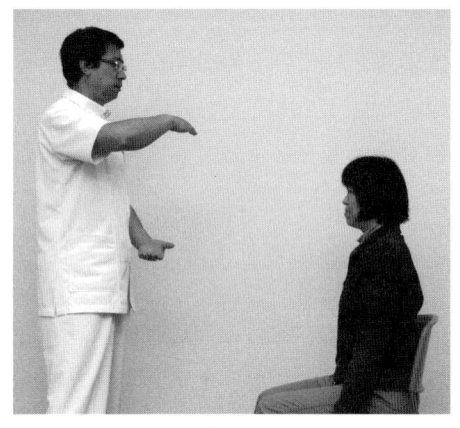

図１

図２

３．放松按摩法
　気功の"外緊内松"という理念を取り入れる按摩法です。患者の手足、頭部の穴を指圧してから、身体を一定の頻度で揺らしてリラックスさせます。
４．一般按摩法に気功体操
　一般按摩を施術する上で、気功体操を指導します。例えば頚椎症の場合は、頚椎按摩を行う上で頚椎気功体操を患者に教え、自己鍛錬によって症状を安定させます。

（３）行気整体の注意事項

１．行気整体法と外気療法の区別
　外気療法の主なメカニズムは暗示作用で、行気整体法の主なメカニズムは患者自身の意念と呼吸による生理作用です。いわば心理作用と生理作用の区別です。外気療法より行気整体療法の方が客観的で取り扱いやすいです。

2．患者の全体情況を把握すること

　どんな病気でも、大雑把に急性期、慢性期、回復期（或いは悪化期）という三段階に分けられます。行気整体法は主に慢性期或いは回復期に応用されています。治療者は患者さんの病と人の全体像を十分把握することが大切なのです。

第4節　気功師になるための心がけ

　気功は養生と治療という二つのニーズを持つ健康法です。養生の場合は練功を通してもっと元気にすることで、治療の一面では、現時点で一つの代替療法或いは補助療法として応用されているのですが、これからますます重要になると思います。なぜならば、生活療法という基本を離れたら、いくら薬を飲んでもうまく行くはずがありません。治療の対象はもちろん患者さんです。彼らの苦痛を取り除くという崇高な目標を実現するために、治療者には高尚な道徳及び高超な技術力が要求されます。

1．高尚な道徳を培う

　"両袖軽風、一身正気"ということわざが、"欲"と"気"の関係を形容しています。古人の長い袖が財布を入れるポケットでもあり、両袖軽風はお金が無いことを言っています。利害ばかりに気遣うと正気が損なわれて功はなかなか深められません。気功体系を建物に喩えるなら道徳がこの建物の柱石に当たります。自分のためにも患者のためにも、道徳という柱石を深く堅く打たなければなりません。

2．医学知識を身に付ける

　立派な気功師になるためには、西洋医学だけではなく中国医学の基本知識も身に付けましょう。

3．多種功法を熟知し使いこなす

　気功は実践性の高いものですから、功法の特徴、要領、功理、効果などは、実践の中でつまり何百回、何千回とやる内で悟っていくしかありません。

第2章　自律神経失調症と心身症

第1節　自律神経失調症

1. 自律神経失調症概述

　自律神経は交感神経と副交感神経という一対神経を指します。この一対神経の微妙なバランスが人体を調整しています（詳しくは基礎編を参考にしてください）。現在の医学ではまだ確定できない、何らかの身体的或いは心理的原因により、この微妙なバランスがうまく維持できなくなると、いわゆる自律神経失調症を発症します。自律神経失調症という病名が幅広く使われていますが、実はそれは一つの独立した疾病名ではなく、種種の疾患を共有している"症候群"であると理解すれば良いでしょう。

（1）自律神経失調症の症状

1. 身体症状

全身症状：身体倦怠感、疲れやすい、めまい、微熱、フワフワする、ほてり、食欲がない、眠れない、中途覚醒、夢を多く見る、朝起きるのがつらい、いつも眠いなど。

頭部：頭が重い、頭痛、のぼせる、立ちくらみ、眼精疲労、涙目、目が開かない、耳鳴り、口が渇く、味覚がおかしい、口中違和感など。

咽頭部：詰まった感じ、異物感、圧迫感、イガイガ感など。

胸部：息苦しい、息がつまる、息が吸えない、息切れ、動悸、胸部圧迫感、咽喉に何かつまった感じなど。

腹部：吐き気、嘔吐、胃の不快感、腹痛、膨満感、下腹部が張る、腹鳴、便秘、下痢、ガスが多い、尿が近い、尿が出にくい、排尿後の不快感、インポテンツ、射精不能、早漏、不感症、性交不快感、外陰部の違和感、生理不順など。

筋肉・関節：肩凝り、首筋の凝り、背腰部の緊張感と痛み、関節がだるい、力が入らないなど。

手：しびれ、痛み、むくみ、レイノー症状、感覚異常、ふるえる、冷え、ほてりなど。
足：しびれ、むくみ、痛み、冷え、ほてり、かかとが痛くて地に着かないなど。
皮膚：多汗、汗が出ない、皮膚の乾燥、痒いなど。

２．精神症状

精神症状：不安、集中力がない、いらいらする、意欲がない、細かいことが気になる、寂しい、悲しい、記憶力の低下など。

（２）自律神経失調と関連する疾患

　本体が自律神経失調によって生じた症状は、ある特定の臓器、器官に限定され、或いはその疾患の症状特徴を表現するために、独立した病名が付けられているものもあります。診療科目において細かく分類されている現代西洋医学では、診療科によりさまざまな"自律神経失調症"が出現します。各診療科における自律神経失調と密接する病名をきちんと知っておけば、この病気をよりよく理解するために役立つのではないかと思って、それを纏めて記しました。

　◆心療内科：仮面うつ病、疲労症候群、心身症、神経症など。
　◆消化器科：過敏性腸症候群、神経性嘔吐症、胆道ジスキネジー（急性上腹部痛）、反復性臍疝痛、機能性便秘症、逆流性食道炎など。
　◆呼吸器科：過呼吸症候群、気管支喘息。
　◆循環器科：起立失調症候群、起立調節障害、心臓神経症。
　◆神経内科：筋緊張性頭痛、片頭痛。
　◆耳鼻咽喉科：めまい、咽喉頭異常感症、メニエール病、乗り物酔い。
　◆泌尿器科：膀胱神経症、夜尿症、心因性勃起障害。
　◆婦人科：更年期障害、性器異常感症。生理困難症など。
　◆皮膚科：円形脱毛症、発汗異常、慢性蕁麻疹。
　◆口腔科：舌痛症、口腔内異常感症。

（３）自律神経失調症の発症要因

　自律神経失調症の病因はまだはっきり分かっていません。一応一般的に内因と外因とに分けています。外因としては、主にストレスや温度の変化、過労、不規則な生活習慣など、内因としては、主に遺伝素因や内分泌活動の異常などが挙げられます。臨床実際を見ると、内因と外因が相互に影響し合って発症することが多いようです。
　自律神経失調症が発症しやすい方では、以下の特徴があります

１．体質、遺伝的要因

　家族に、特に親に同じような症状を持った方がいる場合、遺伝的に体質を受け継ぐこともあります。乳児期に下痢、嘔吐、発熱しやすい、怯えて泣き易い。幼児期に乗り物酔い、

環境が変わると眠れないか熱が出ることもあります。思春期に便通異常、肩凝り、腰痛、立ちくらみ、低血圧などが現れます。

２．生物学的要因
脳内の神経伝達物質であるノルアドレナリンやセロトニン、ＧＡＢＡなどと関連性があると知られています。

３．心理社会的要因
真面目や律儀、几帳面などの執着性があり、依存的な人格傾向が見られることもあります。些細なことを気にする、自己評価より他人の評価を重く受け止める傾向があります。気持ちの切り替えがうまくできず、何かにこだわって"ストレスゲーム"に囚われ易いです。

また、近親者との別離、家庭内ストレス、職場での対人関係、転職・退職などにおける苦悩、失望、心身の過労、不規則な生活など。

（４）自律神経失調症の治療

１．自律神経失調症の種類
①神経症型：余計な不安によって自律神経失調を起こすタイプです。
②心身症型：環境ストレスによって自律神経失調を起こすタイプです。自律神経失調症の50％以上はこのタイプです。
③本態型：心因性が無いか少ないタイプです。一割しかありません。

２．自律神経失調症の治療
①薬物療法：精神安定剤、自律神経調整剤、漢方など
②精神療法：精神分析（自己洞察）、森田療法、家族療法など。
③自律神経訓練法。
④その他：運動療法、音楽療法、温熱療法など。

今の医学では決定的な療法がまだ見つかっていないため、療法は様々です。臨床現場を見ると、抗不安剤、抗うつ剤、睡眠導入剤を始め、抗生物質、消炎鎮痛剤、抗アレルギー剤などを飲み続けている方も多くいます。重複検査、病院ショッピング、高価なサプリメントを利用するケースも少なくありません。症状の除去は、もちろん必要ですが、それが治療のゴールにはなりません。ですから対症療法より、むしろ自己をコントロールする能力を高めることに繋がる方法が大切だと思っています。なぜならば、単に症状除去にこだわる性急なやり方では、逆に症状を悪化させてしまうこともよくありますから。自己が信頼する相談役（普通は医者）を見つけて、自己に合った療法を保ち続けることが良い効果を望めますし、また自己をコントロールする能力を高めることにも繋がります。

2．功　法

　気功療法は心理療法、運動療法、音楽療法などの多種療法を統合する総合的な療法です。単一療法ではなかなか効果を挙げにくい自律神経失調症に対して、非常に相性の良い療法であると言えます。治療は、「弁証施功」により、つまり症状と体質に合わせて功法を選びます。

（1）陰虚陽亢型 ― 交感神経緊張型

　症状は不安、いらいらする、フワフワする、めまい、のぼせる、眠れない、中途覚醒、夢を多く見る、耳鳴り、頭が重い、頭痛、肩凝り、首筋張り、胸部圧迫感、息が詰まる、胃の不快感、便秘、尿が出にくい、足の冷え。

　功法は気功学でいう"降気"の働きを具有するものが、すなわち緊張緩和の働きを具有するものが、このタイプに適します。

１．主選功法
　　動功法：《六字訣》
　　静功法：《站桩功》
２．参考功法
　　動功法：《五行掌》、《保健功》
　　静功法：《一般静功法》、《内養功・軟式呼吸法》

（2）気虚型 ― 虚弱性体調不良型

　症状は身体倦怠感、疲れやすい、食欲が無い、意欲が無い、寂しい、悲しい、集中力が無い、寝起きがわるい、いつも眠たい、風邪を引きやすい、冷え性、下痢、下肢むくみ、脈弱。

１．主選功法
　　動功法：《八段錦》
　　静功法：《一般静功法》
２．参考功法
　　動功法：《保健功》
　　静功法：《放松功》、《小周天》

　ここで強調したいことは、上述の功法選択が絶対的なものではないということです。自分に合う功法を優先するべきで動功と静功を併用することを薦めます。

3．気功は交感神経緊張を緩和する、よい自律神経訓練法である

（1）降気

　降気という言葉は中医学中の常用語です。意味は上昇した気を降ろすということです。自律神経失調症候群を見ると、交感神経緊張によるものが圧倒的に多いです。"のぼせている"や"気があがっている"などは皆精神、或いは身体的な緊張状態になっているのです。女性によく見られる『更年期障害』はその典型です。具体的な方法としては、ゆっくりした呼気に合わせて、気を人体のある部位の頂点（上方）から、末端（下方）へと降ろすというイメージをします。詳しくは《放松功》を参考にして下さい。

　要するに、降気はイコール緊張緩和です。《六字訣・動功》の主な功理はこの降気です。

（2）行気

　自律神経失調症は、頭からつま先までさまざまな症状が出現します。しかし症状は確実にあるものの、理学的な検査では何も見つからないことが多いようです。またほとんどの症状は、ストレスや温度の変化、女性では生理前後、過労などの環境心理要因によって悪化します。このように時間、場所、または空間（不安神経症における乗り物への恐怖）の変化に従って症状がでたり、無くなったり、目まぐるしく変わっていきます。中医学ではこれを"気滞"と見なします。シンプルに説明すれば、気の流れが悪く人体の何処かに滞るとそこに症状が出現します。気は上部に滞ると、頭痛、発汗、肩凝りなど、中心部に滞ると、便秘または下痢、疼痛など、末梢部に滞ると、冷え、ほてり、痺れなどが出現します。

　気滞になると、生体エネルギーが均等に分配できず、上部と中心部へ配りすぎて、逆に下部や末端への配りが相対不足します。例えば頭に汗をたらたらかいているのに、手先、爪先が冷えてたまりません。

　中医学では気を巡らせることを行気といい、気功学ではこれを行気または運気といいます。具体的な方法としては、『以意領気』―呼吸と意念に合わせて気を目的の場所へ巡らせるということです。静功法の《小周天功法》や動功法の《五行掌》の功理は行気です。

　では、現代医学のサイドから見れば、"降気"と"行気"とは一体何でしょうか？主として、"深呼吸"と"良性イメージ"のコンビネーションにより脳の緊張を緩和し、脳内ホルモンや自律神経系のバランスが整えられ、筋肉や血管の緊張も緩和されるということではないかと考えられます。

4．自律神経失調症を治すためには

（1）自己を知り、病気を知ること

　自律神経失調症の治療では、症状の除去より、自己をコントロールする能力を高めることに重点を置くべきですから、自己を知ることが一番大切なのです。

　自律神経失調症に罹ると、現代西洋医学の検査では、"異常を認めません"もしくは"わずかな異常があるが気にしないでください"と言われても、体調不良がよくならないかぎり、心配が消えるわけがありません。また繰り返し検査を行っても原因が見つけられないため、余計に不安を感じ症状がますますひどくなることもあります。ついに心理不安と身体症状の悪循環に落ってしまいます。病気を知ることは、不安な気持ちを軽減することに役立ちますし、また正しい治療方法の選択においても大変有益なのです。

　自律神経失調症の病因は、実証方法ではまだ解明されていませんが、経験的に見るとその正体が、人の心と体を繋げる情報系つまり脳内ホルモンの乱れに隠れていることが十分に考えられます。脳内ホルモンは、我々の生身では瞬間に変化しているものですから、そこから病因を探し出すのはとても困難なのです。この辺を充分に理解し、病気を完治するよりも、それとうまく付き合っていくことを大切にしてほしいです。

（2）宇宙（大自然）の子であることを悟る

　自律神経失調症は、一種の病気であると言えるが、人生航路上の"疲労反応"とも言えるのでしょう。人によって疲労反応が早く出たり、遅く出たり、多く出たり、少なく出たりします。近年、三十代ないし二十代の有病率が上がる一方で、発症は徐々に若年化傾向になって来ています。種々の症状が出現しても、それを直接にある病気に結びつけず、あくまでも体内の"警報器"が鳴り出したと見るほうが良いでしょう。症状が出たら、すぐに治療を受けるより、まず現在の生活状態を検証することが、むしろ大事なのです。

　無理のない生活を送って休養をとり、大自然の子としての生命体の基本原理―バイオリズムに合わせた生活リズムを元に取り戻しましょう。警報器の音を消すこと、つまり症状を抑えることばかりを考えると、それが逆にひどくなることは多く見られます。治療のゴールとしては、全ての症状を治すことではなく、大自然の子である自分を悟って自分とうまく付き合っていくことなのです。

　また、心因性の強い自律神経失調症の場合は、こころの敏感性からの影響が大きいものです。気功学における多種類の"入静法"は、こころの過敏性を抑えるのにはとても効果的であると言えます。入静はこころが"無"に近い状態です。この状態にこそ生命自然体としての自分が見えてくるのです。その時には本当の楽感、幸福感、そして自分に対する

感謝の気持ちが湧いてくるのです。このような良性感覚刺激は、心と体のバランスを取り戻す原動力となります。

（3）養生意識を高め、養生方法を身に付ける

　中医学では、自律神経失調症を『未病』と捉えています。未病とは、脳梗塞、うつ病、虚心症などの本当の"病"になる手前の状態を指します。未病は無病ではありません。自律神経失調症の諸症状は、本当の病になる可能性があり、身体の内部から送ってくれた"危険のサイン"であり、"気のせい"で片付けられるものではありません。中医学は、"未病治し"を大切にする医学です。この医学は、人の心と体、病と人、症状と体質、治療と養生を共に重視する特徴があり、自律神経失調症に好適用です。

　気功の気は、実に人体の心と体を繋げる自律神経系、内分泌系、免疫系などの情報系の機能です。気功は、気を整える、気を強くする健康法で、自律神経失調症にぴったり合っています。多くの治療実績がそれを証明しています。

第2節　心身症

　心身症とは、何らかの身体疾患が、その症状の出現或いは消長が環境的或いは心理的なストレスと深く関わる多種類疾患の総称です。心身症の主な病理メカニズムは、自律神経失調と深く関わっていると言われています。

1．自律神経失調症と心身症の区別

　自律神経失調症は、自律神経失調症の症状があるが、臨床検査では、明らかな異常を認めず、また器質性障害もありません。心身症の場合は、何らかの器質性変化或いは明らかな機能異常を有する上に、自律神経失調の症状が出没します。しかし、臨床では、二者をはっきり区別するのは困難で、分類においては二者が重なっていることもあります。

2．主な心身症

　循環器系の心身症には、本態性高血圧症、低血圧症候群ともいわれる本態性低血圧症、神経性狭心症、一部の不整脈、心臓神経症などがあります。

　呼吸器系には、気管支喘息、神経性咳などがあります。

　消化器系の心身症には、消化性潰瘍、潰瘍性大腸炎、過敏性腸症候群、神経性食欲不振症、神経性嘔吐症、腹部膨満症などがあります。

　肥満症、糖尿病、心因性多飲症、バセドウ病と呼ばれる甲状腺機能亢進症などは、内分泌代謝系の心身症です。

神経系では、片頭痛、筋緊張性頭痛。

夜尿症、インポテンツ、過敏性膀胱などは、泌尿器系の心身症にも該当します。

骨や筋肉系には、慢性関節リウマチ、全身性筋痛症、脊髄過敏症、書痙、脛性斜頸、頸腕症候群、チック、外傷性神経症などがあります。

皮膚系では、神経性皮膚炎、皮膚掻痒症、円形脱毛症、多汗症、慢性ジンマシン、湿疹、いぼ、が心身症に分類されています。

耳鼻咽頭科領域にも心身症はあり、メニエール症候群、咽喉頭部異物感症、難聴、耳鳴り、乗り物酔い、失声、などがあります。

眼科領域には、原発性緑内障、眼精疲労、眼瞼痙攣、眼ヒステリーなど、非常に多岐にわたっています。

産婦人科で診てもらう心身症は、月経困難症、無月経、月経異常、機能性子宮出血、更年期障害、不感症、不妊症があります。

口腔領域には、突発性舌痛症、ある種の口内炎、口臭症、唾液分泌異常、咬筋チック、義歯神経症などがあります。

3．気功による心身症の治療

心身症と自律神経失調症の病理メカニズムが、相同する部分があるので、功法選択は自律神経失調症の治療を参考してください。

第3章　神経症

1．神経症の概念

　神経症とは通常、誰もが感じているような不安や心配が著しく高じたこころの状態と、それによってもたらされるさまざまな症状を総称した病名です。つまり、健康な人の心理状態の延長線上にある"心の病"で、人それぞれの性格や生活経験が大きく影響して発症する病気です。
　神経症性不安は、通常性不安よりやや強い不安から、『死ぬのではないか』というほどの恐怖まで、さまざまです。不安によってもたらされる身体性症状は自律神経系の症状が中心となっているので、血液検査を始め、各種臨床検査では、"異常"がなかなか見出されません。
　抗不安剤などの薬物療法では、急性不安発作に対して効果があるものの、予期不安と全般性不安に対しては、あまり効果を挙げていないようです。
　静功法は、雑念（不安の内容が多い）を払い心身をリラックスさせる訓練法です。一つの場所に30分ないし一時間以上居られることができるなら、不安心理が修正され、不安現場での予期不安を克服できるようになりますし、根気よく練習していけば神経症性不安が根治できるのです。

2．神経症の種類

　神経症は、臨床表現や発症機制の違い、或いはその背景にある心理特徴などにより、さらにいくつかの亜型に分類することが可能です。

臨床常見神経症の分類表

病名	主な症状
不安神経症	パニック障害：不安発作と予期不安を主症とする。女性に多い。 全般性不安障害：仕事や受験などのさまざまな出来ことに対しての過剰な不安や心配。男性に多い。
対人恐怖	人に対して恐れをもつのではなく、対人場面における自己の状態（例えば、人前に出ると声が震える、赤面する、手が震えるなど）が他人にどう映るかを恐れる。
強迫神経症	強迫観念：本人は嫌だが、同じ思いを繰り返す。 強迫行為：本人は嫌だが、同じことを繰り返し行う。
心気症	説明しても納得しない身体所見や自覚症状は、癌などの重篤な病気になっていると、しつこく拘る。
抑うつ性神経症	全般性不安、軽い抑うつ気分、意欲低下、倦怠感。

3．気功治療実際

（1）調心 ― 心理学調整のアプローチ

1．心理学的調整の目的

①病気を知る

　神経症は不安が起こるこころの病気ではあるものの、不安よりさまざまな身体症状がもたらされます。患者さんは"こころか"、"からだか"に迷い、特に『心気症』の場合ではしつこく検査を求めていって、ささいな"異常"が気になって不安を一層募らせてしまいます。"こころの病気だ！"と、これだけを分かっていれば、気持ちを落ち着かせて有効な治療を始める出発点にたどり着きます。

②自己を知る

　神経症の患者さんのなかには、自己への無知、他者操作、内面的不適応、外面的過剰適応が見られることがあります。この病気の治療には、自己を知ることが大切です。詳しくは調心操作の章を参考にして下さい。

③症状除去ばかりではなく、自分なりのこころのコントロールの方法を身に付けます

（2）調心 ― 脳神経生理学調整の試み

1．主選功法
　静功法：一般静功法
　動功法：六字訣功

2．参考功法
　静功法：放松功、站桩功
　動功法：五行掌、五禽戯

3．王氏行気整体法
　神経症では、不安を持っているので、練功の場に入ること自体が不安の原因となることも、しばしば見られます。気功行気整体を受けて、気功の基本原理を理解してもらってから、集団練功に入ることは一つの良い"試み"です。

　一般静功法は、初心者向けのものとして、調身では座、立、臥、どれをしても良く、調息では自然呼吸にし、調心では存想法、意守法、数息法などをその場、そのときに合わせて自由に選択できるという特徴があり、また何処にいても、いつでも行われるので、不安神経症の治療に最適です。

4．功理と効果

(1) 神経緊張を緩和する作用があり、不定愁訴の症状を除去或いは軽減する効果があります。
(2) 行動療法の一種として予期不安の心理を修正する効果があります。
(3) 45分以上のコースをうまく行えれば、脳神経生理の良性調節作用をも期待できます。

5．注意事項

(1) 三調は"自然体"から始めること
　前にも述べたように、神経症はどんな種類においても、不安という中核の症状を必ず有するので、気功教室という集団の場に不安感を持つこともよくあるのです。教室練功は、動功法だけでも良いから、不安な気持ちを抑えてこころを徐々に慣らして行くことが大切なのです。
(2) 静功の練功時間は自分なりに
　練功時間は、短くても例えば5分間でも構いません。本人の客観状況に合わせて徐々に

増やしていきます。

6. 症　例

（1）心気症の例

　ＳＫ／ＭＫさん　女性　43歳　カルテ番号：２８１３９

　現病歴：ここ数年、秋口から初冬にかけて乾燥性咳を発する。消化系の先生が『逆流性食道炎の疑い』と、呼吸系の先生が『気管支喘息』と言われた。ステロイド性吸入剤と気管支拡張剤を使用している。

　現症状：乾燥性咳、咳に伴う涙、鼻水、頭が張る、頭痛、腹脹、息苦しさなど。睡眠中では諸症状が消える。夜間に呼吸困難発作がない。半年経ってもなかなか良くならないため、ひどい病気に罹ったのではないかという強い不安、焦燥感、気分が落ち込む。神経症であることを詳しく説明した上で、漢方煎じ薬を内服し、薬を減量して中止する。週一回教室練功、毎日就寝前に内養功・軟式呼吸法を30分行う。

　4週間で完治。気功に引かれて今も熱心に教室に通っています。

（2）予期不安の例 ― 睡眠導入剤依存症

　ＭＫ／ＭＫさん　女性　36歳

　現病歴：睡眠導入剤依存8年。

　現症状：毎日寝る前にレントルミン錠(0.25mg)の1/4を飲まないと眠れないことに悩む。薬を止めたい。

　週一回教室練功、毎日就寝前に一般静功法を30分行い、その後ストレッチをしてから床に入り、右下側臥位で放松功を行う。不安感が強いときには、呼気の数を数える。数ヶ月かかったが薬を止めることができた。

（3）対人恐怖の例 ― 引きこもり状態

　ＮＪ／ＤＳさん　男性　26才　大学2年生（休学中）

　現病歴：大学2年の時、交通事故で部分頭蓋骨切除手術を受けた。医者は"脳に損傷はない"と、説明してくれたものの、本人がこれを信じず、同級生や知り合いの親戚、隣人などと会うたびに変に思われると感じるようになった。通学できなくなり、隣人の眼を気にして外出さえもできなくなった。

　第一プロセス―心理学調整

　本人と母親の同時面接をし、信頼の取り付けを工夫する。心理テストなどの客観材料を活用する。

第二プロセス─家族と一緒に気功教室に通わせる
第三プロセス─本人だけを気功教室に通わせる
結果：週に二回アルバイトができるようになった。

　神経症は不安が高じたこころの病気です。

　気功は心理療法、運動療法、音楽療法、行動療法の"多味一体"をもつユニークなものとして、神経症患者さんが自分で不安心理を修正していく"快適な場"を提供してくれるのです。ひとつの良い補助療法です。

　信頼関係の構築が治療の第一歩です。私は気功調心のアプローチに心理テストなどの現代心理学知識を採り入れて試みました。実践から見るとこれが信頼関係の構築に非常に役立つものでした。

第4章　不眠症

1．不眠症概述

　睡眠は毎日の健康な生活に欠けてはいけない、心身の疲労回復に重要なはたらきを担っている生理活動です。しかし、ストレスの溢れている現代では、一つの社会現象としていくら努力しても眠れない人が増える一方です。不眠症とは、個々人の健康を維持するために必要な睡眠が、量的に或いは質的に不足し、それによって社会生活に支障をきたし、自覚的にも悩んでいる状態を言います。

（1）不眠症の種類

不眠の現象型により、以下の4種類に分けています。
- ◆入眠障害：寝つきがわるい。
- ◆中途覚醒：睡眠持続の障害。
- ◆熟睡障害：眠りが浅い。
- ◆睡眠時間短縮：早朝覚醒、睡眠効率の低下。

（2）不眠症の発症要因

(1) 精神生理性不眠、即ちストレスによる不眠症。
(2) 精神医学的障害を伴う不眠症。
(3) 薬物やアルコール依存による不眠症。
(4) 身体疾患を伴う不眠症：①睡眠時無呼吸症候群、②下肢の不随意運動に関連した睡眠障害。
(5) 高齢者の不眠症：①睡眠質量の低下、②身体要因、③生体リズムの変化。

　種種不眠症の中で、もっとも多発しているのは精神生理性不眠症です。発症の主な原因は、慢性的な精神緊張或いは睡眠自体に対する過度な不安です。
　慢性ストレスによる睡眠障害―昼間における精神的或いは肉体的な過度緊張により、人体の"動きモード"を支配する交感神経のはたらきが高じてしまい、肩凝りや首筋の張り、

偏頭痛、めまい、気持ちが落ち着かないなどの症状を伴う"入眠困難"或いは"中途覚醒"性不眠症を引き起こします。

睡眠に対する過度の心配による睡眠障害—何かが気になるか、或いは何らかの条件付けが満たされないと入眠できません。例えば、"明日は大事な仕事が待っているから眠らないと困る"や"トイレを済ませないと眠れない"、"薬を飲まないと眠れない"、"お酒を飲まないと・・・"など、眠ろうと意識的に努力しすぎて神経を興奮させてしまい、中枢神経系に覚醒が起こり逆に眠れなくなります。学校や仕事のない週末にはよく眠れます。

気功療法は上述の不眠症に効果的です。

（3）不眠症の治療

①薬物療法。
②光療法。
③生活療法。

2．弁証施功

1．主選功法

静功法：体力がある方は站桩功、体力が無い方は一般静功法。
動功法：助眠功。

2．参考功法

静功法：放松功。
動功法：保健功。

3．助眠功

助眠功は、主に身体面の緊張を取り除く動功法です。通常は、静功の後と布団に入る前の間に行います。

①上肢放松運動

松静立位式にて、両手を強く握り拳を作り、吸気に合わせて腕筋を強く収縮し、両上肢を身体の前から平行に肩まで持ち上げ、5秒止めます。（図1）快速呼気に合わせて両上肢を自然に落とし、振り子のように前後に揺らします。6〜9回繰り返します。

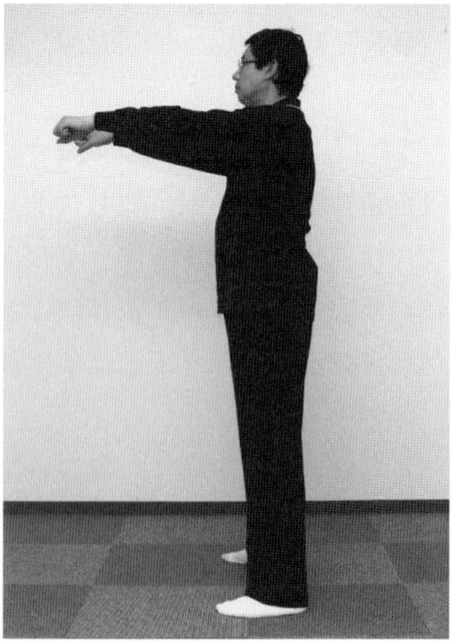

図1

── 治療編／第4章 不眠症 ──

②肩肘緊松運動

　松静立位式にて、両手は強く握って拳を作り、吸気に合わせて肩と上腕の筋肉を強く収縮して両手を身体の側面から肩まで持ち上げて、5秒止めます。（図2）快速呼気に合わせて両上肢を自然に落とし、振り子のように左右に揺らします。6～9回。

③全身放松運動

　予備式にて、両手の十指を交差して下丹田に構えます。（図3）

　吸気に合わせて、全身の筋肉を収縮し両上肢を頭上に持ち上げて掌を上向きに、同時に両踵も持ち上げて5秒止めます。（図4）ゆっくりした呼気に合わせて、両手は手指を向き合わせて顔の前を通し中丹田まで下ろします。6～9回。

④頚部緊松運動

　座椅子にて、『臂項争力』を6～9回行います。《保健功・項功》を参考にして下さい。

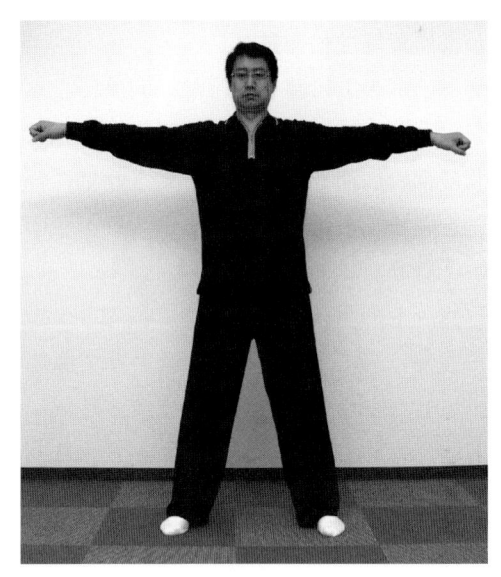

図2

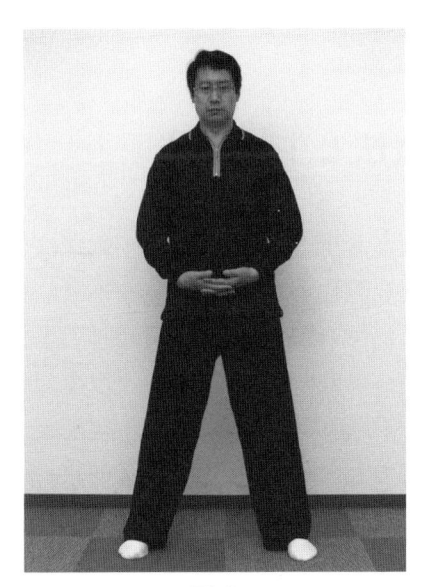

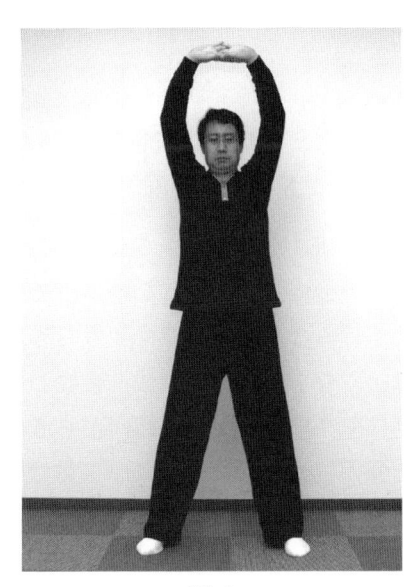

図3　　　　　　　　　図4

⑤下肢放松運動

座椅子にて、吸気に合わせて両拳で両大腿を強く押しながら両足で床を強く踏んで5秒止めます。ゆっくりした呼気に合わせて四肢をリラックスさせます。(図5) 6～9回。

⑥腰背筋放松運動

ベッドの上に膝を曲げて仰向けになります。吸気に合わせて両足と肩を支点にお尻を持ち上げ、背腰部の筋肉を収縮させます。呼気に合わせて両腕を緩めてお尻を下ろします。6～9回。

⑦腹筋放松運動

ベッドの上に仰向けに寝て、両手十指を組んで後頭部に当てます。吸気に合わせて腹筋を軽く収縮させながら頭を持ち上げます。呼気に合わせて腹筋を緩めて頭を下ろします。6～9回。

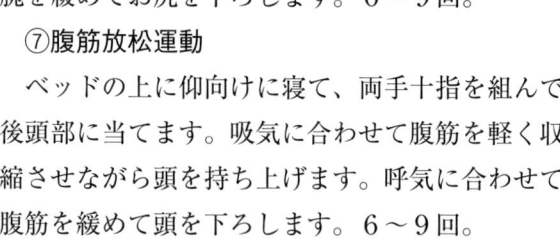

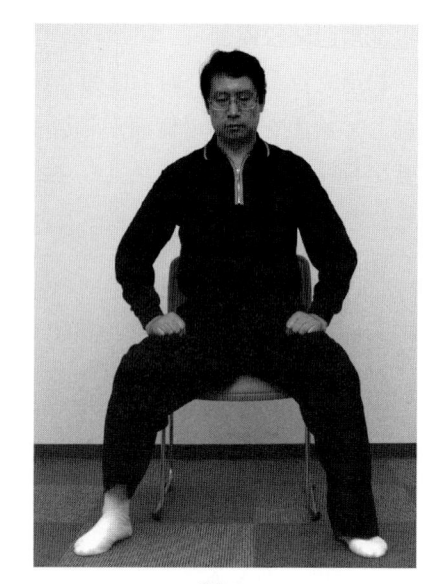

その後、布団に入ります。

図5

4．注意事項

(1) 呼吸は吸気を意識しないように、ゆっくりした呼気を大切にして下さい。
(2) 功法全体を行ってもいいし、自分に合う部分だけでも構いません。
(3) 寝つきが悪い場合は、助眠動功全体を薦めますが、中途覚醒の場合は床の上で4番と7番を薦めます。
(4) 気功療法は生活療法のなかにあるので、生活療法の一環として応用しましょう。

3．不眠症の気功療法と生活療法

一口に不眠症と言っても、さまざまな発症要因があります。ですから不眠症になってもすぐにそれを治療しようとしないで、まず原因を究明し、日常生活の中で不眠にならないように心がけることが大切です。もちろん一部重症性不眠症、とりわけ精神疾患を伴う不眠症では、やむを得ず薬物療法を必要としますが、現実を見るとどんな不眠症でもとりあえず安易に薬を求めるという傾向があるのです。不眠の要因が明らかに不規則な生活習慣にあると分かっていても、とにかく薬で早く治してもらおうとします。最初は、睡眠導入剤のお蔭でよく眠れるのですが、だんだん薬を飲まないと眠れないという悩みが出てきて、ついには薬に依存することになってしまいます。

不眠症の生活療法の目的は日常生活の中で、ヒト本来の睡眠と覚醒のリズムを強化する

ことです。
　具体的には：
（1）規則正しい睡眠習慣を身に着けます。
（2）寝る前は心身ともにリラックスを心掛け、刺激を避けます。
（3）コーヒーや緑茶などのカフェイン類を避けます。
（4）昼間にはできるだけ日光に当たります。
（5）規則正しい三度の食事。
（6）交感神経興奮を避けるために、5分間でも良いから、静功法を行って脳を休めます。
（7）適当に運動します。
　気功療法は、気功の優れた緊張緩和作用を生かして睡眠の量と質を改善することを図り、不眠及び不眠による心身面の諸症状を緩和する手立てです。寝る前に睡眠導入剤を飲めば良いという安易なやり方と違って、気功を日常生活中に取り入れ、特に『放松功』などの静功法を常に活用して心身の緊張を緩和し、ヒト本来の睡眠と覚醒のリズムを回復することによって本当の治癒を図ります。

4．気功と睡眠と健康長寿

1．気功と睡眠
　慢性ストレスの溢れている現代社会では、人々は過度な緊張に脅かされています。多くの不眠症の発症要因はこの心身緊張です。気功の三つの要素、つまり調心、調息、調身の主眼は心身ともリラックスさせることにあります。気功には多くの生理的、心理的な効果がありますが、その中でも睡眠改善効果がおそらく一番早く現われるのでしょう。これは、多くの気功理論及び気功実践に証明されています。根気よく数ヶ月間の練功を行えば、"快眠力"を身に付けることができて、体質も徐々に改善され、それに従って今までのご持病も治癒に向かっていきます。ですから快眠ができるかどうかということは、練功がうまくいっているかどうかを見る一つのバロメーターとも言えます。私は、"調眠"を気功の"一要素"と主張しており、それは睡眠ということが如何に大切なのかということを強調したいためです。

2．睡眠と健康長寿
　睡眠不足が続くと心身の疲労が蓄積し、十分な日中の活動ができなくなります。睡眠の障害度と疲労度との間には深い関係があり、睡眠が不十分だと疲労やストレスに適切な対処ができなくなり、不安や抑うつ症状を起こします。
　睡眠不足が続くと自律神経系と免疫系の働きが悪くなります。これによりさまざまな症状を起すか、またはご持病を悪化させてしまいます。アトピー性皮膚炎、アレルギー性鼻

炎、歯周病、慢性Ｃ型肝炎などの慢性炎症性疾患では、わずか三日間の睡眠不足によって症状を悪化させてしまうという現象が臨床現場でよく見られます。良質な睡眠を保つことができないと、慢性病の治癒が極めて困難です。

　また、睡眠は一つの大切な健康要素です。100歳以上の長寿者の生活習慣についての調査結果からは、日常生活と関連している飲食や運動、健康法などの諸因子のなかで、一番多く挙げられているのがやはり"快眠"です。快眠は長寿になるかどうかにかかわる一つの重要な条件であることを、明らかに示してくれたのです。

第5章　うつ病及び慢性疲労症候群

1．うつ病概述

　うつ病とは、抑うつ気分と興味・喜びの喪失が基本症状となる感情障害性疾患です。うつ病になると抑うつ気分や焦燥不安、集中力低下などの精神症状と不定愁訴のような身体症状が出現します。

（1）うつ病の症状

1．精神症状
　抑うつ気分：憂うつ、むなしさ、さびしさ、生きていく意味がないなど。
　抑制：おっくう、やる気がでない、身体がだるい、集中力がない、本や新聞を読んでも頭に入らない、すぐ忘れるなど。
　不安、焦燥感：いらいらする、じっとしていられない、怒りっぽいなど。
　自信の喪失：未来がない、生きていく自信がない。
　自責感・罪責感：他人に申し訳ない、他人に心配ばかりをかけているなど。
　自殺観念。

2．身体症状
　睡眠障害：寝付けない、早朝覚醒、中途覚醒、過眠など。
　食欲不振。
　性欲低下。
　自律神経症状：肩凝り、頭痛、動悸、息苦しい、胃がもたれる、下痢または便秘など。
　日内変動：朝に悪く、夕方によくなる傾向。

（2）発症要因

　うつ病の特定病因はまだ分かっていません。遺伝的、生物的、心理社会的な因子が絡み合って発症するケースが多く見られます。

（3）治療

治療では、抗うつ剤、抗不安剤による薬物療法が中心となっていますが、心理療法や生活療法、仕事面の援助なども不可欠です。

2．慢性疲労症候群概述

慢性疲労症候群（CFS）とは、これまで健康に生活していた人が、原因不明の強い全身倦怠感や微熱、頭痛、筋肉痛、意欲低下などの精神神経症状を起こし、少なくとも6ヶ月以上の期間、この状態が続くか、またはそれを繰り返して、健全な社会生活が送れなくなるという病気です。これはアメリカ疾病対策センター（CDC）により、1988年に提示された疾病概念です。

（1）診断基準

1．大基準
　A．生活が著しく損なわれるような強い疲労感を主症状とし、少なくとも6ヶ月以上の期間持続或いは再発を繰り返す。
　B．病歴、身体所見、検査所見で悪性腫瘍、自己免疫疾患、急・慢性細菌感染症、HIV感染症、慢性炎症性疾患、神経節疾患、内分泌疾患、呼吸器、循環器、消化器などの慢性疾患に挙げられるものは除外する。

2．小基準
　A．症状基準
　　①微熱ないし悪寒
　　②咽頭痛
　　③頚部或いは腋窩リンパ節腫脹
　　④原因不明の筋力低下
　　⑤筋肉痛ないし不快感
　　⑥軽い労作後に24時間以上続く全身倦怠感
　　⑦頭痛
　　⑧腫脹や発赤を伴う移動関節痛
　　⑨精神神経症状（いずれか一つ以上）羞明、一過性暗点、物忘れ、易刺激性、錯乱、思考力低下、集中力低下、抑うつ
　　⑩睡眠障害（過眠、不眠）
　　⑪発症時、主たる症状が数時間から数日の間に発現

B. 身体所見基準（2回以上、医師が確認）
①微熱、②非浸出性咽頭炎、③リンパ節の腫大

（2）発症要因

臨床経験的に見るとＣＦＳを引き起こす最大の要因は慢性ストレスです。

最近の研究によると、ＣＦＳは社会心理的なストレスと遺伝的な要因によって引き起こされた、身体の働きを司る神経、内分泌、免疫系の変調に基づく病態であり、その本質は異常に産生されたサイトカインによる脳神経系の機能障害であるという説もあります。特定原因はまだ分かっていません。

（3）治療

治療では、漢方療法が高い有効性を示しています。軽い運動やストレス解消、仕事面の援助などの生活療法も必要です。

3．功　法

症状と体質を参考にし、中医学による弁証分型に即して功法を選択します。

（1）肝陽上亢型（実証）

1．主な症状
　気分が落ち込む、いらいらする、不安、睡眠障害、肩こり、頭痛、胃腸障害、便秘。
　舌診：暗赤。脈診：弦脈。
2．主選功法
　動功法：養心安神功。
　静功法：站桩功。
3．補助功法
　動功法：六字訣、八段錦。
　静功法：一般静功法、放松功。

（2）心脾両虚型（虚証）

1．主な症状
　気分が落ち込む、興味・喜びの喪失、空しさ、悲しさ、意欲低下、午前中に強い倦怠感、食欲不振、自殺観念など。
　舌診：無血色。脈診：脈弱。

２．主選功法
　　動功法：養心安神功。
　　静功法：飄化功。
３．補助功法
　　動功法：保健功
　　静功法：内養功。

（3）養心安神功

１．予備勢
　　松静立位式にします。詳しくは站とう功を参考にして下さい。
２．鼓漱咽津
　　①赤竜吐搗海。
　　②叩歯。
　　③咽津
　　《保健功・口功》を参考にして下さい。
３．按摩撃鼓
　　①頭部按摩
　　十指を適当に頭に当てて、やや強く５秒間指圧し、緩めてから三回深呼吸をします。部位を変えながら９回繰り返します。
　　②梳頭
　　片手の五指でやや強く頭皮を摩ります。
　　③撃鼓
　　利き手を拳にし、親指の側面で頭を叩きます。
４．項功
　　①頚椎按摩。
　　②捻項。
　　《保健功・項功》を参考にして下さい。
５．下撑転体
　　両手十指を腹前で交叉し掌を下向きに、顔を上げたまま、やや深く前屈します。頭とお尻を同時に左へ捻って３秒間止めます。
　　同じ要領で右に捻ります。これで一回として３回します。松静立位式に戻します。
６．震桩甩袖
　　上式に続いて、両膝を軽く曲げて膝を軸心に上下に120回／分間の頻度で振動します。手首、足首、踵を意識しながら行います。３分間。
　　続いて振動しながら肩と肘、手首の力を抜いて両腕を前後、左右に振り回し、手でから

だを叩きます。3分間。松静立位式に戻します。
7．意念放松
上式に続いて、意念放松法で（放松功を参考に）頭頚⇒肩⇒腕⇒胸背⇒腰⇒腹⇒大腿⇒膝⇒下腿⇒足裏の順で全身をリラックスします。
8．意守丹田
上式に続いて、意守丹田をします。尾骶骨と膝を緩めて体重を足の後部に落とします。
9．収功
上式に続いて、左足を右に戻し両足間を1拳にします。吸気に合わせて爪先立ちをし、快速呼気に合わせて両踵を地面に軽くぶつけるように身体を振動します。

（4）飄化功

飄化功は、"存想法"が用いられる、動と静を結合する功法です。飄は漂うという意味で、"身体がだんだん軽くなって風船のように浮かぶ"というイメージを指しています。

1．放松
①調身：座椅子か盤座、正座。
②調息：自然呼吸。
③調心：存想外景。

例えば、美しい高原のイメージを思い描きます。
　今は花が咲いている高原に座っています。
　　―まわりには花の香りがかすかに漂い始めます。
　　　―太陽の光は暖かくからだを包んでいます。
　　　　―空は青く、柔らかな白い雲がゆっくりと流れています。
　　　　―林のほうから小鳥のさえずりが聞こえてきます。
　　　　　―さわやかな風が吹いて身体に当たり、とても心地よい感じです。
　　　　　　―今の自分はとても幸せです。

このようなイメージを活用することには、二つの目的があります。一つは不安を抑えて気持ちを落ち着かせ、心身ともにリラックスさせることで、もう一つは"身体がだんだん軽くなっていく"という感覚を引き出すことです。

存想のテーマは、一つで十分です。同じテーマを繰り返しても構いませんが、テーマを頻繁に変えると、脳が疲労を感じて逆効果になることもあります。

時間：10分くらい。

2．飄化
(1) 上式に続いて松静立位勢にします。
(2) 両手を側面から掌を下向きに肩の高さまで持ち上げて、水平に胸前（やく15cm）に回します。（図1）

(3) 両手をゆっくりと臍まで下ろしてから両手首を内側に回し前へ押し出して（図2）、すぐ外側に回し掌を臍に向けます。同時に膝を軽く曲げます。（図3）
(4) 両手でゆっくりと"立円"を描くのを意識しながら、中丹田まで持ち上げ、胸前に引き寄せて掌を下向きにしながら、膝を伸ばします。（図4）
(5) (3)〜(4)式を繰り返します。
　　時間：15〜30分。

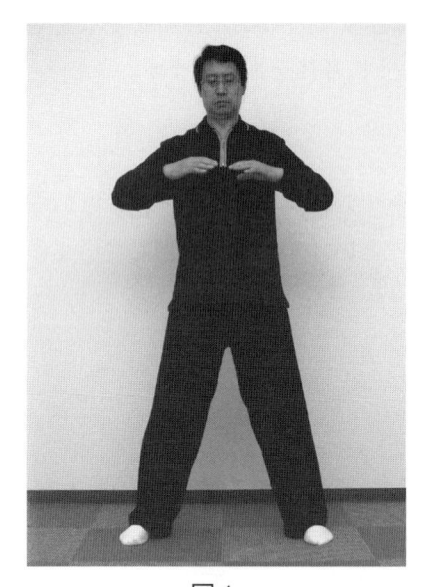

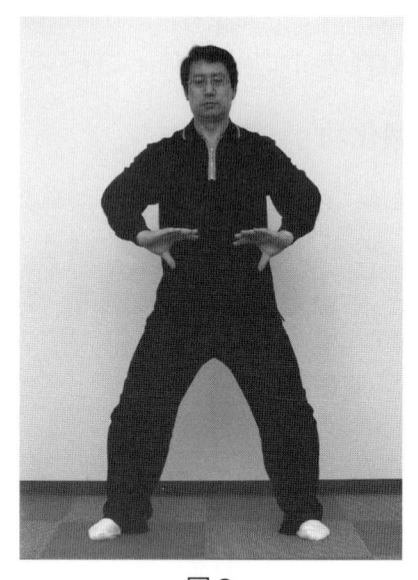

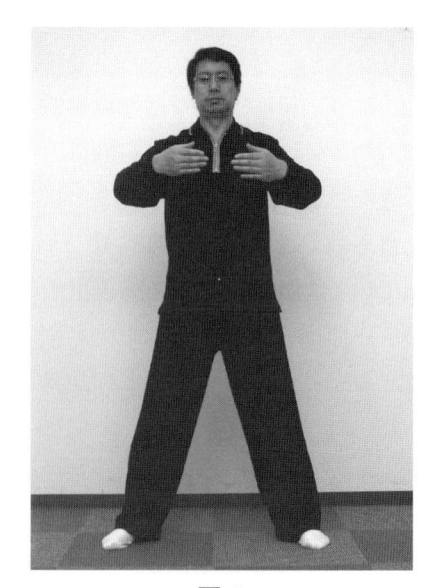

図1　　　　　　　　図2

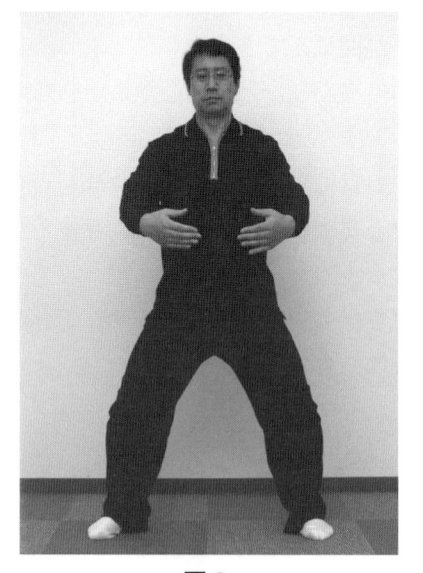

図3　　　　　　　　図4

【要領】
(1) 手を持ち上げるときには、手首でリードし、身体が水の中で上に浮かんでいくようにイメージします。
(2) 手を下ろすときには、肩関節でリードし、身体が水の中で沈んでいくようにイメージします。
(3) からだが軽くなる感覚が出るまで続けます。

3．収功
(1) 松静立位勢にし、両手を下丹田に重ねて意守丹田します。内気を丹田に収めながら膨張したからだを普通に戻すようにイメージします。
(2) 左足を右足の脇に引き寄せます。吸気に合わせて両踵を持ち上げ、快速呼気に合わせてかかとを地面に軽くぶつけるように下ろします。6～9回。

4．功理と応用

1．功理
　飄化功の調心は、意守法ではなく存想法が用いられます。存想法は、意守法よりやや強い感覚誘導作用があります。"飄"という特殊感覚を誘導することは、うつ病及び疲労症候群に特有な倦怠感や抑うつ気分などの症状除去に、良い効果があります。
　本章に紹介した功法は、いずれも動作が簡単で、何処でも、何時でも行われるものです。練習においては、内の自分を見つめながら、つまり気感を感じながら行うということが要求されています。内気の"昇、降、開、合"が一つの"円"の中にあることを体験できれば、簡単な動作にしても、やればやるほど面白く感じ、優れた緊張緩和作用を発揮できることになります。

2．生活療法は治癒の唯一の道
　うつ病は、"こころの風邪"と言われるほどの多発病となっています。二十一世紀に最も注目される病気の一つになるのでしょう。また近年では、二、三十代にいわゆる不典型うつ病が増える一方で、これは社会問題にまで及ぶかもしれません。
　病因は、一部典型性うつ病を除いて、その多くが環境因子つまり生活習慣または生き方にあると思われます。
　　　抗うつ剤が中心となっている治療は、抑うつ気分の改善に一定の効果を示しているものの、不安や緊張、倦怠感などの合併症状にはほとんど効果がありません。また、入院中にほぼ治癒まで回復しても、いざ現実生活に戻ると、すぐ再発するケースが多くを占めています。"こころの風邪"と言われても、風邪のようには簡単に治癒できません。薬物療法は当然必要ですが、本人に自己治癒という意識があるか否か、またこの病気と、或い

は自分と上手に付き合っていく"方法"を持っているかどうかは、治癒の鍵となっています。方法における一番大切なことは、日常生活中の"緊張緩和"です。

第6章　高血圧症

1. 高血圧症概述

　高血圧症にはいろいろなパターンがありますが、本態性高血圧症と二次性高血圧症と大別されます。前者は、まだ原因不明で、遺伝と係わるのではないかと考えられます。後者は、さまざまな病気により血圧上昇し、症状性高血圧症とも言われるものです。いわゆる高血圧症は主に本態性高血圧症のことを言っています。

　本態性高血圧症が発症すると、血管内の圧力が上昇し、血管の内膜が破壊され動脈硬化を引き起こします。動脈粥様硬化因子の中では、高血圧症がナンバーワンです。動脈粥様硬化は、早期にはほとんど自覚症状が無く、中、晩期にいきなり脳卒中や狭心症など命を落すまでの合併症を発生します。このような心、脳血管病は、年間死亡率の四割ほどを占めています。

　降圧剤による薬物療法は、病気を治すためではなく、血圧の上昇を抑えて悪性合併症を予防するためです。臨床経験的に見ると、対症療法だけでは、悪性合併症の予防に満足のいく結果を示していません。例え血圧をほどほどコントロールしていても、日常生活上の偶然素因で悪性合併症が起こることがよくあります。また、病因学においてもストレスや過労、寒冷などの環境因子は、無視してはいけないのです。ですから、薬物療法が当然必要ですが、快眠、快食、軽い運動が中心となる生活療法も、欠かしてはいけないのです。

　中国では、二十世紀五十年代より、気功を一つの補助療法として、本病の治療に試みられていました。多くの有益な経験を蓄積しています。これを有効に利用し気功を生活療法の一環として行なえば、悪性合併症の予防に役立つのではないかという期待が大きいです。

　高血圧の指標：収縮期（最高）血圧が130mmHg以上、かつ／または拡張期（最低）血圧85mmHg以上。

　放松動功：放松動功は心身両面の緊張を緩和することを目的とする動功法です。動作においては、背中を捻るのが中心となって督脈を通すという作用を発揮できます。また、動作に合わせる"丹田行気"というアプローチを用いて、内気を中心から末端へ、上から下へ巡らせて高血圧症及び狭心症に特有の"気滞血瘀"の改善に良い効果がある

と思われます。

　現代西洋医学から見れば、本功法には優れた緊張緩和作用があり、交感神経緊張による諸疾患に適します。本態性高血圧症を始め、狭心症、症状性高血圧症などに一つの補助療法として応用できます。

2．功　法

1．予備勢
　(1) 松静立位勢にします。《站桩功》を参考にして下さい。
　(2) 口功：①赤竜とう海→②叩歯→③鼓漱嚥津。
　(3) 項功：①頚椎按摩→②捻項。
《保健功》を参考にして下さい。予備功は主に頭頚部の緊張をほぐす作用があり、督脈を通すための大切なプロセスですから、省略してはいけません。

2．転体通督
　①上撑転体
(1) 上式に続いて両手の十指を交叉し頭上に真直ぐに伸ばし、掌を上向きにし、目は正面に向けます。上体を左90度に曲げて目は遠くを見るようにします。（図1）ゆっくりした呼気に合わせて上体を大きく右に捻り、目は左踵を見て3秒間止めます。（図2）上体を正面向きに戻します。

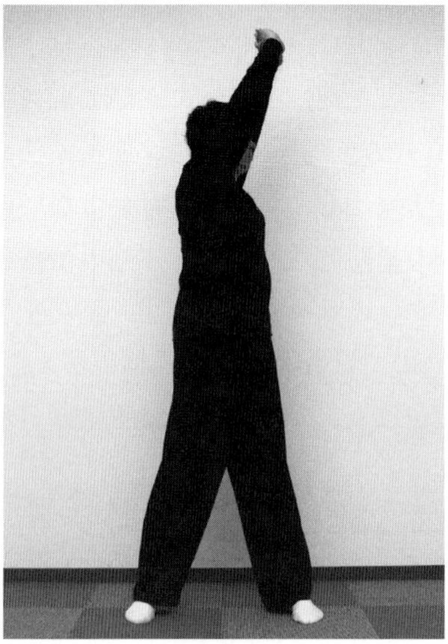

図1 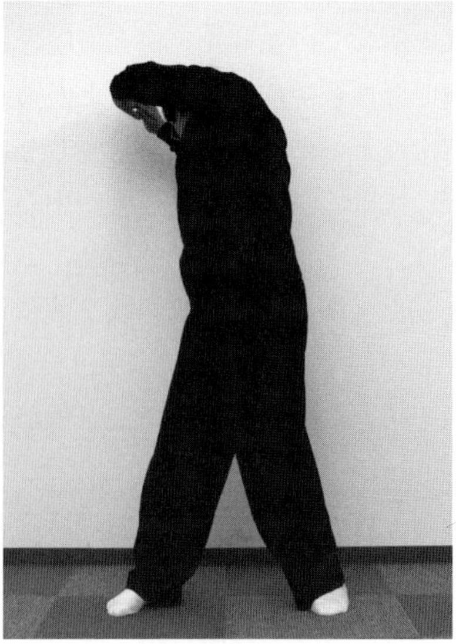　　　　　　　　　　　図2

(2) 上体を右90度に曲げて目は遠くを見るようにします。（図3）ゆっくりした呼気に合わせて上体を大きく左に捻ります。（図4）

　　これで一回として4～6回します。松静立位式に戻します。

②抱頭転体
(1) 上式に続いて、十指を交叉し後頭部を抱え、上体を左90度曲げて目は遠く見るようにします。（図5）ゆっくりした呼気に合わせて膝を曲げながら上体を大きく右に捻り、目は左踵を見て3秒間止めます。（図6）上体を正面向きに戻します。

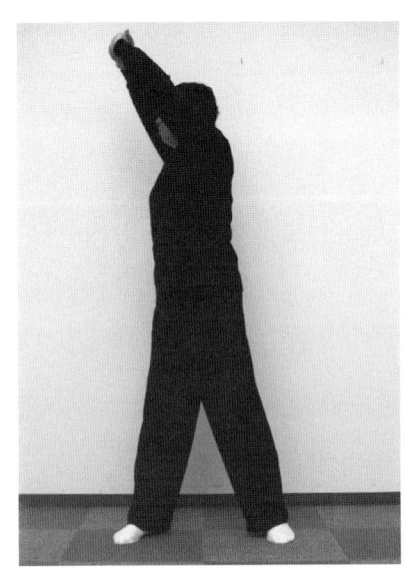

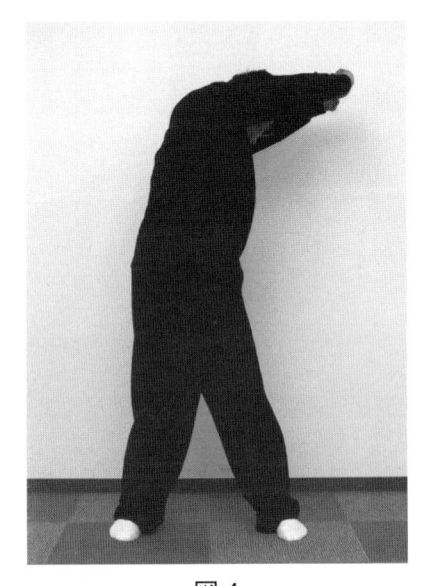

図3

図4

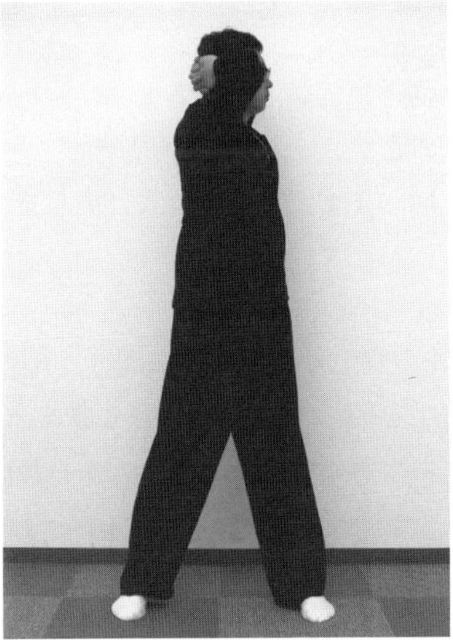

図5

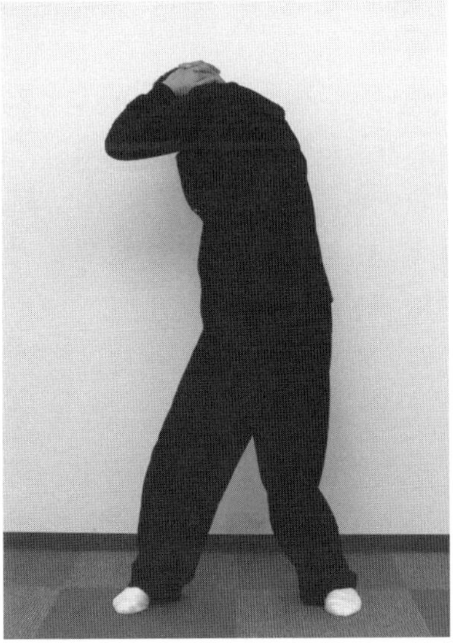

図6

(2) 上体を右90度に曲げて目は遠くを見るようにします。(図7) ゆっくりした呼気に合わせて上体を大きく左に捻ります。(図8)

　これで一回として4〜6回します。松静立位式に戻します。

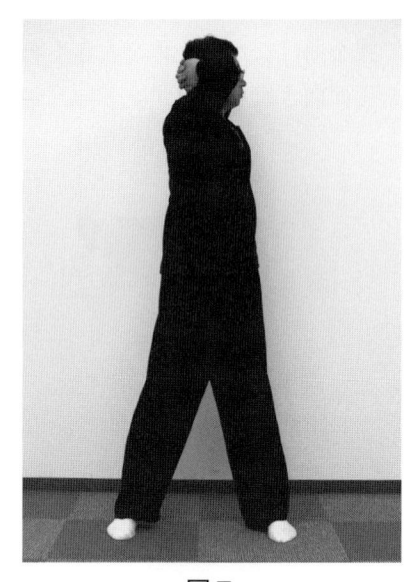

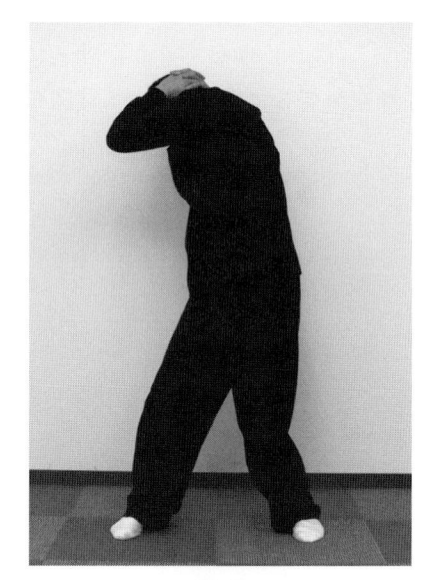

図7　　　　　　　　　図8

③下撑転体

　上式に続いて、両手十指を腹前で交叉し掌を下向きに、顔を上げるままに、やや深く前屈します。頭とお尻を同時に左へ捻って3秒間止めます。《易筋経》を参考にして下さい。

　同じ要領で右に捻ります。これで一回として3回します。松静立位式に戻します。

3．丹田行気

①上丹田→下丹田

　上式に続いて、両掌を臍の両側に当て、下腹部を収縮しながら左右に開き、吸気（逆式）に合わせて両手を外側180度に回し、(図9) 右手を頭の上に持ち上げて掌を下向きに、同時に左手を下丹田の前に下げます。(図10)動作に合わせて内気を至陰穴から督脈に沿って上丹田に上せるようにイメージします。ゆっくりした呼気に合わせて右手を下丹田まで下ろしながら、内気を上丹田から下丹田まで下ろすようにイメージします。(図11)

　同じ要領で左手式を行います。これで一回として4〜6回します。

図9　　　　　　　　　図10　　　　　　　　図11

②中丹田→手

上式に続いて、両手を中丹田の前に持ち上げて両腕で風船を抱えるようにし、膝を軽く曲げて上半身をリラックスさせます。吸気（逆式）に合わせて両手を胸へ引きながら内気を中丹田に集めるようにイメージします。ゆっくりした呼気に合わせて両手を元の位置に戻しながら内気を指先まで流すようにイメージします。4～6回。

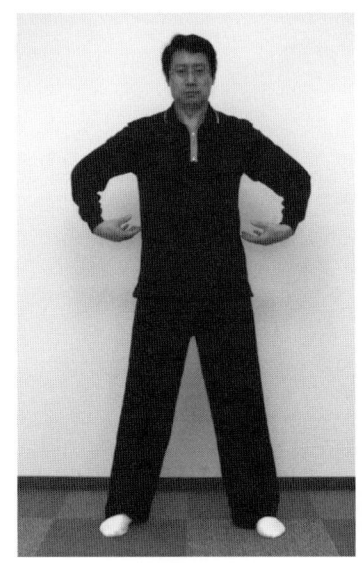

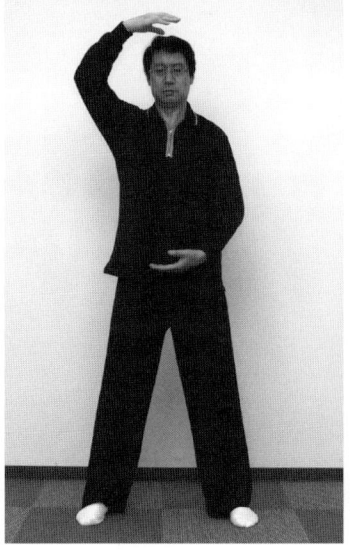

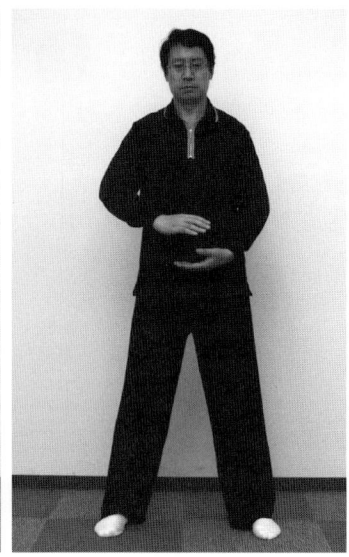

③下丹田→足

上式に続いて、膝を伸ばして両手を下丹田に下ろし、両掌を臍の両側に当てます。下腹部を収縮しながら両手をわき腹まで開き、（図12）吸気（逆式）に合わせて両虎口を命門の両側に当てて、同時に内気を下丹田に集めるようにイメージします。ゆっくりした呼気に合わせて両手を自然に垂らしながら膝を軽く曲げ、同時に内気を下丹田から足先まで流すようにイメージします。（図13）4～6回してから松静立位式に戻します。

4．震桩甩袖

上式に続いて、両膝を軽く曲げて膝を軸心に上下に振動します。手首、足首、踵を意識しながら行います。3分間。

続いて振動しながら肩と肘、手首の力を抜いて両腕を左右に揺らします。3分間。松静立位式に戻します。

5．収功―意守丹田

上式に続いて、両手を下丹田の前に重ねて、ゆっくりした呼気に合わせて意識を丹田に集中します。

図12　　　　　　　　　　　図13

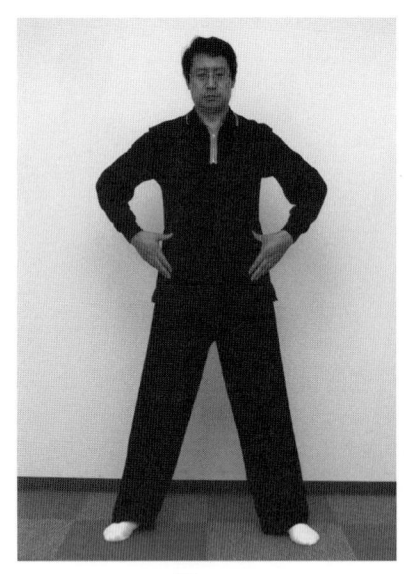

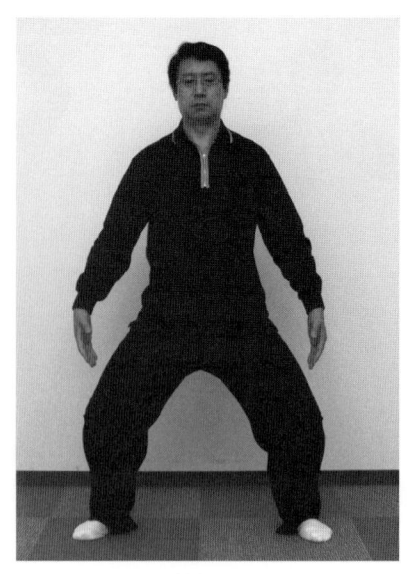

3．功理と応用

1．功理
(1) 中医学的には、督脈と任脈を通す作用及び"交通心腎"作用があり、陰陽を調整する効果があります。
(2) 西洋医学的には、優れた緊張緩和作用があり、交感神経緊張症候群に良い効果があります。

2．応用
　　中等症高血圧及び拡張期高血圧（下の血圧が高値）に適します。重症例（200mmHg／120mmHg以上）では、無理を避けて下さい。

第7章　肥満及びメタボリックシンドローム

1．肥満及びメタボリックシンドロームの概述

（1）肥満及びメタボリックシンドロームの概念

　人体脂肪の量は、おおまかに内臓脂肪と皮下脂肪の和です。また体脂肪率とは体重に占める脂肪量の割合で、小児では19％、思春期の女子では急激に増加し、男性では30代に増加し始めます。標準体重を上回る体重の増加は体脂肪量の増加を示唆します。

　肥満とは体脂肪率が一定の基準を超えた状態を指します。メタボリックシンドロームという概念が提示される前は、肥満の判定法として、体格指数法—ＢＭＩ（ボデイーマスインデックス）とインピーダンス法が常用されて来ました。それについて簡単に説明しましょう。

●ＢＭＩ法は人の標準体重を求める方法です。

　　体重÷身長の２乗　　標準体重＝22ＢＭＩ。

　こうして算出したＢＭＩの標準体重が現体重より10％増以上である場合は軽度肥満、20％増以上の場合は重度肥満といいます。

　　つまり：　標準体重の10％増＝ＢＭＩ 24.2以下→軽度肥満
　　　　　　　標準体重の20％増＝ＢＭＩ 26.4以上→重度肥満
　　　　　　　ＢＭＩ 24.2～ＢＭＩ 26.4→中度肥満

●インピーダンス法は体脂肪率を求める方法です。

　インピーダンス法とは人体に微弱な電流を流し、その抵抗値（インピーダンス）から体脂肪率を求める方法です。下の表を参考にして下さい。

体脂肪率による肥満判定表

性別	適性範囲 30歳未満	適性範囲 30歳以上	肥満
男性	14～20％	17～23％	25％以上
女性	17～24％	20～27％	30％以上

ただし、起床後の三時間以内や激しい運動の後、入浴後では正常な測定ができないので、ご注意下さい。

（２）単純性肥満とメタボリックシンドロームの判定基準

１．単純性肥満の判定基準

ＢＭＩ法またはインピーダンス法によって肥満と判定され、高脂血症、高血糖、高血圧の何れかを合併していない場合は、単純性肥満と診断します。

２．メタボリックシンドロームの判定基準

メタボリックシンドロームは内臓脂肪症候群或いは代謝症候群と言い、単純性肥満とはまったく異なる概念ですから、ＢＭＩ法やインピーダンス法だけでは判定できません。

▲内臓脂肪型肥満（腹部肥満）

へその周囲径が男性で85cm以上、女性で90cm以上。

▲高脂血症

中性脂肪が150mg/dl以上、かつ／またはＨＤＬコレステロール値が40mg/dl未満。

▲高血糖

空腹時血糖値が110mg/dl以上。

▲高血圧

収縮期（最高）血圧が130mmHg以上。

かつ／または拡張期（最低）血圧が85mmHg以上。

判定基準：
内臓脂肪型に加え、他の３つの▲のうち、２つ以上当てはまる場合。

（３）発症要因

肥満及びメタボリックシンドロームは現代人の代表的な生活習慣病です。要因はさまざまありますが、そのほとんどが日常生活の中にあるのです。

１．間違った食べ方

①食べ過ぎ

人は健康であればだれでも、食べれば食べるほど食欲が旺盛になり、どんどん太くなるのです。お相撲さんたちのからだを見ればもうお分かりでしょう。その原因は、フィードバック制御機能を持っている消化腺が、刺激を与えれば与えるほど分泌活動が盛んになっていくからです。

例をあげると：〜食欲を完全に満たすまで食べてしまう。〜外食のメニューに書いてある"カロリー数"を見ないで注文し、"カロリーオーバーだ"と分かっていても"残したらもったいない"と思って全量を食べてしまう。〜経済力に任せてご馳走ばかりを食べた

り飲んだりしてしまう。〜ヤケ食いをする。などなどによっていつも食べ過ぎに、ついには予期せぬ太さになっている自分に気がつきます。

②食事の栄養バランスが悪い

肉や魚、タマゴ、乳製品、お菓子、果物・・・など、美味かつカロリーの高いものを摂り過ぎる一方、食物繊維やビタミンを多く含む緑黄色野菜の摂取量が、相対的または絶対的に不足です。

③食べ方が悪い

外から見れば"食べる"という行為は、簡単かつ単純なことですが、実は体内では食べることに従って、非常に複雑な反射活動が並行して営まれています。食物を見た途端に、唾液やヒスタミン、インスリンなどの消化液は、既に分泌し始めるのです。

もちろん食事の楽しみ或いは満足感は、人にとっては欠けてはならないのです。この満足感をもっと詳しく分析すると、"心理的満足"と"生理的満足"の二種類に分けられます。"おいしく食べた！"というのが一種の心理的満足感とすれば、"もうお腹いっぱいになった！"とは一種の生理的満足でしょう。では、どちらを大事にするべきかと問えば、答えは後者です。後者は生命原理に則しているのですから。これも食べたいあれも食べたいで、ついに食べ過ぎることは肥満を起こす最大な要因ではないかと思われます。

満腹感は、食べ物や咀嚼運動の刺激により分泌されたヒスタミンやインスリンなどからの刺激を受けて、脳が感知した反射性感覚です。面白いことに、食べ物を口に入れずただ咀嚼運動をするだけでも、内分泌活動及び満腹感は起こり得るのです。この現象は、実証科学がまだ発達していない古代において、もう経験的に感知されていたようです。保健功にある歯功と赤竜撹海は、実に単純な咀嚼運動ですが、これによって食べ物の量を減らすことができ、気功学ではこれを"避谷"と称しています。食糧が決して豊かではないお寺に生活しているお坊さんたちが、この方法でお腹を満たしたそうです。

一般的には、食事開始から満腹感の出るまでの所要時間は、少なくとも15分はかかるようです。いうなれば、たとえ少量の食べ物でも15分以上をかけてゆっくりと噛めば、満腹感ないし満足感を得られるのです。この意味では、ラーメンやジュース類、乳製品、肉類などあまり噛まなくても済む飲食物は、早食いを助長し肥満を起こしやすいものです。

④食べるタイミングが悪い

例としては、〜食べる時間が無いから朝食抜きかパンとコーヒーだけで済ませる。〜夕食が遅くなる上に、量を多く摂る。〜甘い物を間食に当てるなど。

２．運動不足

古代人たちが身体を動かして生体エネルギーを消費することに対して、現代人は主に脳労働で生体エネルギーを消費することになりました。身体の運動不足によって余ったエネルギーは、中性脂肪に変えられ、内臓或いは皮下に蓄積されます。

3．慢性ストレス

慢性ストレスは、ヤケ食い型肥満を引き起こす主な原因となっています。また、慢性ストレスによるコルチゾールやノルアドレナリンなどの過剰分泌は、高血圧、高脂血症、高血糖を誘発する引き金です。

4．遺伝素因

脂肪細胞の分解を担う遺伝子に変異が起こり、肥満になりやすい体質を形成します。

（4）内臓型肥満が動脈硬化の元凶

1．人体脂肪の基礎知識

●脂肪

脂肪酸とグリセリンの化合物で、常温下固体として存在しています。動物では主に皮下、筋肉、肝臓などに貯蔵され、植物では主に種子に含まれます。

●皮下脂肪

主にお尻や太もも、二の腕などの皮下に蓄積された脂肪で、一定の量をこえるといわゆる"洋ナシ型肥満"が起こり、これは女性に多く見られます。

●内臓脂肪

主に腹部内臓の回りや肝臓内に蓄積された脂肪です。内臓脂肪が一定の量を超えると、男性に多く見られるいわゆる"リンゴ型肥満"を起こします。皮下脂肪に相対して、内臓脂肪は"出来やすい、落とし易い"という特徴があります。つまり、皮下脂肪より内臓脂肪が優先的に燃焼されます。

●コレステロール

脂肪の一種で、筋肉や血液中に広く含まれて細胞膜の構成成分になるほか、性ホルモンや胆汁をつくる原材料にもなります。

人体内のコレステロールの総量は100～150ｇ；血液中の総量は130～250mg/dl。

外因性のコレステロール（食物から摂取）20％；内因性のコレステロール（肝臓で合成）80％。肝臓でできたコレステロールは血液循環を通して組織に届きます。

ＬＤＬコレステロール（いわゆる悪玉）の基準値は139以下；ＨＤＬコレステロール（いわゆる善玉）の基準値は40以上。

●糖及び脂肪は人体のエネルギー源

ご飯やパン、果物、砂糖などに多く含まれる炭水化物は、体内でブドウ糖として合成され肝臓から血液中に送り込まれ、全身のエネルギー源となります。余ったブドウ糖は中性脂肪に変えられ、脂肪細胞に取り込まれエネルギー源として貯蔵されます。

肝臓は糖、脂質代謝をコントロールする中心的な役割を担っています。またブドウ糖の燃焼・貯蔵は、主にインスリンというホルモンにコントロールされています。

炭水化物１ｇを燃焼すると約４Kcal、脂肪１ｇを燃焼すると約9.4Kcalのエネルギーが

産生します。

2. 肥大化した脂肪細胞から"悪い物"が分泌される

　長い人類の歴史を見てみると、今日のような飽食時代は僅かしか占めていません。人体内の脂肪貯蔵メカニズムは、人が長く飢餓と戦う歴史のなかで形成された、自己を保護するための産物です。つまり、それは飢えに備えるための"貯金"です。少量貯めていれば何の害もありませんが、何についてもそうであるように、度を超えてしまえば害となってしまいます。体内の脂肪の元となる脂肪細胞が大きくなり過ぎると、アディポサイトカインという、多種類かつ多様な生理活性を持つ蛋白質類が分泌されます。そのなかには身体に害となるものも含まれています。

3. アディポサイトカインの働き

　アディポは脂肪細胞のことで、サイトカインは細胞から分泌された生理活性蛋白質です。三、四十年前の医学では、体脂肪はただエネルギーの貯蔵庫として扱われて来ましたが、肥満と動脈硬化の関係に対する盛んな研究結果が、この"常識"を覆すことになりました。今まで"おとなしい"と思われた脂肪細胞が、実は非常に盛んに分泌活動を行っていることに驚かされました。脂肪組織が人体の中で"最大なる内分泌器官"ではないかと思われるほどです。数多くのアディポサイトカインの中には、身体に良いものもあれば悪い働きを与えるものもあります。前者を善玉サイトカインといい、後者を悪玉サイトカインと言います。下表を参考にして下さい。

悪玉サイトカイン	善玉サイトカイン
肥大化した脂肪細胞から分泌される	正常な脂肪細胞から分泌される。肥満するほど分泌量が低下する。
PAI-1 ●血液中で血小板と結合して、出血箇所を修復する。 ●過剰に分泌されると血栓ができやすくなる。	レプチン ●満腹中枢を刺激し、摂食抑制に働く。 ●エネルギーの消費を促進する。
TNF-α ●インスリン抵抗性を誘発し、糖尿病を引き起こす。	アディポネクチン ●インスリン抵抗性を改善させる。 ●血管の内膜を修復する。 ●血圧、血糖、中性脂肪を低下させる。
アンジオテンシノーゲン ●血管を収縮させて血圧が上昇する。	

4．内臓脂肪は動脈硬化因子の中心に存在している

(1) 動脈硬化因子

　①高血圧　②高脂血症　③肥満　④糖尿病　⑤高尿酸血症　⑥喫煙　⑦ストレス性格　⑧運動不足　⑨嗜好品（アルコール、砂糖など）　⑩その他：加齢、新しいタイプ。

(2) メタボリックシンドロームでは4つの危険因子が重なった

　メタボリックシンドロームと診断されると、動脈硬化になる可能性は、そうでない人に比べて30倍高くなります。

(3) 悪玉サイトカインが動脈硬化の元凶

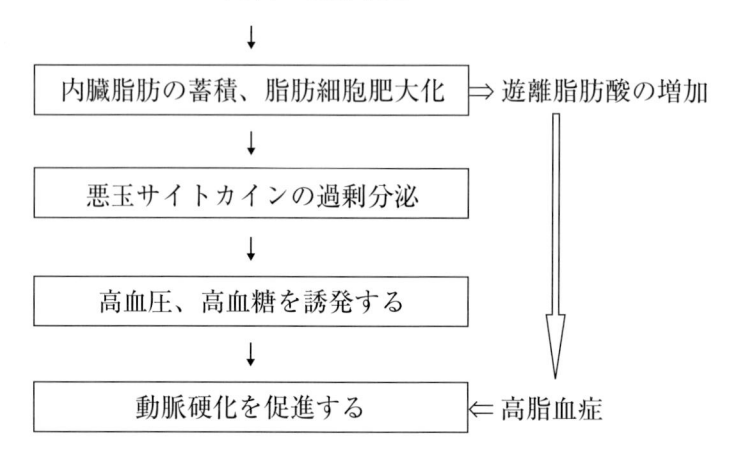

```
             ストレス＋過食＋運動不足
                    ↓
        ┌─────────────────────┐
        │ 内臓脂肪の蓄積、脂肪細胞肥大化 │ ⇒ 遊離脂肪酸の増加
        └─────────────────────┘
                    ↓
        ┌─────────────────────┐
        │   悪玉サイトカインの過剰分泌    │
        └─────────────────────┘
                    ↓
        ┌─────────────────────┐
        │   高血圧、高血糖を誘発する     │
        └─────────────────────┘
                    ↓
        ┌─────────────────────┐
        │    動脈硬化を促進する       │ ⇐ 高脂血症
        └─────────────────────┘
```

(4) 動脈硬化は早ければ20代から始まる

　加齢に従って動脈硬化の発生率が高くなりますが、動脈硬化は決して加齢だけによる病気ではありません。高血圧や肥満、糖尿病など高危険因子が存在していれば、20代でも発生する可能性が十分あるのです。

（5）内臓型肥満が原因で重大な疾患を引き起す

　内臓脂肪の過剰蓄積は、高脂血症や高血糖などを引き起こし、メタボリックシンドロームを招く根本原因となります。メタボリックシンドロームになると動脈硬化が促進され、ついに命を落とすほどの脳卒中や狭心症、心筋梗塞などの重大疾患を起こします。下図を参考にして下さい。

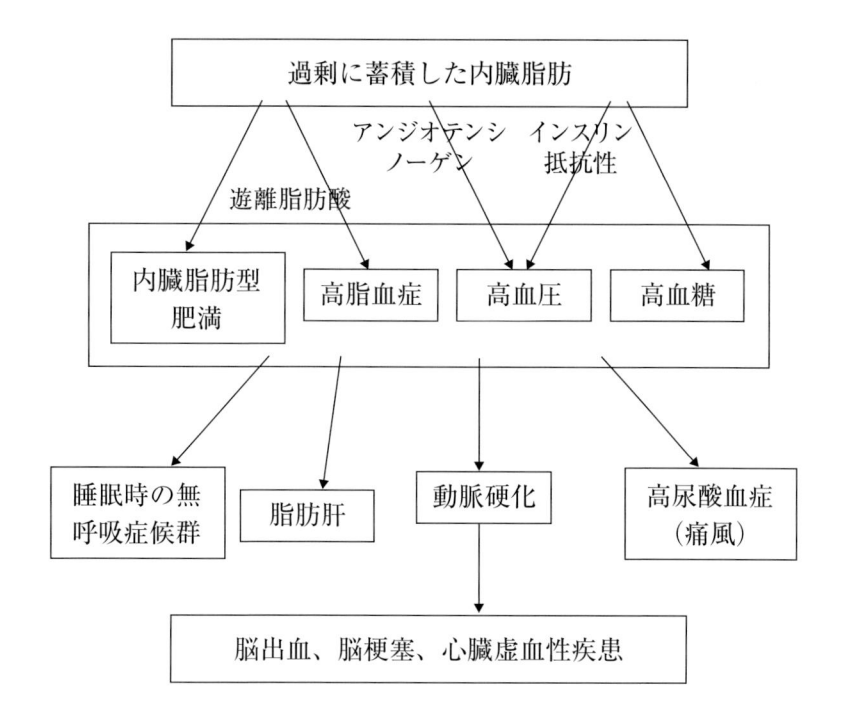

―治療編／第7章 肥満及びメタボリックシンドローム―

```
        過剰に蓄積した内臓脂肪
       ／      ｜       ｜      ＼
              アンジオテンシ  インスリン
              ノーゲン       抵抗性
      遊離脂肪酸
  ┌─────────────────────────────────┐
  │  内臓脂肪型  高脂血症  高血圧  高血糖  │
  │    肥満                                │
  └─────────────────────────────────┘
       ↓        ↓       ↓         ↓
   睡眠時の無  脂肪肝  動脈硬化  高尿酸血症
   呼吸症候群                    （痛風）
                    ↓
          脳出血、脳梗塞、心臓虚血性疾患
```

2．功　法

　肥満及びメタボリックシンドロームは、代表的な現代生活習慣病であり、日常生活の多方面と関わっています。生活習慣の乱れは、イコール自己コントロールが出来ていない証拠です。肥満が健康に良くないという認識は、誰でも持っているはずなのに、なぜそれにはまり込んでしまったのでしょうか。原因はいろいろ考えられますが、主に以下の二方面をもう一度考えていただければと思っています。

　一つは、肥満及びメタボリックシンドロームの恐ろしさについて認識が足りているかどうか？

　現在、動脈硬化が原因で引き起こされる疾患の死亡率は、癌死も超えてナンバーワンとなっています。動脈硬化はただ加齢による病気ではなく、30代か早ければ20代からもう始まります。動脈硬化が一旦形成されたら元に戻すことはできず、死への坂道を転げ落ちる一方です。

　もう一つは、それを克服しようと試みている方法に問題が無いでしょうか？

　例えば、～食物繊維が肥満に良いと分かっているが、どんな食物に繊維が多く含まれているのかが分かりません。～ウォーキングがダイエットに良いと分かっているが、どうも一日に一時間のひまを取れません。～サプリメントやダイエット食品、或いは薬品などの安易な方法に頼っています。こういう話は、診察室の中でよく耳に届いて来るのです。肥

満、とりわけメタボリックシンドロームを克服するには、薬や手術などの従来の医療方法では無理なのです。生活習慣の問題を自覚し、日常生活の中で実施可能な有効方法を地道に堅持していくしかありません。

　気功は、何千年も前から"自分の健康は自分でつくる"という主旨を貫く健康法として、代々愛用されて来ました。気功学には肥満及びメタボリックシンドロームを克服できるアプローチが数多くあります。それを現代科学の方法とうまく融合し、生活療法の一環として取り組めば、生活習慣病である肥満及びメタボリックシンドロームを撃退する有力な武器となり得ます。

『調食』

　肥満及びメタボリックシンドロームは、主に食生活の乱れによって発生したものですから、食のことを抜かしたら話しにならないほどです。ダイエットブームとも言える現代社会では、テレビを始めさまざまな宣伝機構がこの話題を取り上げ、"バナナ・ダイエット法"のようなうまい話が溢れています。残念ながら宣伝するための"教え"は現実にはほとんど実施できません。ダイエットということは、現代医学にとってもまた一つの難題です。人の命と関わる問題ですから、軽んじてはいけないのです。ダイエットしたいならば、真剣な態度を執ってまず勉強から始めるべきではないかと思っています。自分に合った食べ物と食べ方を知り、それをきちんと堅持していくことが一番大事です。

（1）何を食べるべきか？
　基本的には何でも良いわけです。肥満或いはコレステロールが高くても、肉をシャットアウトする必要はありません。なぜかというと、人体内のコレステロールの80パーセントは肝臓内で造ったもので、外からシャットアウトすると、内部でリバウンドが発生し血中含量が逆に上昇するからです。一般的には食物の種類より、やはりその食物に含まれる熱量（カロリー）に着目するべきです。では、一日カロリーの目安はどれくらいでしょうか？

　標準体重（BMI法により算出）1キロに、25〜30キロカロリー。

　例えば標準体重60kgの人なら、1日あたり1500〜1800キロカロリーをキープする努力が必要です。

　当然ながら、コレステロールの高い場合はタマゴの黄みやレバーなどの動物の内臓、ししゃもなどを、中性脂肪の高い場合はアルコール、果物、甘い菓子、糖類を、高血圧の場合は高塩分を避けるべきです。

1．外食と間食は考えて食べること
　現実の食生活を見ると、コントロールしにくいのは"外食"と"間食"です。外食の場合は、まずメニュー表に書いてあるカロリー数を確認すること。もしもカロリーがオーバーする

場合は、勇気を出して残して下さい。誰でも残したらもったいないと思いますが、健康のためにはそうするしかありません。下表を参考にしてください。

外食メニューのエネルギー(例)

メニュー	カロリー(K)	野菜(g)	塩分(g)	メニュー	カロリー(K)	野菜(g)	塩分(g)
かつ丼	900	30	3.5	野菜炒め定食	640	120	5.8
とんかつ定食	900	80	5.7	スパゲティ・ナポリタン	570	80	2.5
生姜焼き定食	840	80	4.5	にぎり寿司	475	10	3.9
うな重	800	80	3.5	ラーメン	475	15	5.4
焼き魚定食	650	55	5.5	ざるそば	350	5	3.6

　間食の場合は甘いものの誘惑に負けないように我慢すること。内臓型肥満では、肉より甘いものの取り過ぎはもっと危険です。果物でも食べ過ぎをしてはいけません。砂糖と果糖を含有する食物は、吸収されやすいし、余った分がすぐに中性脂肪に変わってしまいます。

2．栄養のバランスを考えながら食べること

主な食物一日あたりの目安(身長1.65m、体重60kg)

総エネルギー	塩分(g)	肉類(g)	炭水化物(g)	野菜(g)	果物(g)
1500～1800Kcal	12～13	100g以下	100g以下	350	150

3．食物繊維を毎日の食卓へ

　食物繊維とは人の消化酵素では消化することが出来ない成分で、以前は"食べ物のかす"として扱われてきました。しかし、食物繊維は体内で水と結合して膨らみ、満腹感を与え、食物の消化吸収や排泄の調整に関わっていることが分かってきて、"第6の栄養素"とも言われるようになりました。毎日の食事で食物繊維をきちんと摂って健康を保ちましょう。

　一日25ｇで、快便を目安にします。下表を参考にして下さい。

食物繊維の多い食品

食品名	食物100g中の繊維(g)	食品名	食物100g中の繊維(g)	食品名	食物100g中の繊維(g)
寒天	80.3	きくらげ	74.2	ひじき	54.9
干ししいたけ	43.4	干しわかめ	38	おから	33.3
小豆(乾)	16.0	アーモンド	14.3	納豆	9.6

(地方衛生研究所全国協議会調べを参考)

（2）どのように食べるのか？
1．時間をかけてゆっくりと噛むこと
　例1：食前に普通の食用海苔（3cm×6cm）1枚を一分間かけてゆっくりと噛みます。5枚を食べてから食事をします。食事中はたとえご飯一口でも、その美味しさが分かるまでゆっくりと噛みます。一回の食事の所用時間は少なくとも15分にして下さい。
　例2：食前に水で口を漱ぎ、何も口に入れずに舌を口腔内で動かしながらゆっくりと噛みます。時間は5分にします。溜った唾液を3回に分けて飲み込みます。
　例3：食前にガムを噛みます。
2．一日三食のエネルギー配分を4：3：2の比率に
　まず一日三食にすること。特に朝食は、一日を元気に送るエネルギーの源となるため、栄養と摂取カロリー（主に炭水化物）の比重をそこに置くべきです。果物には豊富なビタミンと果糖が含まれ、大切な脳を活発化させてくれますから、朝に食べるのは一番良いです。また、身体が休みモードに入る前の夕食では、野菜特に食物繊維の多いものを適宜摂ることをお薦めします。"朝果晩菜"という言葉をぜひ大切にしてほしいです。

例：身長1.65m　体重60kg　ＢＭＩ＝22

一日エネルギー	朝食	昼食	夕食
1800Kcal	800Kcal 果物多めに	600Kcal	400Kcal 野菜多めに
比率	4	3	2

3．経済力ではなく生命原理に従って食べること
　肥満は食生活の豊かな現代社会が産み落とした鬼子です。お金さえあれば、欲しいものを何でも、いくらでも食べられるのですが、しかし、これは生命原理に逆行することになり、大切な生命を早く燃え尽きさせてしまいます。"ベルトが長いほど命が短くなる"という警句を忘れてはなりません。

『動功』

　ここで言う動は、ある特定の運動ではなくとにかく身体を動かすという意味です。運動は、エネルギーを消費するためだけではなく、色々な良性作用を発揮できるのです。しかし、運動が良い事といっても、やり過ぎてはいけません。それを理解するために下表を参考にして下さい。

適度の運動	無理な運動
1. 内臓脂肪を減らす 2. 高血糖の改善 3. 骨粗鬆症の予防 4. 基礎代謝量が増える 5. 筋肉の衰えを防ぐ 6. ストレス解消	1. 酸化反応を促進する 2. 組織（骨、関節、筋肉）の損傷 3. 交感神経の過度興奮を起こし、疲労及びストレスが増幅する

　適度な運動とは　〜いつでも気軽に行える。〜運動強度を自由に変えられる。〜有酸素運動になる。〜長く続けることができる。いわば、自分がコントロールできる運動です。

（1）歩く

　人は常に快楽を追求する本性の持ち主です。運動は健康のために良いのですが、運動自体が決して楽なことではありません。ですからそれを実行させる"根"を日常生活に下ろさないかぎり、なかなか続けられません。〜週一回のウォーキングかジョギングで汗を流す。〜目的地の一駅前で降りて歩く。〜近所の買い物は歩いて行く。〜男は家事の手伝いをするなど。とにかく身体を動かすことです。

（2）気功ダイエット体操

1．立位式（2式）

　①逆式腹式呼吸

　両足を肩幅に開き、吸気に合わせて両手の指先を向き合わせて頭上に持ち上げます（図1）、ゆっくりした吸気に合わせて両手を左右に開き肩の高さまで下ろします（図2）。二呼吸目は、吸いながら両手を頭上に持ち上げ（図3）、ゆっくりと吐きながら両掌を下向きに臍の高さまで下ろします（図4）。これで一回として15回を1セットに、一日3〜6セット行います。

【効果】腹部肥満、脂肪肝、機能性便秘、女性尿道筋弛緩性遺尿、精神緊張など。

【要領及び注意事項】吸う時は下腹部だけに力を入れ、胸部には力が入らないようにします。食後30分以内は行わないで下さい。

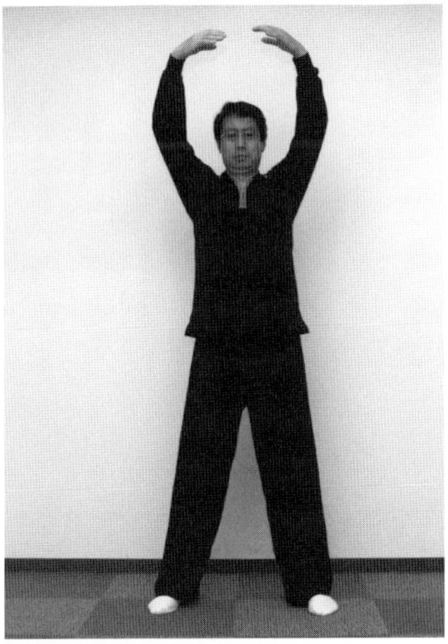

図1

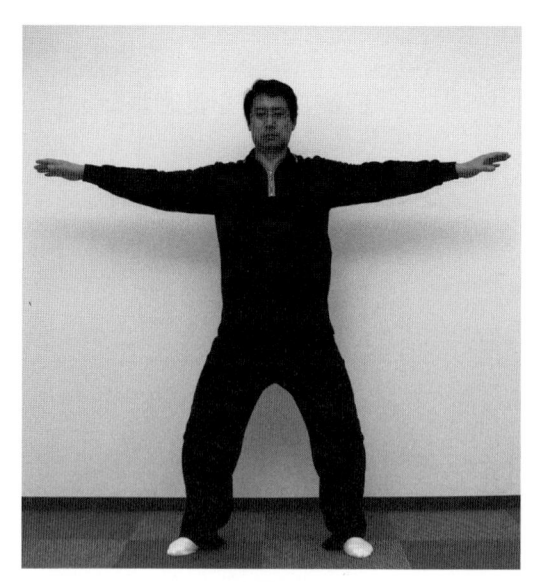

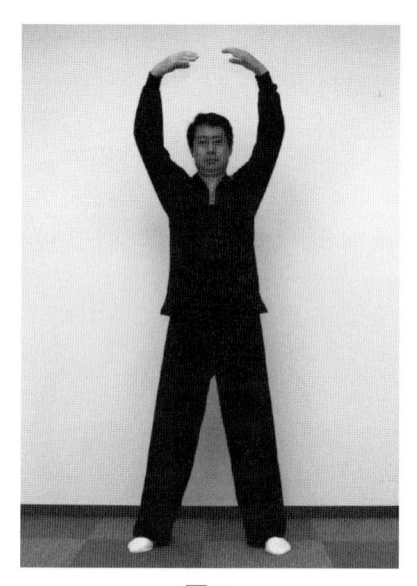

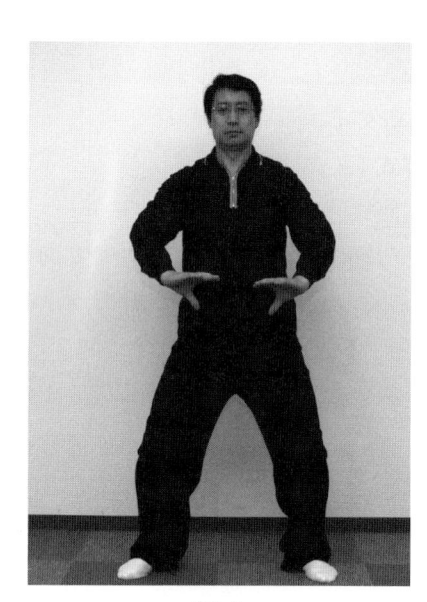

図2

図3　　　　　　　　図4

②三盤落地式
　両足を肩幅よりも広めに開き、両腕を外に開き両掌を上向きにします（図5）。"ヘー"と声を出しながら両掌を下向きにして、腰を落とします。両掌を上向きに両手で重い物を持ち上げるようにイメージしながら立ち上がります。第一回目では膝を曲げる角度を120

― 治療編／第7章　肥満及びメタボリックシンドローム ―

度くらいに（図6）、第二回目は90度に（図7）、第三回目は完全にしゃがんでいきます（図8）。これを1セットとして一日9～12セット行います。
【効果】下腹部、大腿部、臀部肥満など。
【要領及び注意事項】必ず"ヘー"の声を出します。膝を曲げる角度は体調や体力に合わせます。重症高血圧には適しません。

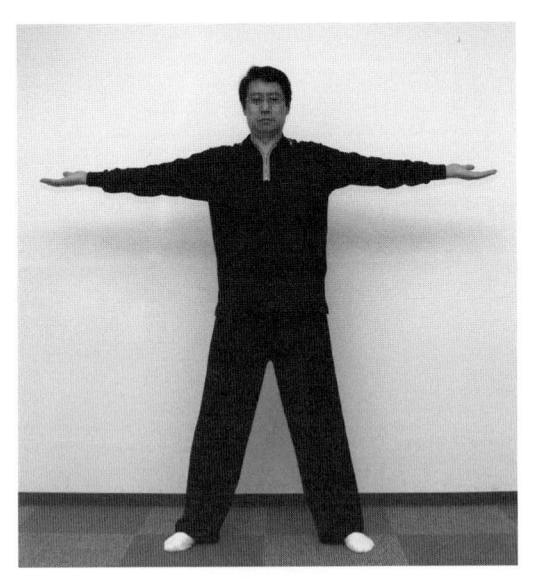

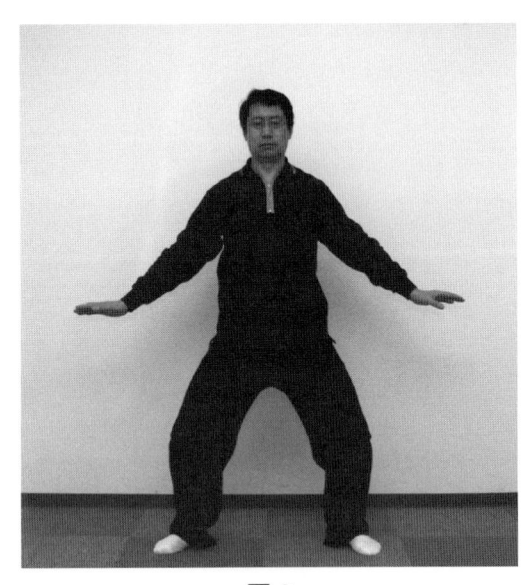

図5　　　　　　　　　　図6

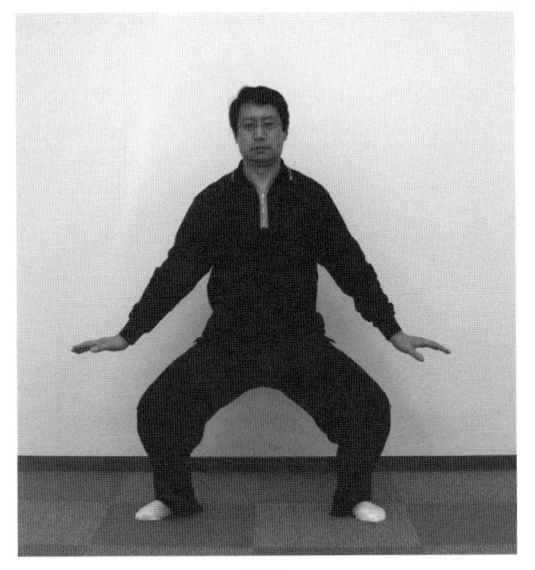

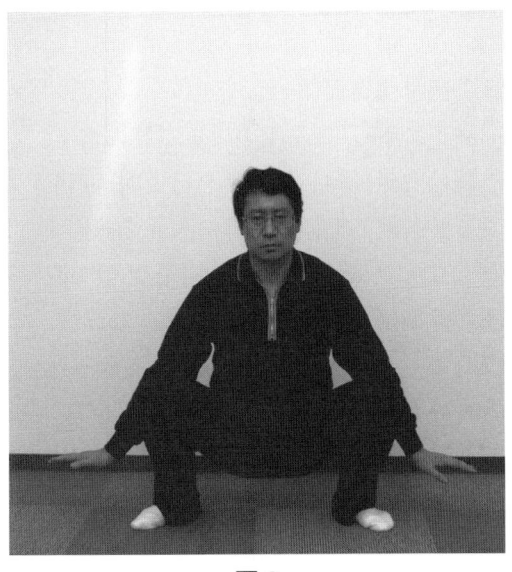

図7　　　　　　　　　　図8

2．座位式（2式）

①神亀探首式

椅子にすわり両手を太ももの上、膝側1／3に置き、下あごで大きな縦の円を描くように、上体を下→上→前→後に揺らし回します。（図9、10）12回を1セットとして一日3～6セットを行います。

【効果】腹部肥満、首と顔の美容、肩と首の凝り性など。

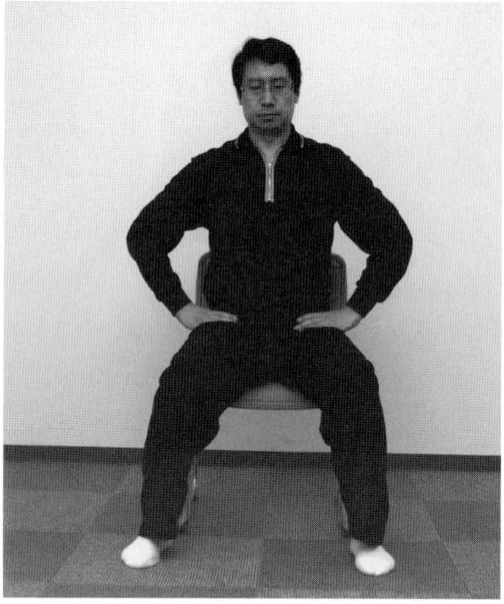

図9 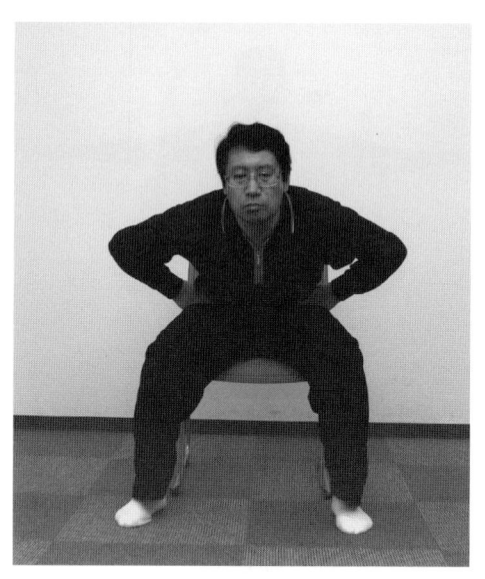　　　　　　　　図10

②巨竜盤旋式

椅子に座って、左手の甲を左腰に当て、右腕は内側にねじり手掌を斜上向きにしたまま右腕と上体を同時に大きく6回まわします（図11～15）。同じ要領で左手を6回回します手を6回まわします。これを1セットとして一日3～6セットを行います。

【効果】腹部肥満、腰痛など。

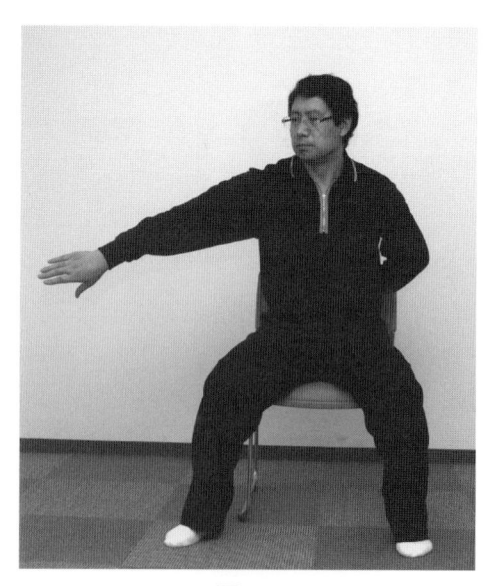

図11

― 治療編／第7章 肥満及びメタボリックシンドローム ―

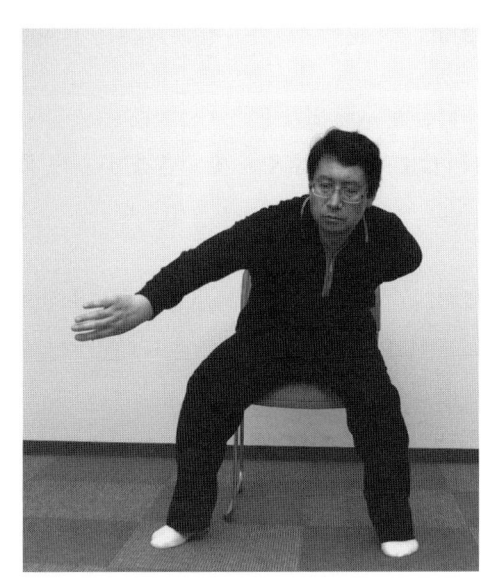

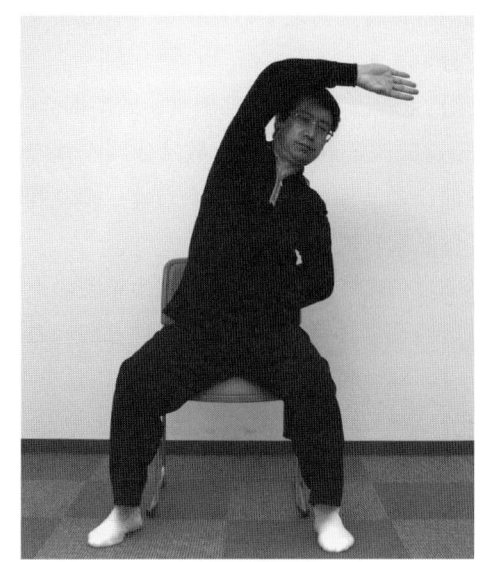

図12

図13

図14

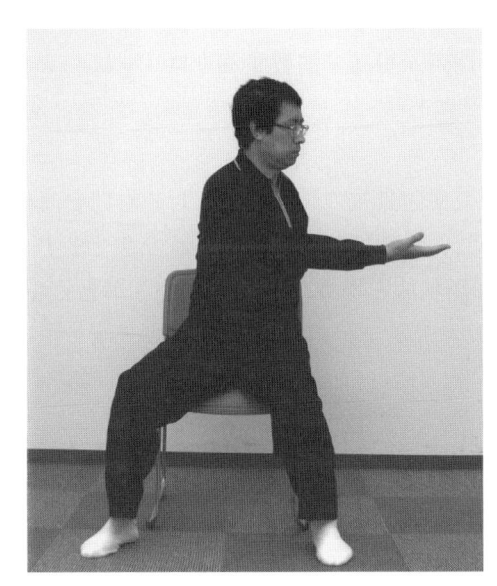

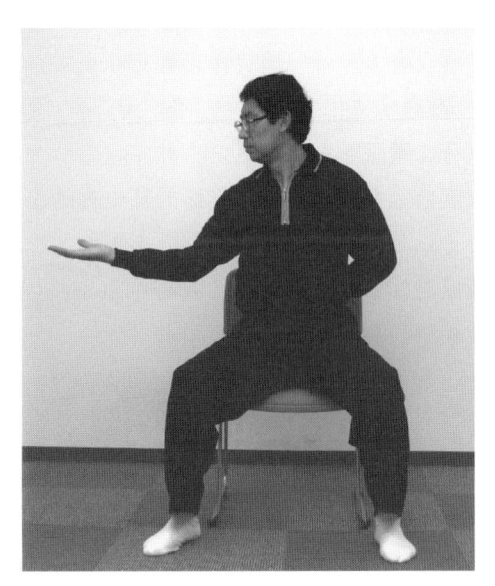

図15

― 393 ―

3．臥位式（2式）

①仰臥蹬車式

仰向けに寝て両足で自転車こぎをします。片足30～150回を1セットとして一日2セットを行います。

【効果】下腹部及び大腿部肥満、膝関節症、機能性便秘、腰痛など。

【要領及び注意事項】回転数は体調や体力にあわせて徐々に増やしていきます。終了後、1分間ほどリラックスしてからゆっくり起きます。

②仰臥旋転式

仰向けに寝て、膝を曲げて両手を臍の上に重ねて置きます。肩と両足を支点にお腹を横に時計回しに3回、反時計回しに3回回します。少し休んでからお尻を縦に時計回しに3回、反時計回しに3回回します。これを1セットとして一日6～9セットを行います。

【効果】腹部及び臀部肥満、腰痛など。

【要領及び注意事項】息を吸いながら身体を持ち上げ、吐きながらゆっくりと身体を下ろします。

『静功』

站桩功は肥満及びメタボリックシンドロームに対抗する最適功法です。精神ストレスは、肥満及びメタボリックシンドロームを引き起こす重要誘因です。站桩功は、動功と静功の両面性を兼有する功法で、優れた精神安定作用がある一方、ジョキングなどの有酸素運動に劣らないカロリー消費作用もあります。1時間の站桩功で消費するカロリーは、ジョキング5000歩に相当します。

充分に睡眠をとる：

睡眠は脳を休める最も直接的且つ有効な方法です。良質の睡眠はストレス耐性を高めます。また、睡眠不足は食欲刺激ホルモンを増やし、食欲抑制ホルモンを減少させます。逆に睡眠時間が長すぎると、神経中枢が長い間抑制状態となり、各器官の働きが悪くなり、体重が増加します。

『調整』

調整とは、中医学的方法で体調を整えるという意味です。

ここまで何度も強調してきましたが、メタボリックシンドロームは単純性肥満ではなく、高脂血症、高血圧、高血糖を合併しています。しかし、メタボリックシンドロームになっていても、まだ動脈硬化の段階までに到っていない状態であれば、生活習慣を立て直すことによってその多くは、再び健康な状態を取り戻すことができるのです。

もちろん血圧、血糖、血脂のいずれかが高値を示している場合は、躊躇せず薬の治療を受けるべきですが、臨床現場を見るとメタボリックシンドロームと診断されていても、血圧或いは血脂、血糖がそれほど高くなく、また薬を服用するほどに至らない症例が少なからず存在しています。この場合はどうしたらいいでしょうか？

中医学は、このような健康と病気の境目にある微妙な状態を"未病"とします。中医学は、ある意味ではこの"未病"を大切に取り扱う医学です。そのなかに臨床実践に証明された有効方法が数多くあり、ここでは有効性と応用性の高いものを紹介します。

（1）薬膳

"医食同源"は中医学の基本理念の一つで、中医学には"薬膳学"という科目もあります。薬膳とは、その名の通りで、食事が治療薬となるという考え方です。穀物や果物、野菜などは、普通の食べ物である一方、薬の作用を持つものが数多くあります。例えば生姜は、実に漢方薬の中で最も常用されている生薬です。また果物の梨は、秋冬の季節に多発する乾燥性咳症に優れた効き目のある"薬"です。中華料理に使うきくらげ（木耳）やハトムギ（決明子）には血圧を下げる作用があります。要するに、多くの食物はもともと薬の性質つまり"薬性"を持っているのです。それをうまく食生活に取り入れれば、上述する境界性メタボリックシンドロームの予防或いは治療に効果を発揮します。

薬膳に常用される食材、果物、生薬

食材	効用	果物	効用	生薬	効用
蕎麦（そば）	低カロリー 降血圧	リンゴ	清熱 通便	生姜	代謝促進 風邪予防
木耳	血行改善 降血圧	梨	消炎清熱 咳止め	決明子	降脂降圧 通便
にんにく 唐からし	排泄促進 降血脂	みかん	血行改善 咳止め	山楂子	消化促進 脂肪分解
きゅうり トマト	清熱 降血圧	葡萄	血行改善	蓮の葉っぱ	降脂降圧
苦瓜 セロリ	清熱利尿 降脂降圧	くるみ 銀杏	健脳強壮 老化防止	沢瀉	代謝促進 降脂降圧
大根	消化促進 脂肪分解	キウィフルーツ	清熱 脂肪分解	アロエ	血行改善 排泄促進

《中医薬膳学》より

その中で、最も薦めたいのは大根、にんにく、木くらげという三品です。大根は内臓脂肪が新しく作られるのを防ぎます。食物繊維の多い野菜は基本的にどれも肥満解消に良いと言えますが、その中でも明確に脂肪を分解するという意味では大根が首選です。にんに

くは、コレステロールの過剰合成を抑える効果があり、また強い殺菌作用によって血管の内膜感染を防ぎ、抗血小板凝集とフィブリン（繊維状蛋白質で凝血の主要因子）を溶かす作用もあり、血栓形成を防ぎ動脈硬化を予防できます。きくらげは、食物繊維を多く含有し顕著な降脂降圧作用があります。

（２）生薬茶

処　方：ハトムギ20g、ハブ茶20g、荷葉10g、銀杏葉5g、紅花10gを茶袋（和紙）に入れます。

煎じ方：茶袋を水1000mlに入れて煎じ、沸騰後にとろ火で10分。

飲み方：煎じ液を一日分のお茶とする。

効　用：血行改善、動脈硬化予防。

（３）生薬酢、生薬酒

生薬酒の例：

処　方：生薬人参15g、五味子10g、麦門冬20g、焼酎500ml（25％）。

作り方：生薬を焼酎に入れて一週間寝かせて原液を取り出す。

原液を炭酸水やジュースなどと、１：２の比率でミックスします。

飲み方：寝前に20〜50mlを飲む。冬季用を薦める。

効　用：副交感神経の機能を高めて元気を付ける、身体を温めてよく眠れる、肝臓保護作用など。

生薬酢の例：

処　方：甘草50g、生姜25g、大棗25g、黒砂糖100g、食用酢500ml。

作り方：生薬と黒砂糖を酢に入れて一週間寝かせて原液を取り出す。原液を炭酸水やジュースなどと、１：５の比率でミックスします。

飲み方：食後に30〜50mlを飲む。夏季用を薦める。

効　用：交感神経緊張を緩和してリラックスする、肝臓保護作用、動脈硬化防止。

（４）生薬散剤（粉剤）

中医学ではメタボリックシンドロームの病理を、『瘀血』や『痰湿』などと見なしています。生薬の力でそれをデトックスします。どんな生薬が良いかは、その人の身体の状況に合わせる必要があります。

２．肥満及びメタボリックシンドロームは克服できる

　肥満及びメタボリックシンドロームの発症或いは悪化する要因としては、体質と遺伝の素因があれば、個人の不良生活習慣や、その時代の文化的背景、社会のあり方など極めて多岐に渡り、ほぼ人間生活のすべてと関わっています。それを克服するためには、医療的

な手段より、自分自身の健康意識を高めて、生き方を正しくし、自分に合う養生法を根気よく堅持していくことが必要です。

１．たとえ遺伝によるものでもあきらめる必要はない

　肥満は確かに遺伝します。"水を飲んでも太ってしまう"というほど太くなりやすい方が確かにいるのです。また、同じダイエット方法でも、自分だけが効果が出ない方もいます。遺伝的に太りやすい体質を受け継いだのですから、肥満になっても仕方がないとあきらめている方も数多くいるようです。

　まったくあきらめる必要はありません！

　最近の研究によれば、太り易いタイプとそうではないタイプの一日摂取カロリーを比較した結果は、その差がわずか220Kcalなのです。つまり、前者が一日に200Kcalを減らせば、太らない正常タイプと同じになれるのです。200Kcalは、ご飯でいうと普通の茶碗の2/3の量です。肥満するかしないかは、遺伝の素因よりも生活習慣とりわけ食生活習慣の方に、比重が大いにかかっています。これが現代医学研究の結論です。

２．"従欲文化"と決別し、過、不足を避ける

　メタボリックシンドロームは、どんな分野においても消費が世界ナンバーワンの国－アメリカから発信されたものです。現代西洋文化はある意味では"従欲文化"と言えないのでしょうか。メタボリックシンドロームは、どちらかと言うと、この"従欲文化"が産み落とした"畸形児"です。またこの"縦欲文化"のせいで、人間のメタボリックシンドロームのように、我々の母とする地球が、いまや"二酸化炭素（ＣＯ２）シンドローム"という重症性疾患に罹っています。人間における高血圧や高脂血症などによる動脈硬化と同じように、地球上においては台風や洪水、資源危機などの重症が日々に悪化しているところです。

　もう、この"縦欲文化"と決別するときが来たと、私はそう思います。

　気功学は、中国古代文化から生まれた健康法として、少なからず禁欲主義思想の影響を受けた"道教"と"仏教"に深く関わっています。ですから、気功という健康法を上手に生かせば、"縦欲文化"の産物である肥満を克服する有利な武器となることが十分期待できるのです。お寺の中の精進料理にすればメタボリックシンドロームなどには、絶対ならないでしょう。

３．気功総合療法による典型

<u>　　　　　　　　　メタボリックシンドロームの１例　　　　　　　　　</u>

ＭＴ／ＨＫさん　38歳　男性

Ｈ19年11月7日人間ドック検査結果：

身長：167.3cm　体重：80.8kg　標準体重：61.6　ＢＭＩ：28.9　肥満度：31.2

臍周径：106cm

血圧：135/88mmHg

血脂：総コレステロール：281　ＨＤＬコレステロール：55
　　　ＬＤＬコレステロール：209　中性脂肪：150
血糖：108　ＨｂＡ１ｃ：5.7
尿酸：8.4
脂肪肝：ＧＯＴ：69　ＧＰＴ：165　ｒ－ＧＴＰ：112　ＣＨ－Ｅ：532

（１）『調食』

栄養試算（栄養士により）

今までの食事（Kcal）	指導食事（Kcal）
朝食：670	朝食：800
間食：300	間食：30
昼食：800	昼食：600
夕食：1000	夕食：400
合計：2270	合計：1830

果物を朝食に野菜を夕食にする。

（２）『動功』

　（1）自宅の一駅前で降りて歩く。　（2）気功体操（リンゴ型肥満）

（３）『静功』

睡眠時間5時間／日⇒6時間／日。就寝前に站桩功 40 分。

（４）『調整』

生薬散剤：白僵蚕 2.5g、没薬 2.5g、土茯苓 2.5g、
　　　　　一日二回内服。

Ｈ 19 年 12 月 8 日検査結果：

　体重：76.5Kg　臍周径：104cm

　血圧：120/80mmHg

　血脂：総コレステロール 246 ↓　ＨＤＬコレステロール 43 ↓
　　　　中性脂肪 178 ↑　ＬＤＬコレステロール 181 ↓
　　　　　注：中性脂肪が（善玉）ＨＤＬコレステロールと逆相関。

　血糖：空腹時 104 ↓　ＨｂＡ１ｃ 5.6 ↓

　肝機能：ＧＯＴ：33 ↓　ＧＰＴ：75 ↓　ｒ－ＧＴＰ：60 ↓　ＣＨ－Ｅ 443 ↓

　僅か一ヶ月の努力で、中性脂肪以外はデータが下がりました。中性脂肪が高くなった原因は果物を食べ過ぎたためではないかと、本人がそう反省していました。

　この一例からわかるように、もし肥満及びメタボリックシンドロームが発症したら、まず医学的検査を含めて問題点を把握します。目標を定めて自ら実行できる防衛手段を生活の中に取り込むことが一番大切です。

第8章　慢性気管支炎及び慢性呼吸系疾患

1．呼吸系疾患概述

　逆式腹式呼吸や停閉呼吸、快速呼吸などのさまざまな呼吸方法が備わっている気功は、呼吸機能を高めることを目的とする自律訓練による呼吸リハビリにおいては、一つの重要なアプローチです。また、多くの慢性呼吸器疾患は、アレルギーなど免疫障害因子と関連し、原因を究明できず完全治癒が困難です。気功が一つの良い補助療法として注目されています。気功は以下の慢性呼吸器疾患に優れた効果を示しています。

（1）慢性副鼻腔炎（蓄膿症）

　鼻腔の周りには、副鼻腔という粘膜に覆われた空洞があります。鼻腔の炎症は副鼻腔に波及することがあり、それを副鼻腔炎と呼びます。体質不良や過労、ストレスなどの刺激因子が長期に存在する場合は、炎症が慢性化され、いわゆる慢性副鼻腔炎になります。

　症状としては、頭重感、頭痛、鼻汁、鼻づまり、副鼻腔付近の鈍痛、副鼻腔から過剰分泌してくる"痰"が、鼻咽開口に溜まるか喉に落ちてきます。それで喉に二次感染を起こし、咳と咽頭炎を起こすこともあります。

（2）慢性気管支炎

　慢性気管支炎とは、気管支内における持続性あるいは反復性の粘液分泌の過剰状態をいいます。

　症状としては、気候寒冷や過労、急激な運動などにより咳痰が悪化します。原因は、何らかの免疫障害と関係しているようで、完全な治癒が困難と言われています。

（3）肺気腫

　肺気腫とは、呼吸細気管支と肺胞が拡張し、破壊される疾患です。肺胞とは、酸素と二酸化炭素を交換する組織です。拡張、破壊により、息を吸うときには、肺に空気が入っていきますが、吐き出すときにうまく空気が肺から出て行かなくなります。徐々に進行し、

肺胞が拡張と破壊を繰り返すと、ブラという袋を形成してしまいます。そうして、正常な肺の血管が細くなったり、肺全体が膨張し、呼吸筋である横隔膜を押し下げたり、心臓を圧迫したりします。

自覚としては、体動時の息切れや息苦しさを感じてきます。その後、胸郭が変形し平地を歩いていても、或いは安静時にも呼吸困難を生じるようになります。

（4）気管支喘息

気管支喘息は、気管支がアレルギーなどで炎症を起こし、気管が狭くなり呼吸が苦しくなる慢性病です。

気管支喘息は常に症状があるわけではなく、時間帯や体調、精神的緊張などで強い発作が起こって症状が出たり無くなったりします。夜間から朝方の時間帯に悪くなる人が多いのも特徴です。

（5）間質性肺炎

間質性肺炎（かんしつせいはいえん）と言うと、聞き慣れない方が多いと思います。別名、肺線維症（はいせんいしょう）とも言います。

正常な肺は、目の細かいスポンジのような構造をしており、息を吸えば膨らみ、息を吐けば縮むという動きをスムーズに行なっています。何らかの原因で、この柔らかい肺に、繊維化が起こり、肺が固く縮んで行き、つ　いには、呼吸ができなくなり死に至ることもある病気です。

この病気の病因、病態及び治療法など、まだ解明されていない部分も多く、厚生省の特定疾患に指定されています。

（6）気管支拡張症

気管支拡張症とは、気管支が非可逆な拡張を来たした病態を指します。気管支が拡張すると、気管支の浄化作用が低下し、痰が溜まって細菌などが繁殖しやすく気管支炎や肺炎に罹りやすくなります。また、拡張した気管支には血管が増え、血痰や喀血も出現することが多くあります。

換気機能を担っている呼吸器は、常に身体の外部に置かれて細菌やウイルス、ごみなどの外敵に晒され、そこで免疫反応がいつも行なわれているわけです。ですから、呼吸器慢性疾患のメカニズムは、免疫障害と関わっていると考えられます。このような慢性疾患の治癒、或いはそれと上手に付き合っていくためには、生活療法で免疫力を高めることと、自律訓練による呼吸機能を高めることがたいへん重要なのです。そこには、気功がとても役立ってくれるのです。

2．功法

呼吸系疾患における気功療法は、呼吸機能を強化する功法が中心となっています。

（1）功法選択

1．動功法
　①主選功法：開合強肺功。
　②補助功法：六字訣功。
2．静功法
　①主選功法：站桩功或いは内養功。
　②補助功法：一般静功法。

（2）開合強肺功

　開合強肺功は、運動中に息をしばらく（5秒くらい）止めることによって呼吸機能を強化する功法です。気功学では吸気時の胸腔拡大を"開"と、呼気時の胸腔縮小を"合"とします。現代医学的に見れば、吸気時に息を止めることはイコール吸気時間延長に、呼気時に息を止めることはイコール呼気時間延長になります。結果的には、肺活量がアップされ肺の換気機能が高められることに繋がります。

1．予備勢
　両足を揃えて立ちます。
2．春風拂柳
　上式に続いて、体重を右足に移し、左足を左に半足幅開きます。吸気に合わせて肩を左へ90度曲げて、右手は虎口を上向きに前へ、左手は虎口を下向きに後へ、ゆっくりと最大限に伸ばしながら、頭を前に最大限に倒し、息をしばらく止めます。（図1）呼気に合わせて、右掌を下丹田に、左掌を命門に向けて下ろしながら頭を正面向きに戻します。同時に膝を軽く曲げます。（図2）
　同じ要領で、身体を右に回します。（図3、図4）これで一回として9回行ないます。

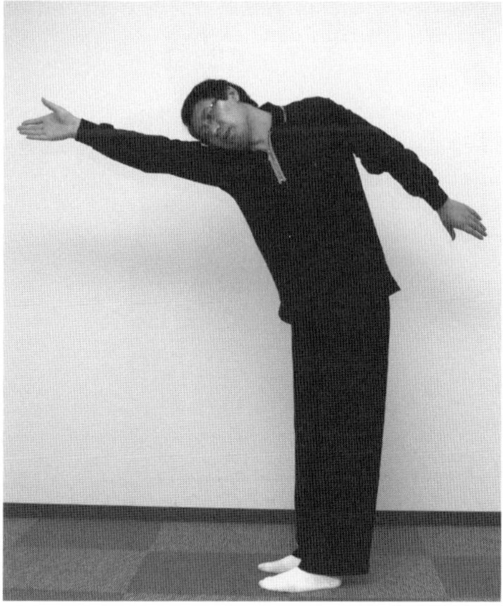

図1

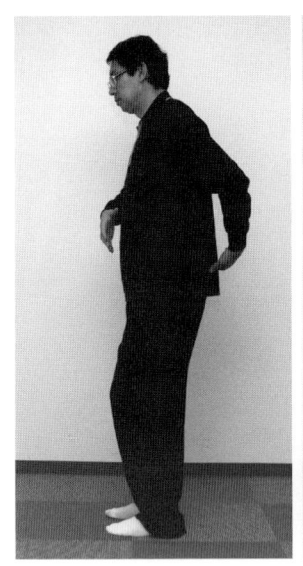

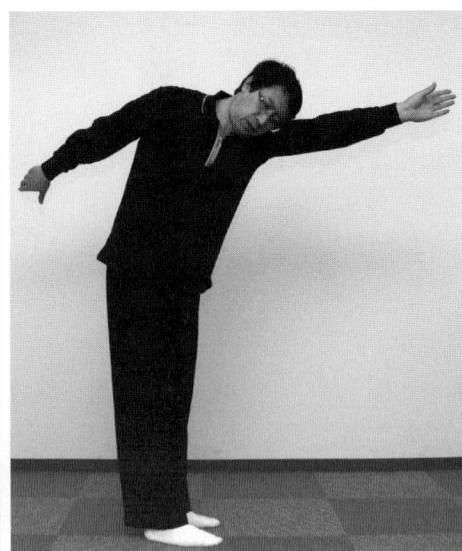

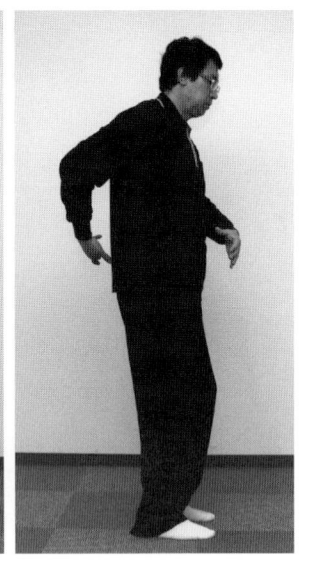

図2　　　　　　　　　　図3　　　　　　　　　　図4

3．神亀服気

　上式に続いて、吸気に合わせて爪先だって、両手は掌を下向きに中丹田まで持ち上げます。（図5）ゆっくりした呼気に合わせてしゃがんで、息をしばらく止めます。（図6）息を楽にしてからゆっくりと立ち上がります。9回行ないます。

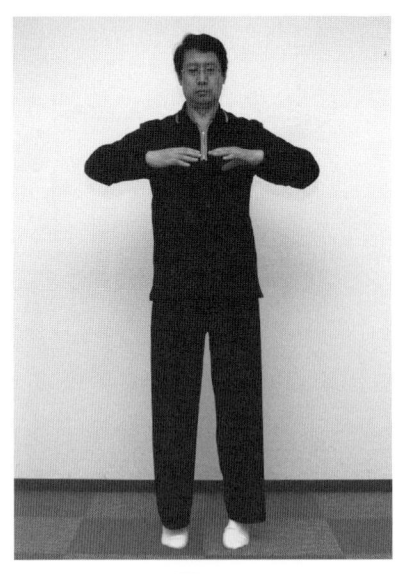

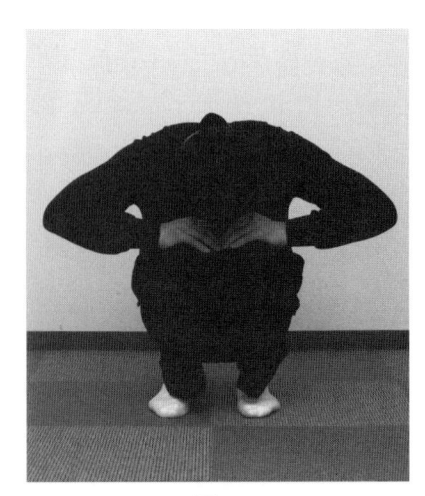

図5　　　　　　　　　　図6

4．頂天立地

　上式に続いて、体重を右足に移し、左足を左へ開き、両足間の距離を肩幅にします。十指を下丹田の前で交叉し、吸気に合わせて両手首を内側に回しながら頭上に持ち上げて、重量物を支えているようにイメージし、息をしばらく止めます。（図7）呼気に合わせて、両手は掌の付け根に力入れ、何かを抑えているようにイメージし身体の側面から臍の高さまで下ろし、指先を斜上方に向けます。同時に腰をやや深く落します。（図8）

　これで一回として9回繰り返します。

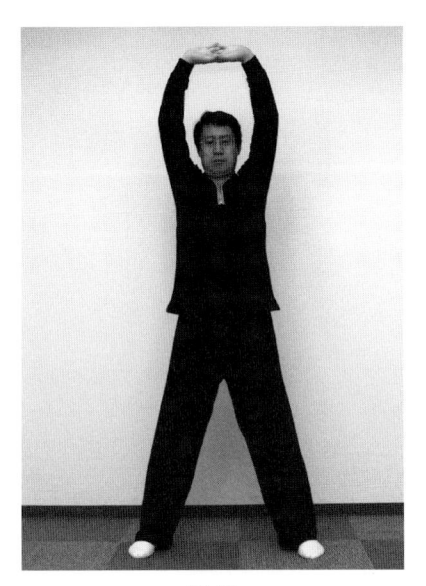

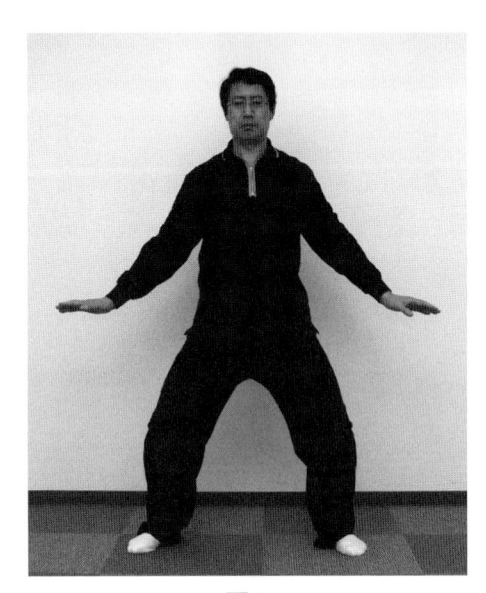

図7　　　　　　　　　図8

5．古木盤根

　上式に続いて、両手首を下丹田の前で交叉し、吸気に合わせて両手を中丹田の高さに持ち上げながら、左足を右足の前に振り出し、爪先を左前方に向けて左踵と右足とを一直線にします。（図9）呼気に合わせて両手は左右へ弧を描きながらゆっくりと腰を深く沈めて、右踵を上げて両膝を重ね、胸を左膝に当てます。両手は左足の上に重ねて、下顎を引いて目は手に向けます。（図10）息を楽にしてから自然に立ち上がり、左足を引き戻します。

　同じ要領で"右式"を行ないます。これで一回として6回繰り返します。

6．羅漢分山

　上式に続いて、体重を右足に移し、左足を更に足幅開きます。吸気に合わせて、両手は掌を上向きに身体の側面から頭上に持ち上げて手首を交差します。呼気に合わせて、両手

図9　　　　　　　　　図10

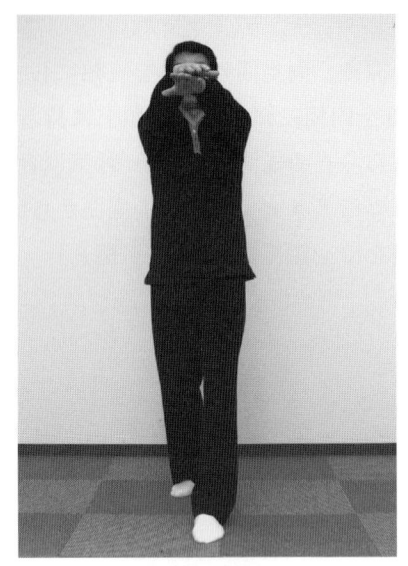

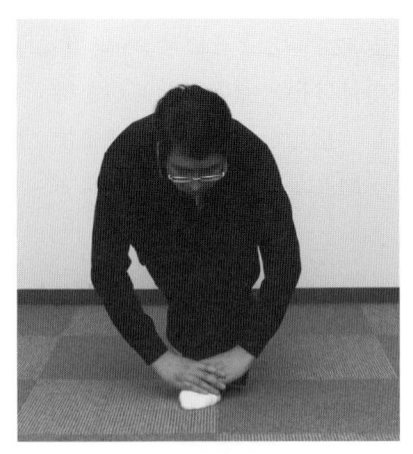

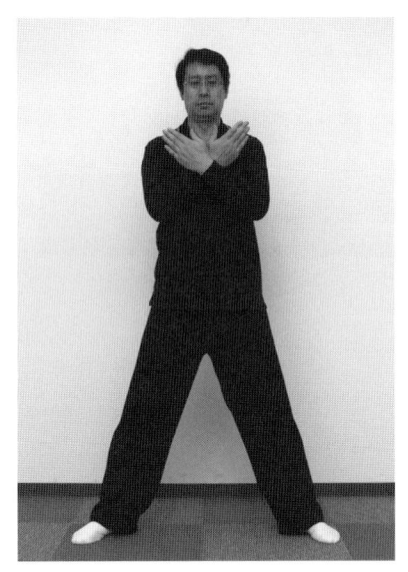

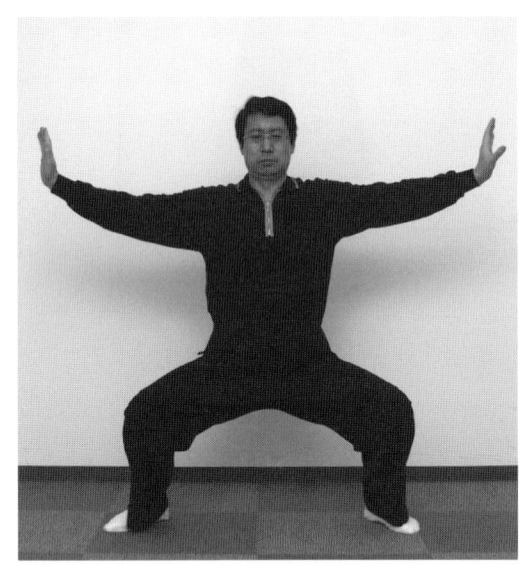

図11　　　　　　　　図12

はそのまま中丹田まで下ろします。(図11) 再び吸気に合わせて、両手は内側に回し掌を外側向きに、何かを強く押すように伸ばしていくと同時に、腰をやや深く落します。(図12) このポーズで息をしばらく止めます。息を楽にしてから両手を下ろして身体の側面に垂らします。6回繰り返します。

7．童子拝佛

　上式に続いて、吸気に合わせて、両手は掌を上向きに身体の側面から頭上に持ち上げて合掌します。ゆっくりした呼気に合わせて、両手は合掌のままに中丹田に下ろしながら腰を深く落し、大腿を地面とほぼ平行にします。（図13）このポーズで息をしばらく止めます。息を楽にしてから立ち上がりながら両手を身体の側面に垂らします。6回繰り返します。

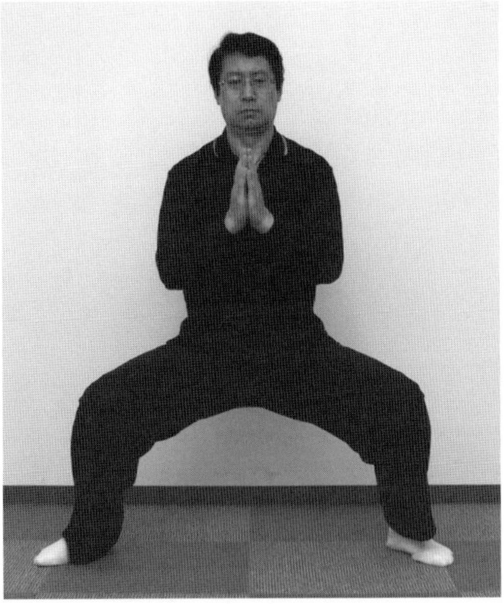

8．収功

　上式に続いて、左足を右へ引き戻し両足間の距離を肩幅にします。吸気に合わせて、両手は掌を上向きに身体の側面から頭上に持ち上げて、指先を斜上方に向き合わせます。呼気に合わせて、両手を臍の高さまで下ろし、膝を軽く曲げて両手は掌を内側向きに手指を向き合わせます。再び吸気に合わせて、両手はそのまま頭上に持ち上げ、指先を斜上方に向き合わせます。呼気に合わせて両手を臍の高さまで下ろします。

　これで一回として3回繰り返します。

図13

三、功理と応用

　呼吸器疾患の多くは、免疫機能障害によって起きたものです。治療の基本としては、体調を整えて免疫力を高めることです。自身免疫反応に破壊された組織を元に戻すことは大変難しいために、その臓器ないし身体全体の機能を高め、これ以上に進行しないようにという自身の努力も大切なのです。

　開合強肺功は、呼吸器の機能を強化することを目的とする功法として、呼吸障害中等症以下の症例に適します。重度な呼吸障害、炎症急性期、運動支障のある関節症などは、無理をしないで下さい。また、体調を調えるために必ず静功法を併用することにご注意下さい。

第9章　慢性胃炎及び消化管疾患

1．消化管疾患概述

　気功療法は、ストレスと関連する自律神経障害を原因とする以下の消化管疾患に良い効果を示しています。

（1）逆流性食道炎

　逆流性食道炎とは、本来、下へ流れていくはずの胃酸が食道に逆流し、食道の襞（ひだ）を刺激することで起こる炎症をさします。

　逆流性食道炎の主な症状としては、胸焼けやげっぷ、吐き気などが多く見られます。また、自覚症状がないこともあります。

（2）慢性胃炎

　慢性胃炎は、胃粘膜や胃液分泌腺が萎縮する病気で、胃がん、胃・十二指腸潰瘍などの病気に伴って起きる"随伴性慢性胃炎"と、ほかの病気もなく炎症だけが起きる"特発性慢性胃炎"との二種類があります。

　おもな症状は、胃もたれ感や胸やけ、げっぷ、鈍い胃の痛みなどがメインとなっていますが、食欲不振や全身倦怠感、吐き気や嘔吐、吐血などが現れることもあります。

（3）消化管潰瘍

　胃潰瘍や十二指腸潰瘍は、ともに消化性潰瘍と呼ばれています。胃はもともと食物を消化するために内部は強い酸性に保たれている一方、この酸から胃自身を守るため、表面には粘膜という防御機構が備わっています。ストレスなどにより傷ついた粘膜が、胃酸に破壊され疼痛や出血などの症状を起こします。

　症状は食事が関係するいわゆる"みぞおち"の痛みが代表的です。胃潰瘍では、疼痛は空腹時や夜間に多く、食事をするといったんおさまるが、しばらくするとまた起こることもあります。十二指腸潰瘍では空腹時が特に多いです。

その他、悪心嘔吐、上腹部不快感、食欲低下、背部痛などもみられます。傷が深かったり、血管が表面に出てくると、潰瘍から出血が起こり（出血性潰瘍）、血を吐いたり（吐血）、便が黒くなったりします。また、潰瘍面が深くあいてしまうこともあります（穿孔）。

（4）過敏性腸症候群

　主として大腸の運動および分泌機能の異常で起こる病気の総称。検査を行っても炎症や潰瘍など目に見える異常が認められないにもかかわらず、下痢や便秘、ガス溜りによる下腹部の張りなどの症状が繰り返し現れます。

（5）潰瘍性大腸炎

　潰瘍性大腸炎とは、何らかの原因により、大腸の粘膜に炎症が起こり、びらん（ただれ）や潰瘍ができる病気です。炎症は通常、肛門に近い直腸から始まり、その後、その奥の結腸に向かって炎症が拡がっていくと考えられています。腸に起こる炎症のために、下痢や粘血便（血液・粘液・膿の混じった軟便）、発熱や体重減少などの症状があらわれます。病状は、おさまったり（寛解期）、悪化したり（活動期）を繰り返すことが多く、長期にわたって、この病気とつきあっていくこともあります。

（6）機能性便秘症

　機能性便秘症とは、排便回数が週に3回以下と少なく、排便困難を伴った場合とされます。排便困難とは便が硬いために排出困難、或いは排便時に痛みを伴い、便に血液がついてしまうようなことをいいます。

　上述した消化管疾患は、病因病理学上に共通の特徴があります。胃腸の運動を司る自律神経に異常があったり、精神的不安や過度の緊張などを原因とするストレスなどが引きがねとなる場合があります。また、もともと神経質な性格であったり自律神経系が不安定であったりする人が、暴飲暴食やアルコールの多量摂取などをしたり、不規則な食生活、過労、身体の冷えなどの状態に置かれた場合に症状を発生する場合もあります。

2．功　法

　消化管疾患の主なメカニズムは、交感神経緊張と深く関わっています。ですから緊張緩和作用のある功法が中心となっています。

（1）功法選択

　1．動功法

①主選功法：六字訣。
②補助功法：八段錦、五禽戯。
2．静功法
①主選功法：捻指臓腑行気法。
②補助功法：站桩功或いは一般静功法。

（2）捻指臓腑行気法

1．予備勢
　松静立位式にして、保健功・口功を行ないます。
2．人差指を捻って肝（胆）を調える
　上式に続いて、三円式站桩のフォームを取ります。
　吸気に合わせて、人差指をやや力強く曲げて掌と垂直にし、息をしばらく止めます。ゆっくりした呼気に合わせて、内気を両脇腹の上端から下端に下ろすようにイメージします。人差指をゆっくりと伸ばします。9回繰り返します。
3．中指を捻って心（小腸）を調える
　上式に続いて、吸気に合わせて、中指をやや力強く曲げて掌と垂直にし、息をしばらく止めます。ゆっくりした呼気に合わせて、内気を中丹田から下丹田まで下ろすようにイメージします。中指をゆっくりと伸ばします。9回繰り返します。
4．親指を捻って脾（胃）を調える
　上式に続いて、吸気に合わせて、親指をやや力強く曲げて掌と垂直にし、息をしばらく止めます。ゆっくりした呼気に合わせて、内気は臍を円心にお腹の周辺に広げていくようにイメージします。親指をゆっくりと伸ばします。9回繰り返します。
5．薬指を捻って肺（大腸）を調える
　上式に続いて、吸気に合わせて、薬指をやや力強く曲げて掌と垂直にし、息をしばらく止めます。ゆっくりした呼気に合わせて、内気は中丹田を円心に胸の周辺に広げていくようにイメージします。薬指をゆっくりと伸ばします。9回繰り返します。
6．小指を捻って腎（膀胱）を調える
　上式に続いて、吸気に合わせて、薬指をやや力強く曲げて掌と垂直にし、息をしばらく止めます。ゆっくりした呼気に合わせて、内気は中丹田を円心に胸の周辺に広げていくようにイメージします。薬指をゆっくりと伸ばします。9回繰り返します。
7．十指を捻って三焦（心胞）を調える
　上式に続いて、吸気に合わせて、親指を手首側へ、他の指をやや強く曲げて掌と垂直にし、息をしばらく止めます。ゆっくりした呼気に合わせて、内気は背中の上端から下端まで下ろすようにイメージします。十指をゆっくりと伸ばします。9回繰り返します。

8．上式に続いて、三円式たんとう功を行ないます。時間は 10 〜 15 分を目安にします。
9．収功
　上式に続いて、まず保健功・擦丹田を行い、続いて保健功・和帯脈を行ないます。
　座椅子式或いは盤座式では、同じ要領で行ないます。

3．功理と応用

　消化管の蠕動は、主に副交感神経が支配しています。精神ストレスにより交感神経が優位に立って、副交感神経の機能が弱くなり消化管の蠕動運動も弱くなります。これが消化管疾患のメインメカニズムです。治療は、ストレス解消或いは緊張緩和が一番重要です。
　捻指臓腑行気法は、站桩功に捻指と呼吸停閉を加える功法です。本功法は、速やかに交感神経緊張を緩和する作用があり、消化管疾患を始め、日常生活中の緊張緩和においても優良功法としてお勧めできます。

第10章　変形性膝関節症

1．変形性膝関節症概述

　筋力低下、加齢、肥満などのきっかけにより膝関節の機能が低下し、膝軟骨や半月板のかみ合わせが正常範囲を超えて、変形や断裂を起こします。それによって膝関節腔の中に炎症が発生し、関節液の過剰滞留となり、痛みが起こります。このような炎症を繰り返す結果、膝関節の変形が起こり、変形性膝関節症になります。

　通常、膝関節の表面は軟骨で覆われており、この軟骨と膝関節間隙の後ろ側に挟まった半月板とが外的衝撃を和らげ、関節の動きを滑らかにする働きをしています。また、ヒアルロン酸を含み関節間を満たした関節液が潤滑と栄養補給の役割を果たしています。靱帯は関節の骨と骨をつないで安定化させています。初期には関節軟骨のみが障害を受ける場合が多く、やがて障害範囲が関節軟骨の磨耗、半月板の断裂、靱帯の障害などを含んだものへと進行することによって、関節炎が起こり、過剰な関節液が溜まります。

　症状は人によって差が見られますが、初期段階では、階段の昇降時や歩き始めに痛みが出現し、正座やしゃがむ姿勢がつらくなります。病気の進行に従って、起床時の膝のこわばりと痛みが起こり、"水がたまる"と表現される膝関節液の過剰滞留などの症状が出やすくなります。さらに進行すると、大腿骨と脛骨が直接こすれることで激しい痛みが生じ、歩行が困難になり、最悪の場合では膝の痛みがとれないようになります。

　40歳以上の男女の6割が罹患しているというデータもあるほど、かなりありふれる病気です。また、どの年代でも女性が男性に比べて1.5-2倍多く、高齢者では男性の4倍といわれています。加齢とともに発症しやすく、中高年の女性に多くみられます。

　発症要因としては、一番はっきりしていることは、膝の半月板や軟骨を酷使する運動によって発症するということです。O脚の人は膝の内側（ないそく）に体重が集中してかかるために内側半月板、内側軟骨に負担がかかり、発症しやすいと考えられています。肥満は体重が膝への負担を増し、半月板、軟骨を痛める原因になります。また、加齢と共に大腿四頭筋の筋力低下や、軟骨、半月板のクッション機能の低下を起こします。それに注意せず若者と同じような運動をすると、関節が傷められ変形性関節症になることもあります。

診断は問診、関節液検査、X線検査、血液検査などによりますが、CT或いはMRIではさらに詳しい診断が可能です。
　治療は、保存療法と手術療法の２つの方法があります。薬物投与、装具装着、リハビリテーションなどの保存療法で効果がない場合は、手術療法が選択されます。この疾患は生活習慣が起因する場合が多く、適度な運動や食生活の見直し、減量などを行えば筋力を維持し、膝への負担を減らすことにかなり効果的であり、進行を遅らせて長期安定することが可能なのです。

２．功　法

（１）功法選択
　１．動功法
　　　①主選功法：膝強壮功。
　　　②補助功法：易筋経、五禽戯。
　２．静功法
　　　①主選功法：三円式站桩功。
　　　②補助功法：一般静功法。

（２）膝強壮功

１．予備勢
(1) 両足を揃えて立ち、腰を曲げて両手を膝に当て、目は正面に向けます。
(2) 両膝を曲げて時計回しに弧を描き、膝を伸ばします。同じ要領で反対方向に回します。これで一回として６回行ないます。
(3) 完全にしゃがみます。３回繰り返します。

２．揉膝
(1) 上式に続いて、体重を右足に移し、左足を左へ肩幅に開き、両爪先を外側45度に回します。左足をそのまま真直ぐに前へ一歩（肩幅）踏み出して、両手の甲を腰に当てます。体重を右足に置きます。（図１）
(2) 左膝を時計回しに回しながら、体重をゆっく

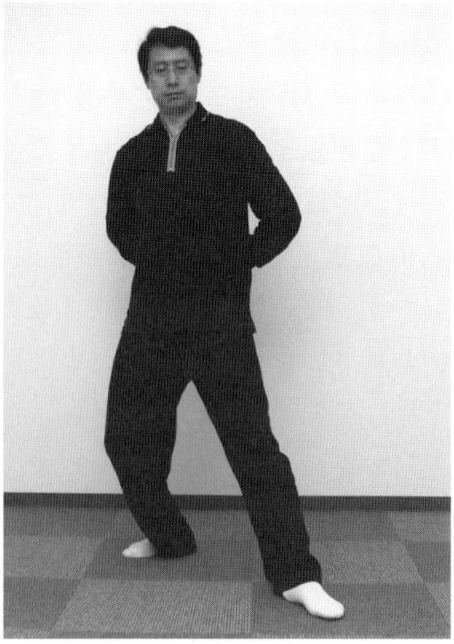

図１

りと左足に掛けていき、左足弓歩になります。（図2）
(3) 右足を反時計回しに回しながら、体重をゆっくりと右足に移して左膝を伸ばします。（図1同）

　これで一回として12〜18回行ないます。
　同じ要領で"右式"を行ないます。（図3、図4）

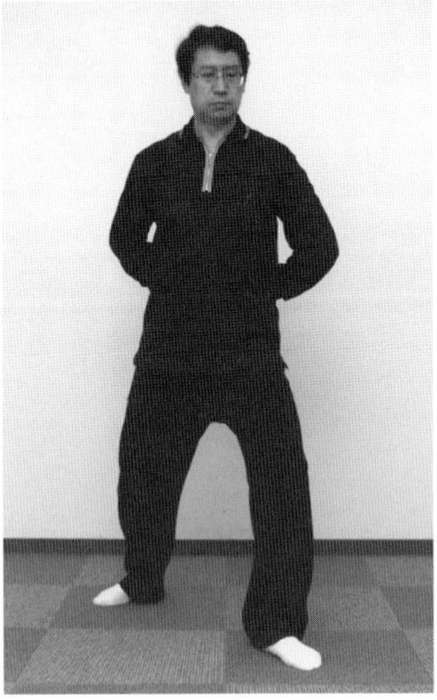

図2 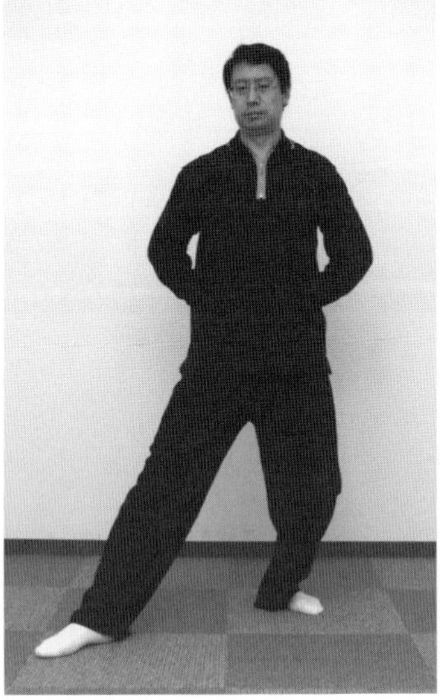　　　　　　　　図3 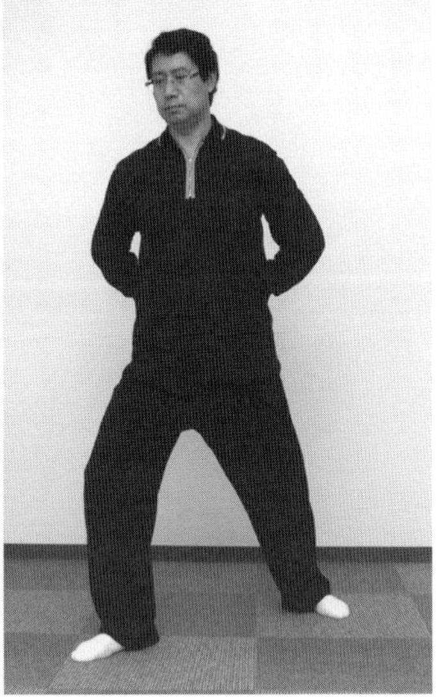　　　　　　　　図4

3．強膝
　上式に続いて、右足先を上げて体重を完全に左足に掛けます。このポーズで左膝がだるく感じるまで、しばらく続けます。（図5）
　同じ要領で"右式"を行ないます。（図6）

4．展膝
　上式に続いて、左足を引き戻し、両足の爪先を斜前方（45度）に向けます。両踵の距離は、肩幅か或いはそれよりやや大きくします。両手は中丹田の前で合掌し、そのまま完全にしゃがんで両肘を両膝の内側に当てます。（図7）このポーズで膝がだるく感じるまで、しばらく続けます。
　自身の状況に応じて両足間の距離を取ります。距離があるほど下肢の柔軟性が要求されます。

5．収功
　予備勢と同じようにします。

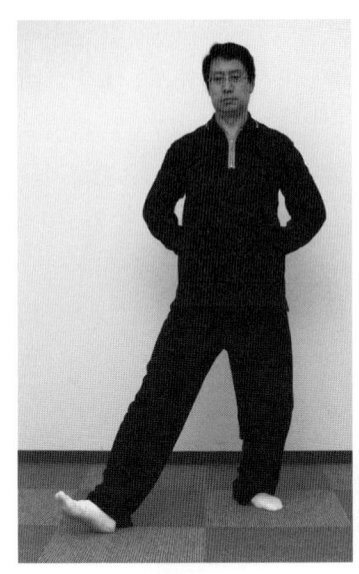

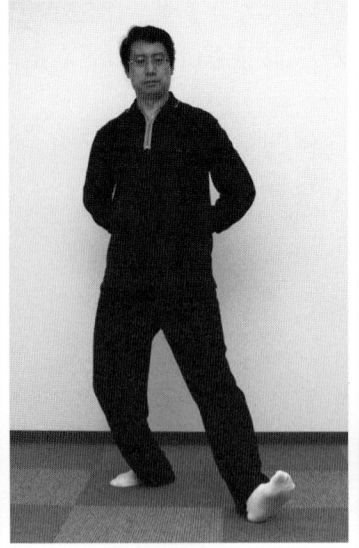

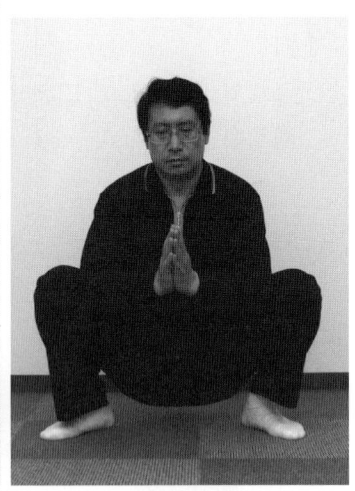

図5　　　　　　　　図6　　　　　　　　図7

3．功理と応用

　本功法は、膝関節の解剖学構造や、膝関節周囲の筋肉、関節内外靭帯の走行などを総合考慮して編み出された功法です。また、動作の幅度も、なるべく中高年の体力と柔軟性、関節変形状況に合わせたものです。変形性膝関節症の予防と治療に優れた効果があります。
　主な適応症としては、変形性膝関節症の予防、平地歩行で痛くない中等症以下の変形性膝関節症の治療です。
　関節の急性期や重度な変形、他の運動制限がある場合は、無理をしないで下さい。

第11章　脊椎疾患

第1節　頚椎症

　人間の背骨つまり脊椎は32～33個の椎骨が上下に連結してできた骨格で、7個の頚椎、12個の胸椎、5個の腰椎、5個の仙椎、3～4個の尾椎から出来たものです。5個の仙椎と3～4個の尾椎は25～30歳の間に癒合してそれぞれ仙骨、尾骨という一個の骨になります。

　椎骨の複雑な形がうまい具合に利用されて一つの"管"と多数の"孔"を組み立てています。縦の管を脊柱管といい、脳にある中枢神経と四肢や臓器にある末梢神経の連絡通路となる脊髄がその中を通っています。樹の幹から枝が出るように脊髄神経の分枝は隣接する椎骨間の孔を通って、脊柱管の外に出ます。この孔の辺りに位置する神経は"神経根"と言います。椎骨などの病変により、神経根が圧迫されると、疼痛や痺れなどの症状が出現します。

　上下の椎骨は椎間板という繊維軟骨によって結合されています。椎間板の繊維輪は輪状を呈していて、中心に髄核を持ち、骨や関節の変形性疾患や加齢と共に不安定化することもあります。髄核が繊維輪の外に出ると、いわゆる"椎間板ヘルニア"となります。

　脊椎疾患の病因は極めて複雑です。運動不足や不良姿勢、労損、外傷、免疫関連、悪性腫瘍の転移など多岐に亘ります。また、構造の複雑性により"原因不明"と言われることが多いようです。

　脊椎疾患にはさまざまな症状がありますが、主に疼痛、痺れ、運動障害がよく出現します。症状の出現する場所は患部の局所に限らず、犯された神経の支配域にまで及びます。例えば頚椎椎間板ヘルニアの場合、手指のしびれや上肢痛などの症状もあれば、下肢運動障害や排尿困難などの症状までが出現することもあります。

　脊椎疾患を代表する椎間板ヘルニアを完治できる方法はまだ見つかっていません。ですからある意味では予防、或いは再発防止がむしろ大切になると思います。

　気功療法には他の体操療法に無い独特な技法があります。例えば静功法における"端座

フォーム"と"站桩フォーム"は脊柱の牽引作用と不良姿勢を矯正する作用があります。これは脊椎変性疾患の予防及び神経根圧迫症状の改善に対して、非常に有益な方法と言えます。

1．頚椎症概述

（1）頚椎症の概念

　頚椎症は主として頚椎椎体や椎間板の退行性変化を指します。したがって、ある意味では頚椎症は加齢による正常な、生理的過程と見なすことができます。50歳以上では45％、60歳以上では55％という有病率があると言われるぐらいです。近年とくに座業職によく見られる不良姿勢が原因で、発症はだんだん若年化しつつあります。X線やMRIなどの画像学では退行性変化、すなわち頚椎症が認められるのに症状が無いので、治療の対象とならない例が多く見られます。臨床的に問題となるのは、脊椎の変化により脊髄や神経根の障害を受け、末梢に疼痛や痺れなどの神経症状が発現する症例です。

（2）頚椎症の症状

　頚椎の特徴としては①頚椎の椎管は狭小で長いため、退行性変化の影響を受けやすい。②頚椎症の症状の発現は第5、6頚椎部の変化によるものが最も多いです。
　一般症状：肩凝り、後頭部痛、偏頭痛、背痛（肩甲骨の内縁）など。
　神経根症状：異常感覚を伴う肩、腕、手指への放散痛、ひどい時には運動制限も生じ、時として疼痛が夜間にひどく、力が入らない（筋力低下）、痺れ（知覚障害）などを訴えることも多い。
　その他：骨棘が大きくなって椎骨動脈を圧迫すると頚部の伸展（頭を前へ倒すこと）により、めまいや立ちくらみを起こすこともあります。椎間板の中心性脱出や椎体後面から生じた骨棘が頚髄を圧迫すると、歩行障害が起こることもあります。

（3）頚椎症の診断と治療（西洋医学）

　診断のポイント：①神経根症状　②X線やMRIなどの画像学。
　治療：①保存療法：薬物、牽引、温熱、体操。
　　　　②非保存療法：手術療法。

2．功法

頚椎症に対する気功療法には動功法（体操）と静功法の二種類があります。頚椎の運動状況により、運動制限型と非運動制限型の二種類に分けています。

（1）運動制限型

運動制限とは頚椎椎間板の急性脱出期に多く見られる、頭頚部を動かす時に出現する激しい神経痛です。この場合は、一番大事なのは安静をとることですから、動功法は控えるべきです。静功法の"端座フォーム"或いは"站桩フォーム"には、頚椎牽引作用があるので、適切に行えば急性期の疼痛を緩和する効果があります。

体力のある方は、一般静功法・座椅子式を、体力のない方は、自然站桩功或いは三円式站桩を行います。

（2）非運動制限型

1．頚部按摩

松静立位式に、両手の親指を"風池穴"あたりに当て、他の指は軽く組んで後頭部に当てます。親指の指腹で頚部に筋と頚椎両側を上下にゆっくりと指圧します と指圧します。（図1）圧すと、軽い痛みが有るが気持ちいい所をメインに按摩します。

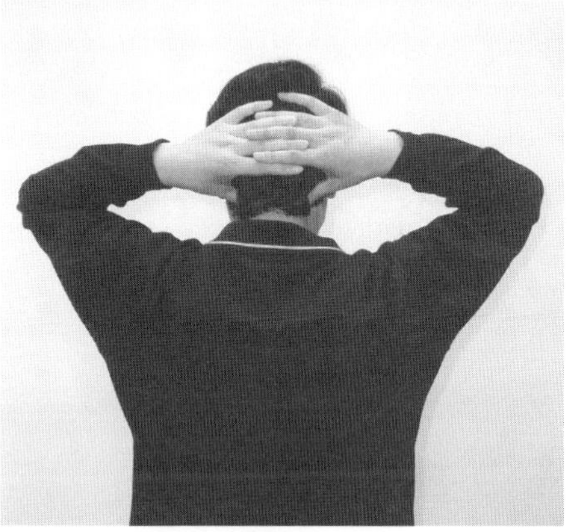

2．頚椎牽引

①縦牽引

A．双手托天：十指を下丹田の前で組んで、吸気にあわせて、中丹田まで持ち上げ内側に回しながら頭の上へ押し上げていき、顔を上げます。目は両手を注視します。顎を引いて

図1

百会穴を手と相対し、何かを支えているようにイメージします。このポーズでしばらく止めます。ゆっくり呼気にあわせて両手を体の横から下ろします。これで一回として6回を行います。

B．頚椎上引：吸気に合わせて、両肘を伸ばし掌を向き合わせて両手を肩の高さに持ち上げます。意念は手首に置き、重量物を持ち上げるようにイメージします。呼気に合わせて、掌を下向きに両手を股関節まで降ろします。意念は手掌にあり、何かを押さえているようにイメージします。手を下ろすと同時に腰を軽く落とし、目は正面前方に向け、あごをわ

ずかに引き、背中を真直ぐに伸ばします。この時頚椎は伸ばされる感覚が出てきます。これで一回として9回を行います。
C．牽拉脊柱：両掌を下に向け、指先を向き合せて腹部の前に構えます。吸気に合わせて、右手首の力を抜いて身体の前から頭の上に上げます。同時に左手をやや強く下へ押さえていきます。意念を背骨に置き、脊柱が伸ばされるようにイメージします。目は前下方に向け、あごをわずかに引きます。ゆっくり呼気にあわせて両手を腹前に戻します。同じ要領で左手を持ち上げます。これを一回として6回を行います。

②横牽引
A．開合式：両手掌をむき合わせて、指先を下向きに上腹部の前（10cmくらい）に構えます。（図2）吸気に合わせて、両手を左右へ開きます。意念は両手に置き、ゴムを引っ張るようにイメージします。（図3）呼気に合わせて両手を元に戻し、意念は両手に置き、風船を押さえているようにイメージします。目は交互に左右の手に注視します。これで一回として9回を行います。
B．左顧右盼：両手を軽く内側に回して掌を後ろ向きにします。吸気に合わせて両手を外側に回して掌を左右向きに、同時に頚を右90度回します。同じ要領で頚を左90度回します。これで一回として9回を行います。

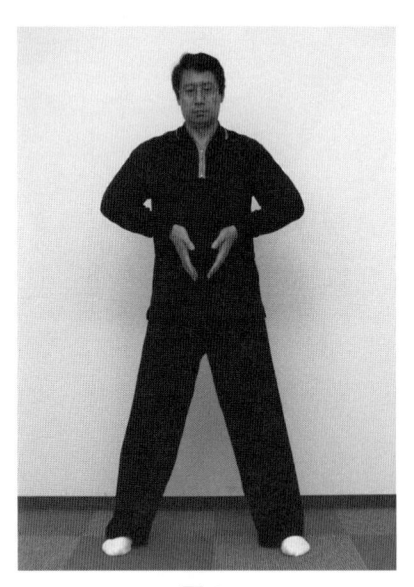

図2 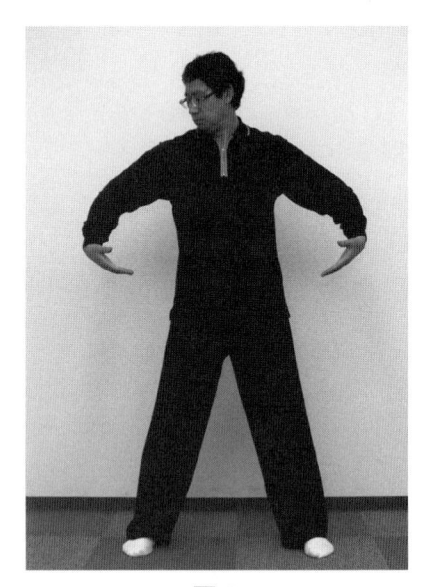　　　　　　　　　図3

3．頚椎を捻る

①臂項争力

両手の十指を交差し後頭部を抱え込みます。呼吸に合わせて、手が頭と力比べをするように（手の用力方向と頭の用力方向を正反対にする）頭を左右前後に回します。6〜9回行います。保健功・頚功を参考にして下さい。

②双腕回転

左手を下に両手を下腹部に重ねます。吸気に合わせて、両手をそのままに体前から頭の前上方に持ち上げます。ゆっくりした呼気に合わせて、両手を身体の横から下腹部に降ろし、右手を下にします。目は右手を注視します。意念は手に置き、腕がゆっくりと伸びるようにイメージします。同じ要領で、目は左手を注視し頭を左へ回します。これを一回として6回を行います。

4．神亀探首

松静立位式に、両手の虎口（親指と人指し指を開いた半円、親指後向き）を大腿付け根の上に抱え込み、あごで大きい円を描くように、頭を体前で下→前→上→後の順で回します。意念をあごに置きます。（図4、図5）

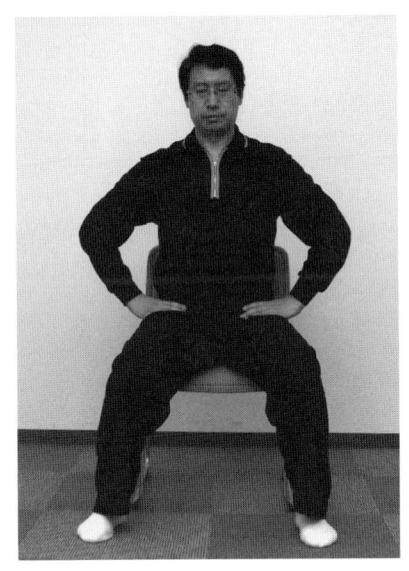

図4 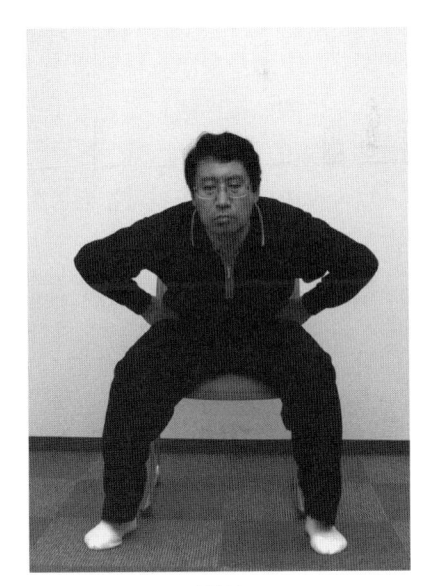　　　　　　　図5

5．収式

　松静立位式に、膝を軽く屈めて両手は身体の側面に自然に垂らします。ゆっくりした呼気に合わせて、内気をゆっくりと頭からつま先まで下ろすようにイメージします。6回を行います。

　◆注：上述功法は座椅子でも行われます。動功の後に15～30分の静功を行うことを薦めます。動と静を併用すれば治療効果が一層高められます。

3．注意事項

1．適切に功法を選ぶこと

　急性椎間板ヘルニアと椎体、椎間関節及び軟部組織からの急性炎症による強い運動制限がある場合は動功を控えるべきです。安静時でも強い痛みが無ければ、静功法を先に行います。

2．動作は緩やかに、意、気、形を三位一体にすること

　頚椎症は、不良姿勢や労損、外傷などの原因により、椎間板、椎体及び靭帯に組織変性が生じた病気です。変性した組織は柔軟性が弱くなったため、過激な運動を避けるべきです。

　また、どんな簡単な動作でも必ず呼吸に合わせて行い、ゆっくりした呼気時の"松感"（筋弛緩に伴う楽感）を感じながら行います。これは、気功の一番大事なところですし、効果が出るかどうかに大いに影響しているようです。

3．静功法を積極的に応用すること

　デスク・ワーク或いは同一姿勢をとり続けることによって頚椎が圧迫され、血液が十分に組織に行き渡らなくなり、長期的な血行不良がついには退行性病変を起こしてしまいます。気功は臥位、座位、立位のそれぞれに調身フォームがあります。どのフォームにおいても"背骨を伸ばす"ということが基本です。静功法の調身に強調された"頭正頚松"というフォームは、頚椎の圧迫が解除され、頚椎の血行改善に非常に効果的です。

　また、強い凝り症や原因不明な疼痛は、心的ストレスや温度変化、女性では生理周期などと関わっています。誘因がさまざまあるものの、心的ストレスが一番大きいです。肩と首という局部の凝りをほぐすことだけではなく、脳神経の緊張をほぐす必要もあります。これこそ、"芯にある凝り"を取り除く最善の方法と思います。

第2節　腰痛及び坐骨神経痛

1．腰痛及び坐骨神経痛概述

（1）発症要因

　腰痛及び坐骨神経痛はきわめてありふれた疾患で、患者が訴える腰痛の種類も多様です。鈍痛、激痛、鋭い痛み、重苦しい痛み、重圧感、倦怠感、痺れ感、冷感、下肢への放散痛など様々あります。また姿勢、及び昼夜の変動に従って痛みの表現も変化します。

　腰痛及び坐骨神経痛の要因：
- ●椎間板によるもの：椎間板ヘルニア、脊柱管狭窄症など。
- ●椎体の異常：脊椎分離症など。
- ●加齢と関係あるもの：変形性脊椎症、脊椎骨粗鬆症、腰椎椎間関節症など。
- ●軟部組織によるもの：筋・筋膜性腰痛症など。
- ●炎症性のもの：強直性脊椎炎など。
- ●外傷によるもの：腰部捻挫など。
- ●内臓性のもの：尿路結石など。
- ●腫瘍によるもの：悪性腫瘍の脊椎転移など。

（2）気功療法に適用する主要疾患の診断ポイント

1．腰椎椎間板ヘルニア症

　腰椎椎間板ヘルニアは、椎間板、とくに髄核が脊椎管腔へ突出するか脱出することにより神経根を圧迫し、腰痛及び坐骨神痛を起す代表的な疾患です。発生頻度は高いです。

　さまざまな原因で変性を起した椎間板は、重量物を持ち上げるなどの強い外力や、前屈姿勢などの日常生活上の些細な外力によってヘルニアを起こします。好発部位はＬ４／Ｌ５間（第４腰椎と第５腰椎の間）がもっとも多く、次がＬ５／Ｓ１（第５腰椎と第１仙椎の間）Ｌ３／Ｌ４の順であり、20代、30代の男子に多いです。

　診断ポイント：①腰痛及び下肢への放散痛　②咳、くしゃみ、運動によって疼痛が悪化する　③上体前屈制限　④ＭＲＩ検査が重要な参考となる。

　一般的には、急性期に座位静功法か臥位静功法を適用し、安定期は動功法を行います。

2．筋・筋膜性腰痛症

　筋・筋膜性腰痛症は腰部の軟部組織に由来する腰痛です。

　診断ポイント：重量物持ち上げや長時間の中腰姿勢などによって激しい腰痛を起こします。安静により疼痛が軽快します。

気功は再発防止に適用します。
3．変形性脊椎症
　加齢に基づく腰椎の骨棘形成を主体とする病変は、変形性脊椎症と言います。
　診断ポイント：40歳以降の中高年の男子に多く、腰痛が激しいものではないが、運動時に強く、安静により軽快します。また、起床時や同一姿勢を取り続けていて、つぎの動作に移るときに疼痛を訴えるが、しばらくすると軽快します。下肢のしびれ、疲労感、こわばりなどを訴えることもあります。
　気功療法は非常に効果的です。
4．脊椎骨粗鬆症
　骨の添加と吸収の動的バランスが崩れて、相対的に吸収機能が上回り、骨の粗鬆化が起こります。中年以降の女子に多いです。女性ホルモンに関係するという説もありますが原因はまだ分かりません。
　診断のポイント：①背部痛、腰痛が多くて、初期は安静時から動作に移る際に痛みを訴えるが、だんだん持続性となり、長時間の立位或いは座位が苦痛となります。②ＣＴと骨密度測定が重要な参考となります。
　気功療法に適用します。
5．脊柱管狭窄症
　脊柱管が何らかの原因で狭窄を起こし、馬尾神経を圧迫して症状を起すものを脊柱管狭窄症と言います。
　診断のポイント：①激しい痛みではなく、経過の長い、にぶい腰痛であり、30歳以降に発症します。歩行時の疼痛と跛行が本症特有の症状です。短時間の歩行で腰痛及び下肢痛が出現し、休息により軽快するが、歩行再開により再び同様な症状が出現し、いわゆる間歇性跛行を呈します。②ＣＴとＭＲＩが重要な参考となります。
　気功療法に適用します。

2．功　法

（1）功法選択

1．静功法
　①放松功・臥式：安静時にも痛みがあるものに適します。
　②一般静功法・座式：安静時に激しい痛みがないが、長時間立っていられないものに適します。
　③站桩功：体力があり15分間以上立てるものに適します。

2．動功法
　①主選功法：伸筋去痺功。
　②参考功法：易筋経、五禽戯。

（2）伸筋去痺功・立式
予備勢：松静立位式に、腹式深呼吸を6回します。
1．游竜戯珠
(1) 上式に続いて、両手の甲を腰に軽く当てます。吸気に合わせて頚を伸ばすように意識しながら頭を左90度に曲げ、呼気に合わせて頚の力を緩めて正面に戻します。再び吸気に合わせて、同じ要領で頭を右90度に回します。これを一回として6回行います。
(2) 鼻で吸気に合わせて、頚を伸ばすよう意識しながら頭を後ろへ最大限に倒し、口で呼気に合わせて頭を前へ最大限に倒します。これを一回として3回行います。ただし頚椎椎間板ヘルニアの方は、頚椎の過度伸展（頭前倒し）を控えて下さい。
(3) 鼻先で円を描くことを意識しながら頭を時計回しと反時計回しに一回ずつ回転します。これを1回として3回行います。

2．白鶴展翅
(1) 両肘を曲げて両手を空拳に握り、中丹田の前に持ち上げます。両肘で身体の側面に大きな円を描くように、時計回しと反時計し、6回ずつ回転します。
(2) 両手を垂らして肩の力を抜きます。吸気に合わせて肩を聳やかし、一気に呼気に合わせて肩を落とします。3回。

3．牽引脊柱
　①横向牽引
ア、上式に続いて、吸気に合わせて、両手を空拳に握り下丹田まで持ち上げます。呼気に合わせて拳心を下向きに左右へ開きながら、体重を右足に移し左踵を上げて爪先を床に着け、腰の右側を引っ張ることを意識しながら上体を左へ曲げます。目は左踵を注視します。百会穴を意識してきれいな弓を作ります。（図6）
イ、自然呼吸にし、松静立位式に戻します。
ウ、同じ要領で腰の左側を牽引します。（図7）これで一回として三回行います。
　　上式と同じ要領で、両手を中丹田に持ち上げ、胸椎を牽引します。（図8、図9）
　　両手を頚の中央（天突穴）に持ち上げ、頚椎を牽引します。（図10、図11）
　②縦向牽引
ア、上式に続いて、吸気に合わせて両手を体前から頭上に上げます。
イ、呼気に合わせて両肘を曲げ、両手を中丹田まで下ろし、ここで両手は腋下を通し、両掌で背中→お尻→後腿を触りながら踵（或いは膝裏）まで下ろします。
ウ、両手を爪先の上に垂らし、顔を上げて腰を緩め、目は前方に向けます。これで一回と

図6　　　　　　　　図7　　　　　　　　図8

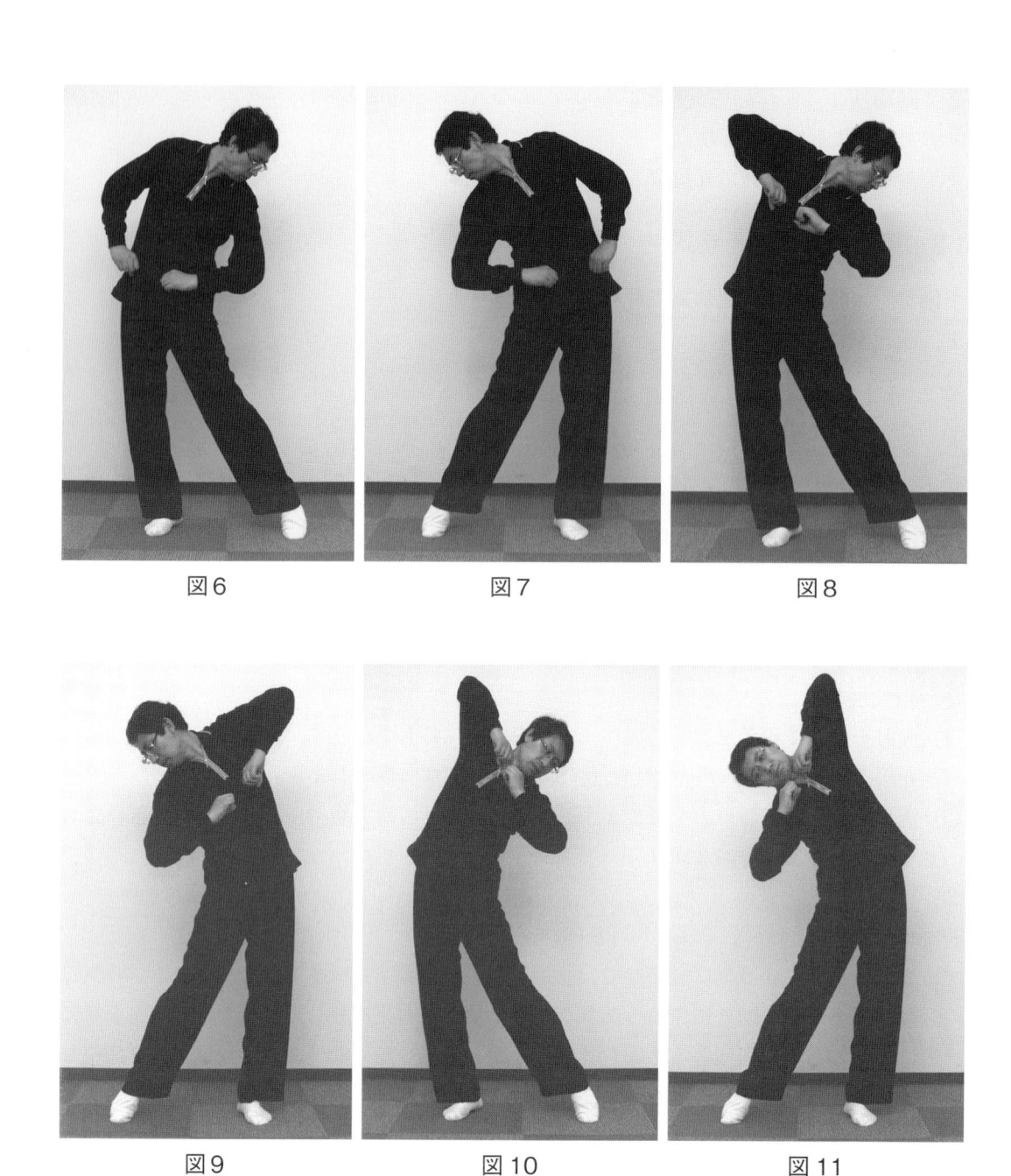

図9　　　　　　　　図10　　　　　　　図11

　　して6回行います。
4．拗身回望
　両足を60cmくらい開いて馬歩にし、左手背を腰の中央（命門穴）に当てます。吸気に合わせて右手を顔の前（20cm）に持ち上げます。（図12）呼気に合わせて右踵が見えるまで上半身を左へ捻ります。（図13）

図12　　　　　　　　　　　図13

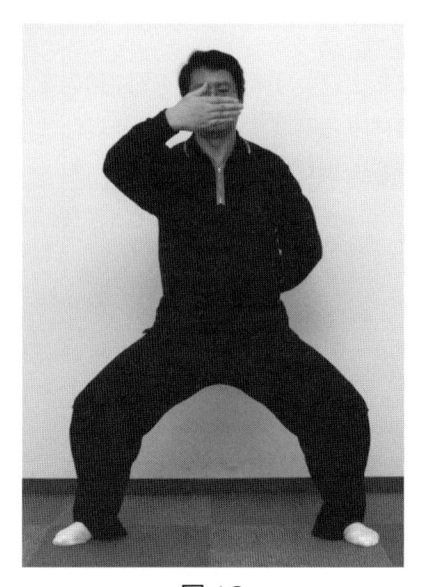

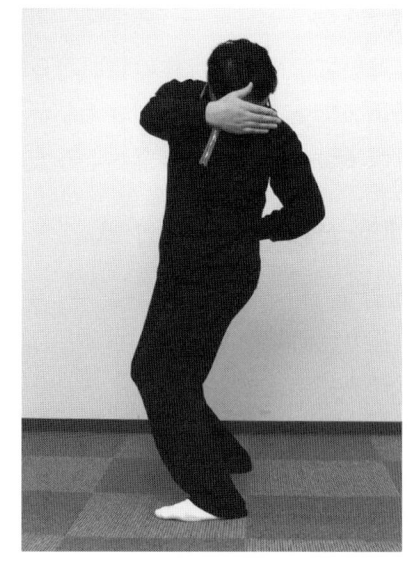

　同じ要領で上半身を右へ捻ります。これを1回として3～6回行います。
　吸気時に陰部と肛門を収縮し、呼気時にゆっくりと緩めます。踵と膝を動かさないように注意します。
5．風摆荷葉
　松静立位式にして、両手の甲を腰に当て、股関節を水平面で左右最大限に回転します。時計回しと反時計回しを6回ずつ行います。
6．下撑転体
　《高血圧症》を参考にして下さい。
　膝を曲げてはいけません。腰椎椎間板ヘルニア症や重症高血圧症、狭心症などの方では、中腰まで曲げるほうが良いです。
7．合掌下蹲
　上式に続いて、両足を肩幅に開き足先を斜め前方に向けます。両手を胸の前で合掌し、そのまましゃがんでいき、両肘を膝の内側に当て両腿を広げるように押さえます。お尻をしっかり落とします。そのまましばらく止めます。（図14）
　松静立位式に戻します。

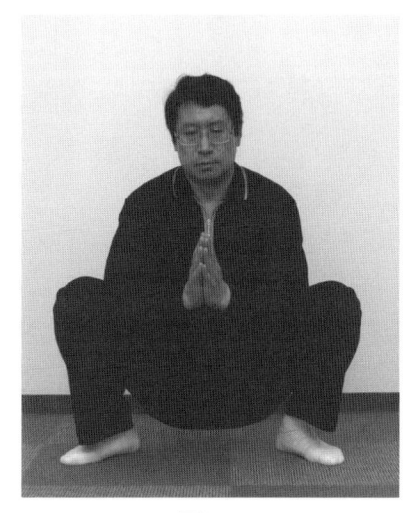

図14

8．収式

　上式に続いて、両手を身体の側面から頭上に持ち上げ、手掌を下向きに指先を向き合わせて中丹田まで下ろし、軽く押さえながら下丹田に下ろします。3回繰り返します。

　自然呼吸で、内気を上から下へ下ろすとの意念を大事にします。

（3）伸筋去痺功・座椅子式

1．腰足行気

　椅子に座り、目を半眼にし、心身ともにリラックスします。呼吸は、自然呼吸から徐々に順腹式呼吸に変えます。ゆっくりした呼気に合わせて内気を腰（命門穴）から足裏（湧泉穴）まで降ろすようにイメージします。要領としては、舌を上顎に当てて下腹をゆっくりと収縮させます。

2．拓腰振臂

　上式に続いて、両手の虎口（親指と人差し指を開いた半円、親指前向きに）で腰を抱え込みます。自然呼吸で、背骨を伸ばすように意識しながら頭を後ろへ最大限に倒します（図15）このポーズで、肘を前後にゆっくりと振ります。9回。

3．扳足竪踵

　上式に続いて、両手を大腿の中部に置きます。両膝をつけて爪先を向き合わせ、両踵を外へ捻り上げます。このポーズで、下腿に疲労感が出るまでしばらく続けます。（図16）少し休んでから両踵を付けて爪先を外へ捻り上げます。このポーズで、下腿に疲労感が出るまでしばらく続けます。（図17）

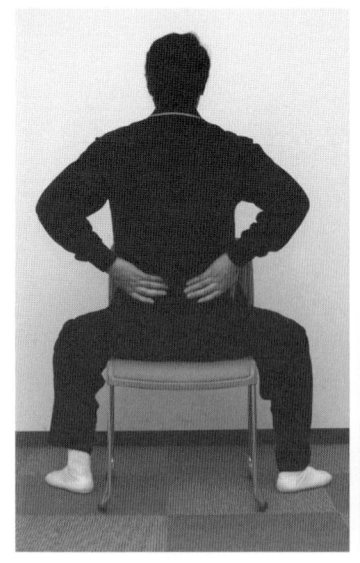

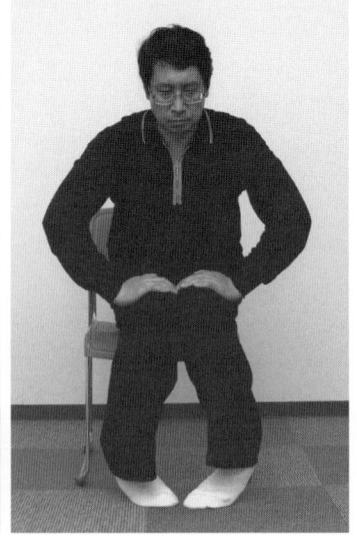

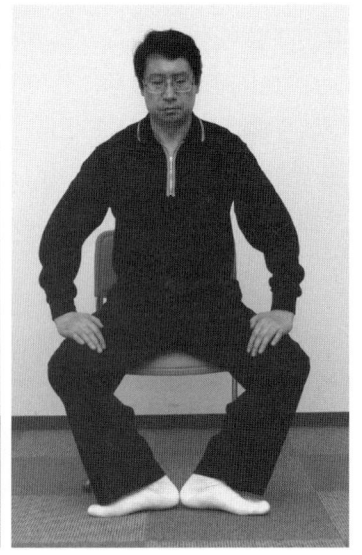

図15　　　　　図16　　　　　図17

4．伸腰去瘀

①拉足伸腰

上式に続いて、右手で左足を持ち、左手で左膝を押します。背骨を伸ばすように意識しながら頭を後ろへ最大限に倒します。この時腰が伸ばされるのを感じます。左右交互に3回行います。（図18）

②抱膝伸腰

右膝を伸ばし、両手で左膝を抱えて胸に引き寄せながら、背骨を伸ばすように意識しながら頭を後ろへ最大限に倒します。この時腰が伸ばされるのを感じます。左右交互に3回行います。

③舒足伸腰

両膝を伸ばし、足首を最大限に曲げながら、両手は腿と平行に爪先を触れるように伸ばします。目は前方に向けます。3～6回行います。

5．扳膝回望

座椅子にて、左足を右足の上に組んで背骨を伸ばし、右腕を左膝の上に置き、左手は拳を握って肘を曲げ、胸と一直線に構えます。吸気に合わせて、右手で左足を押さえて腰を最大限に左へ曲げます。左手は左後方へ弧を描きます。目は左手を注視します。（図19）呼気に合わせて元へ戻します。

これを3回繰り返します。同じ要領で腰を右に捻ります。（図20）

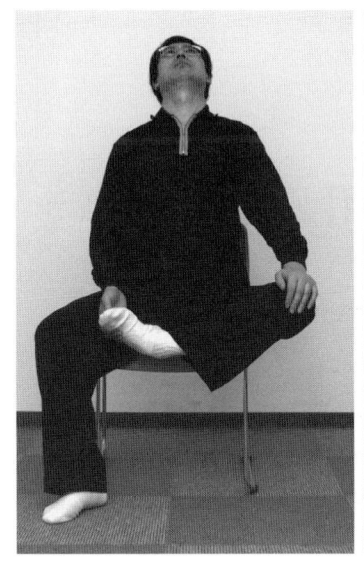

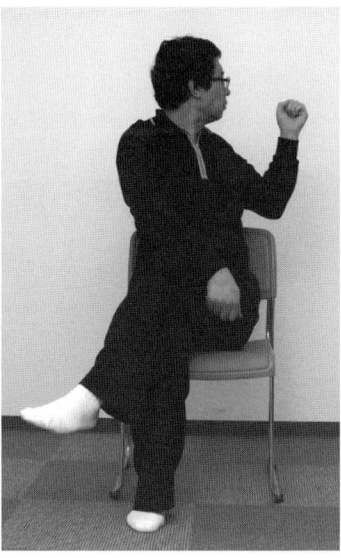

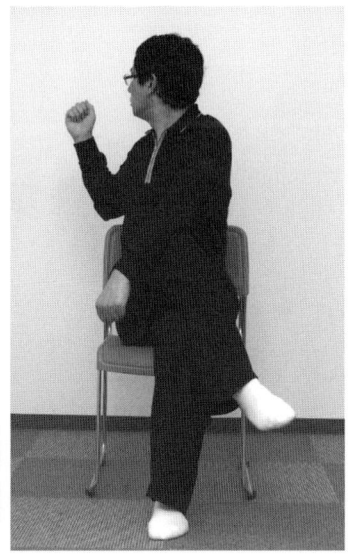

図18　　　　　　　　図19　　　　　　　　図20

（4）伸筋去痺功・臥式

1．抱膝伸腰
①双抱式
　仰向けに寝て、両膝を抱えて胸に引き寄せます。3～6回。
②単抱式
　仰向けに寝て、片足を伸ばし、もう一方の膝を胸に抱えます。左右交互に3～6回します。
③側抱式
　仰向けに寝て、左膝を曲げて足をやや上げ、右手を左膝に置きます。左肩を動かさないで右手で左足を横に倒します。同じ要領で右足を倒します。左右交互に3～6回します。

2．仰臥蹬車
　仰向けに寝て、両手で頭を抱えて10cmくらい持ち上げます。両足は自転車こぎをします。終わったら、すぐ起きないでしばらく腰足行気を行います。

3．俯身著足
　膝と背筋を伸ばして座ります。両手を身体の側面から持ち上げ、手指がつま先に触れるまで上体を倒し、そのままで3回深呼吸をしてから元に戻します。6回。
　同じ要領で、両手でつま先を掴んで、そのまま3回深呼吸をしてから元に戻します。6回。

3．注意事項

頚椎症の注意事項を参考にして下さい。

第3節　功理と応用

1．功理
①脊椎牽引作用
　脊柱の構造を見ると、頚椎と腰椎のS字彎曲という二つの重要な生理彎曲が存在しています。種々の原因でこの生理彎曲に変形が起こり、脊椎症及び神経根圧迫症状を起こします。気功、特に静功法における"頭正頚松"や"伸腰沈胯"などの姿勢調整方法には、優れた脊椎牽引作用があります。これは、脊椎の生理彎曲を保つことに重要な作用を発揮し、神経根刺激症状を緩和することもできます。

②筋調節作用及び筋強化作用

　神経性激痛により、局所或いは全身的に"筋相互間の協調性"が低下します。これは、脊椎疾患における鈍痛、筋力低下、運動障害などの慢性症状を来たす主な原因です。気功にある独特な調身フォームや深呼吸に伴う身体全体の緊張緩和、ゆっくりした伸びやかな動作などは、筋緊張の緩和や筋協調性の改善、腹筋背筋の強化などに優れた効果があり、慢性症状の除去或いは再発防止も期待できます。

③血行改善作用

　血行不良は、脊椎及び周辺組織の変性と慢性疼痛を起こす主な原因です。気功は、良好な血行改善作用があり、慢性疼痛症状の除去及び組織変性の悪化を予防することができます。

２．応用

①治療より予防及び再発防止に力点を置く

　椎間板ヘルニアなどの組織変性疾患に一度罹ったら、なかなか完治できないのが現実です。ですから、予防または再発を防止することが第一義であると思われます。気功療法は補助療法として、応用の重心はまさにそこに置くべきでしょう。短時間では効果が無いので、日常生活中の不断の努力こそ肝要なのです。

②他の運動系疾患もこれを参考にして応用できる（下表参考）

頚部	頚椎症（頚椎骨関節症、頚椎骨関節炎）、むち打ちと頚部伸展損傷、頚肋症候群
肩部	五十肩、肩鎖関節の関節症、肩関節周辺の感染症
肘部	テニス肘、遅発性尺骨神経麻痺、尺骨神経炎、尺骨神経管症候群、肘頭部滑液包炎
手関節と手	手根管症候群、尺骨神経症候群、手の感染症
胸椎と腰椎	背部痛、側彎症、硬直性脊椎炎、脊椎の化膿性骨髄炎、変形性脊椎症、脊柱管狭窄症、椎間板ヘルニア、尾骨痛
股関節	一次性変形性股関節症
膝部	半月板の変性病変、靭帯損傷、変形性関節症（骨関節症）
足関節と足	一次性変形性足関節症、腱鞘炎

　気功体操は、他の体操には無いユニークな一面を持ち、それを充分に発揮できれば、運動系疾患の予防及び治療に非常に有効な手段となる事は間違いありません。本功法は《中医気功学》をベースに筆者のここ数年の気功医療実践経験、また筆者個人の練功体験を活用して、オリジナル化したものです。実は、私自身が立派な腰椎ヘルニア（Ｌ５～Ｓ１間）患者で、手術をしなければならないほどの状態でした。この気功体操のおかげで、完治に

は至っていないものの、日常生活への影響がほとんどなく、週一回のハードな練功を皆様と一緒に楽しむことができています。

第12章　免疫系及び内分泌系疾患

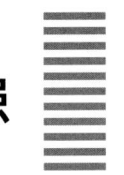

1．免疫、内分泌概述

（1）免疫、内分泌の概念

1．免疫の概念

　人体には、外から侵入して来たバクテリアやウィルス、または身体の中で発生するガン細胞などと闘うために、たくさんのミクロの兵士たち（免疫細胞）が常駐しています。外敵が現われると、ミクロの兵士はすぐさま決められた任務につき、敵をやっつけていきます。

　ミクロの兵士は、主に血液中の白血球の家族、つまり好中球や好酸球、好塩基球などの顆粒球と、Ｔ細胞やＢ細胞、ＮＫ細胞などのリンパ球が主体となっています。免疫細胞の数は、われわれの想像を絶するほど多く、なんと１兆個にも及びます。人体は、およそ60兆個の細胞からできた巨大系統として、免疫細胞がそれの1/60を占めています。この数字からは、人体という巨大系統の安全を維持することが、如何に難しいかということを読み取れるのでしょう。ミクロの兵士たちは、まるで軍隊のように"情報獲得"⇒"命令"⇒"実行"という連携作戦システムを作り上げていて、この特徴を表現するために人体の免疫系を"人体免疫機構"と呼ぶこともあります。人体免疫機構には主に以下の特徴があります。

　①高度な協調性

　人体免疫機構に見られる作戦方法は、人間社会が作り上げた軍隊同士の作戦方法（人間の脳が生み出したもの）とよく似ています。この機構のなかでは、Ｔリンパ細胞が総指揮官役を担っています。Ｔリンパ球は、最初腿や腕骨の骨髄から"リンパ系幹細胞"として生み出され、その後"胸腺"というところで"里子"として"教育"を受けます。胸腺は、免疫系の要ともいわれる大切な内分泌腺で、心臓を覆う格好の木の葉状の一対の器官です。10代半ばの思春期に最大になり、握りこぶしくらいの大きさです。加齢と伴にだんだん消失していき、60才を過ぎる頃には機能がほとんどなくなります。Ｔリンパ球がここで"教

育"を受けて己か非己かを分別する判断力と記憶力を身に付けます。総指揮官の資格を獲得したＴリンパ球は、敵（抗原）からの刺激を受けてそれなりの命令を出します。Ｔリンパ球は、バクテリアのような抗原に対して主に好中球を増強してそれを排除しますが、ウィルスのような抗原に対しては、自分も一匹狼（ＮＫ細胞）に変身し敵を討ちます。時には、仲間のＢリンパ細胞に指令を下し、さまざまな"ミサイル"（抗体）を作らせてもらいます。一度人体に侵入してきた敵の特徴を掴めば、それに対応する抗体を用意し、再度来襲を防ぎます。例えば風疹という病気は一生に一度しか罹りませんが、そのわけはそれと関連するのです。

　しかし総指揮官が攻撃され倒れることもあります。怖い病気エイズの場合は、総指揮官であるヘルパーＴ細胞がヒト免疫不全ウイルス（ＨＩＶ）に攻撃され、実戦部隊の作戦ができなくなり、その結果種々の感染症を引き起こし生命を失うことになります。

②厳密な情報伝達系
（１）情報収集と確認

　人体がバクテリアやウィルスなどに犯されたり、或いは体の中にガン細胞が発生したりする場合、免疫機構では、まず顆粒球の樹状細胞やマクロファージたちが、自己の細胞膜上にあるＨＬＡ（ＭＨＣともいう）という抗原認識蛋白質を通して抗原の特徴情報（抗原ペプチド）をキャッチします。それをＴリンパ細胞に提示して己と非己を判断してもらいます。ＨＬＡとＴリンパ球表面にある抗原認識蛋白質レセプター（ＣＤ４陽性或いはＣＤ８陽性）の間に、鍵と鍵穴のような構造があり、まるで"合い言葉"を交わすように情報を確認し合います。Ｔリンパ球がこの合い言葉で、己か非己かの判断を下します。この免疫細胞間の合い言葉は、人体免疫機構のなかで一番重要な免疫応答反応と言えます。

（２）情報伝達

　Ｔリンパ球（ＣＤ４陽性）は、抗原提示細胞或いはガン細胞から獲得した情報によって活性化され、サイトカイン（細胞間の情報伝達物質）を分泌し、それを介してさまざまな指令を送り出します。例えばガンに対する免疫反応では、ＩＬ２（インターロイキン２）というサイトカインを通してＮＫ細胞を活性化させ、直接ガンを攻撃します。またＩＬ４，５，６を通してＢリンパ球を活性化させ種々の抗体を分泌し、マクロファージなどによるがん細胞攻撃の橋架作用を発揮します。人体免疫機構には、ウィルスのような小さい抗原に対して主に細胞免疫で、バクテリアのような大きい抗原に対して主に体液免疫で、ガンに対しては細胞免疫＋体液免疫で対処するように、多種作戦方法を備えています。

　しかし、およそ１兆個の細胞からできた免疫機構は、それを統御することがそんなに簡単なものではありません。免疫作戦が不都合になることもあります。これは、皆さんがよく熟知しているアトピー性皮膚炎や花粉症、アレルギー性鼻炎などいわゆるアレル

ギー性疾患、または慢性関節リウマチや慢性筋炎などいわゆる自己免疫疾患です。
　アレルギーは、主にヘルパーＴ細胞（ＴＨ２）に免疫応答の不都合が発生し、ＩｇＥ抗体を介して皮膚、粘膜に多く存在している肥満細胞が活性化され、もともと人体に傷害を与えないスギ花粉やハウスダストなどに対して過激な攻撃作戦が発動され、腫々の炎症症状が現われたのです。慢性関節リウマチの場合は、ＩｇＧという多面免疫作用を持つ抗体に対する抗体（リウマチ因子という）が、不都合に分泌されることによってマクロファージなどが活性化され、種々の化学物質を放出し関節に破壊性炎症を引き起こしたことです。

２．内分泌の概念

　内分泌系は、内分泌腺と、ある器官或いはある組織に存在している内分泌機能を持つ細胞から組成された体内の情報伝達系統です。内分泌系は脳神経系と密接な関係があり、それと連携して人体機能を調節し、人体の内環境の安定を維持しています。

　人体の内分泌腺は、下垂体、甲状腺、副甲状腺、副腎、膵島、性腺（女性卵巣、男性睾丸）、松果体、胸腺などがあります。内分泌細胞は、消化系器官の粘膜、皮膚、胎盤、心臓、腎臓、肺臓などに存在しています。そのほかに、中枢神経内にも内分泌機能を持つ神経細胞があります。

　内分泌腺、或いは内分泌機能を持つ内分泌細胞から分泌された高効能生物活性物質をホルモンと言います。ホルモンは主に血液を経由して相応のターゲット組織に行き届き、さまざまな調節作用を発揮します。

①ホルモンの生理作用
（１）新陳代謝を調節する
　　副腎皮質ホルモンや膵島ホルモン、甲状腺ホルモンなどの多種類ホルモンが、糖、脂肪、蛋白質という三大エネルギー源物質の代謝活動を調節し、生命活動に必要なエネルギーを供給し体温の恒常性を維持しています。また、水とイオンの代謝を調節し人体内環境安定を維持しています。
（２）成長と老化を制御する
　　細胞の分裂生殖、及び組織器官の発育、成長を促進し、人体の老化にも影響を与えます。
（３）神経系に対する影響
　　神経系の発育を促進します。また、学習や記憶、情緒などの神経系活動に強い影響を与えます。
（４）適応能力と免疫力を高める
　　副腎ホルモンや成長ホルモン、甲状腺ホルモン、胸腺ホルモンなどは人体の環境適応能力と免疫力を高める働きがあります。
（５）生殖活動を調節します
　　生殖細胞の発育、女性では排卵、受精、受精卵の運動、着床、妊娠、乳汁分泌のすべ

ては、ホルモンによってコントロールされています。
（6）心臓、血管及び腎臓の機能を調節する

②ホルモンの作用特徴

（1）情報伝達作用

　ホルモンそれ自体は、生体エネルギーを提供することや、物質成分を増やすことができません。ホルモンは、ただある情報を相応のターゲット細胞に伝えていくという"仲介作用"を発揮するだけです。ホルモンから伝えてきた情報は、ターゲット細胞が本来持っている生理学的或いは生物化学的な活性を増強または減弱させます。

（2）ターゲット細胞だけと結合する

　ホルモンとターゲット細胞膜上にあるレセプターとの連結点の構造は、鍵と鍵穴の関係とよく似ています。ですからホルモンは、ターゲット細胞としか結合できません。

（3）高度な生物活性拡大作用

　血液中のホルモンは、その量が僅かしかありません。しかし、この僅かなホルモンは、非常に顕著な生理作用を発揮しています。例えば0.01ｇの甲状腺ホルモンが人体の産熱機構に働きかけると、4200000Ｊの熱量を産出することができます。しかし、もしこの0.01ｇの甲状腺ホルモンをそのまま燃焼すると、僅か10カロリーの熱量しか産出できません。

（4）ホルモンの相互作用

　不同種類のホルモンでも、同一の生理活動或いは生化学反応に対して相互促進、または相互抑制作用を発揮します。例えば副腎ホルモンや成長ホルモン、膵島ホルモンが協調しあって血糖値を上昇させます（相互促進作用）。反対に膵島の髄質から分泌されたインシュリンには血糖値を抑える働きがあります（相互抑制作用）。このように不同種類のホルモンが協調しあって巧妙に生命活動を調節しているのです。

（２）免疫、内分泌の機能と"気"

　中医学或いは気功学の気の概念には、広義と狭義両方面の意味があります。広義的な気は人体生命の全体機能状態としますが、狭義的な気は実に主に免疫、内分泌及び自律神経系の機能を指しているのではないかと、私はそう思っております。

　また免疫と内分泌学は、現代西洋医学においても非常に奥深い部分であり、まだまだ不明な点がたくさんあります。素人にとっては、とても理解しがたいことでしょう。しかし、気功基本理論や気功の効果、気功の功理などを正確に理解するためには、どうしてもこの難しい内容に触れなければならないのですから、その基本的な部分を頑張って学習、理解する必要があると思います。

（3）多発性免疫、内分泌疾患

アレルギー関連	アトピー性皮膚炎 湿疹 慢性蕁麻疹 通年性アレルギー性鼻炎 花粉症 アトピー性気管支喘息 アレルギー性肺炎など	自己免疫関連	慢性関節リウマチ 潰瘍性大腸炎 慢性腎炎及びネフローゼ ベーチェット病 副鼻腔炎（蓄膿症） 慢性肝炎 慢性咽喉炎など
内分泌関連	男女原因不明性不妊症 バセドウ病 橋本病 子宮内膜症 女性性器痛 生理不順 慢性膵臓炎など	内分泌、代謝関連	肥満 高脂血症 糖尿病　高血糖 脂肪肝 高尿酸血症 脳卒中後遺症 骨粗鬆症など

（4）免疫、内分泌疾患と気功

1．体内情報伝達の乱れによって免疫、内分泌疾患を引き起こす

①人体情報伝達通路

人体内の主な情報伝達ルートは、以下三つがある。

1．神経系

脳神経細胞の間で神経伝達物質を介して情報を伝達します。

2．内分泌系

ホルモンが血液を介して情報を伝達します。

3．免疫系

免疫細胞の間は、サイトカイン（細胞間ホルモン）を介して情報を伝達します。

②こころのストレスこそ人体情報系の乱れを招く主犯格

どんな病気でも、原因を究明し原因を除去すれば治癒します。しかし、上述の免疫、内分泌系疾患では、原因を究明することがとても困難で、有効療法がなかなか見つけられず、

治癒まで到りません。病因がなかなか分からないものの、発症する誘因が明らかにあるのです。その多くはこころのストレスです。臨床現場で、このような患者さんに"この病気に罹った最大誘因は何だと思いますか"と聞きますと、生まれつきのアトピー性皮膚炎や若年性リウマチなど、ごく少数のケースを除いて、八割以上の方が"あの時にいろいろあって、身体にも心にも無理があった"と答えてきます。つまり、日常生活に無理をし過ぎて→生活リズムの崩壊→睡眠などのバイオリズムの乱れ→体内情報伝達系に異常が発生するという経緯が明らかに存在しているのです。また、"心という情報源"から発した精神ストレスという"悪い情報"が、体内情報を乱す最も危険な因子です。

2．情報伝達の乱れを直す可能性は十分ある

免疫、内分泌疾患は、一度罹って治癒するには確かに簡単なものではないにしても、治癒不可能なものではありません。現に臨床を通して私は多くの方が治癒のゴールまで来られたのをみています。ここまで来られた原動力は、かれらが忠実に生活療法を行ったということ以外の何物でもありません。生活療法をメインとするアプローチは、『快食、快眠、軽い運動』という3本柱です。

気功における調心、調息、調身などのアプローチは、この快食、快眠、軽い運動という生活療法に結びつくことに、大いに役立つでしょう。ですから気功は、免疫、内分泌疾患に対して、一つ良い補助療法となり得るのです。

2．功　法

免疫、内分泌疾患の主なメカニズムは、機能低下が多く見られ、中医学的には"虚証"が多く見られています。また、その本体としては、体内情報伝達上に不都合が発生したことですから、功法選択においては、動功法より調心が中心となる静功法がメインとなるべきです。

1．動功法
　　①主選功法：六字訣。
　　②補助功法：八段錦、五行掌。
2．静功法
　　①主選功法：体力のある方はたんとう功、体力のない方は一般静功法。
　　②補助功法：放松功、内養功。
3．行気整体法
　　①主選功法：臓腑行気法。
　　②補助功法：三丹田行気法、経絡行気法。

3．応用及び注意事項

１．５分間の静功でも意義がある

　気功の最大の効用は、心身ともリラックスし体内情報の流れを整えることです。人の脳は即時に身体を調節しているのですから、たとえ５分間の静功でも脳神経の緊張緩和に役立つのです。心は最大の体外情報源です。情報氾濫の現代社会では、体外情報の入り口に"情報フィルター"を設置する必要があるのではないかと思っております。静功法における"意守丹田"や"存想外景"などのアプローチは、まさにこの情報フィルター役を務めてくれるのです。不良情報を体内に流さないようにすれば、乱れている体内情報系の働きは、自然に整ってくる可能性が十分あります。これを信じて、たとえ５分間でも良いですから、根気よく頑張ってみたらどうでしょうか。

２．病気を知る、功法を知ること

　本章は、具体的な功法より免疫、内分泌疾患の病理学本質について多く述べました。目的としては病気を知るためです。これは、病気と上手に付き合っていくことに役立つと思う一方、体内情報を整える作用がある静功法を大切にするべきという願いもあるのです。

３．調心はただのイメージ・トレーニングではない

　気功の真髄は、調心、調息、調身を三位一体にすることです。調心における意念の使い方は、イメージ・トレーニングに似ているものの、決して同じものではありません。ある意味では、動功より静功のほうが難しいです。静功法の奥義の体得は、経験豊富な指導者が必要なのです。

第13章　癌(悪性腫瘍)

１．癌について

（１）癌の概念

　癌は正常な細胞が突然変異を起こし、無秩序に増殖する病気で、周りの正常な組織に浸潤（侵食）し、遠く離れた臓器に転移し、再発しやすいなどの特徴があります。とても手強い一面がありますが、早期発見、早期治療を行えば完治できる病気です。

　癌の発生及び進行については、まだまだ不明な点が多く存在しているため、癌という病気を正しく定義することが現時点ではまだできていないのです。癌は以下の特徴があります。

(1) 癌細胞は、正常細胞内の遺伝子（ＤＮＡ）が何らかの致癌因子によって変えられ、癌遺伝子に変異したことから生まれたものです。即ち癌は、最初一つのガン細胞が１→２、２→４、４→８のように増殖してきたものです。また癌遺伝子は一度出来たら、正常な状態に戻すことが極めて困難です。

(2) 癌細胞の増殖速度（癌の進行度）は、主に癌遺伝子の異変度と人体の免疫機能状態との両方面に関連しています。

(3) 一口に癌といってもその悪性度は、臓器により、また個人の体質によりまったく違います。

(4) 癌細胞は、正常な細胞とまったく違った代謝活動を営んで、正常細胞における生→老→死のシステムを破壊し、死に至らない旺盛な生命力のある細胞へと変えていきます。また癌細胞は、周りの組織へ侵食するだけでなく、血液やリンパ液などの流動体に乗って遠く離れた臓器にまで転移することもできます。無秩序に宿主（癌患者）からエネルギーを奪い取り、リンパ球などの免疫細胞の活性を強く抑制します。

(5) 癌死の主な原因は、癌が飛び火する転移です。なぜ転移すると死に到るのかについてはまだよく分っていません。

（2）発癌の要因

- ウイルスや放射線、化学物質などの致癌因子による長期的な刺激。
- 肉体的または精神的な、強いストレスによる免疫機能の低下。
- 遺伝。
- 加齢など。

（3）症状

早期にはほとんど症状はありません。中期、末期には圧迫や出血、通過障害、倦怠感、体重下降、著しい疼痛など、さまざまな症状が現われます。

（4）治療

癌は早期、又は手術可能な場所であれば、手術療法が第一選択になります。中期、末期癌は抗癌剤や抗ホルモン剤、免疫増強剤などの薬物療法又は放射線療法が主流となっています。

●外科療法

現在の癌治療では、外科療法が中心となっています。早期であれば手術切除が第一選択で、早期ではなくても、出血を止めたり、癌による苦痛をやわらげたり、食べ物の通過障害を改善したりする目的で行われることもあります。

しかし、転移癌或いは再発癌のように、手術しても完治の見込みのない場合は、無理な治療を避けるべきでしょう。

●抗癌剤

薬物療法の中心となるのが抗癌剤です。抗癌剤の多くは細胞の増殖を抑える働きによって効果を発揮します。白血病や悪性リンパ腫、精巣癌、絨毛癌、小児癌などに対してはよい効果があります。

残念ながら一部の抗癌剤を除いては、その多くはその抗癌作用の詳しいメカニズムがまだ解明されていません。従って抗癌剤で完治できるかどうかは理論的ではなく、経験に頼るしかないのです。言い変えれば、この薬が合うかどうかは試してみないと分らないということです。また、強い副作用が宿主の生命力にダメージを与え、死が早めに訪れるケースも少なくありません。

●放射線療法

放射線療法は放射線を癌組織に当てて細胞中の遺伝子を切断します。従来放射線に利用されてきたのはX線ですが、近年は粒子線やガンマナイフなど、さまざまな放射線が用いられるようになりました。白血病、悪性リンパ腫、小児癌、子宮頚癌、早期乳癌などに対して良い効果があります。また、一部の脳転移癌は手術ができないので、放射線療法が好

適応になる場合もあります。

　放射線療法は照射部位が狭いので、抗癌剤より作用範囲が狭く、必然的に副作用も抗がん剤より少なくなります。

　手術、抗癌剤、放射線のいわゆる癌三大療法は、現在の癌臨床の主流療法となっています。その他に免疫療法や抗ホルモン療法、代替療法などの非主流療法もあります。

●免疫療法

　人体に備わっている免疫力を高めて癌に対抗する療法です。免疫賦活薬が免疫担当細胞に働きかけてさまざまなサイトカインを分泌させることによって対癌免疫機能を高めます。

　しかし、悪性の高い癌の場合は、免疫機構の働きが強く抑制されているので、免疫療法だけではうまく行かないのがほとんどです。

●抗ホルモン療法

　ホルモンの働きを妨害して癌細胞の増殖を抑制します。乳癌、子宮体癌、前立腺癌などに対しては効果があります。

　欠点としては作用がだんだん薄れていくことです。

●温熱療法

42.5度〜43度で癌細胞を死滅させる方法です。

●遺伝子療法

　研究段階ですが将来的に有望な療法です。癌の発生は、それに関わる遺伝子が明らかに存在しています。このレベルまで突き止められれば発癌の根本原因が解明され、真に癌を克服する道が開けるようになるのでしょう。

●代替療法

　代替療法は上述した西洋医学療法以外の療法を指します。漢方医学を中心とする東洋医学療法や温泉療法、健康食品などさまざまあります。主流療法では、癌を体外に由来する悪い微生物と同等に扱って、それを根こそぎにすることに力を注いで来ました。しかし、このようなやり方では、再発癌或いは進行癌、末期癌に対してはもう限界です。なぜならば、このような状態をきたす原因は、癌そのものの存在ではなく、宿主本体の生命力が衰弱したことです。代替療法の多くは本体の生命力を高めようとする手立てです。もし延命することが目的であれば、無理に癌を叩くより、むしろ生命力を高める代替療法がもっと良いかもしれません。

2．気功による癌の予防

１．自己を知ることに努めて無理をしないように

　人は、自分の目では身長や皮膚の色、目の大きさなど、身体全体の数パーセントしか占めていない"外在系"を認識できますが、その大部分を占める"内在系"を認識できません。"自己を知る"ということばの意味は、自分の"こころという目"で自分の内在系を見つめることや、現代医学の検査手段も含め種々の医学アプローチを生かして内なる自分を分かるように最大限に努めることを指しています。これこそ養生の原点です。中医学或いは気功学のサイドからは、以下三点を取り上げて自己を知ることの参考になればと思います。

　①体質を知る

　中医学は、人の体質を見抜き、体質改善を通して養生と治病の目的を達する医学です。医学統計的に癌になり易い体質は、中医学的な診断になる"虚証"という体質パターンです。いわば中医学的に虚証と診断されれば、将来癌に罹る可能性が大きいです。私個人の治療経験でも、癌患者の７割がそれに合致しているのです。この意味では中医学的な体質判断が実に大切で重視するべきです。虚証体質では、"脈が弱い"と"疲れやすい"という二つの重要な特徴があります。体質的には疲れやすい一面があるのに、負けず嫌いの心性に強いられ超負荷を続けていくと、免疫機構が弱体化した末に身体を滅ぼす反逆者－癌が生まれてしまいます。40～65歳の中高年の発癌の主な原因は過労です。これは、自己の体質が無視された結果です。

　②心の感受を大切に

　"忍耐服従"や"集団優先"、"助人為楽"などの品格は、社会或いは会社にとっては確かに大切なものです。しかし、医学と健康の角度より考察すると時には正反対の結論を得ます。長い臨床経験を持つ医者たちは、大抵健康における社会学と医学の見方の矛盾を感じています。"良い人なのに早く亡くなってしまいました"と惜しんで嘆きます。人体から出したＳＯＳは、心的なものと身体的なものという二つのパターンに簡単に分けられます。心的なＳＯＳを早く感知し早期に対策を取ってほどほどに養生を行えば、大抵大病に見舞われず天寿を全うしていきます。問題となるのは、気の全てを目標達成の方に配ってしまい、心或いは身体の悲鳴が無視され、ついにからだから最悪のＳＯＳが出される、これが進行癌です。

　③三十歳を過ぎたら、人と比べず自分らしく人生を送る

　人は、三十歳までは進学や就職、家庭作りなどいつも選択に追い詰められ他人と比べられなければなりません。しかし、我々は集団の中で他人と関わりながら生きていくのですから、自分がいくら努力しても、いくら人と比べても、時の運が向いてくれなければどうにもならないのです。医学心理学サイドから見ても、"横的に"他人と比べるより、"縦的に"

自分を見つめる方が健康に良いし、物事を上手く運べます。一方的に人と比べると、往々にして自分の良さを見失ってしまい、不安が募り免疫力が落とされてしまいます。

気功は自分の心身両面を見つめる健康法として、やればやるほど自己をコントロールする能力が高められ、不安が少なくなります。

2．動と静のバランスを取って体内情報を整える

癌のメカニズムがいくら複雑でも、その正体は遺伝子という情報系の変調であることが、もうはっきり分かったのです。生命の本質は、しいて言えば情報なのです。現代科学的手段によって部分的に解明された免疫情報系、内分泌情報系、自律神経系、また心という特殊情報系も、いずれも遺伝子という根本情報系と繋がっており、いわばその延長線上にあります。遺伝子情報は生命の古来自然に綿々と繋がっていますので、人知が及ばず人為的にどうしようもない存在です。もし遺伝子情報系つまり我々の体内大自然を壊さないために何をすれば良いのかと言えば、私は、心という特殊情報系を含めて人体顕在情報系の機能を高める工夫をするしかないと思っております。

気功は、心の静と身体の動のバランスを取る健康法として、自律神経系を始め顕在情報系の機能を高めることに大変有益です。

3．気功で生活療法を充実し、化学製剤に頼らないように

症状を抑える或いは病の進行を阻止するためには、やはり化学製剤に頼らざるを得ないときもあるのです。しかし、現代化学製剤は科学進歩のお陰で高性能なものが開発されており、それなりに副作用も強いです。副作用が長く続くと必然的に身体の免疫機能が低下します。現実には、現代医学を信頼しすぎ、薬に頼りすぎ、身体の抵抗力を高めるための生活療法を無視する傾向がまだまだ存在しています。特に遺伝素因と強く関わる高脂血症、高血糖などの代謝障害に対しては、数字を下げるための降脂剤、降糖剤の過利用を控えるべきでしょう。

3．気功による癌の治療

癌の治療において、気功の役目は補助療法です。癌患者の体質と言えば7割以上が虚証ですから、功法は、静功法が中心となっています。動功法は主に"歩行功"が多く応用されています。

1．動功法
　①主選功法：歩行功。
　②補助功法：六字訣功、八段錦。

2．静功法
　①主選功法：体力のある場合は站桩功、体力のない場合は一般静功法。

②補助功法：内養功、小周天功。

3．気功整体
非接触性王氏気功整体法。

4．歩行功
　歩行功は、気功の意、気、形の三位一体という基本理念を歩くことに取り入れる、"放松"、"柔軟"、"呼吸停閉"、"意識集中"などの特徴を具有する気功的な歩き方です。以下の三種類が常用されています。

①自然歩行功

自然歩行功は、以下三つの要領があります。

1．百会上領：百会穴を意識し上半身を伸びやかにします。
2．意守丹田：下腹部に軽く力を入れて、上半身のバランスは腹筋でコントロールします。
3．上虚下実：上虚は、肩と腰の余計な力を抜くことで、下実は、ふくらはぎと足に力を入れることです。上体で脚を動かすのではなく、下腿で身体を動かすような感覚があります。

　　上述要領を意識して30〜60分歩きます。室外に適します。

②緊松歩行功

緊は、筋肉の収縮及び吸気のことで、松は、筋肉の弛緩及び呼気のことを指します。

　・緊松歩行功前進勢

(1) 両足を揃えて立ちます。
(2) 体重を右足に移し、左足を左へ半分肩幅に開きます。
(3) 両手の甲を腰（命門穴の左右）に当てます。
(4) 体重を右足に移し、左足の踵を上げて爪先を床に付け、百会穴を意識し身体を伸ばします（緊）。
(5) 身体を伸ばしてから吸気し、息を止めたまま左足を拳の高さに持ち上げて右足内縁を通して（内半円を描く）、前方へ一歩踏み出し、踵から先に着地します。
(6) 体重をゆっくりと左足に移し、ゆったりした呼気に合わせて肩と腰をリラックスし、左膝を軽く曲げます（松）。
(7) 左膝を伸ばしながら右踵を上げて爪先を床に付け、百会穴を意識し身体を伸ばします。
(8) 身体を伸ばしてから吸気し、息を止めたまま右足を拳の高さに持ち上げて左足の内縁を通して前方へ一歩踏み出します。

　　同じ要領で前方へ一歩一歩進みます。

　・緊松歩行功後退勢

(1) 前進勢に続いて、体重を左足に移し、右足爪先を上げて右足踵を床に付け、百会穴

を意識し身体を伸ばします。
- (2) 身体を伸ばしてから吸気し、息を止めたまま右足を拳の高さに持ち上げて、外側へ半円を描きながら（外半円）後へ一歩下げ、爪先から着地します。
- (3) 体重をゆっくりと右足に移し、ゆっくりした呼気に合わせて肩と腰をリラックスし、右膝を軽く曲げます。
- (4) 同じ要領で左足を一歩下げます。

　　　練習時間：30分～60分。

　　　室外練習の場合は前進勢で、室内練習の場合は前進勢と後退勢を併用します。

③開合歩行功

開は動作の上昇と外へ開くこと、息の吸気のことで、合は動作の下降と内へ引き戻すこと、息の呼気のことを指しています。
- (1) 両足を揃えて立ちます。
- (2) 左足を左へ60度回し、体重を右足に置きます。
- (3) 吸気に合わせて、両手を重ねて（右手上）中丹田の高さまで持ち上げ、息を止めたまま両手は左右へ開きながら左足を前方に一歩踏み出して踵を先に着地します。ゆっくりした呼気に合わせて両手は弧を描いて重ねて行きながら左膝を軽く曲げて、身体をリラックスします。
- (4) 息を楽にしてから左膝を伸ばしながら右膝を軽く曲げて、体重を右足に移します。
- (5) 吸気に合わせて、両手を重ねて（右手上）中丹田の高さまで持ち上げ、息を止めたまま両手は左右へ開きながら右足を前方に一歩踏み出して踵から先に着地します。ゆっくりした呼気に合わせて両手は弧を描いて重ねて行きながら右膝を軽く曲げて、身体をリラックスします。

・開合功後退勢
- (1) 前進勢に続いて、右膝を伸ばしながら左膝を軽く曲げて体重を左足に移します。吸気に合わせて両手を重ねて（右上）中丹田の高さまで持ち上げ、息を止めたまま両手は左右へ開きながら右足を後へ一歩下げて爪先から先に着地し、ゆっくりした呼気に合わせて両手は弧を描いて重ねて行きながら右膝を軽く曲げて身体をリラックスします。
- (2) 同じ要領で左足を一歩下げます。

　　　室内練習に適します。

4．功理と応用

癌に罹ると、心が癌恐怖の世界に入り込ませられます。それで身体の免疫力がますます

弱くなります。がん治療の第一歩は気が滅入る状態からの解放ということです。

　歩くことは、人の基本の動作です。歩行功は普通の歩行と違って、気功の意、気、形の三位一体という基本原理を採りいれます。陰と陽、緊と松、吸と呼のバランスを取るために意識が練習のことに集中しなければいけないので、心を癌恐怖の世界から引き出すことができるようになります。

　人体は複雑で、また単純な存在です。身体を動かせば心が落ち着くようになります。どんな療法を受けても、歩くという基本生命運動を忘れてはいけないのです。

　癌の如何に関わらず、発癌した主要原因は弱い体質にあります。中医学サイドから見れば、発癌体質の本質は"気虚"です。即ち"真気"が足りていないということです。このメカニズムを踏まえて、気虚状態の改善が最優先課題となります。静功法は、神を養うことを通して気（免疫力をも含める）を補うアプローチです。これが癌治療の主要功法となります。初心者は、放松功→一般静功法→内養功→小周天の順で練習していきます。仕事を持っている方はできるだけ時間を割き、毎日少なくとも1時間の練習が必要です。急性進行癌或いは末期癌の場合は毎日2－3時間の練功が必要です。体力のある方は、站桩功或いは動功と併用することをお薦めします。

5．気功療法による肺癌の例

　2004年の正月、私は中国に一時帰国しました。気功教室開設準備のために、北京にある中国中医研究院附属病院の気功治療科を見学するときに出会ったことです。

　劉さん、男、1937年7月12日中国・四川省生まれ、小学校の先生、癌告知年齢：64歳。

　2001年9月に胸痛で内科を受診しましたが、X線検査で左肺上葉に17mmの腫瘍が見つかりました。

　腫瘍専門病院の入院検査結果：左上葉肺腺癌（Ⅲ期）、胸膜及び周囲リンパ節に転移がありました。

　癌切除、周囲リンパ廓清術を行い、術後に抗がん剤治療を2クール受けたものの、肺炎で中止。

　その後、胸痛などの症状がなくなり、病状はしばらく安定しました。

　2003年5月に左肺門部に18mmの病巣が現われ、肝臓への転移病巣も認めました。夜間の咳や強い不安、不眠、食欲不振などによって体調は衰弱の一途を辿りました。

　本人の希望により2003年7月に中国中医研究院附属病院に入院し、漢方薬を中心とする中医学療法を受けました。同年10月に胃潰瘍が発症し、胃痛及び嘔吐などで内服薬を中止せざるを得なくなりました。そのときの劉さんは体を動かすこともできず、病床上の生活となりました。本人の意志によりすべての治療を中止し、当院の気功治療科に移り、

そこで気功療法を始めました。

2004年1月、初めて劉さんにお目にかかった時には、すでに病床を降りて座椅子法で、静功を行われるまで体調が回復していました。

以上は劉さんのカルテから読み取ったものです。"説得力のあるケースだなー"と実感し、これから追跡して行こうと思って劉さんと文通を始めることにしました。また帰国の際には必ず劉さんと面会し、気功のことを話し合うようになりました。

2004年3月に劉さんは退院しました。

教師出身の劉さんは読書が大好きで、退院後の二年余り"半日読書、半日練功"という生活を送りました。メインに行われた功法は《内養功》と《小周天》でさた。劉さんは、以下のような"練功の感想"を語ってくれました。

"気功を深めるに従って、心が癌のことを忘れるようになり→だんだん癌の世界から離れられるようになり→ついにそれと決別できるようになったのです。それに伴って快食、快眠も可能になり、そして体調が徐々に改善され、―おれはまだまだ死ぬ人間ではない、―もっと元気になれると、生きていく自信が生まれて来たのです"

2007年12月18日、劉さんが急逝しました。奥さんがこの不幸をどうしても私の耳に届けたくないと思って、私に連絡をしませんでした。私がそれを知るのは2008年2月（旧正月）でした。死因は急性肺炎です。癌は治らなかったものの、癌死ではなかったのです。

2003年10月から2007年12月までの四年余り、劉さんは気功を武器に癌と闘いました。気功で癌を治すという夢は実現できませんでしたが、彼が亡くなる三ヶ月前のＣＴ画像を見ると、癌の進行はほぼ抑えられていたようです。

ある肺腫瘍の専門家の話によると、肺の非小細胞癌（小細胞癌は進行が早い）のⅡ～Ⅲ期では、仮に癌告知せず、また何の治療もせずに放置しても5年生存率が30～50％に達しています。問題になるのは癌告知後の強い不安です。

肺癌の多くは確かに治り難いものです。"癌＝死"という先入観が、癌告知されたその日から、切迫した強い不安を生み、また死に対する恐怖が煽られることによって免疫力が著しく低下します。その結果多くの方々が、一、二年も経たないうちに亡くなられてしまいます。劉さんは気功のおかげでこのような悲劇から免れられたのでしょう。

ここで書き加えておきますが、劉さんが気功を用いて癌と上手く付き合った事実に励まされ、私は2006年4月に小さな気功教室を開きました。2008年4月、劉さんのお墓の前で合掌し、感謝の意を捧げました。

6．癌のことを考えましょう

1．癌の時代の幕がもう開いている

　今は、もう三人の中の一人が癌で亡くなる時代がやって来ています。また、そんなに遠くない将来は、二人の中の一人は癌死となる可能性が十分あると考えられます。なぜでしょうか？

　癌は加齢と共に発生率が上昇します。世界一の長寿国では、癌が多くなるのはごく自然に思われるのです。ある意味では、これは喜ばしいか誇らしいかもしれません。しかし、癌死が増える原因としてはそれだけではないようです。私は、癌が遺伝子情報の乱れより発生したものである以上、癌死の多くなるもう一つの重要原因が、"心の時代"或いは"ストレスの時代"にかかわる心理面にあると思っております。一般的には、癌告知される年齢を三段階に分けています。20歳以下は小人癌、40～65歳は中年癌、75歳以上は老人癌としています。このような簡単明瞭な分け方は、がんの疫学研究及び予防、治療に大変有益です。多くの研究によれば、中年癌の有病率が大幅上昇しています。これが癌死率上昇の主役です。

2．予防と癌検診

　癌は一つの細胞から始まったものですから、早期発見、早期治療を行えば完治できるはずと思いますが、3人に一人が癌死という残酷な現実から読み取れるように、多くの癌は治っていません。なぜかというと、いわゆる早期発見は実に難しいからです。偶然に他の検査によって発見され、その時点でもう"進行癌"、"広域転移"になり、打つ手がそんなに無い状態に到っています。

　癌の予防が出来るかどうかは、現代の医学では答えられません。でも癌は、予防するべきかどうかと言えば、当然予防するべきです。いや予防を第一義にしなければならないと思っております。

　人は、自分だけが死なないという心性を具有しており、これだけ高い有病率があるのに、"私は癌にならない"と思いがちです。この"幸免心理"を捨てて出来るだけ現代医学の検査を利用するべきです。

3．中年癌では、療法の選択はイコール人生の選択

　癌を攻撃する手法は現代癌治療の主流です。癌は身体の一部分ですから、癌を攻撃すると同時に本体も攻撃され、副作用、毒作用、永久性機能障害などを免れません。"救えるものなら救いたい"と、本人も、家族も、治療者も皆そう思いますが、救えるかどうかは、誰にも分かりません。その時どうすれば良いのか？　人生が自分のものである以上、自分の選択を一番大切にするべきです。そのために我々個々人が、時代の歩みに合わせて癌の基本知識と時代の主流療法などを学習し、心上準備を備える努力が必要です。

4．感謝の気持ちで癌と付き合っていく

①癌死は最低の死ではない

癌という病気は、他の病気と違って人に多方面の苦痛をもたらします。強いて分ければ以下四方面の苦痛があります。

肉体面の苦痛：癌細胞が"暗殺者"のように、早期には本体に何も感じさせないが、末期にはさまざまな症状を現します。多くの癌に現れるのは耐えられないほどの疼痛です。その他、消化管の通過障害や呼吸困難、失明、やつれなど多彩です。

精神面の苦痛：強い不安や不眠、抑うつ、絶望感、自殺企図など。

社会面の苦痛：癌告知されると、今までの生活を見直すことを余儀なくされるために、職場や家庭、人生設計との矛盾が一気に噴出します。

霊魂面の苦痛：タバコも吸わない、お酒も飲まない、肉も多く食べない、身体無理しないように、日常生活で細心に養生し癌の事に気をつけているのに癌に罹ってしまう方々も結構います。"これだけ努力したのになぜ？"と理解に苦しみ、自分の先祖が何か悪いことをしたかと思い込んで恨みを事言う人もいます。運の悪さに不平を抱いたり自暴自棄になったりします。

　もともと弱くなった免疫力が、この精神面の苦痛によってもっと低下します。癌という病気は、確かにとても厄介なものです。しかし、癌或いは癌死は最低なものだと、私はそう思ってはいません。ここで、20数年に亘って私の心底に残っている母親の死に対する私なりの見方を皆さんに告げます。母は上世紀20年代の激動不安の中国東北農村に生まれ、一生苦労ばかりさせられました。そんな母は、私が大学を卒業した翌年に脳溢血で突然死に遭いました。そのとき、いや、いまだに私は母がたとえ癌死でも良かったと思っております。たとえ余命半年になっても、せめてご馳走でも国内旅行でもやってあげたかったです。

②感謝は最高の気の持ち方、また最高の精神抗癌剤

人は誰でも、心底から感謝の気持ちが湧いてくるという感覚を経験したことがあるでしょう。私は人脳の中に"感謝ホルモン"があると思います。また、感謝ホルモンは"求める"を徹底的に放棄するときに分泌されるのです。中年癌の多くは、心が求めすぎてからだが心に追い付けない状況下で癌が発生したと考えられます。癌の精神的苦痛を取り除くことができるのは、この感謝の気持ちしかありません。がん患者の皆さん、まず今までの自分に感謝して下さい。また、感謝の気持ちで今日をお送り下さい。

　気功という健康法の妙味もそこにあるのです！

〔著者プロフィール〕

王 暁峰（オウ・ギョウホウ）1963年1月21日生まれ。
1981年中国・内蒙古医科大学中医学専門卒。1992年に来日。1993年～1996年福岡大学・西園昌久教授に師事し、神経精神科研修。1996年7月現在（財）ヘルス・サイエンス・センター中西医結合研究所漢方外来に従事。1999年より北京中医研究院と協同し、医学気功を学習研究。2006年4月医学気功教室を造り、気功を漢方臨床に結びついて実践中。
E-mail：xiaofyuyo@aria.ocn.ne.jp

臨床現場で生まれた 医学気功

2013年9月10日　第1刷発行

著　者　王　暁　峰
発行者　谷口　直良
発行所　㈱たにぐち書店
　　　　〒171-0014　東京都豊島区池袋2-69-10
　　　　TEL．03-3980-5536
　　　　FAX．03-3590-3630
　　　　http://t-shoten.com　　http://toyoigaku.com

落丁・乱丁本はお取替えいたします。